Charles L. Sprung (Hrsg.)

Pulmonalarterienkatheter

Springer-Verlag Berlin Heidelberg GmbH

Charles L. Sprung (Hrsg.)

Pulmonalarterienkatheter

Methodik und klinische Anwendung

Aus dem Amerikanischen übersetzt und für die deutsche Ausgabe
bearbeitet von E. Hüttemann, S. Sakka und F. Bloos

Geleitwort von K. Reinhart

2. Auflage

Mit 49 Abbildungen

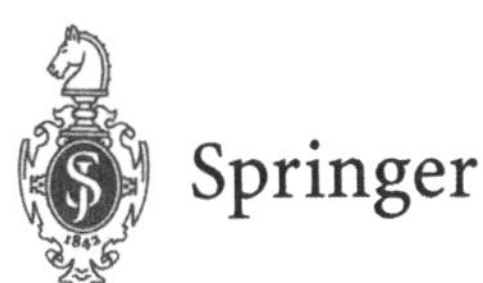

Springer

Herausgeber

Charles L. Sprung
Director, Intensive Care Unit
Dept. of Anesthesiology and Critical Care
Hadassah Hebrew University Medical Center
Professor of Medicine
The Hebrew University of Jerusalem
Jerusalem
Israel

Übersetzer

Dr. E. Hüttemann D.E.A.A.
Dr. S. G. Sakka
Dr. F. Bloos
Klinik für Anästhesiologie und Intensivtherapie
Friedrich-Schiller-Universität Jena
Bachstr. 18
07740 Jena

Die Deutsche Bibliothek – CIP-Einheitsaufnahme

Pulmonalarterienkatheter : Methodik und klinische Anwendung / Charles L. Sprung (Hrsg.). Aus dem Engl. übers. von Egbert Hüttemann. – 2., völlig überarb. Aufl. – Berlin ; Heidelberg ; New York ; Barcelona ; Budapest ; Hongkong ; London ; Mailand ; Paris ; Singapur ; Tokio : Springer, 1998
Einheitssacht.: The pulmonary artery catheter <dt.>
ISBN978-3-540-64509-2   ISBN 978-3-642-58629-3 (eBook)
DOI 10.1007/978-3-642-58629-3

Herstellung: PRO EDIT GmbH, D-69126 Heidelberg
Umschlaggestaltung: de'blik, Konzept & Gestaltung, D-10435 Berlin
Satz: Zechnersche Buchdruckerei, D-67346 Speyer
SPIN: 10516061   19/3133-5 4 3 2 1 0 – Gedruckt auf säurefreiem Papier

Autoren der neu verfassten bzw. überarbeiteten Kapitel:

Dr . Hüttemann:
11. Transösophageale Echokardiographie (TEE) vs. Pulmonalarterienkatheter (neu)

Dr. Sakka:
9 Der extravaskuläre Lungenwasserkatheter (Überarbeitung)

13 Ausblick (neu)

Geleitwort

Angesichts der aktuellen Kontroversen um den Pulmonalarterienkatheter mag sich der eine oder andere zunächst fragen, ob denn eine neue Auflage des Buches „Der Pulmonalarterienkatheter" überhaupt zeitgemäß sei. Auch der Herausgeber der 2. amerikanischen Auflage, Herr Prof. Sprung, konnte sich bei der Erstellung der 1. Auflage im Jahre 1983 nicht vorstellen, daß jemals eine 2. Auflage erscheinen würde, da auch er zum damaligen Zeitpunkt davon ausging, daß neue Technologien den Pulmonalarterienkatheter in den frühen 90er Jahren ersetzen würden. Obwohl mit neuen Technologien wie der transpulmonalen Indikatordilution und der transösophageale Echokardiographie heute prinzipiell Alternativen zum Pulmonalarterienkatheter existieren, ist ein erweitertes hämodynamisches Monitoring unter Verzicht auf den Pulmonalarterienkatheter aufgrund der verschiedensten Limitationen der o.g. Methoden weiterhin nicht denkbar. Für den Anwender ist die Situation auch deshalb keineswegs einfacher geworden, weil weiterhin klare Richtlinien für den Einsatz (Indikation etc.) fehlen. Da heute aber der Einsatz des Katheters im Hinblick auf potentielle Risiken durchaus kritischer gesehen wird, wird – wie wir meinen, auch zurecht – von dem jeweiligen Arzt eine kritische Bewertung des Pulmonalarterienkatheters bezüglich individuellem Risiko und Nutzen vor der Anwendung bei einem bestimmten Patienten erwartet. Effiziente Interventionen – als potentieller Nutzen – setzen schließlich voraus, daß die Daten korrekt erhoben, interpretiert und therapeutisch umgesetzt werden können. Die Bedeutung einer korrekten Pulmonalarterienkatheterisierung, konsekutiven Datenerhebung, Interpretation und Implementation wird durch verschiedene Studien unterstrichen. So liegen sowohl aus den USA [1] als auch Europa [2] recht ernüchternde Daten vor, daß letztlich ca. die Hälfte der Intensivmediziner nicht in der Lage sind, grundlegende Parameter des PAK wie beispielsweise den PCWP richtig zu bestimmen.

Die Mehrzahl der Anästhesisten und Intensivmediziner ist weiterhin der Auffassung, daß bei einem wohlüberlegten Einsatz in kompetenter Hand die Vorteile die potentiellen Risiken überwiegen. Grundsätzlich ist aber zu fordern, daß der Anwender
- mit der Funktionsweise der Katheter und den nötigen Hilfsmitteln bestens vertraut ist,
- die Technik der Plazierung und der Pflege des liegenden Katheters beherrscht,
- die Möglichkeiten und Grenzen des Katheters zur Abklärung der kardiorespiratorischen Situation kennt,
- die nötigen physiologischen bzw. pathophysiologischen Kenntnisse zur therapeutischen Umsetzung der erhobenen Daten besitzt.

Anliegen dieses Buches ist es vor allem, dem Anwender die Grundlagen für eine erfolgreiche Arbeit mit allen Formen des Pulmonalarterienkatheters zu vermitteln.

Die 2. amerikanische oder Original-Auflage wurde inhaltlich erheblich erweitert. Hinzu kamen neue Kapitel zu den Themengebieten gemischtvenöse Sauerstoffsättigung, Probleme und deren Beseitigung, extravaskulärer Lungenwasserkatheter, Messung der rechtsventrikulären Ejektionsfraktion, transösophageale Echokardiographie sowie 13 Kasuistiken zur praktischen Arbeit mit dem Katheter.

Seit dem Erscheinen der amerikanischen Originalausgabe sind nun mittlerweile 5 Jahre vergangen. Die technischen Weiterentwicklungen und neuere Publikationen veranlassten die Übersetzer, meine Mitarbeiter Dr. Hüttemann, Dr. Sakka und Dr. Bloos, Teile des amerikanischen Originals zu überarbeiten bzw. ergänzen. So wurde Kapitel 9 (extravasaler Lungenwasserkatheter) überarbeitet, Kapitel 11 (transösophageale Echokardiographie) neu verfasst und ein neues Kapitel 13 (Ausblick), das sich mit den aktuellen Kontroversen beschäftigt, angefügt.

Wir hoffen, daß das Buch dem Leser Anregungen und Kenntnisse vermittelt und einen Beitrag zu einer optimalen Nutzung des Pulmonalarterienkatheters leisten kann. Kritik, Vorschläge und Hinweise zur Verbesserung dieses Buches nehmen wir gerne entgegen.

Literatur

1. Iberti TJ, Fischer EP, Leibowitz AB, Panacek EA, Silverstein JH, Albertson TE, and the Pulmonary Artery Catheter Study Group (1990) A multicenter study of physicians' knowledge of the pulmonary artery catheter. JAMA 264:2928–2932
2. Gnaegi A, Feihl F, Perret C (1997) Intensive care physicians' insufficient knowledge of right-heart catheterization at the bedside: time to act? Crit Care Med 25:213–220

Jena, im Herbst 1998

Prof. Dr. K. Reinhart
Direktor der Klinik für Anästhesiologie
und Intensivtherapie

Vorwort zur amerikanischen Originalausgabe

In mehr als 20 Jahren hat der Pulmonalarterienkatheter die Behandlung kritisch kranker Patienten überall in der Welt revolutioniert. Änderungen der Hämodynamik eines Patienten können am Krankenbett erkannt und sofort behandelt werden. Bedauerlicherweise konnte allerdings derjenige Patient, der am ehesten von dem Einsatz des Katheters profitiert, bisher noch nicht genau definiert werden. Jüngere Studien haben zwar Vorteile bei bestimmten Patientenpopulationen aufgezeigt, aber zur Festlegung, welche Patienten der verschiedensten Krankheitskategorien am wahrscheinlichsten profitieren, sind weitere prospektive Untersuchungen erforderlich.

Die vorliegende 2. Auflage von „Der Pulmonalarterienkatheter" stellt eine aktualisierte Neuauflage meines ersten Buches dar. Die Anregung, diese Auflage zu verfassen, ging auf viele Gespräche mit Ärzten und Schwestern zurück, die mir berichteten, wieviel ihnen die 1. Auflage bei der Betreuung ihrer Patienten geholfen hat und daß eine aktualisierte Version notwendig sei. Als ich die 1. Auflage schrieb, dachte ich nicht, daß jemals eine 2. Auflage erscheinen würde, da ich annahm, daß die Entwicklung und Einführung neuer Technologien den Pulmonalarterienkatheter in den frühen 90er Jahren ersetzen würde. Zwar sind neue Technologien entwickelt worden, die auch Anwendung finden, der Pulmonalarterienkatheter aber bleibt ein essentielles Instrument bei der Behandlung kritisch Kranker.

Dieses Buch unterscheidet sich erheblich von der 1. Auflage. Anstatt ein Buch mit Kollegen von meiner jetzigen sowie früheren Institutionen zu schreiben, wandte ich mich gezielt an führende Experten auf dem Gebiet der Intensivmedizin. Die Koautoren dieses Buches haben nicht nur den Katheter bei der Behandlung ihrer kritisch kranken Patienten über viele Jahre angewandt, sondern waren auch in der Weiterbildung von Kollegen in der Intensivmedizin involviert, haben klinische Studien zum Pulmonalarterienkatheter durchgeführt und sind anerkannte Autoritäten auf den Gebieten, zu denen sie Kapitel verfaßt haben. Neben den Aktualisierungen hinsichtlich Indikation, Techniken, Komplikationen, Messungen, Berechnungen und Problemlösungen von unseren internationalen Autoritäten haben wir auch ein Kapitel ergänzt, in dem der Pulmonalarterienkatheter anhand aktueller Kriterien zur Bewertung einer Technologie evaluiert wird. Desweiteren haben wir zwei neue Technologien ergänzt, mit denen viele nicht vertraut sein mögen – Messung des extravaskulären Lungenwassers und Monitoring der rechtsventrikulären Ejektionsfraktion. Wir haben den Blick auch in die Zukunft gerichtet und ein Kapitel ergänzt, in dem die mittels Pulmonalarterienkatheter gewonnenen Daten mit denen der transösophagealen Echokardiographie verglichen werden. Schließlich haben wir eine ganze Reihe von Fallstudien aufgenommen, die die Nützlichkeit des Pulmonalarterienkatheters bei bestimmten Patienten zeigen.

Charles L. Sprung, MD

Inhaltsverzeichnis

1 Pulmonalarterienkatheter (PAK): Evaluierung der Methode 1
C. Putterman, C. L. Sprung

1.1 Technologische Leistungsfähigkeit und Einsatzmöglichkeiten 3
1.2 Diagnostische Genauigkeit 4
1.3 Diagnostischer Stellenwert 6
1.4 Therapeutischer Stellenwert 7
1.5 Einfluß auf die Mortalität 8
1.5.1 Septischer Schock 9
1.5.2 Myokardinfarkt 9
1.5.3 Koronarchirurgie 9
1.5.4 Allgemeinchirurgie 10
1.6 Zusammenfassung 12
Literatur 12

2 Indikationen für die Pulmonalarterienkatheterisierung 17
J. M. Phelan, J. E. Parrillo, C. Puttermann, C. L. Sprung

2.1 Technische Überlegungen 18
2.2 Spezielle Indikationen 19
2.2.1 Akute Myokardischämie 19
2.2.1.1 Kardiogener Schock 19
2.2.1.2 Akuter Ventrikelseptumdefekt 20
2.2.1.3 Akute Mitralinsuffizienz 21
2.2.1.4 Herzbeuteltamponade 21
2.2.1.5 Rechtsventrikulärer Infarkt 21
2.2.2 Kongestive Herzinsuffizienz 22
2.2.3 Akute Lungenembolie 22
2.2.4 Septischer und hämorrhagischer Schock 23
2.2.5 Respiratorisches Versagen und Multiorganversagen 23
2.2.6 Differenzierte Volumentherapie 24
2.2.7 Management chirurgischer Patienten 24
2.3 Kontraindikationen für die PAK-Anlage 25
Literatur 26

3 **Anlage eines Pulmonalarterienkatheters** 29
D. H. Kett, R. M. H. Schein

3.1 Elektrisches Monitoring 29
3.2 Druckmonitore 30
3.3 Eigenschaften flüssigkeitsgefüllter Monitoringsysteme 32
3.4 Kalibrierung 25
3.5 Katheterdesign 37
3.6 Zugangswege 38
3.6.1 Peripherer Zugang 38
3.6.2 Zentraler Zugang 39
3.7 Technik der Pulmonalarterienkatheterisierung 40
3.7.1 Vorbereitung des Patienten 40
3.7.2 Plazierungstechniken 40
3.8 Gewährleistung der Kathetersterilität 48
3.9 Messung des Herzzeitvolumens 50
Literatur 52

4 **Komplikationen der Pulmonalarterienkatheterisierung** 55
T. J. Iberti, J. H. Silverstein

4.1 Komplikationen im Rahmen der Katheteranlage 55
4.1.1 Katheterbedingte Arrhythmien 55
4.1.2 Rechtsschenkelblock 57
4.1.3 Fehlerhafte Katheterposition 58
4.1.4 Knotenbildung des Katheters 58
4.1.5 Lungeninfarkt 59
4.1.6 Pulmonalarterienruptur 59
4.1.7 Komplikationen in Verbindung mit dem venösen Zugangsweg 62
4.2 Komplikationen durch den in situ verweilenden Katheter 65
4.2.1 Thrombose 65
4.2.2 Infektion 66
4.2.3 Weitere Komplikationen 67
4.3 Zusammenfassung 67
Literatur 68

5 **Direkte Messungen mit Hilfe des Pulmonalarterienkatheters
und abgeleitete Parameter** 73
L.A. Eidelman, C.L. Sprung

5.1 Direkt meßbare Variablen 73
5.1.1 Herzfrequenz 75
5.1.2 Blutdruck 75
5.1.2.1 Systolischer Blutdruck 75
5.1.2.2 Diastolischer Blutdruck 75
5.1.2.3 Mittlerer Blutdruck 75
5.1.3 Herzzeitvolumen 76
5.1.3.1 Vorlast 76

5.1.3.2   Kontraktilität 77
5.1.3.3   Nachlast 78
5.1.3.4   Herzfrequenz 78
5.1.4   Zentralvenöser Druck 79
5.1.5   Pulmonalarterielle Drücke 80
5.1.6   Gemischtvenöse Sauerstoffsättigung 81
5.2   Berechnete Variablen 81
5.2.1   Körperoberfläche 81
5.2.2   Herzindex 81
5.2.3   Schlagvolumen 82
5.2.4   Schlagvolumenindex 82
5.2.5   Gefäßwiderstand 82
5.2.5.1   Systemischer oder peripherer Gefäßwiderstand 82
5.2.5.2   Pulmonaler Gefäßwiderstand 83
5.2.6   Linksventrikuläre Schlagarbeit 84
5.2.7   Rechtsventrikuläre Schlagarbeit 84
5.2.8   Sauerstoffgehalt 84
5.2.9   Arteriovenöse Sauerstoffgehaltsdifferenz 84
5.2.10   Sauerstoffangebot 85
5.2.11   Sauerstoffverbrauch 86
5.2.12   Sauerstoffextraktionsrate 86
5.2.13   Venoarterielle Beimischung 87
      Literatur 87

6   Der Pulmonalarterienkatheter: Druckmonitoring 89
      J. W. Leatherman, J. Marini

6.1   Druckmonitoringsysteme 89
6.2   Normale und pathologische Druckkurven 94
6.3   Pulmonalarterieller Druck 100
6.4   Pulmonalarterieller Verschlußdruck (PCWP) 101
6.4.1   Was mißt der PCWP? 101
6.4.2   PCWP-Messung: Wie erhält man einen zuverlässigen Wert? 102
6.4.3   Klinischer Einsatz des PCWP 111
6.4.3.1   PCWP zur Abschätzung der Vorlast 111
6.4.3.2   PCWP und Lungenödem 114
      Literatur 118

7   Messung des gemischtvenösen O_2-Gehalts 123
      L. D. Nelson

7.1   Physiologie der gemischtvenösen Sauerstoffsättigung 123
7.2   Technologische Entwicklung 125
7.3   Korrelation mit anderen Sauerstofftransportvariablen 127
7.4   Klinische Anwendungen des S_vO_2-Monitorings 130
7.4.1   Überwachung der hämodynamischen Stabilität 130
7.4.2   Frühwarnsystem 130
7.4.3   Abstimmung von Therapiemaßnahmen 131

7.4.4 Fundamentale Fragen des Sauerstofftransportes 131
7.5 Fallstricke und Probleme 133
7.5.1 Kalibrierung der funktionellen Sättigung 133
7.5.2 Verhältnis zwischen S_vO_2 und Herzzeitvolumen 133
7.5.3 Kopplung von Sauerstoffangebot und -verbrauch 134
7.5.4 S_vO_2 bei Sepsis 134
7.6 Neue Perspektiven 135
7.6.1 Duale Oxymetrie 135
7.6.2 Kontinuierliche Messung des Herzzeitvolumens 136
7.7 Zusammenfassung 136
Literatur 136

8   Potentielle Probleme und deren Lösung 139
C. M. Carpati, M. Astiz, E. Rackow

8.1 Insertionsbezogene Probleme 139
8.2 Probleme bei der Plazierung des Katheters 139
8.3 Probleme bei der Druckregistrierung 140
8.4 Einfluß der Atemmechanik auf das hämodynamische Monitoring . . . 144
8.5 Problemlösung bei der Bestimmung des Herzzeitvolumens
mittels Thermodilution 146
Literatur 147

9   Der extravaskuläre Lungenwasserkatheter 149
S. G. Sakka

9.1 Technologie 150
9.2 Diagnostische Genauigkeit 152
9.3 Klinische Anwendung 155
9.4 Vergleich zu anderen invasiven Monitoringverfahren 158
9.5 Zusammenfassung 159
Literatur 160

10   Messung der rechtsventrikulären Ejektionsfraktion 163
J.-L. Vincent

10.1 Prinzip der Messung 164
10.2 Limitierungen 166
10.3 Validierung 168
10.3.1 Vergleich mit Radionuklidtechniken 168
10.3.2 Vergleich mit anderen Techniken 168
10.4 Anwendungen 169
10.4.1 Akute Ateminsuffizienz 169
10.4.2 Polytrauma 169
10.4.3 Septischer Schock 170
10.4.4 Akute pulmonale Hypertonie 171
10.4.5 Akuter Myokardinfarkt 171
10.4.6 Herzchirurgie 171

10.4.7 Sonstige chirurgische Eingriffe 171
10.4.8 Verbrennungen 172
10.4.9 Therapeutische Studien 172
10.5   Zusammenfassung 172
        Literatur 173

11   Transösophageale Echokardiographie vs. Pulmonalarterienkatheter . 177
        E. Hüttemann

11.1   Untersuchung der Hämodynamik 177
11.1.1 Vorlast 177
11.1.2 Linksventrikuläre Füllungsdrücke 179
11.1.3 Kontraktilität 180
11.1.3.1 Herzzeitvolumen 180
11.1.3.2 Ejektionsfraktion 181
11.1.4 Nachlast 181
11.1.5 Diastolische Funktion 182
11.2   Diagnostik 182
11.2.1 Akute Hypotension 182
11.2.2 Ischämiedetektion 184
11.3   Zusammenfassung 186
        Literatur 186

12   Klinische Fallstudien mit Anwendung des Pulmonalarterienkatheters   189

12.1   Pneumonie vs. kongestives Herzversagen
        C. Putterman, C. L. Sprung

12.1.1 Diskussion 191

12.2   Myokardinfarkt mit kardiogenem Schock 196
        J. M. Phelan, J. E. Parillo

12.2.1 Krankheitsverlauf 196
12.2.2 Diskussion 197

12.3   Ventrikelseptumruptur 202
        J. M. Phelan, J. E. Parillo

12.3.1 Diskussion 203

12.4   Herztamponade 204
        J. M. Phelan, J. E. Parillo

12.4.1 Diskussion 205

12.5   Vasodilatatortherapie 207
        C. M. Carpati, M. E. Astiz, E. C. Rackow

12.5.1 Diskussion 209

12.6   Präoperative kardiopulmonale Beurteilung   212
          L. D. Nelson

12.6.1   Diskussion   212

12.7   Intraoperatives Monitoring   214
          T. J. Iberti, J. H. Silverstein

12.7.1   Diskussion   216

12.8   Intraoperatives Monitoring während schwieriger thorakoabdomineller
          Aortenaneurysmaoperation   218
          B. Drenger

12.8.1   Operatives Management   219
12.8.2   Diskussion   221

12.9   Septischer Schock   222
          D. G. Geber, C. L. Sprung

12.9.1   Diskussion   224

12.10   Posttraumatischer Schock und akutes Atemnotsyndrom
          des Erwachsenen (ARDS)   227
          L. D. Nelson

12.10.1   Diskussion   229

12.11   Akutes Atemnotsyndrom des Erwachsenen (ARDS)   230
          J. J. Marini

12.11.1   Diskussion   232

12.12   Klinische Anwendung des extravaskulären Lungenwasserkatheters . .   234
          C. M. Martin, W. J. Sibbald

12.12.1   Diskussion   235

12.13   Klinische Anwendung der mittels Thermodilutionskatheter
          bestimmten rechtsventrikulären Ejektionsfraktion   237
          J.-L. Vincent

12.13.1   Diskussion   238

          Literatur   239

13   Ausblick   243
          S. G. Sakka

          Literatur   251

Abkürzungsverzeichnis

AMI	akuter Myokardinfarkt
ANV	akutes Nierenversagen
ARDS	„adult respiratory distress syndrome", akutes Atemnotsyndrom des Erwachsenen
AVD	arteriovenöse O_2-Gehaltsdifferenz
BP	Blutdruck
C_aO_2	arterieller O_2-Gehalt
H.I.	Herzindex ($\triangleq$ Herzminutenvolumen pro m^2 KOF)
C_L	Compliance der Lunge
COD	O_2-Angebotskoeffizient
C_vO_2	gemischtvenöser O_2-Gehalt
C_W	Compliance der Thoraxwand
DBP	diastolischer Blutdruck
DO_2	O_2-Angebot
EDA	„enddiastolic area", enddiastolische Querschnittsfläche
EDAI	enddiastolischer Querschnittsflächenindex
EVLW	extravaskuläres Lungenwasser
EVTM	extravaskuläre Thermomasse
FAC	„fractional area change", Flächenverkürzungfraktion
F_IO_2	prozentualer Anteil des O_2 im Einatmungsgasgemisch
HF	Herzfrequenz
IMV	intermittierende mandatorische Ventilation
ITBV	intrathorakales Blutvolumen
ITBVI	intrathorakaler Blutvolumenindex
KHK	koronare Herzkrankheit
KOF	Körperoberfläche
LSB	Linksschenkelblock
LV	linksventrikulär
LVEDP	linksventrikulärer enddiastolischer Druck
LVEDV	linksventrikuläres enddiastolisches Volumen
LVSW	linksventrikuläre Schlagarbeit
LVSWI	linksventrikulärer Schlagarbeitsindex
MAP	arterieller Mitteldruck
MAST	„medical anti shock trousers", Antischockhose
O_2-ER	O_2-Extraktionsrate

OUC	O_2-Utilisationskoeffizient, O_2-Utilisationsrate
PA	Pulmonalarterie
$P_{AP(m)}$	pulmonalarterieller Mitteldruck
$P_{AP(d)}$	diastolischer Pulmonalarteriendruck
PAK	Pulmonalarterienkatheter
P_{ALV}	endexspiratorischer Alveolardruck
$P_{AP(s)}$	systolischer Pulmonalarteriendruck
P_{cap}	hydrostatischer kapillärer Druck
PCWP, PAOP	pulmonalarterieller Verschlußdruck
PEEP	positiver endexspiratorischer Druck
P_{LA}	linksatrialer Druck
P_{PA}	pulmonalarterieller Druck
P_{PL}	extravaskulärer (pleuraler) Raum
P_{PV}	pulmonalvenöser Druck
P_{RA}	rechter Vorhofdruck
P_{RV}	rechtsventrikulärer Druck
PTCA	perkutane transluminale Koronarangioplastie
PVR	pulmonaler Gefäßwiderstand, pulmonalvaskulärer Widerstand
R_a	präkapillärer arterieller Widerstand
RSB	Rechtsschenkelblock
RV	rechtsventrikulär
R_v	postkapillärer venöser Widerstand
RVEDV	rechtsventrikuläres enddiastolisches Volumen
RVEDVI	rechtsventrikulärer enddiastolischer Volumenindex
RVEF	rechtsventrikuläre Ejektionsfraktion
RVSW	rechtsventrikuläre Schlagarbeit
RVSWI	rechtsventrikulärer Schlagarbeitsindex
SAAC	„short axis area change", Flächenverkürzungsfraktion
SBP	systolischer Blutdruck
SI	Schlagindex
SLE	systemischer Lupus erythematodes
SNP	Nitroprussidnatrium
SSW	Schwangerschaftswoche
SV	Schlagvolumen
SVES	supraventrikuläre Extrasystole
SVI	Schlagvolumenindex
S_vO_2	gemischtvenöse O_2-Sättigung
SVR	systemischer Gefäßwiderstand
T	Temperatur
TAAA	thorakoabdominelles Aortenaneurysma
TEE	transösophageale Echokardiographie
V	Volumen
V_D	Verteilungsvolumen
VES	ventrikuläre Extrasystole
VF	Kammerflimmern
VO_2	O_2-Verbrauch
VSD	Ventrikelseptumdefekt

VT	ventrikuläre Tachykardie
ZVD	zentraler Venendruck
ZVK	zentralvenöser Katheter, Zentralvenenkatheter

1 Pulmonalarterienkatheter (PAK): Evaluierung der Methode

C. Putterman, C. L. Sprung

Die Kosten im Gesundheitswesen steigen sowohl in den USA als auch der übrigen Welt kontinuierlich an [1]. Darüber hinaus nehmen die für das Gesundheitswesen aufgebrachten Mittel einen immer größeren Teil des Bruttosozialprodukts der Länder ein. Dieser unkontrollierte Anstieg der Kosten wird von nicht wenigen als eine ernsthafte Gefahr für die Gesamtstruktur der Gesundheitswesen angesehen. Infolgedessen werden die Ausgaben im Gesundheitswesen sowohl von Patienten als auch von Kostenträgern zunehmend kritischer hinterfragt.

Es sind eine ganze Reihe von Faktoren beschrieben worden, die zu dem Anstieg der Gesundheitskosten beitragen, darunter die natürliche Bevölkerungsentwicklung, eine zunehmende Lebenserwartung und ein zunehmender Anteil älterer Menschen an der Bevölkerung [2]. Ein weiterer wesentlicher Faktor bei der Eskalation der Kosten im Gesundheitswesen stellt die Einführung neuer Technologien dar, wobei eine Verbesserung des gebräuchlichen Instrumentariums und die Einführung grundlegend neuer Technologien praktisch täglich stattfinden. Einführung und Implementierung technologischer Fortschritte und der erwartete Nutzen für Morbidität und Mortalität bewirken wiederum einen permanenten Anreiz für die Entwicklung weiterer neuer Technologien.

Nirgendwo wurde die tägliche medizinische Praxis in den Krankenhäusern mehr von hochdifferenzierter technologischer Ausrüstung berührt als in der Intensivmedizin. Die Expansion mit Zunahme der Zahl der Intensivstationen hat sich erheblich schneller vollzogen als in jedem anderen medizinischen Bereich [3]. Im Jahre 1960 verfügten nur 10 % der amerikanischen Krankenhäuser mit mehr als 200 Betten über Intensivstationen, während dies heute 99 % sind [4]. Die Ausgaben für medizinische Leistungen in der Intensivmedizin werden gegenwärtig auf etwa 15 % der Kosten im amerikanischen Krankenhauswesen veranschlagt [5]. Somit nimmt ein relativ kleiner Anteil von Patienten einen relativ großen Anteil der verfügbaren finanziellen Ressourcen in Anspruch. Hinzu kommt der hinlänglich bekannte Umstand, daß die Patienten mit den höchsten Behandlungskosten diejenigen mit der schlechtesten Prognose sind [6, 7]. Das bedeutet, daß ein Großteil der in der Intensivmedizin investierten finanziellen Mittel auf Patienten verwendet wird, die letztlich nicht von den für ihre Behandlung aufgebrachten erheblichen Ausgaben profitieren.

Dem Management knapper und begrenzter medizinischer Ressourcen – mit besonderem Augenmerk auf der Intensivmedizin – wurde in letzter Zeit mehr Aufmerksamkeit geschenkt [8]. Der Ansicht, daß ein dringender Bedarf für mehr Verantwortlichkeit und Leistungsbewertung besteht, werden sich u. E. auch die im Gesundheitswesen Beschäftigten früher oder später anschließen [9]. Da die Erbringung intensivmedizinischer Leistungen die Inanspruchnahme erheblicher Ressourcen für eine begrenzte Zahl von Patienten bedeutet, erfahren auch intensivmedizinische Technologien und Anwendungen eine genauere Evaluierung.

Krankenhäuser und Ärzte haben verschiedene Strategien entwickelt, um mit der relativen Knappheit intensivmedizinischer Ressourcen, die sich aus ökonomischen und anderen Beschränkungen ergeben, umzugehen. Strauss et al. konnten zeigen [5], daß Patienten, die in Zeiträumen knapper Bettenkapazität auf die Intensivstation eingewiesen wurden, im Durchschnitt schwerer erkrankt waren als solche, die in Phasen freier Bettenkapazität aufgenommen wurden. Sie schlossen daraus, daß Ärzte regelmäßig intensivmedizinische Betten rationieren, indem sie Entlassungs- und Aufnahmekriterien ändern. Knaus et al. [4] untersuchten die konsekutiven Aufnahmen einer allgemein internistisch-chirurgischen Intensivstation einer Universitätsklinik. Viele Patienten benötigten keine aktive Behandlung während ihres Aufenthaltes auf der Intensivstation, sondern lediglich eine intensivere pflegerische Betreuung und Überwachung. Es wurde daher die Vermutung geäußert, daß eine Kostenkontrolle in der Intensivmedizin durch eine bessere Definition der Aufnahmeindikationen erzielt werden könne – zugeschnitten auf diejenigen Patienten, welche erwartungsgemäß spezifische Behandlungsmodalitäten benötigen, wie sie nur von spezialisierten Einheiten und Personal geboten werden können. Die Rationierung kann sich auch nach Aufnahme auf der Intensivstation fortsetzen. Campion et al. [10] stellten fest, daß bei älteren Patienten, die auf einer Intensivstation starben, die Behandlungskosten niedriger als bei jüngeren waren, was impliziert, daß die Behandlungsmaßnahmen bei der ersteren Gruppe früher eingestellt wurden.

Die hohen Kosten, die mit der „High-Tech-Intensivmedizin" verbunden sind, haben zu Versuchen geführt, Kosten einzusparen, indem man den Einsatz neuer Technologien limitiert. Eine kritische Bewertung der für das intensivmedizinische Personal verfügbaren Technologien soll gewährleisten, daß nur solche Systeme eingeführt und angewendet werden, die zu erheblichen Vorteilen für die behandelten Patienten führen. Die direkte arterielle Blutdruckmessung, die mechanische Ventilation und die intraaortale Gegenpulsation sind Beispiele häufig in der Intensivmedizin angewandter Technologien, die zu einer Senkung der Mortalität kritisch kranker Patienten geführt haben. Jedoch ergibt sich, wie von Sibbald et al. ausgeführt, „mit der Notwendigkeit, die mit der Akquisition und Verwendung neuer Technologien verbundenen Ausgaben zu rechtfertigen, in einer Zeit der Ausgabenbeschränkungen im Gesundheitswesen die Forderung nach der Verwendung präziserer Verfahren zu deren Bewertung als die bloße individuelle Erfahrung und der historische Vergleich" [11]. Falls aussagekräftige und umfassende Untersuchungen der intensivmedizinischen Technologie nicht systematisch durchgeführt werden, werden bei verstärkt einsetzenden Maßnahmen zur Kostenkontrolle Intensivstationen (und ihr einzigartiges Spektrum von diagnostischen und therapeutischen Interventionen) besonders unter Druck geraten.

1970 führten Swan et al. den pulmonalarteriellen Einschwemmkatheter ein [12]. Die durch den Pulmonalarterienkatheter (PAK) eröffnete Möglichkeit der hämodynamischen Überwachung am Krankenbett hat die Behandlung kritisch kranker Patienten revolutioniert, und zwar gleichermaßen Diagnostik und Therapie. Auch heute gibt es Hinweise dafür, daß der Katheter weiterhin an Popularität gewinnt. Gore et al. [13] teilten einen anhaltenden und signifikanten Anstieg im Katheterverbrauch bei Patienten mit akutem Myokardinfarkt mit, von 7,2 % im Jahre 1975 über 13, 8 % (1978), 14,8 % (1981) bis zu 19,9 % im Jahr 1984. Sie schätzten, daß allein bei Patienten mit akutem Myokardinfarkt seit 1970 mehrere Millionen Pulmonalarterienkatheter plaziert wurden.

Ein anderer Hinweis auf die weitverbreitete Anwendung des Pulmonalarterienka-theters läßt sich aus einer Untersuchung von Rowley et al. [14] ableiten, wo bei 55 von 142 obduzierten Patienten eine Pulmonalarterienkatheterisierung vor deren Tod vor-genommen worden war. Auf der Grundlage einer geschätzten Verkaufszahl von mehr als 960.000 Pulmonalarterienkathetern pro Jahr in den USA errechnete Shoemaker eine jährliche Ausgabe von etwa 2 Mrd. Dollar für Pulmonalarterienkatheter allein in den USA; auf die doppelte Summe schätzt man die weltweiten Ausgaben [15]. Trotz der weitverbreiteten Anwendung des Pulmonalarterienkatheters und der bei weitem nicht unbedeutenden Kosten ist eine angemessene Evaluierung dieser Technologie jedoch bisher nicht erfolgt.

Guyatt [16] hat kürzlich das Procedere erörtert, anhand dessen neue Technologien im Gesundheitswesen eingeführt und evaluiert werden sollten.

Evaluierung diagnostischer Methoden

1. Technologische Leistungsfähigkeit und Einsatzmöglichkeiten.
2. Diagnostische Genauigkeit.
3. Bedeutung für das ärztliche und pflegerische Personal.
4. Bedeutung für die Therapie.
5. Outcome (Senkung der Mortalität?).

Kurzgefaßt setzt sich dieser Prozeß aus mehreren Schritten zusammen:

1. Identifizierung möglicher Vorteile der Technologie mit Untersuchung der Lei-stungsfähigkeit und der potentiellen Einsatzmöglichkeiten.
2. Genauigkeit der diagnostischen Technologie im Vergleich zu dem akzeptierten Goldstandard auf dem jeweiligen Gebiet.
3. Bedeutung für das Personal: Liefert die Technologie Informationen, die anderwei-tig nicht verfügbar sind?
4. Therapeutische Bedeutung: Führt die Anwendung dieser Technologie zu einer Än-derung der Therapie?
5. Ändert die Technologie Morbidität und Mortalität der Patienten?

In diesem Kapitel untersuchen wir diese Punkte für den Pulmonalarterienkatheter und unternehmen den Versuch einer objektiven Evaluierung der Technologie.

1.1
Technologische Leistungsfähigkeit und Einsatzmöglichkeiten

Der Pulmonalarterienkatheter liefert dem Arzt eine Vielzahl physiologischer Daten des Herz-Kreislauf-Systems. Einfach ausgedrückt, die Anlage des Katheters erlaubt es, Informationen zu erhalten, die zuvor nur im Herzkatheterlabor einer Klinik erhältlich waren.

Der Katheter mißt die rechtsatrialen und ventrikulären Füllungsdrücke, den pulmonalarteriellen Verschlußdruck, das Herzzeitvolumen (HZV) und erlaubt die Entnahme einer gemischtvenösen Blutprobe. Swan u. Ganz [17] sahen prinzipiell 3 Anwendungsbereiche für die hämodynamische Überwachung bzw. die Messungen mit dem Katheter. Der primäre Zweck ist die quantitative Bestimmung des Schlagvolumens und der Füllungsdrücke, womit eine Beschreibung der funktionellen Charakteristika der Ventrikel möglich ist. Diese Parameter bestimmen darüber hinaus den Gesamtkreislauf und die hydrostatischen Drücke, welche die Filtration von Flüssigkeit aus dem pulmonalen Gefäßbett in das Interstitium bestimmen. Die 2. Funktion ist die Bestimmung weiterer Parameter, wie die Bestimmung des pulmonalarteriellen Verschlußdrucks, des rechtsatrialen Druckes und der rechts- und linksventrikulären Auswurfleistungen, was eine noch umfassendere Beschreibung des Kreislaufsystems erlaubt. Zu dieser Kategorie von Parametern gehören auch die systemvaskulären und pulmonalarteriellen Widerstände und die Schlagarbeitsindices. Der 3. und vielleicht wichtigste Vorteil, der sich aus dem Monitoring am Krankenbett ergibt, ist die Fähigkeit, die Wirksamkeit einer bestimmten Intervention zu überprüfen und eine longitudinale Beurteilung des Kreislaufsystems über die Zeit zu erhalten, anstatt sich auf die beschränkte Sicht eines engen Zeitfensters verlassen zu müssen.

Obwohl vor nunmehr als 20 Jahren eingeführt, werden weiterhin neue Anwendungen für den Pulmonalarterienkatheter angegeben. Publikationen beschreiben die Anwendung des Katheters für die Diagnose und Behandlung der venösen Luftembolie [18, 19], für die zytologische Diagnose der Fettembolie bzw. Fruchtwasserembolie oder lymphangitischen Carcinomatose [20, 21]. Sharky [22] hat außerdem auf die Vorteile des Katheters für die korrekte Diagnose von Arrhythmien, Mitral- und Trikuspidalinsuffizienz, rechtsventrikulärem Infarkt, akuter Lungenembolie und Perikardtamponade hingewiesen. Weitere vielversprechende neue diagnostische Anwendungen des Katheters sind die kontinuierliche Überwachung der gemischtvenösen O_2-Sättigung [23] und die Messung der rechtsventrikulären Ejektionsfraktion [24].

1.2
Diagnostische Genauigkeit

Von einer diagnostischen Technologie wird im klinischen Gebrauch erwartet, daß sie sowohl eine Differenzierung zwischen „krank" und „gesund" als auch eine Quantifizierung des Schweregrades einer Störung, so vorhanden, erlaubt. Ein entscheidender Maßstab bei der Bewertung der Genauigkeit einer diagnostischen Methode ist der Vergleich mit einem Goldstandard, bei dem es sich meistens um eine riskantere, komplikationsträchtigere oder invasivere Technik handelt. Die drei wichtigsten mittels eines Pulmonalarterienkatheters meßbaren Parameter sind die gemischtvenöse O_2-Sättigung, das mittels Thermodilution bestimmte HZV und der pulmonalarterielle Verschlußdruck. Für die Wertigkeit einer Methode ist letztlich die Zuverlässigkeit der Meßdaten entscheidend. Für diese Betrachtung sei Genauigkeit definiert, inwieweit eine Messung dem tatsächlichen Ergebnis nahekommt, und Präzision als die Reproduzierbarkeit der Messung.

Die Messung der gemischtvenösen O_2-Sättigung, die das Endergebnis aus HZV, O_2-Angebot und O_2-Extraktion widerspiegelt, wurde als verläßlicher Indikator der Gewebsoxygenierung empfohlen [25]. Die gemischtvenöse O_2-Sättigung kann als ein Parameter angesehen werden, der die Funktion des kardiovaskulären und respiratorischen Systems widerspiegelt, sofern man letztere als Einheit betrachtet. Behle et al. [26] untersuchten bei kritisch kranken Patienten Genauigkeit und Nutzen von fiberoptischen Pulmonalarterienkathetern (also mit kontinuierlicher Messung der gemischtvenösen O_2-Sättigung). Die von dem fiberoptischen System (in vivo) gelieferten Werte wurden mit den anhand einer pulmonalarteriellen Blutgasanalyse bestimmten Werten (in vitro) verglichen. Die Regressionsanalyse von 124 gepaarten Messungen zeigte eine gute Korrelation (r = 0,95), und die Differenzen der Ergebnisse zwischen beiden Methoden waren statistisch nicht signifikant. Eine weitere Vergleichsuntersuchung wurde anhand von 100 konsekutiv plazierten fiberoptischen Pulmonalarterienkathetern bei 86 kritisch kranken Patienten mit ARDS vorgenommen (Fahey et al. [27]). Über einen Bereich von 24–85 % lag der Korrelationskoeffizient für 199 gepaarte Bestimmungen der gemischtvenösen O_2-Sättigung (in vivo vs. in vitro) bei 0,95. Ähnlich gute Korrelationen wurden auch für andere intensivmedizinische Kollektive (Kreislaufschock, Lungenversagen, Kardiochirurgie) unterschiedlicher Altersgruppen beschrieben [28–31].

Aufgrund der Vielzahl der Faktoren, die die O_2-Bindungskurve bei kritisch kranken Patienten beeinflussen (Azidose, unterschiedliche Werte von 2,3-Diphosphoglycerat) sollte die O_2-Sättigung direkt gemessen und nicht aus dem gemischtvenösen O_2-Partialdruck (pO_2) errechnet werden. Bei entsprechender Sorgfalt bei Abnahme und Behandlung der Blutprobe gehören die Messungen der gemischtvenösen O_2-Sättigung zu den genauesten Messungen, die überhaupt mit dem Katheter vorgenommen werden können [32].

Die Bestimmung des HZV mittels Thermodilution beruht auf der Injektion einer geringen Menge eines Indikators in das rechte Atrium und der Messung der Temperaturänderung über einen am distalen Katheterende befindlichen Thermistor. Die Berechnung des HZV erfolgt anhand von Volumen und Temperatur des Injektats sowie der Fläche unter der Thermodilutionskurve.

Die Genauigkeit der verschiedenen Methoden für die Messung des HZV, insbesondere Thermodilution, Farbstoffdilution und Fick-Prinzip, wurde in vielen klinischen und experimentellen Studien untersucht. In 8 Untersuchungen zum Vergleich von Thermodilution und Farbstoffdilution lag der Korrelationskoeffizient zwischen 0,89 und 0,97 (Levett u. Replogle [33]). Zwei Studien zum Vergleich von Thermodilution und der Fick-Methode zur Bestimmung des HZV ergaben einen Korrelationskoeffizienten von 0,96 [33]. Die Arbeiten zur Genauigkeit der Thermodilutionstechnik wurden kürzlich in einem Übersichtsartikel von Stetz [34] zusammengestellt. Insgesamt ergab sich für die Bestimmung des HZV mittels Thermodilution, wenn jeweils 3 Einzelmessungen vorgenommen wurden, eine Meßungenauigkeit zwischen 4 und 10 % gegenüber 7–17 % für Einzelmessungen [34]. Bei Patienten auf Intensivstationen wiesen die Messungen höhere Standardabweichungen auf als bei Patienten im Herzkatheterlabor. Die meisten Kliniker nehmen jeweils 3 Einzelmessungen für jede Bestimmung des HZV vor und betrachten eine 10- bis 15%ige Abweichung verschiedener Bestimmungen als klinisch unbedeutend bzw. nicht eindeutig. Aufgrund dieser Daten bleibt derzeit die HZV-Bestimmung mittels Thermodilution unter Verwendung eines Pulmonalarterienkatheters der Goldstandard für die Bestimmung des HZV am Krankenbett.

Der klinische Stellenwert der Messung des pulmonalarteriellen Verschlußdrucks (PCWP) hängt davon ab, ob die linksatrialen Drücke möglichst genau widergegeben werden. In einer Untersuchung bei 18 kardiochirurgischen Patienten mit 161 Messungen war die Korrelation zwischen linksatrialem Druck (LAD) und pulmonalem diastolischem Druck (r = 0,94) sowie pulmonalarteriellem Verschlußdruck (r = 0,99) außerordentlich gut (Lappas et al. [35]). Bei nur 11 % der Messungen betrug die Differenz zwischen pulmonalarteriellem Verschlußdruck und linksatrialem Druck mehr als ± 1 %, wobei zumeist Differenzen ≤ ± 2 % vorgefunden wurden.

Walston u. Kendall [36] stellten ebenso eine gute Korrelation (r = 0,93) zwischen dem pulmonalarteriellen Verschlußdruck und dem linksatrialen Druck bei 700 Patienten mit verschiedenen kardialen Erkrankungen fest, wenngleich das Ausmaß der Streuung mit höheren Werten des Verschlußdruckes und des linksartrialen Druckes anstieg. Obgleich Änderungen des pulmonalarteriellen Verschlußdrucks (PCWP) gewöhnlich Änderungen des linksventrikulären Drucks (und Volumens) widerspiegeln, kann die Messung des PCWP die am wenigsten akkurate der mit dem PAK überhaupt vorzunehmenden Messungen darstellen. Morris et al. [37] gaben für technische Probleme bei der Messung des pulmonalarteriellen Verschlußdrucks auf Intensivstationen eine Rate von 33 % an. Solche Probleme können ernsthaft die Interpretation beeinträchtigen, obwohl die meisten durch Korrektur der Katheterplazierung beseitigt werden konnten. Verschiedene Faktoren beeinflussen die Genauigkeit der Messungen, darunter die Elektronik der Druckwandler und Leitungsprobleme. Der pulmonalarterielle Verschlußdruck kann des weiteren durch Änderung der rechtsseitigen Füllungsdrücke (ventrikuläre Interdependenz), des pulmonalvaskulären Widerstandes und venösen Drucks, des intrathorakalen Drucks, der Herzfrequenz und Erkrankungen der Mitralklappe beeinflußt werden [38, 39]. Die wichtigste Quelle für Irrtümer ist jedoch die Wahl eines falschen Punktes für den Nullabgleich. Shandraratna konnte zeigen, daß der für den Nullabgleich gewählte Punkt (in Abhängigkeit von der gewählten Methode) in praxi – verglichen mit dem midaxillären Punkt, der mittels Schiebleere bestimmt wurde – häufig falsch gewählt war [40]. Desbiens vertritt die Auffassung, es wäre in den meisten klinischen Situationen ratsam den „wahren" pulmonalarteriellen Verschlußdruck als ± 5 mm Hg von dem gemessenen Wert zu betrachten [32].

1.3
Diagnostischer Stellenwert

Zu den klinischen Fertigkeiten eines Arztes, die bei der Untersuchung eines Patienten mit kardiopulmonalen Erkrankungen Anwendung finden, gehören die Erhebung einer Anamnese, die klinische Untersuchung und die Handhabung verschiedener einfacher diagnostischer Hilfsmittel (wie das Elektrokardiogramm und die Thoraxröntgenaufnahme). Der weitverbreitete Einsatz des Pulmonalarterienkatheters basiert auf der gewöhnlich vertretenen Annahme, daß das invasive Monitoring der Hämodynamik Informationen liefert, die die konventionelle klinische Beurteilung allein nicht zu liefern vermag [41]. Zur Überprüfung dieser Hypothese wurden verschiedene klinische Untersuchungen durchgeführt.

In einer prospektiven Untersuchung an 55 Patienten einer kardiologischen Intensivstation zum Vergleich der Genauigkeit der klinischen Untersuchung mit den objektiven, mittels Pulmonalarterienkatheter erhaltenen Daten fanden Bayliss et al. [42], daß die Ärzte das HZV bei 71 % und den Pulmonalarterienverschlußdruck nur bei 62 % korrekt voraussagten. Im Vergleich zu den Katheterdaten wurde der vollständige hämodynamische Status nur bei 55 % der Patienten korrekt geschätzt.

Forrester et al. [43] stellten klinische Befunde und invasiv bestimmte hämodynamische Daten bei 200 Patienten mit akutem Myokardinfarkt gegenüber. Obgleich ein erhöhter pulmonalarterieller Verschlußdruck und ein zutreffendes HZV klinisch bei 85 bzw. 81 % der Patienten vorhergesagt wurden, fand sich – trotz fehlender klinischer Zeichen einer Minderperfusion – bei 22 % der Patienten ein unerwartet niedriges HZV.

Insbesondere bei kritisch kranken Patienten internistischer und chirurgischer Intensivstationen konnte die Notwendigkeit genauer hämodynamischer Daten gezeigt werden. Connors et al. [44] bewerteten 62 Rechtsherzkatheterisierungen bei kritisch kranken Patienten ohne kürzlich erlittenen Myokardinfarkt. Pulmonalarterieller Verschlußdruck und Herzindex wurden lediglich bei 42 % bzw. 44 % korrekt vorhergesagt. Auch Facharztstatus und größere klinische Erfahrung führten nicht zu einer Steigerung der Vorhersagegenauigkeit. Fein et al [45] untersuchten die Fähigkeit von Ärzten, ein kardiales von einem nichtkardialen Lungenödem auf der Basis klinischer und radiologischer Kriterien bei 70 intensivmedizinischen Patienten zu differieren, bei denen im folgenden ein pulmonalarterieller Katheter plaziert wurde. Von den 50 Patienten, bei denen initial ein kardiogenes Lungenödem angenommen worden war, bestätigten die hämodynamischen Daten die Diagnose nur bei 31 Patienten (62 %). Eisenberg et al. [46] untersuchten prospektiv 103 Katheterisierungen bei 97 Patienten von internistischen bzw. kardiologischen Intensivstationen. Der pulmonalarterielle Verschlußdruck (innerhalb einer definierten Breite) wurde von dem für den Patienten direkt verantwortlichen Arzt nur bei 30 % korrekt vorhergesagt und das HZV, der systemvaskuläre Widerstand und der rechtsatriale Druck nur bei 50 %. Bei kardiochirurgischen Patienten, bei denen die Anlage eines Pulmonalarterienkatheters routinemäßig vorgenommen wurde, fand Mangano, daß invasive hämodynamische Daten bei Patienten mit niedriger Ejektionsfraktion und/oder linksventrikulärer Dysfunktion ansonsten nicht erhältliche Informationen lieferten [47]. Der zentrale Venendruck (ZVD) korrelierte nicht mit dem korrespondierenden pulmonalarteriellen Verschlußdruck, noch gab eine Änderung des ZVD verläßlich eine Änderung des pulmonalarteriellen Verschlußdrucks wider. Steingrub et al. [48] fand, daß Ärzte bei einer Population von kreislaufinstabilen internistischen und chirurgischen Intensivpatienten ohne hämodynamische Daten den pulmonalarteriellen Verschlußdruck, HZV und systemvaskulären Widerstand bei nur 47 %, 51 % und 36 % korrekt vorhersagten. Schließlich zeigen die Daten einer kürzlich bei 126 Patienten zur Beurteilung der Bedeutung des Pulmonalarterienkatheters bei chirurgischen Intensivpatienten vorgenommenen prospektiven Untersuchung von Celoria et al. [49], daß die hämodynamischen Variablen lediglich bei 47–55 % über die Zeit korrekt vorhergesagt wurden.

Somit sind klinische Schätzungen hämodynamischer Daten bei kritisch kranken Patienten (mit und ohne Myokardinfarkt) häufig mit einem Irrtum behaftet. Der Pulmonalarterienkatheter liefert bei dieser Patientenpopulation am Krankenbett wichtige hämodynamische Daten, welche auf andere Weise so nicht erhältlich wären.

1.4
Therapeutischer Stellenwert

Ändern Ärzte ihren Behandlungsplan aufgrund der zusätzlichen mittels Pulmonalarterienkatheter gewonnenen Daten? In einer Untersuchung von Eisenberg [46] wur-

de eine Änderung der vorgesehenen Therapie bei 58 % der Patienten vorgenommen
und eine vollkommen neue Therapie bei 30 % der Patienten eingesetzt, sobald die mittels Pulmonalarterienkatheter erhobenen Daten verfügbar waren. Interessanterweise
wurde die Therapie auch dann, wenn der pulmonalarterielle Verschlußdruck zutreffend vorausgesagt worden war, bei 13 % geändert. Dies ist ein Hinweis darauf, daß der
Katheter nicht nur für die Bestimmung des pulmonalarteriellen Verschlußdrucks verwendet wurde. Connors et al. fanden in zwei unabhängigen Untersuchungen [44, 50]
vergleichbare Ergebnisse. Bei 30/62 (48 %) kritisch kranken Patienten führten die Informationen, die durch den Pulmonalarterienkatheter gewonnen wurden, zu einer
Änderung der Therapie [44], ebenso wie bei 47 % von 502 Katheterisierungen, die auf
8 verschiedenen Intensivstationen vorgenommen wurden [50]. Celoria et al. [49] berichteten, daß die Anlage eines PAK eine signifikante Änderung der Therapie bei 50 %
der 126 Patienten zur Folge hatte. Boyd et al. [51] fanden, daß die mittels Pulmonalarterienkatheter gewonnenen Daten zu einer Änderung der Therapie bei 35 % von
500 prospektiv untersuchten Anwendungen führte. In einer Studie von Steingrub et al.
[48] an hämodynamisch instabilen Patienten einer Intensivstation resultierten
schließlich die gewonnenen Informationen bei 45 % von 158 Katheterplazierungen in
einer wesentlichen Änderung der Therapie.

1.5
Einfluß auf die Mortalität

Die Anwendung des Pulmonalarterienkatheters ist mit einer umfangreichen Liste von
Komplikationen assoziiert, und zwar infolge der Kanülierung eines Gefäßes, der Passage des Katheters und der permanenten Position des Katheters im Gefäßsystem [52].
In einem kleinen, aber bestimmten Prozentsatz der Katheteranwendungen führt eine
Komplikation direkt zum Tod des Patienten. Sprung et al. fanden bei einer Untersuchung hinsichtlich des Auftretens von ventrikulären Rhythmusstörungen, daß 2 von
150 Patienten an Kammerflimmern starben, das durch die Passage des Katheters hervorgerufen worden war [53]. Bei 70 Patienten, die aufgrund eines Lungenödems einen
PAK erhalten hatten, wurden von Fein et al. 3 Todesfälle (4 %), die direkt mit der Katheteranlage in Zusammenhang standen, mitgeteilt. Andere, größere klinische Untersuchungen bestätigen ebenso die Möglichkeit einer katheterbedingten Mortalität [52].
   Robin hat in den letzten Jahren vor dem undifferenzierten Gebrauch des Katheters
gewarnt [54–56]. Er glaubt, daß aufgrund von mit der Katheteranwendung assoziierten Komplikationen Tausende von Patienten gestorben sind und gegenwärtig sterben.
Robin wies ferner auf die spärlichen Daten in bezug auf den therapeutischen Nutzen
bei der Anwendung invasiven hämodynamischen Monitorings hin. Robin ging
schließlich soweit, ein Moratorium für den Gebrauch des Katheters zu fordern, bis diese „Kosten-Nutzen-Frage" in einer sorgfältig geplanten klinischen Studie adäquat
untersucht wurde [54–56]. Einige Experten haben in der Tat der Notwendigkeit einer
objektiven Bewertung des Katheters zugestimmt, insbesondere hinsichtlich der Auswirkungen seiner Anwendung auf die Mortalität [57, 58]. Eine derartige Untersuchung
steht jedoch weiter aus. In der Zwischenzeit können aus den derzeit verfügbaren Daten verschiedene Schlußfolgerungen abgeleitet werden.

1.5.1
Septischer Schock

Die Mortalität bei einem septischem Schock liegt bei etwa 50 % [59] und stellt eine der Haupttodesursachen in der Intensivmedizin dar. Reynolds et al. [60] untersuchten den Einfluß der Besetzung einer internistischen Intensivstation mit zertifizierten, vollzeittätigen Intensivmedizinern auf die Sterblichkeit von Patienten mit septischem Schock. In dem auf den Personalwechsel folgenden Jahr war die Mortalität signifikant niedriger (57 %) als in der Periode zuvor (74 %). Eine Änderung der Behandlungspraxis zwischen den Vergleichsperioden war die signifikant häufigere Anwendung des Pulmonalarterienkatheters während der Studienperiode. Andere wesentliche Änderungen fanden jedoch ebenso statt, wie eine verbesserte Arzt-Patient-Relation und eine verbesserte Verfügbarkeit dieses Personals für Notfälle.

1.5.2
Myokardinfarkt

Gore et al. [13] führten eine Studie bei stationär behandelten Patienten mit akutem Myokardinfarkt in den Jahren 1975, 1978, 1981 und 1984 durch. PAK-Patienten mit akutem Myokardinfarkt, der durch eine Herzinsuffizienz, Hypotension und Schock kompliziert wurde, wiesen eine signifikant höhere Mortalität auf als solche Patienten ohne Katheter. Allerdings schwächen verschiedene methodische und statistische Kritikpunkte die Ergebnisse dieser Untersuchung ab [41, 61]. Gore et al. stützten sich in dieser Untersuchung auf eine retrospektive Analyse der Krankenblätter. Gesundheitszustand vor Aufnahme, die Schwere begleitender Erkrankungen und die hämodynamischen Profile der Studienpopulation wurden nicht adäquat berücksichtigt. Zudem wies ein größerer Anteil der Patienten, die einen PAK erhielten, ausgedehnte Myokardinfarkte und/oder Infarkte mit Ausbildung einer Q-Zacke auf.

In einer Untersuchung von 5841 Patienten mit akutem Myokardinfarkt berichteten Zion et al. [62] über eine Subgruppe von 371 Patienten, die einen Pulmonalarterienkatheter erhielten. Die separate Analyse von 364 Patienten mit kongestiver Herzinsuffizienz zeigte, daß die Anlage eines Pulmonalarterienkatheters häufiger bei den schwerer erkrankten Patienten vorgenommen wurde. Obwohl bei Patienten mit invasivem Monitoring eine höhere Mortalität für den stationären Behandlungszeitraum gefunden wurde, hängt die erhöhte Mortalität wahrscheinlich mit Unterschieden im Schweregrad der Herzinsuffizienz zusammen. Die Autoren dieser Untersuchung fanden keine Anhaltspunkte für eine erhöhte Mortalität von Patienten mit akutem Myokardinfarkt aufgrund des Einsatzes eines PAK.

1.5.3
Koronarchirurgie

Moores et al. [63] verwendeten den Pulmonalarterienkatheter zur intraoperativen Überwachung der Hämodynamik bei 28 Patienten mit einer Hauptstammstenose der linken Koronararterie. Während der 2 Jahre, in der der Pulmonalarterienkatheter eingesetzt wurde, fiel die Mortalität von 20 % bei 20 Patienten der historischen Kontrollperiode auf 3,5 %. Diese Verbesserung der Mortalität wurde auf die Erkennung von hämodynamischen Abweichungen durch die Verwendung des Katheters zurückgeführt, ferner auf die sorgfältige Titration der Therapie durch Optimierung von Vorlast, Reduktion der Nachlast, Kontrolle der Herzfrequenz und Verbesserung der Kontraktilität. Bashine et al. [64] untersuchten retrospektiv 698 Patienten mit niedrigem Risiko, die sich innerhalb eines Zeitraumes von 3 Jahren einem elektiven koronalchirurgischen Eingriff unterzogen und die interoperativ mit einem Zentralvenenkatheter überwacht wurden. Nur 4,7 % der Studienpatienten benötigten einen PAK für das postoperative Management, und Morbidität wie Mortalität der gesamten Studiengruppe entsprachen weitgehend dem derzeitigen Standard. Bashine et al. [64] leiteten aus diesen Daten ab, daß sich erhebliche Kosteneinsparungen und gute klinische Ergebnisse bei koronarchirurgischen Patienten mit niedrigem Risiko ohne den routinemäßigen Gebrauch des Pulmonalarterienkatheters erzielen lassen.

Tuman et al. [65] analysierten prospektiv Inzidenz und Faktoren der perioperativen Morbidität und Mortalität bei 1094 konsekutiven Patienten mit koronarchirurgischen Eingriffen. Die Patienten wurden randomisiert einer Gruppe mit Pulmonalarterienkatheter oder einer Gruppe mit zentralvenösen Katheter (ZVK) zugeordnet. Es wurden keine signifikanten Unterschiede irgendeiner Ergebnisvariablen in irgendeiner Patientengruppe mit vergleichbarer Risikostratifikation gefunden, einschließlich der als Hochrisikopatienten definierten Patienten. Auch solche Patienten, die initial mit einem zentralvenösen Katheter überwacht wurden und bei denen sich erst später eine dringliche Indikation – wobei diese nicht näher angegeben wurden – für ein Monitoring mit einem PAK ergab, wiesen nicht häufiger ein schlechteres Behandlungsergebnis (infolge einer „Verspätung" bei der Applikation des Katheters) auf.

1.5.4
Allgemeinchirurgie

Vorbestehende Herzerkrankungen sind ein wohlbekannter Risikofaktor bei chirurgischen Patienten, auch für diejenigen, die sich einem nicht kardiochirurgischen Eingriff unterziehen. Rao et al. [66] fanden in einer retrospektiven Untersuchung, daß die Anlage eines Pulmonalarterienkatheters mit einer signifikanten Reduktion der Rate sekundärer Infarkte (von 7,7 % auf 1,9 %) und einer Reduktion der Mortalität bei Patienten mit ischämischer Herzkrankheit und nichtkardiochirurgischen Eingriffen verbunden war. Die Autoren konnten jedoch nicht differenzieren, ob die geringere Reinfarkt- und Mortalitätsrate auf der präoperativen Optimierung des physiologischen Status, dem Einsatz neuerer vasoaktiver und inotroper Medikamente, dem postoperativen Monitoring über einen Zeitraum von bis zu 72–96 h oder der sofortigen Therapie hämodynamischer Abweichungen beruhte. In einer anderen Untersuchung führte die präoperative hämodynamische Untersuchung mittels PAK zur Identifizierung von 34 von 148 Patienten (23 %) im Alter von 65 Jahren und älter, die an einer schweren kardiopulmonalen Erkrankung litten, so daß diese von einem elektiven chirurgischen Eingriff ausgeschlossen wurden [67]. Eine sorgfältige Untersuchung mit konventionellen Techniken hatte zuvor internistischerseits zu einer Freigabe all dieser Patienten für den chirurgischen Eingriff geführt. Alle 8 Patienten dieser Subgruppe, die sich wie ursprünglich geplant trotz der ungünstigen Hämodynamik dem Eingriff unterzogen, starben [67].

Schließlich ist die Mortalität von Patienten, die einen PAK vor verschiedenen Arten von Risikoeingriffen erhielten, untersucht worden. Hesdorffer et al. [68] verglichen 61 Patienten mit infrarenalen Aortenaneurysmen mit 87 historischen Kontrollen. Die Patienten der Studiengruppe erhielten einen PAK, der eine bessere Überwachung und eine aggressivere Volumentherapie erlaubte. Die Inzidenz hypotensiver Phasen, die Häufigkeit einer renalen Dysfunktion und die Mortalität nahmen im Vergleich zu den historischen Kontrollen bei den Patienten mit PAK signifikant ab.

Isaacson et al. [69] randomisierten prospektiv 102 Patienten mit rekonstruktiven Aorteneingriffen in 2 Gruppen. Eine Gruppe (49 Patienten) wurde mittels PAK überwacht und die andere Gruppe (53 Patienten) mit einem ZVK. Es wurden keine statistisch signifikanten Differenzen zwischen den Gruppen hinsichtlich perioperativer kardialer, pulmonaler oder renaler Komplikationen, der Dauer der Intensivbehandlung, der postoperativen Krankenhausverweildauer oder den Behandlungskosten gefunden. Obwohl die Schlußfolgerungen aufgrund des geringen Probenumfangs zurückhaltend zu bewerten sind, scheint es, daß für viele Patienten, die sich einem elektiven abdominellen Aorteneingriff unterziehen, die Überwachung mittels PAK nicht unbedingt erforderlich ist.

Berlauk et al. [70] untersuchten kürzlich die Hypothese, ob die präoperative Optimierung der Hämodynamik mittels eines PAK zu einer Verbesserung von Morbidität und Mortalität bei Hochrisikopatienten mit rekonstruktiven gefäßchirurgischen Eingriffen führt. Gruppe 1 (54 Patienten) erhielt einen PAK in der chirurgischen Intensivstation wenigstens 12 h vor dem Eingriff, während Gruppe 2 (23 Patienten) einen PAK nur innerhalb von 3 h präoperativ im Narkoseeinleitungsraum erhielt. Die „Feinabstimmung" bestand aus Volumengabe, Nachlastreduktion und inotropen Substanzen, um festgelegte hämodynamische Endpunkte zu erzielen. Bei Gruppe 3 (21 Patienten), der Kontrollgruppe, wurden präoperativ keine Interventionen vorgenommen, und die meisten wurden mittels Zentralvenenkatheter überwacht. Patienten mit PAK (Gruppe 1, 2) hatten signifikant seltener ungünstige intraoperative Ereignisse, eine geringere postoperative kardiale Morbidität und weniger frühe thrombotische Prothesenverschlüsse. Signifikante Unterschiede in der Mortalität zwischen den Gruppen wurden nicht gefunden, wenngleich ein Trend zu einer verringerten Mortalität in den Gruppen mit PAK festgestellt wurde.

Schließlich untersuchten Shoemaker et al. [71] prospektiv bei chirurgischen Hochrisikopatienten die relative Effektivität des Pulmonalarterienkatheters mit Behandlungsprotokollen zur Erzielung sog. supranormaler Werte (d. h. Werten von früheren Patienten, die solche Eingriffe überlebten) und verglichen diese Gruppe (Gruppe 1) mit einer Gruppe mit PAK und Standardtherapie (Gruppe 2) sowie einer Gruppe mit ZVK (Gruppe 3). Eine signifikant niedrigere Mortalität wurde in der Gruppe mit PAK und dem supranormalen Behandlungsprotokoll im Vergleich zu den Patienten mit Pulmonalarterien- oder zentralvenösem Katheter, die mit konventionellen hämodynamischen Werten als therapeutische Ziele behandelt wurden, festgestellt. Die Sterblichkeit in Gruppe 1 betrug lediglich 19 % (21 von 108 Patienten) im Vergleich zu 34 % (57 von 168 Patienten) in den zusammengefaßten Gruppen 2 und 3.

1.6
Zusammenfassung

Eine angemessene Evaluierung von hochentwickelten medizinischen Instrumentarien sollte stets der Einführung in die klinische Praxis vorausgehen. Eine Evaluierung des Pulmonalarterienkatheters auf dem gegenwärtigen Niveau der Routine, weitverbreiteten Popularität und Anwendung mag von einigen als Zeitverschwendung betrachtet werden und wenig geeignet, die vorherrschende Anwendungspraxis zu ändern. Nichtsdestoweniger ist gegenwärtig eine gründliche Abwägung der individuellen Risiken und Vorteile vor der Anwendung eines PAK bei einem Patienten essentiell. Diese Überlegungen beim praktischen Einsatz des Katheters und weitere Studien können die gegenwärtige und zukünftige Anwendung des PAK beeinflussen.

Wir haben den pulmonalarteriellen Einschwemmkatheter entsprechend dem von Guyatt et al. [16] vorgeschlagenen Ansatz zur Evaluierung neuer Technologien im Gesundheitswesen bewertet. Der PAK liefert dem Arzt hämodynamische Daten, welche zuvor nur im Rahmen einer Untersuchung im Herzkatheterlabor verfügbar waren. Verfeinerungen und Weiterentwicklungen des Katheters finden weiter statt und verbessern die diagnostische Vielseitigkeit. Entwicklungsanstrengungen könnten ferner in der Anwendung des Katheters für therapeutische Zwecke resultieren. Noch wichtiger, die Messungen, die der Katheter liefert, sind im Vergleich zu anderen klinisch validierten Methoden genau. Allgemein können die derzeit verfügbaren nichtinvasiven Technologien nicht den Goldstandard des invasiven Monitorings ersetzen, wie er von dem Katheter und den abgeleiteten Messungen geboten wird.

Der PAK besitzt nachweislich einen klinisch bedeutsamen diagnostischen und therapeutischen Einfluß. Der Intensivmediziner kann genauer Diagnose und Schweregrad einer Erkrankung anhand der von dem Katheter gelieferten Daten bestimmen – Informationen, die anderweitig nicht verläßlich verfügbar wären. Viele Studien haben schlüssig gezeigt, daß in einer Vielzahl von intensivmedizinischen Situationen der Katheter Informationen liefert, die durch konventionelle diagnostische Techniken nicht erhältlich waren. Bei fast 50 % der Patienten, bei denen diese Technologie eingesetzt wird, werden therapeutische Entscheidungen geändert.

Gegenwärtig gibt es kaum Hinweise, die die Behauptung stützen, daß der Katheter tatsächlich zu einem Anstieg der Mortalität führt. Es mag auch zuviel verlangt sein, von einem diagnostischen Verfahren eine Senkung der Mortalität zu erwarten, bevor effizientere therapeutische Interventionen verfügbar werden. Nichtsdestoweniger lassen vorläufige Untersuchungen in einer Vielzahl klinischer Situationen vermuten, daß bei sorgfältiger Anwendung des Katheters Leben gerettet werden können. Jedoch sind weitere sorgfältig geplante, prospektive klinische Studien essentiell, um diesen wichtigen Punkt zu klären und näher zu bestimmen, welche Patientengruppen von einem Pulmonalarterienkatheter profitieren und welche nicht.

Literatur

1. Wicker T (1991) A costly 10%. New York Times. July 21:7
2. Solomon DH, Judd HL, Sier HC, Rubenstein LZ, Morley JE (1988) New issues in geriatric care. Ann Intern Med 108:718–732
3. Birnbaum ML (1986) Cost-containment in critical care. Crit Care Med. 14:1068–1077
4. Knaus WA, Wagner DP, Draper EA, Lawrence DE, Zimmerman JE (1981) The range of intensive care services today. JAMA 246:2711–2716
5. Strauss MJ, LoGerfo JP, Yeltatzie JA, Temkin N, Hudson LD (1986) Rationing of Intensive care unit services: an every day occurrence. JAMA 255:1143–1146
6. Detsky AS, Stricker SC, Mulley AG, Thibault GE (1981) Prognosis, survival and the expenditure of hospital resources for patients in an intensive care unit. N Engl J Med 305:667–672
7. Cullen DJ, Ferrara LC, Briggs BA, Walker PF, Gilbert J (1976) Survival, hospitalization charges and follow up results in critically ill patients. N Engl J Med 294:982–987
8. Kalb JE, Miller DH (1989) Utilization strategies for intensive care units. JAMA 261:2389–2395
9. Relman AS (1988) Assessment and accountability: the third revolution in medical care. N Engl J Med 318:1220–1222
10. Campion EW, Mulley AG, Goldstein RL, Barnett GO, Thibault GE (1981) Medical intensive care for the elderly: a study of current use, costs and outcomes. JAMA 246:2052–2056
11. Sibbald WJ, Escaf M, Calvin JE (1990) How can new technology be introduced, evaluated and financed in critical care? Clin Chem 36:1604–1611
12. Swan HJC, Ganz W, Forrester J, Marcus H, Diamond G, Chonette D (1970) Catheterization of the heart in man with the use of a flow-directed balloon catheter. N Engl J Med 283:447–451
13. Gore JM, Goldberg RJ, Spodick DH, Alpert JS, Dalen JE (1997) A community wide assessment of the use of pulmonary artery catheters in patients with acute myocardiai infarction. Chest 92:721–727
14. Rowley KM, Club KS, Smith GJ, Cabin HS (1984) Right sided infective endocarditis as a consequence of flow directed pulmonary artery catheterization: a cliniopathological study of 55 autopsied patients. N Engl J Med 311:1152–1154
15. Shoemaker WC (1990) Use and abuse of the balloon tipped pulmonary artery (Swan-Ganz) catheter: are patients getting their money's worth? Crit Care Med 18:1294–1296
16. Guyatt G, Drummond M, Feeny D, et al (1986) Guidelines for the clinical and economic evaluation of health care technologies. Soc Sci Med 22:393–408
17. Swan HJC, Ganz G (1982) Measurement of right atrial pressure, pulmonary artery pressure and cardiac output: clinical applications of hemodynamic monitoring. Adv Intern Med 27:453–473
18. Marshall WK, Bedford RF (1980) Use of a pulmonary artery catheter for detection and treatment of venous air embolism: a prospective study in man. Anesthesiology 52:131–134
19. Bowdle TA, Artru AA (1988) Treatment of air-embolism with a special pulmonary artery catheter introducer sheath in sitting dogs. Anesthesiology 68:107–110
20. Masson RG, Ruggieri J (1985) Pulmonary microvascular cytology: a new diagnostic application of the pulmonary artery catheter. Chest 88:908–914
21. Ricou B, Reper P, Suter PM (1989) Rapid diagnosis of amniotic fluid embolism causing severe pulmonary failure. Intensive Care Med 15:129–131
22. Sharkey SW (1987) Beyond the wedge: clinical physiology and the Swan-Ganz catheter. Am J Med 83:111–122
23. Boutros AR, Lee C (1986) Value of continuous monitoring of mixed venous blood oxygen saturation in the management of critically ill patients. Crit Care Med 14:132–134
24. Vincent JL, Reuse C, Frank N, Contempre B, Kahn RJ (1989) Right ventricular dysfunction in septic shock: assessment by measurement of right ventricular ejection fraction using the thermodilution technique. Acta Anesth Scand 33:34–38
25. Rajput MA, Richey HM, Bush BA, Glendening DL, Matthews JI (1989) A comparison between a conventional and a fiberoptic flow-directed thermal dilution pulmonary artery catheter in critically ill patients. Arch Intern Med 149:83–85

26. Baele PL, McMichan JC, Marsh HM, Sill JC, Southorn PA (1982) Continuous monitoring of mixed venous oxygen saturation in critically ill patients. Anesth Analg 61:513–517
27. Fahey PJ, Harris K, Vanderwarf C (1984) Clinical experience with continuous monitoring of mixed venous oxygen saturation in respiratory failure. Chest 86:748–752
28. Reinhart K, Moser N, Rudolph T, et al (1988) Accuracy of two mixed venous saturation catheters during long-term use in critically ill patients. Anesthesiology 69:769–773
29. Rouby JJ, Poete P, Bodin L, Bourgeois JL, Arthaud M, Viars P (1990) Three mixed venous saturation catheters in patients with circulatory shock and respiratory failure. Chest 98: 954–958
30. Schranz D, Schmitt S, Oelert H, et al (1989) Continuous monitoring of mixed venous oxygen saturation in infants after cardiac surgery. Intensive Care Med 15:228–232
31. Vaughn S, Puri VK (1988) Cardiac output changes and continuous mixed venous oxygen saturation measurement in the critically ill. Crit Care Med 16:495–498
32. Desbiens NA (1986) The balloon-tipped thermodilution catheter: aspects of its clinical utility. Postgrad Med 79:109–117
33. Levett JM, Replogle RL (1979) Thermodilution cardiac output: a critical analysis and review of the literature. J Surg Res 27:392–404
34. Stetz CW, Miller RG, Kelley GE, Raffin TA (1982) Reliability of the thermodilution method in the determination of cardiac output in clinical practice. Am Rev Respir Dis 126:1001–1004
35. Lappas D, Lell WA, Gabel JC, Civetta JM, Lowenstein E (1973) Indirect measurement of left-atrial pressure in surgical patients: pulmonary capillary wedge and pulmonary-artery diastolic pressures compared with left atrial pressure. Anesthesiology 38:394–397
36. Walston A, Kendall ME (1973) Comparison of pulmonary wedge and left atrial pressure in man. Am Heart J 86:159–164
37. Morris AH, Chapman RH, Gardner RM (1985) Frequency of wedge pressure errors in the ICU. Crit Care Med 13:705–708
38. Technology subcommittee of the working group on critical care, Ontario Ministry of Health (1991) Hemodynamic monitoring: a technology assessment. Can Med Assoc J 145:114–121
39. Bennett D, Boldt J, Brochard L, et al, for the European Society of Intensive Care Medicine (1991) Expert Panel: the use of the pulmonary artery catheter. Intensive Care Med 17:I–VIII
40. Chandraratna PAN (1975) Determination of zero-reference level for left atrial pressure by echocardiography. Am Heart J 89:159–162
41. Matthay MA, Chatterjee K (1988) Bedside catheterization of the pulmonary artery: risks compared with benefits. Ann Intern Med 109:826–834
42. Bayliss J, Norell M, Ryan A, Thurston M, Sutton GC (1983) Bedside hemodynamic monitoring: experience in a general hospital. Br Med J 287:187–190
43. Forrester JS, Diamond GA, Swan HJC (1977) Correlative classification of clinical and hemodynamic function after acute myocardial infarction. Am J Cardiol 39:137–145
44. Connors AF Jr, McCaffree DR, Gray BA (1983) Evaluation of right-heart catheterization in the critically ill patient without acute myocardial infarction. N Engl J Med 308:263–267
45. Fein AM, Goldberg SK, Walkenstein MD, Dershaw B, Braitman L, Lippmann ML (1984) Is pulmonary artery catheterization necessary for the diagnosis of pulmonary edema? Am Rev Respir Dis 129:1006–1009
46. Eisenberg PR, Jaffe AS, Schuster DP (1984) Clinical evaluation compared to pulmonary artery catheterization in the hemodynamic assessment of critically ill patients. Crit Care Med 12:549–553
47. Mangano DT (1980) Monitoring pulmonary artery pressure in coronary-artery disease. Anesthesiology 53:364–370
48. Steingrub JS, Celoria G, Vickers-Lahti M, Teres D, Bria W (1991) Therapeutic impact of pulmonary artery catheterization in a medical/surgical ICU. Chest 99:1451–1455
49. Celoria G, Steingrub JS, Vickers-Lahti M, et al (1990) Clinical assessment of hemodynamic values in two surgical intensive care units: effects on therapy. Arch Surg 125:1036–1039
50. Connors AF Jr, Dawson NV, Shaw PK, Montenegro HD, Nara AR, Martin L (1990) Hemodynamic status in critically ill patients with and without acute heart disease. Chest 98: 1200–1206

51. Boyd KD, Thomas SJ, Gold J, Boyd AD (1983) A prospective study of complications of pulmonary artery catheterizations in 500 consecutive patients. Chest 84:245–249
52. Putterman C (1989) The Swan-Ganz catheter: a decade of hemodynamic monitoring. J Crit Care 4:127–146
53. Sprung CL, Pozen RG, Rozanski JJ, Pinero JR, Eisler BR, Castellanos A (1982) Advanced ventricular arrythmias during bedside pulmonary artery catheterization. Am J Med 72:203–208
54. Robin ED (1985) The cult of the Swan-Ganz catheter: overuse and abuse of pulmonary flow catheters. Ann Intern Med 103:445–449
55. Robin ED (1987) Death by pulmonary artery flow directed catheter: time for a moratorium? Chest 92:727–731
56. Robin ED (1987) Iatroepidemics: a probe to examine systematic preventable errors in (chest) medicine. Am Rev Respir Dis 135:1152–1156
57. Spodick DH (1989) Flow-directed pulmonary artery catheterization: moratorium vs clinical trial. Chest 95:489–490
58. Spodick DH (1989) Analysis of flow-directed pulmonary artery catheterization. JAMA 261:1946–1947
59. Korzeniowski OM (1989) Sepsis other than streptococcal. Curr Opinion Infec Dis 2:193–197
60. Reynolds HN, Haupt MT, Thill-Bahrozian MC, Carlson RW (1988) Impact of critical care physician staffing on patients with septic shock in a university hospital medical intensive care unit. JAMA 260:3446–3450
61. Sibbald WJ, Sprung CL (1988) The pulmonary artery catheter: the debate continues. Chest 94:899–901
62. Zion MM, Balkin J, Rosenmann D, et al (1990) Use of pulmonary artery catheters in patients with acute myocardial infarction: analysis of experience in 5,841 patients in the SPRINT registry. Chest 98:1331–1335
63. Moore CH, Lombardo TR, Allums JA, Gordon FT (1978) Left main coronary artery stenosis: hemodynamic monitoring to reduce mortality. Ann Thorac Surg 26:445–451
64. Bashein G, Johnson PW, Davis KB, Ivey TD (1985) Elective coronary bypass surgery with pulmonary artery catheter monitoring. Anesthesiology 63:451–454
65. Tuman KJ, McCarthy RJ, Spiess BD, et al (1989) Effect of pulmonary artery catheterization on outcome of patients undergoing coronary artery surgery. Anesthesiology 70:199–206
66. Rao TLK, Jacobs KH, El-Etr AA (1983) Reinfarction following anesthesia in patients with myocardial infarction. Anesthesiology 59:499–505
67. Del Guercio LRM, Cohn JD (1980) Monitoring operative risk in the elderly. JAMA 243:1350–1355
68. Hesdorffer CS, Milne JF, Meyers JM, Clinton C, Botha R (1987) The value of Swan-Ganz catheterization and volume loading in preventing renal failure in patients undergoing abdominal aneurysmectomy. Clin Nephrol 28:272–276
69. Isaacson IJ, Lowdon JD, Berry AJ, et al (1990) The value of pulmonary artery and central venous monitoring in patients undergoing abdominal aortic reconstructive surgery: a comparative study of two selected, randomized groups. J Vasc Surg 12:754–760
70. Berlauk JF, Abrams JH, Gilmour IJ, O'Connor SR, Knighton DR, Cerra FB (1991) Preoperative optimization of cardiovascular hemodynamics improves outcome in peripheral vascular surgery: a prospective, randomized clinical trial. Ann Surg 214:289–299
71. Shoemaker WC, Appel PL, Kram HB, Lee TS (1988) Prospective trial of supranormal values of survivors as therapeutic goals in high risk surgical patients. Chest 94:1176–1186

2 Indikationen für die Pulmonalarterienkatheterisierung

J. M. Phelan, J. E. Parrillo, C. Putterman, C. L. Sprung

Im Jahre 1970 führten Swan und Ganz die bettseitige Pulmonalarterienkatheterisierung mit Hilfe des Einschwemmballonkatheters ein [1]. Wie auch bei vielen anderen Verfahren variiert der Einsatz des Pulmonalarterienkatheters (PAK) zwischen Ärzten und Institutionen. Einige haben den PAK unkritisch ohne Berücksichtigung des Nutzens klinischer Daten oder der Risiken, die mit der Katheteranlage verbunden sind, benutzt. Andere wiederum sind zurückhaltend im Einsatz dieses Verfahrens bei kritisch kranken Patienten geblieben und betonen trotz vorhandener Studien, welche ein häufiges Auftreten von Fehlentscheidungen aufgrund der körperlichen Untersuchung zeigen, weiterhin die klinische Beobachtung am Patientenbett. Leider gibt es bis heute keine prospektive Studie, um den Nutzen dieses Verfahrens für die verschiedenen klinischen Situationen, in denen es z. Z. eingesetzt wird, zu bewerten. Daher beruht der Einsatz dieses Verfahrens zum großen Teil auf der Entscheidung des einzelnen Arztes, der den Vorteil der hämodynamischen Information gegen das anlagebedingte Risiko abwägen muß. An dieser Stelle verdienen mehrere Punkte besondere Beachtung. Zunächst, die klinische Anwendung des PAK darf nicht nur auf die Messung des Wedge-Drucks reduziert werden. Statt dessen muß der Arzt ein fundiertes Verständnis der Herz-Kreislauf-Physiologie besitzen und in der Lage sein, alle hämodynamischen Parameter des einzelnen Patienten im Zusammenhang kritisch zu beurteilen. Mit anderen Worten, der Arzt sollte fähig sein, die unterschiedlichen Druckkurven zu verstehen, zu interpretieren und die Oxymetrie, das HZV und die Widerstandswerte intelligent zu nutzen. Diese Daten müssen anschließend „physiologisch" angewendet werden, um die geeignete pharmakologische oder mechanische Intervention einzuleiten. Folglich sollten Ärzte, die diese fundamentalen Grundvoraussetzungen nicht mitbringen, dieses Monitoring nicht verwenden. Wenn man die potentiellen Risiken und die mit der PAK-Anlage assoziierten Komplikationen bedenkt, ist in der Tat ein hohes Maß an Fertigkeiten und Kenntnissen des bedienenden Personals für eine sichere und effektive Benutzung entscheidend.

Das Kap. 1 führt die Kontroverse im Umfeld der Benutzung des PAK auf, die auf der Studie von Gore et al. [2] und den Kommentaren von Robin [3] beruhen. Es wurden ebenfalls diejenigen Studien beschrieben, die neben dem Fehlen einer Korrelation zwischen der körperlichen Untersuchung und den hämodynamischen Befunden die Einleitung nicht vorbestehender therapeutischer Interventionen bei 30–50 % der Patienten mit einer Pulmonalarterienkatheterisierung aufzeigten [4–6]. Diese Faktoren sind offensichtlich äußerst wichtig für die Bestimmung von Indikationen für die Pulmonalarterienkatheterisierung. In unseren Augen favorisieren diese Informationen nachdrücklich den frühen Einsatz des PAK bei kreislaufinstabilen Patienten, denn es sind gerade die ersten Stunden, in denen diese hämodynamischen Daten am ehesten wichtige Informationen und die beste Grundlage für wirkungsvolle therapeutische Maßnahmen liefern können, die die Prognose kritisch kranker Patienten verbessern können. Aus diesen Gründen sollte man – bei entsprechender Indikation – die Anlage des PAK nicht zugunsten eher „konservativer" Vorgehensweisen verzögern.

2.1
Technische Überlegungen

Einzelheiten zur technischen Methodik bei der Katheteranlage werden im Kap. 3 besprochen. Bei der Entscheidung, einen PAK einzusetzen, müssen folgende Punkte berücksichtigt werden: ärztlicherseits sollte die Fähigkeit gegeben sein, einen zentralvenösen Zugang (üblicherweise Vena jugularis interna oder Vena subclavia) mit minimalem Risiko zu legen und die mit der Katheteranlage assoziierten Komplikationen (z. B. Pneumothorax, Arrhythmien etc.) rasch zu erkennen und zu behandeln. Eine Intensivüberwachung mit entsprechenden Alarmfunktionen sind von gleicher Wichtigkeit. Neben der Gewährleistung einer hohen qualitativen Geräteausstattung ist ausgebildetes Personal zur Überwachung des PAK und zur kontinuierlichen Dateninterpretation unabdingbar. Um die Qualität dieser Daten beurteilen zu können, betonen wir nachdrücklich, daß der Arzt ausreichende Kenntnisse zur Technik des Katheters, Druckwandlers und des Monitorings besitzen muß. Es ist inakzeptabel, daß der Arzt die Verantwortlichkeit für diese Aspekte des hämodynamischen Monitorings auf technisches Hilfspersonal überträgt. Anders formuliert, der Arzt muß fähig sein, die Vorbereitungen, den Nullabgleich und die Kalibrierung des Druckwandlers durchzuführen. Darüber hinaus muß der Arzt Artefakte der Druckwellenform erkennen und jegliche technischen Probleme lösen können.

Nach der PAK-Anlage muß dem Erhalt des Katheters und der einwandfreien Funktion aller technischer Bestandteile eine peinlich genaue Aufmerksamkeit zugemessen werden. Die hämodynamische Information sollte auf einem am Bett befestigten Papierbogen, auf dem die unterschiedlichen Interventionen mit den jeweiligen Änderungen im hämodynamischen Profil aufgetragen sind, dokumentiert werden. Das betreuende Personal muß sich darüber im klaren sein, daß sie keine „Zahlen" therapieren und daß die gesamte hämodynamische Information im geeigneten Kontext für den einzelnen Patienten gesehen und zur Ergänzung einer wohlüberlegten klinischen Entscheidung benutzt wird. Im folgenden behandeln wir die allgemein anerkannten Indikationen für die Pulmonalarterienkatheterisierung.

Allgemein anerkannte Indikationen für die Pulmonalarterienkatheterisierung
1. Akuter Myokardinfarkt
   a. Hypotonie,
   b. Lungenödem,
   c. akute Mitralinsuffizienz,
   d. Ventrikelseptumdefekt,
   e. rechtsventrikulärer Infarkt,
   f. Herzbeuteltamponade.
2. Kongestive Herzinsuffizienz
   a. Steuerung der Therapie mit Vasodilatatoren.

3. Akute Lungenembolie.
4. Schock
    a. Sepsis,
    b. massiver Blutverlust.
5. Respiratorisches Versagen
    a. nichtkardiogen (ARDS),
    b. Herz-Kreislauf-Erkrankung.
6. Bestimmung des Volumenstatus
    a. Nierenversagen,
    b. Leberzirrhose.
7. Chirurgie
    a. postoperatives Monitoring herzchirurgischer Patienten,
    b. Hochrisikopatienten mit vorbestehender Herzinsuffizienz und chirurgischen Eingriffen, die mit einem erheblichen Volumenumsatz verbunden sind,
    c. Trauma,
    d. Verbrennungen.
8. Herzkatheterlabor.

2.2
Spezielle Indikationen

2.2.1
Akute Myokardischämie

2.2.1.1
Kardiogener Schock

Eine wichtige Indikation für den PAK ist der kardiogene Schock als Folge eines akuten Myokardinfarkts (AMI). Vermutlich durch die weitverbreitete Anwendung der thrombolytischen Therapie hat diese Komplikation in letzter Zeit abgenommen. Dieses klinische Syndrom tritt auf, wenn mindestens 40 % des Myokards infarziert sind und entwickelt sich gewöhnlich in den ersten Stunden nach einem Infarkt. Der Zustand geht einher mit einer Hypotonie (systolischer Blutdruck < 90 mm Hg), einer Oligurie (< 20 ml/h) und einer schlechten peripheren Durchblutung aufgrund eines inadäquaten Herzzeitvolumens (HZV). Als grundlegend gelten die Studien von Forrester et al. [7], in denen die entscheidende Rolle der Pulmonalarterienkatheterisierung zur Identifizierung hämodynamischer Untergruppen dieser Patientenkategorie nachgewiesen wurde. Patienten mit einem normalen Herzindex und pulmonalkapillärem Verschlußdruck (PCWP) haben eine niedrige Mortalität. Im Gegensatz dazu weisen Patienten mit einer Hypoperfusion und Lungenstauung eine extrem hohe Mortalität auf. Es ist wichtig zu bemerken, daß die Optimierung der Füllungsdrücke (Vorlast) zur Steigerung des HZV entscheidend für diese letztgenannte Patientengruppe ist [8].

Recht häufig findet man den optimalen Herzindex bei einem mittleren PAOP von 18–20 mm Hg. Aber auch noch höhere Werte sind möglicherweise tolerabel (v. a. bei Patienten mit einer chronischen Herzinsuffizienz), solange keine pulmonale Beeinträchtigung (Stauung) auftritt. Die Stratifikation von Patienten auf der Grundlage dieser hämodynamischen Information ermöglicht es dem Arzt, gezielt die geeignete Therapie zu wählen.

Man kann eine spezifische Therapie einleiten, die zu einer Reduzierung der Frühmortalität führt, und gewinnt somit Zeit für eher langzeitorientierte Strategien wie eine Revaskularisation. Beispielsweise wird man bei einem Low-output-Syndrom, einer Situation mit hohem PCWP, eine Kombinationstherapie mit einem potenten Inotropikum (z. B. Dobutamin), einem Vasodilatator (z. B. Nitroprussidnatrium) [9] und einem Diuretikum wählen. Hingegen würde der Patient mit einer isolierten peripheren Hypoperfusion initial von einer Volumentherapie profitieren.

Außerdem profitieren kreislaufinstabile Patienten nach einem Myokardinfarkt und anhaltender Ischämie vom hämodynamischen Monitoring in Verbindung mit der Unterstützung durch eine intraaortale Ballonpumpe. Auf diese Art und Weise kann die Reduktion der Nachlast optimiert und der Patient zu einem Herzkatheterlabor zur Durchführung der Koronarangiographie gebracht werden. Diese Maßnahmen erlauben es dem Arzt, einen solchen Patienten zu stabilisieren und eine frühe Revaskularisation (entweder PTCA oder koronare Bypassoperation) zu planen, um eine weitere Schädigung des linken Ventrikels zu verhindern. Zur Diagnostik eines Ventrikelseptumdefektes, einer akuten Mitralinsuffizienz oder einer Perikardtamponade wird heutzutage als Methode der Wahl der Echokardiographie der Vorzug gegeben.

2.2.1.2
Akuter Ventrikelseptumdefekt

Bei Manifestation eines kardiogenen Schocks als Komplikation eines AMI sollten stets ein akuter Ventrikelseptumdefekt (VSD) [10] oder eine akute Mitralinsuffizienz als mögliche Gründe berücksichtigt werden. Der akute VSD ist eine seltene Komplikation, die bei ungefähr 1 % aller Myokardinfarkte eintritt. Klinisch imponiert eine üblicherweise rasche hämodynamische Dekompensation mit Hypotonie und Lungenstauung. Bei der Auskultation hört man ein holosystolisches Geräusch parasternal in Verbindung mit einem tastbaren Schwirren, das zumeist am unteren linken Sternumrand sein punctum maximum besitzt. Die Diagnose kann mittels einer Rechtsherzkatheterisierung durch den blutgasanalytischen Nachweis einer erhöhten rechtsventrikulären O_2-Sättigung gestellt werden. Normalerweise werden im Rahmen der Untersuchung rechtsatriale, rechtsventrikuläre und pulmonalarterielle Blutproben entnommen. Ein sprunghafter Anstieg der O_2-Sättigung von mehr als 5 % ist in hohem Maß suspekt für einen VSD. Zum optimalen Management dieser Komplikation gehört die Minimierung des Links-rechts Shunts durch eine Senkung der Nachlast. Dies wird üblicherweise durch die Gabe von Vasodilatatoren, wie z. B. Nitroprussidnatrium, und die Plazierung einer intraaortalen Ballonpumpe angestrebt. Die Bewertung der jeweiligen Therapie wird erleichtert durch intermittierende Bestimmungen der rechtsatrialen und pulmonalarteriellen O_2-Sättigung. Mit Erreichen des therapeutischen Zielpunktes geht dieser pathologische Anstieg zurück, die pulmonalarterielle O_2-Sättigung und der Shuntanteil nehmen ab. Der Shuntanteil ($\dot{Q}_P/\dot{Q}_S$) läßt sich anhand folgender Gleichung errechnen:

$$\frac{\dot{Q}_P}{\dot{Q}_S} = \frac{\text{systemische arterielle } O_2\text{-Sättigung} - \text{rechtsatriale } O_2\text{-Sättigung}}{\text{systemische arterielle } O_2\text{-Sättigung} - \text{pulmonalarterielle } O_2\text{-Sättigung}}$$

2.2.1.3
Akute Mitralinsuffizienz

Die akute Mitralinsuffizienz tritt nach einem Myokardinfarkt als ein Resultat einer Papillarmuskeldysfunktion auf, und zwar entweder durch eine anhaltende Ischämie oder freie Ruptur. Klinisch imponieren die Zeichen einer Hypoperfusion, die durch die Tatsache bedingt ist, daß sich der größte Teil des HZV in das Niederdrucksystem linker Vorhof entleert. Die auskultatorischen Befunde schließen ein apikales holosystolisches Geräusch mit einem Schwirren ein. Typischerweise strahlt das Geräusch in die Axilla aus, jedoch kann gelegentlich die Differenzierung gegenüber einem Ventrikelseptumdefekt (VSD) unmöglich sein. In diesem Fall sollte die Pulmonalarterienkatheterisierung keinen Sprung in den O_2-Sättigungen zeigen, aber die PCWP-Aufzeichnung eine große v-Welle (größer als 10 mm Hg über dem Mittelwert) offenlegen. Die Erkennung dieser Welle gestaltet sich einfach, wenn man daran denkt, daß sie dem höchsten Ausschlag der T-Welle im EKG folgt. Weil große v-Wellen auch bei einem akuten VSD beobachtet werden können, ist es wichtig, bei diesem klinischen Befund stets durch eine Oxymetrie einen Links-rechts-Shunt auszuschließen. Bei einigen Patienten, v. a. denjenigen mit einem linken Vorhof von hoher Compliance, kann eine v-Welle trotz schwerer Mitralinsuffizienz fehlen [11–13].

2.2.1.4
Herzbeuteltamponade

Die Herzbeuteltamponade ist eine weitere klinische Situation, in der die Anlage eines PAK eine rechtzeitige Diagnose liefern kann [14, 15]. Eine Tamponde tritt bei einer Vielzahl klinischer Gegebenheiten auf, u. a. nach herzchirurgischen Eingriffen (Kardiotomie), nach Myokardinfarkt (Ventrikelruptur) und bei zunehmendem Perikarderguß (z. B. tumorbedingt, bei Nierenversagen etc.). Klinisch ist eine Hypotonie mit einem Pulsus paradoxus ($>$ 12 mm Hg) und einer Jugularvenenstauung charakteristisch. Die Herztöne können abgeschwächt hörbar und ein elektrischer Alternans (wechselnd große Amplitude der R-Zacke) im EKG vorhanden sein. Mit Hilfe des PAK findet man eine Erhöhung und diastolische Angleichung des rechtsatrialen, rechtsventrikulär enddiastolischen, pulmonalarteriell diastolischen und Wedge-Drucks. Zusätzlich ist auffällig, daß das y-Tal der rechtsatrialen Druckkurve fehlt. Der intraperikardiale Druck entspricht – für den Fall, daß er bestimmt wird – dem rechtsatrialen Druck. Die Diagnose einer Herzbeuteltamponade macht die sofortige Perikardiozentese oder Perikardfensterung im Operationssaal notwendig.

2.2.1.5
Rechtsventrikulärer Infarkt

Das hämodynamische Monitoring im Rahmen eines akuten Myokardinfarktes kann Hinweise auf einen rechtsventrikulären Infarkt liefern [16, 17]. Der rechtsventrikuläre (RV) Infarkt geht mit einer Dilatation und Abnahme der Dehnbarkeit einher. Als Folge findet man einen im Vergleich zum PCWP unverhältnismäßig hohen Anstieg des mittleren rechtsatrialen Drucks. Die rechtsatriale Druckkurve weist möglicherweise prominente x- und y-Täler auf, die durch eine Volumengabe noch offensichtlicher werden. Ein weiteres Phänomen ist der durch eine Inspiration bedingte Druckanstieg im rechten Vorhof (Kußmaul-Zeichen). Die Analyse der rechtsventrikulären Druckkurve bei einem RV-Infarkt zeigt häufig einen frühdiastolischen Dip und ein spätdiastolisches Druckplateau. Durch das erniedrigte rechtsventrikuläre Schlagvolumen nimmt gewöhnlich die Amplitude der pulmonalarteriellen Druckkurve ab.

Der Hauptpunkt im Management des RV-Infarktes ist die Volumentherapie, zumeist mit physiologischer Kochsalzlösung, und – soweit notwendig – die Verabreichung inotroper Substanzen. Die intraaortale Ballonpumpe bietet bei diesem Krankheitsbild keinen Vorteil.

2.2.2
Kongestive Herzinsuffizienz

Patienten mit einer schweren kongestiven Herzinsuffizienz (Stauungsinsuffizienz), die sich gegenüber einem aggressiven medizinischen Vorgehen refraktär verhält, profitieren evtl. von einer PAK-Anlage zur Therapiesteuerung. Um den eigentlichen Vorteil des hämodynamischen Monitorings in dieser Situation umsetzen zu können, muß der systemische Gefäßwiderstand (SVR) beachtet werden. Bei Patienten mit einer pathologischen Erhöhung kann mit dieser Information eine Nachlastsenkung (entweder akut mit Natrium-Nitroprussid und/oder subakut mit ACE-Hemmern) versucht werden. Bei Patienten mit einem niedrigen HZV und grenzwertigem Blutdruck können Inotropika eingesetzt werden. Nach Gewährleistung einer optimalen Nachlast und eines suffizienten HZV läßt sich anschließend die Vorlast mit einer Diuretikatherapie (bei hohem PCWP) oder Volumengabe (bei niedrigem PCWP) einstellen.

2.2.3
Akute Lungenembolie

Eine Lungenembolie führt zu einer pulmonalen Hypertonie, wenn ungefähr 30 % des normalen pulmonalen Gefäßbettes verschlossen sind [18]. Da der rechte Ventrikel bei zuvor gesunden Patienten keine hohen Drücke aufbauen kann, macht eine signifikante pulmonale Hypertonie einen zusätzlich zur Lungenembolie bestehenden, chronischen Prozeß wahrscheinlich. In der Mehrzahl ist der rechtsatriale Druck überproportional höher als der PCWP, der wesentlich niedriger bleibt als der pulmonalarterielle diastolische Druck. Die genaue Betrachtung der Druckkurve des PCWP zeigt typischerweise ein Verschwinden der a- und v-Wellen. Dieser Befund rührt daher, daß die retrograde Übertragung des linksatrialen Drucks durch die Obstruktion des pulmonalen Gefäßbettes verhindert wird.

Die Pulmonalarterienkatheterisierung kann die Diagnosestellung wiederholter Lungenembolien bei denjenigen Patienten erleichtern, für die eine Pulmonalisangiographie gefährlich sein könnte (schwere pulmonale Hypertonie). Unter diesen Bedingungen kann der Einschwemmkatheter dem Arzt die selektive segmentale Gefäßdarstellung zur Verifizierung wiederkehrender pulmonaler thrombembolischer Episoden ermöglichen [19]. Das Verfahren kann darüber hinaus bei kritisch kranken Patienten genutzt werden, die nicht der Angiographie zugeführt werden können oder bei denen eindeutige, nichtinvasive Befunde einer Lungenembolie fehlen, z. B. eine unauffällige Ventilations-Perfusions-Szintigraphie. Da diese Technik selektiv nur kleine Emboli identifizieren kann, ist von einer Reihe falsch-positiver und falsch-negativer Befunde auszugehen. Die segmentale Angiographie ist im Vergleich zu den diagnostischen Möglichkeiten der Standardpulmonalisangiographie kein „Goldenstandard", jedoch vermag sie bei ausgewählten Patienten die Diagnose zu liefern.

Die Pulmonalarterienkatheterisierung kann möglicherweise auch bei der Diagnosestellung von metatstasierenden Tumoren helfen [20]. Bei Vorliegen einer lymphangitischen Lungenbeteiligung durch einen malignen Tumor (z. B. Mammakarzinom) ist manchmal anhand einer in Wedge-Position durch vorsichtiges Aspirieren entnommenen Probe die zytologische Bestätigung des Tumors möglich.

2.2.4
Septischer und hämorrhagischer Schock

Patienten mit einem Schock aufgrund einer Sepsis oder eines massiven Blutverlustes profitieren möglicherweise in großem Umfang von der Anlage eines PAK. Dies gilt v. a. bei Vorliegen einer damit einhergehenden respiratorischen Insuffizienz und für Patienten mit vorbestehender linksventrikulärer Funktionseinschränkung oder renaler Dysfunktion. Diese Patienten zeigen typischerweise eine Enzephalopathie, Oligurie und Laktazidose. Während eine suffiziente Volumentherapie bei Patienten mit einer letztlich relativ normalen Organfunktion angewendet werden kann, sind durch eine ungezielte Therapie diejenigen mit einer grenzwertigen Reserve auch für eine weitere klinische Verschlechterung, wie einer Nieren- oder Lungenfunktionsstörung, gefährdet. Bei zuvor gesunden Patienten, die einen septischen Schock entwickelten, konnten verschiedene Studien übereinstimmend eine vorübergehende LV-Funktionseinschränkung im Sinne einer erniedrigten LV-Ejektionsfraktion zeigen. Der Einsatz des PAK erlaubt es daher dem Kliniker bei Patienten mit einer eingeschränkten LV-Funktion, ein maximales HZV unter Gewährleistung eines optimalen PCWP zu erzielen.

2.2.5
Respiratorisches Versagen und Multiorganversagen

Bei kritisch kranken Patienten mit einem ARDS oder Multiorganversagen als Folge von septischem Schock, Trauma oder anderen Ursachen kann der PAK einerseits bestätigen, daß das respiratorische Versagen tatsächlich nicht kardiogen (normaler oder niedriger Wedge-Druck) bedingt ist, und andererseits als Hilfe für eine optimale Volumentherapie dienen. Zur Aufrechterhaltung einer adäquaten Oxygenierung und Ventilation benötigen diese Patienten normalerweise einen hohen endexspiratorischen Druck (PEEP). Aus diesem Grund sollte man den PCWP endexspiratorisch messen. Wiederholte Messungen mit gleichzeitiger Bestimmung des HZV sind klinisch von größtem Nutzen. Bei einigen Patienten mit einem hohen PEEP ist es notwendig, eine ösophageale Sonde zur Erfassung des intrathorakalen Drucks zu plazieren. Durch Subtraktion vom gemessenen PCWP lassen sich dann die tatsächlichen Füllungsdrücke ermitteln.

Wir vertreten die Meinung, daß der PEEP zur Bestimmung der Füllungsdrücke niemals aufgehoben werden sollte, weil – gerade für kurze Perioden – der PEEP-Verlust zu einem alveolaren Kollaps und weiterer Hypoxie führt. In dieser klinischen Situation sollte die hämodynamische Information zur Optimierung des O_2-Angebotes genutzt werden. Das HZV kann jeweils bei unterschiedlichem PCWP gemessen werden, und man sollte sich die Mühe machen, die optimale Kombination aus HZV und PCWP zu finden, ohne daß es zu einer weiteren Beeinträchtigung der Lungenfunktion kommt. Speziell dieses Problem läßt sich quantitativ beurteilen, und zwar mit Hilfe der Berechnungsformel für das O_2-Angebot (s. Kap. 5).

Bei Patienten mit einem Multiorganversagen kann mit dieser Bestimmung das O_2-Angebot für das Gewebe durch verschiedene Möglichkeiten optimiert werden. Zunächst sollte die durch Änderungen der Respiratoreinstellung erreichbare optimale Oxygenierung herausgefunden werden. Dann sollte ein optimales HZV durch Bestimmung der geeigneten Füllungsdrücke erreicht werden (eine klinische Anwendung des Frank-Starling-Gesetzes). Zuletzt sollte beachtet werden, daß schon geringgradige Anämien das O_2-Angebot nachhaltig beeinträchtigen. Daher sollte bei diesen Patienten eine Hämoglobinkonzentration von mehr als 10 g/dl angestrebt werden. Obwohl es keinen schlüssigen Beweis dafür gibt, daß sich durch diesen Ansatz die Mortalität senken läßt, bildet er eine Grundlage für eine rationalere Therapie dieser Patienten.

2.2.6
Differenzierte Volumentherapie

Eine weitere Anwendung der Pulmonalarterienkatheterisierung ist das hämodynamische Monitoring von Patienten mit einem sich komplizierenden Volumenstatus bei Entwicklung eines akuten Nierenversagens (ANV). Hierzu gehören Patienten mit einem ANV und gleichzeitiger kongestiver Herzinsuffizienz oder mit Aszites und Leberversagen. Zur Klarstellung: Der PAK ist kein Ersatz für andere Untersuchungen zur Ätiologie eines ANV (d. h. Urinnatriumgehalt, renale Exkretionsfraktion etc.). Werden die Katheterresultate aber zur Aufrechterhaltung eines optimalen Füllungsdrucks und HZV benutzt, so kann ein prärenaler Grund für ein ANV zuverlässig ausgeschlossen werden.

2.2.7
Management chirurgischer Patienten

In vielen Zentren werden herzchirurgische Patienten postoperativ routinemäßig mit einem PAK überwacht. Zielsetzung für diese Indikation zum Monitoring sind:
1) eine zeitgerechte Lieferung von Daten, so daß Interventionen vor Eintreten einer klinischen Dekompensation möglich sind,
2) die frühere Diagnosestellung verschiedener klinischer Syndrome (z.B. kardiogener Schock, Hypovolämie, Herzbeuteltamponade und kongestive Herzinsuffizienz).

Sämtliche hämodynamischen Parameter sollten unverzüglich nach Aufnahme auf der Intensivstation bestimmt werden, um als Ausgangspunkt für spätere Messungen zu dienen. Ziel des hämodynamischen Monitorings sollte das Erreichen optimaler Füllungsdrücke und eines Herzindexes $>2{,}2$ l/min/m² sein. Dies gilt v. a. für Patienten mit einer reduzierten LV-Ejektionsfraktion von weniger als 50 % [21] und Patienten mit einer koronaren Hauptstammstenose [22]. Es ist aber keine gute prospektive Studie verfügbar, in der einzelne Subgruppen beschrieben sind, die nach einem herzchirurgischen Eingriff am ehesten von einem PAK profitieren würden. Dennoch sind wir der Auffassung, daß bei dieser Indikation das Routinemonitoring bei den meisten Patienten insofern von Wert ist, um frühe und effektive Interventionen zu gewährleisten. Dies ist besonders bei Patienten mit einer eingeschränkten LV-Funktion, Herzklappenerkrankung oder kritischen Hauptstammstenose von Bedeutung. Bei diesen Patienten sollte eine Überwachung bereits präoperativ begonnen werden, zumal eine Kreislaufinstabilität häufig während der Narkoseeinleitung auftritt und möglicherweise zu einem Herzstillstand führen kann. Während viele Ärzte den PAK routinemäßig bei allen herzchirurgischen Patienten einsetzen, glauben wir, daß dies für Patienten, bei denen im Rahmen der Herzkatheteruntersuchung normale Kreislaufverhältnisse und eine gute LV-Funktion nachgewiesen wurden, nicht notwendig ist.

Eine andere Gruppe von Patienten, die möglicherweise von einem hämodynamischen Monitoring profitiert, sind Patienten mit einer vorbestehenden Herz- oder Lungenerkrankung und anstehenden größeren nichtkardiochirurgischen Eingriffen. Die übliche präoperative Diagnostik erlaubt es häufig nicht, Individuen mit einer marginalen kardialen Reserve zu erkennen [23]. Es ist bekannt, daß gerade diese Patienten massive Volumenverschiebungen, wie sie im Verlauf größerer Operationen (aortale, intraabdominelle, intrathorakale Eingriffe sowie nach Verbrennnungen und multiplem Trauma) eintreten, nur schlecht tolerieren. Dieses Patientenkollektiv kann leicht ein kongestives Herzversagen oder ein niedriges HZV mit der Folge eines ANV entwickeln. Das perioperative Monitoring mit einem PAK führte im Vergleich zu historischen Kontrollen bei Patienten mit Eingriffen an der Aorta zu einer Reduktion der kardial bedingten postoperativen Todesfälle [24]. Unter diesen Umständen ist die Bestimmung der Füllungsdrücke und des HZV eindeutig von Nutzen, um rechtzeitig Maßnahmen zur Vermeidung eines nachteiligen Krankheitsverlaufes treffen zu können. Erst recht gilt dies bei einem voraussichtlich massiven Blutverlust und großem Transfusionsbedarf.

Ein möglicher weiterer Nutzen des PAK liegt in der Diagnostik und Therapie bei neurochirurgischen Eingriffen in sitzender Position [25, 26]. Bei diesen Patienten kann es während der Exploration der hinteren Schädelgrube oder hochzervikalen Laminektomien zu einem Eintritt von Luft in das venöse Gefäßsystem kommen. Mit dem Eintritt von Luft in die pulmonalarterielle Strombahn kommt es zu einem Anstieg des pulmonalarteriellen Drucks, und ein Rechtsherzversagen kann eintreten. Der PAK erlaubt die Diagnosestellung einer Luftembolie, die Abschätzung des hämodynamischen Schweregrades und die Aspiration von eingedrungener Luft aus dem rechten Vorhof.

2.3
Kontraindikationen für die PAK-Anlage

Kritisch kranke Patienten, die möglicherweise am meisten von der Pulmonalarterienkatheterisierung profitieren, weisen häufig eine Reihe relativer Kontraindikationen für dieses Verfahren auf. Patienten mit einer Neutropenie, Koagulopathie, Arrhythmien, Elektrolytstörungen oder einer Digitalisüberdosierung haben ein erhöhtes Risiko für Komplikationen infolge der Pulmonalarterienkatheterisierung. Wir vertreten den Standpunkt, daß bei Patienten mit schwerwiegenden Koagulopathien von einer Armvene aus vorgegangen werden sollte. Wenn man bei dieser Konstellation via V. jugularis interna oder V. femoralis vorgeht, sollte man sich darüber im klaren sein, daß größere Blutungskomplikationen wahrscheinlicher und möglicherweise lokal schwerer zu beherrschen sind. Die Punktion der V. subclavia stellt aufgrund der Tatsache, daß eine Kompression nicht möglich ist, ohne Zweifel eine strenge Kontraindikation bei Vorliegen schwerwiegender Koagulopathien dar.

Der neutropenische und damit immunkompromittierte Patient bietet das spezielle Problem eines erhöhten Infektionsrisikos. Dieses Risiko muß gegen die potentiellen Vorteile durch das hämodynamische Monitoring abgewogen werden. Bei immunkompromittierten Patienten im septischen Schock und Multiorganversagen kann man eine Pulmonalarterienkatheterisierung vornehmen. Hier sollte täglich eine sorgfältige Beurteilung der Punktionsstelle erfolgen und der Katheter nach 3–4 Tagen entfernt werden. Für den Fall, daß das hämodynamische Monitoring weiterhin notwendig ist, empfiehlt sich ein Wechsel der Eintrittsstelle.

Bestehen Herzrhythmusstörungen aufgrund von Elektrolytabweichungen (z. B. Hyperkaliämie) oder einer Digitalisüberdosierung (siehe oben), sollte vor der PAK-Anlage eine Normalisierung versucht werden. Dies ist allerdings nicht immer möglich, zumal in vielen Situationen die vom PAK gelieferten Daten zur Einleitung von Maßnahmen benötigt werden, um die jeweiligen Probleme korrigieren zu können. Daher bleibt dem Arzt nur eine Nutzen-Risiko- Analyse: er muß den Stellenwert der zusätzlichen Information im Zusammenhang mit dem klinischen Zustand des Patienten beurteilen.

Zusammenfassend läßt sich feststellen, daß die Benutzung des PAK von Arzt zu Arzt variieren wird. Ein früher Einsatz des PAK ermöglicht rechtzeitige und damit effektivere therapeutische Maßnahmen, so daß die Prognose von bestimmten Gruppen kritisch kranker Patienten verbessert werden kann. Wir möchten die Auffassung vertreten, daß im Gegensatz zu der ausschließlich auf der bettseitigen körperlichen Untersuchung basierenden Behandlung dies tatsächlich der „konservative" Ansatz ist.

Literatur

1. Swan HJC, Ganz W, Forrester J, et al (1970) Catheterization of the heart in man with use of a flow-directed balloon-tipped catheter. N Engl J Med 283:447–451
2. Gore JM, Goldberg RJ, Spodick DH, Alpert JS, Dalen JE (1987) A community-wide assessment of the use of pulmonary artery catheters in patients with acute myocardial infarction. Chest 92:721–727
3. Robin ED (1987) Death by pulmonary artery flow-directed catheter. Chest 92:727–731
4. Carabello B, Cohn PF, Alpert JS (1978) Hemodynamic monitoring in patients with hypotension after myocardial infarction. Chest 74:5–9
5. Eisenberg PR, Jaffe AS, Schuster DP (1984) Clinical evaluation compared to pulmonary artery catheterization in the hemodynamic assessment of critically ill patients. Crit Care Med 12:549–553
6. Connors AF Jr, McCaffree DR, Gray BA (1983) Evaluation of right-heart catheterization in the critically ill patient without myocardial infarction. N Engl J Med 308:263–267
7. Forrester JL, Diamond G, Swan HJ (1977) Correlative classification of clinical and hemodynamic function after acute myocardial infarction. Am J Cardiol 39:137–145
8. Crexells C, Chatterjee K, Forrester JS, Dikshit K, Swan HJ (1973) Optimal level of filling pressure in the left side of the heart in acute myocardial infarction. N Engl J Med 289:1263–1266
9. Chatterlee K, Swan HJ, Kaushik VS, Jerloin G, Magnusson P, Forrester JS (1976) Effects of vasodilator therapy for severe pump failure in acute myocardial infarction on short-term and late prognosis. Circulation 53:797–802

10. Radford MJ, Johnson RA, Daggett WM, Fallon JT, Buckley MJ, Gold HK, Leinbach RC (1981) Ventricular septal rupture: a review of clinical and physiologic features and an analysis of survival. Circulation 64:545

11. Richard AD, Kay R, Smith H, Rentrop P, Holt J, Gorlin R (1982) Large v waves in the pulmonary wedge pressure tracing in the absence of mitral regurgitation. Am J Cardiol 50:1044–1050

12. Fuchs RM, Heuser RR, Yin FCP, Brinker JA (1982) Limitations of pulmonary wedge v waves in diagnosing mitral regurgitation. Am J Cardiol 49:849–854

13. Grose R, Strain J, Cohen MV (1984) Pulmonary arterial v waves in mitral regurgitation: clinical and experimental observations. Circulation 69:214–222

14. Shabetai R, Fowler NO, Guntheroth WG (1970) The hemodynamics of cardiac tamponade and constrictive pericarditis. Am J Cardiol 26:480–489

15. Reddy PS, Curtiss EI, O'Toole JD, Shaver JA (1978) Cardiac tamponade: hemodynamic observations in man. Circulation 58:265–272

16. Lorell B, Leinbach RC, Gold HK, et al (1979) Right ventricular infarction. Am J Cardiol 43:465–471

17. Cohn JN, Guiha NH, Parader MI, Limas CJ (1974) Right ventricular infarction. Am J Cardiol 33:209–214

18. McIntyre KM, Sasahara AA (1971) The hemodynamic response to pulmonary embolism in patients without prior cardiopulmonary disease. Am J Cardiol 28:288–294

19. Daugherty JE, Lasala AF, Fieldman A (1980) Bedside pulmonary angiography utilizing an existing Swan-Ganz catheter. Chest 77:43–46

20. Masson RG, Kirkonan J, Lukl P, Evan GL, McGrath J (1989) Pulmonary microvascular cytology in the diagnosis of lymphangitic carcinomatosis. N Engl J Med 321:71–76

21. Streisand JB, Clark NJ, Pace NL (1985) Placement of the pulmonary arterial catheter before anesthesia for cardiac surgery: safe, intelligent and appropriate use of hemodynamic monitoring. J Clin Monit 1:193–197

22. Moore CH, Lombardo TR, Allum JA, Gordon FT (1978) Left main coronary artery stenosis: hemodynamic monitoring to reduce mortality. Ann Thor Surg 26:445–451

23. Del Guercio LR, Cohn JD (1980) Monitoring operative risk in the elderly. JAMA 243:1350–1355

24. Whittemore AD, Clowere AW, Hechtman HB, Mannick JA (1980) Aortic aneurysm repair. Reduced operative mortality associated with maintenance of optimal cardiac performance. Ann Surg 192:414–421

25. Munson ES, Paul WC, Perry JC, dePadua CB, Rhoton AL (1975) Early detection of venous air embolism using a Swan-Ganz catheter. Anesthesiology 42:223–226

26. Marshall WK, Bedford RF (1980) Use of the pulmonary artery catheter for detection and treatment of venous air embolism: a prospective study in man. Anesthesiology 52:131–134

3 Anlage eines Pulmonalarterienkatheters

D. H. Kett, R. M. H. Schein

Seit seiner Entwicklung wurde der einschwemmbare PAK [1] in der Diagnostik und Behandlung kritisch kranker Patienten breit eingesetzt. Das ärztliche Wissen über die Anwendung des PAK und der darüber gewonnenen Daten variiert mit dem Ausbildungsstand des Anwenders und der Häufigkeit der Anwendung und Plazierung [2]. Um den PAK richtig einsetzen zu können, muß der Arzt die durch den Katheter gewonnenen physiologischen Daten interpretieren können und in der Lage sein, die Genauigkeit der Daten zu gewährleisten. Der Kliniker muß das elektrische Monitoringsystem, Kalibirierungsmethoden, Plazierungstechniken und die zahlreichen Probleme, die durch das Legen und die Benutzung entstehen können, kennen und beherrschen. Ohne dieses Wissen wird der Anwender nicht in der Lage sein, die Daten des PAK kritisch zu interpretieren oder sie am Patienten in geeigneter Weise anzuwenden.

3.1
Elektrisches Monitoring

Um den PAK richtig einsetzen zu können, bedarf es eines Basiswissens darüber, wie der Blutfluß erzeugt wird und über welchen Prozeß der pulsatile Fluß in eine auf dem Monitor meßbare Form transformiert wird. Der während der Ventrikelkontraktionen erzeugte pulsatile Blutfluß beinhaltet die Ejektion des ventrikulären Schlagvolumens in das elastische arterielle System. Während der Systole, der Phase der ventrikulären Kontraktion, steigt der Druck im arteriellen System an und wird über die elastischen Eigenschaften des arteriellen Gefäßsystems modifiziert [3]. Am Ende der Systole bleibt der vorwärts gerichtete Fluß durch die aufgrund der elastischen Fähigkeiten der Arterien gespeicherte Energie erhalten. Trotz des ähnlichen Schlagvolumens des rechten und linken Ventrikels hat das pulmonalarterielle System signifikant niedrigere Drücke als das systemische Gefäßsystem. Daher muß die Messung der pulmonalarteriellen Drücke genau genug sein, um die im Vergleich zum arteriellen System viel niedrigeren Drücke verarbeiten zu können.

Verweilkatheter für hämodynamisches Monitoring messen viele Drücke einschließlich residueller, dynamischer und hydrostatischer Drücke. Der Residualdruck ist der Druck innerhalb des Gefäßes. Ein dynamischer Druck entsteht durch die kinetische Energie bewegter Flüssigkeit und ist bei der arteriellen Druckmessung am größten, da der Katheter direkt entgegen der Richtung des Blutstromes liegt. Der hydrostatische Druck ist der von dem Gewicht einer Wassersäule ausgeübte Druck. Besteht ein Höhenunterschied zwischen zwei Enden flüssigkeitsgefüllter Röhren, wird ein hydrostatischer Druck proportional zum Höhenunterschied ausgeübt. Beim hämodynamischen Monitoring wird in der Regel ein Residualdruck aufgenommen [4]. Daher muß dafür Sorge getragen werden, den Einfluß dynamischer und hydrostatischer Drücke zu minimieren. Dynamische Drücke stellen beim PAK in der Regel kein signifikantes Problem dar, da sich der Katheter in dem relativ niedrigen Drucksystem der pulmonalen Gefäße befindet und nicht gegen die Blutflußrichtung liegt. Die hydrostatische Druckkomponente kann durch Anbringen eines Luftreferenzports am Druckabnehmer in Höhe des rechten Ventrikels (s. 3.4 Kalibrierung) eliminiert werden.

3.2
Druckmonitore

Die drei grundlegenden Komponenten eines biomedizinischen Monitors beinhalten einen Abnehmer, einen Verstärker und ein Aufzeichnungsgerät. Druckveränderungen in einem Gefäßsystem bewirken eine „Von-und-zu-Bewegung" der flüssigkeitsgefüllten Säule, die die Spitze des Katheters mit dem Druckabnehmer (Transducer) verbindet. Der Transducer erkennt die Bewegung und wandelt sie in ein elektrisches Signal um. Die häufigste Bauweise eines Transducers wird in Abb. 3-1 gezeigt und arbeitet mit einer Wheatstone-Brücke (Abb. 3-2) zur Erzeugung des elektrischen Signals. Die Drähte eines Druckabnehmers sind unter einer Membran im Dom des Transducers angebracht. Die Wheatstone-Brücke besteht aus drei festen elektrischen Widerständen und dem veränderlichen Widerstand der Membran. Bei der abgeglichenen Wheatstone-Brücke müssen die Produkte der gegenüberliegenden Widerstände bzw. die Quotienten der in Serie liegenden Widerstände gleich sein. Wenn Druck auf den veränderlichen Widerstand der Wheatstone-Brücke ausgeübt wird, so verändern die Membran und die darunter angebrachten Drähte sofort Länge und Durchmesser und damit ihren Widerstand. Diese Widerstandsveränderung verändert die Balance der Wheatstone-Brücke und erzeugt einen elektrischen Strom. Dieses elektrische Signal wird dann verstärkt. Ist das System in geeigneter Weise kalibriert, mißt dieses elektrische Signal Druckveränderungen [4, 5].

Die meisten Transducer erzeugen ungefähr 6 mV oberhalb ihres Ausgangssignals bei der Reproduktion des systolischen arteriellen Drucks [4]. Da die meisten Bildschirme mehrere Volt einer Signalspannung zur Funktion benötigen, wird vor der Anzeige eine Signalverstärkung nötig [4]. Verstärker für kardiovaskuläre Messungen müssen einfach zu benutzen sein und haben klar gekennzeichnete Kontrollen. Zusätzlich müssen sie das in einer intensivmedizinischen Umgebung präsente elektrische Rauschen ausfiltern. Das lineare Verhalten des Verstärkers und die Fähigkeit, das Eingangssignal ohne Verzerrung zu verstärken, sind beim hämodynamischen Monitoring extrem wichtig, da relativ kleine Druckänderungen gemessen werden.

Monitore können das elektrische Signal entweder auf ein Oszilloskop, ein digitales Ausgabegerät oder ein permanentes Aufzeichnungsgerät ausgeben. Das Oszilloskop ergibt eine visuelle Abbildung von Spannungsänderungen über die Zeit. Digitale Anzeigen stellen numerische Werte der Druckänderungen während spezifischer Phasen des kardialen Zyklus gewöhnlich mit einer Auswahl von systolischen, diastolischen

Abb. 3-1. Diagramm eines Blutdrucktransducers. Die durch den gegen die Transducermembran gerichtete pulsatile Fluß erzeugte Energie wird in elektrischen Strom umgewandelt. Nachdruck mit Erlaubnis. (Aus: [54])

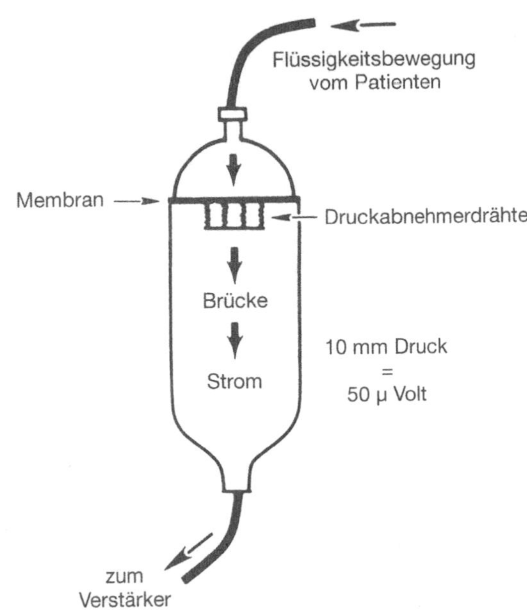

und mittleren Druckwerten dar. Aufzeichnungsgeräte überführen das elektrische Signal in der Regel zu einem graphischen papiergestützten Aufzeichnungsgerät, bei dem der Ausschlag proportional zum Betrag des erzeugten Stromes ist.

Abb. 3-2. Die Wheatstone-Brücke. Zu beachten sind die 3 festen elektrischen Widerstände und ein veränderlicher Widerstand (*durch die gezackte Linie gelegter Pfeil*). Wenn sie entsprechend eingestellt ist, erzeugt die Brücke keinen elektrischen Strom. (Aus: [54])

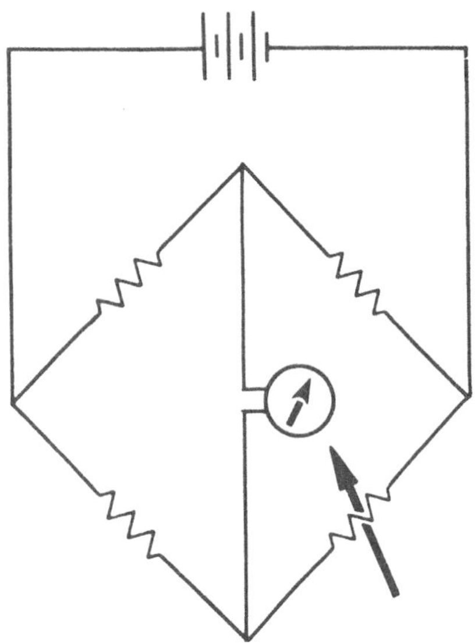

3.3
Eigenschaften flüssigkeitsgefüllter Monitoringsysteme

Die Übertragung des Drucksignals vom pulmonalen Gefäßsystem zu dem Transducer geschieht über eine flüssigkeitsgefüllte Druckleine. Die dem intravaskulären Katheter innewohnenden Eigenschaften wie Frequenzverhalten, Eigenfrequenz, Dämpfung und Katheterbewegungsartefakte können das wahre Drucksignal verzerren. Das Frequenzverhalten des Systems ist wichtig, weil biologische Signale aus verschiedenen Kurvenformen zusammengesetzt sind, die in Hertz (Hz, d.h. Anzahl der Zyklen pro Sekunde) beschrieben werden können. Eine genaue Reproduktion eines biologischen Signals benötigt ein System, das Frequenzen bis wenigstens 20 Hz zuverlässig wiedergeben kann [5]. Es können jedoch auch Frequenzübertragungen von weit mehr als 20 Hz nötig sein. Wenn die Herzfrequenz z. B. 180 Schläge/min beträgt, dann werden 3 Drucksignale/s erzeugt, und das System muß Frequenzen bis zu 60 Hz reproduzieren können [5]. Wenn das Frequenzverhalten des Systems inadäquat ist, dann erscheinen die angezeigten Druckwerte niedriger als die tatsächlich erzeugten, da die höheren Frequenzen nicht wiedergegeben werden (Abb. 3-3 und 3-4).

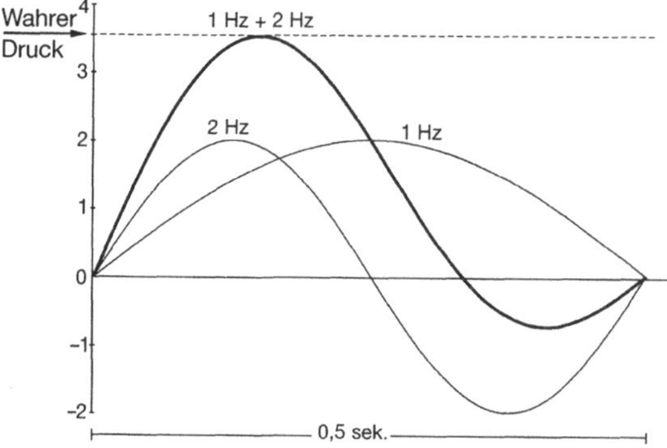

Abb. 3-3. Illustration der Kurvenform durch ein 1- und 2-Hz-Signal. Der höchste Kurvenanteil wird dann beobachtet, wenn die beiden einzelnen Druckkomponenten ein Maximum aufzeigen.[2] (Aus: [54])

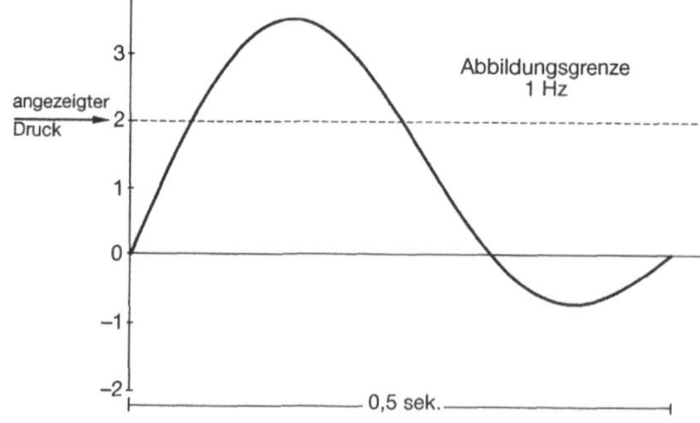

AAbb. 3-4. Darstellung eines Signales auf einem Monitor, der lediglich 1-Hz-Signale verarbeiten kann. Der höchste Punkt kann nicht angezeigt werden, weil er aus der Summe eines 2-Hz-Signales entsteht. (Aus: [54])

Die Eigenfrequenz eines Systems bezieht sich auf die Frequenz, bei der die Oszillationen ihre maximale Intensität erreichen. Diese Eigenfrequenz ist durch Größe, Form und Material des Monitoringsystems bestimmt und beinhaltet die Eigenschaften des Katheters, der Druckleinen und Dreiwegehähne. Wenn die übertragene Druckwellenform sich der Eigenfrequenz des Systems annähert, tendiert das System zum Vibrieren. Das könnte zu überschießenden systolischen Drücken, niedrigeren diastolischen Drücken oder zahlreichen kleinerrn Schwingungen in der Kurvenform führen. Eine geeignete Konstruktion des Monitoringsystems ist essentiell, um zu gewährleisten, daß die Eigenfrequenz sich signifikant von den gemessenen Frequenzen unterscheidet. Die Länge der Druckleinen sollte auf ein Minimum beschränkt bleiben (nicht länger als 90–120 cm), da die Verlängerung der Druckleinen die Eigenfrequenz dieser Verbindungen verringert und den gemessenen Frequenzen annähert (Abb. 3-5).

Übertragungen der Druckwelle vom pulmonalen Gefäßsystem zum Monitor benötigen ein steifes System, das das Signal von der Katheterspitze zur Transducermembran akkurat übertragen kann. Dämpfung repräsentiert den Verlust des physiologischen Signals während der Übertragung. Flüssigkeit ist nicht komprimierbar und erlaubt eine genaue Kurvenformübertragung. Luft und Blugerinnsel sind komprimierbar; d.h. wenn diese die Kontinuität der Flüssigkeitssäule unterbrechen, geht Signalenergie verloren. Die Minimierung der Anzahl der Dreiwegehähne, in denen Luftblasen und Gerinnsel steckenbleiben, wie auch eine konstante Infusion eines kleinen Volumens mit Heparin zur Verminderung einer Gerinnselbildung sollten diese Art der Dämpfung reduzieren.

Der Dämpfungskoeffizient beschreibt, wie schnell ein schwingendes System zur Ruhe kommt. Die meisten Katheter und Schläuche sind unterdämpft mit entsprechend hohen Dämpfungskoeffizienten, was zu einem „Überschießen" der systolischen Drücke führt. Dieses „Überschießen" erzeugt einen engen, hohen und sehr spitzen

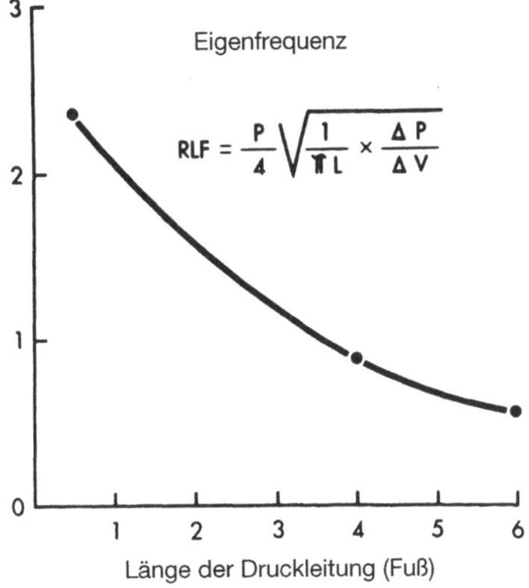

Abb. 3-5. Eigenfrequenz als eine Funktion der Katheterlänge. Eine höhere Katheterlänge kann aufgrund von Vibrationen zu einer Signalverstärkung führen. (Aus: [54])

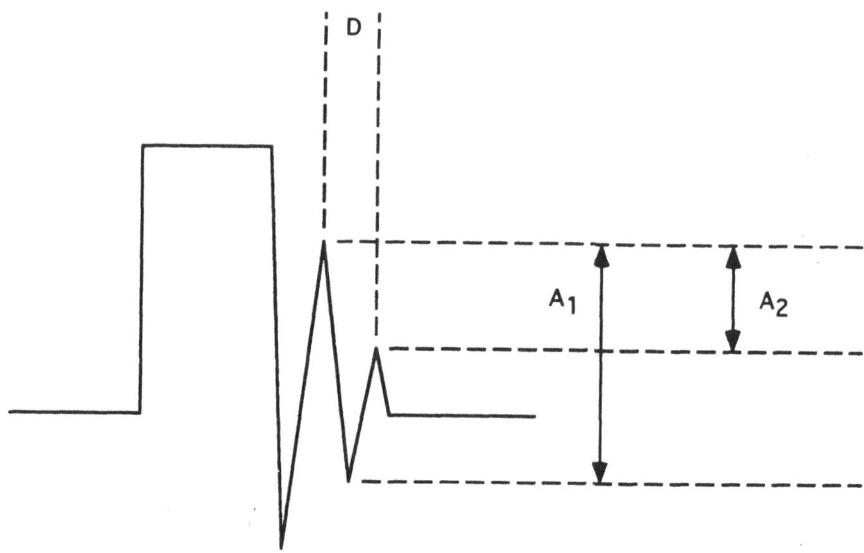

Abb. 3-6. Darstellung einer kurzen Spülung des Systems. Die Eigenfrequenz des Systems kann über die Distanz der beiden aufeinanderfolgenden Druckspitzen (*D*) bestimmt werden. Der Dämpfungskoeffizienz kann entweder errechnet oder unter Benutzung der Grafik in Abb. 3-7 bestimmt werden

systolischen Druck gefolgt von einer weniger hohen systolischen Kurve [4]. Überdämpfte Systeme können einen niedrigen Kurvenanstieg und abgerundete Kurven erzeugen [4].

Die Eigenfrequenz und der Dämpfungskoeffizient können mit einer eingebauten Schnellspüleinrichtung („fast flush") gemessen werden (Abb. 3-6). Das Spülen des Systems erzeugt eine Rechteckwelle gefolgt von 1 oder 2 Schwingungen vor Wiederkehren der Druckkurve. Die Eigenfrequenz erhält man durch Bestimmung der Entfernung zwischen den beiden aufeinanderfolgenden Druckspitzen nach der Rechteckwelle und Dividierung der Papiergeschwindigkeit durch diese Entfernung [6]. Der Dämpfungskoeffizient kann durch die Messung der Amplituden der beiden aufeinanderfolgenden Druckspitzen nach der Druckwelle berechnet werden. Der Dämpfungskoeffizient kann über das Verhältnis der beiden Amplituden bei Anwendung einer komplexen Formel oder einer graphischen Beziehung (Abb. 3-7) bestimmt werden [6]. Die Beziehung zwischen der Eigenfrequenz und dem Dämpfungskoeffizienten für die genaueste Wellenform und geringste Verzerrung kann graphisch dargestellt werden (Abb. 3-8) [7]. Das beste dynamische Verhalten erhält man mit einer hohen Eigenfrequenz und optimaler Dämpfung. Da eine optimale Dämpfung häufig schwierig zu erreichen ist, sollte die Eigenfrequenz so hoch wie möglich gehalten werden.

Katheterbewegungsartefakte sind ebenfalls eine dem PAK innewohnende Eigenschaft, die potentiell Probleme in der Wellenformbeurteilung machen können. Katheterbewegungsartefakte resultieren aus der kontraktilen Kraft des Herzens, die sich auf die Katheterspitze überträgt und eine Beschleunigung des Katheters in die Pulmo-

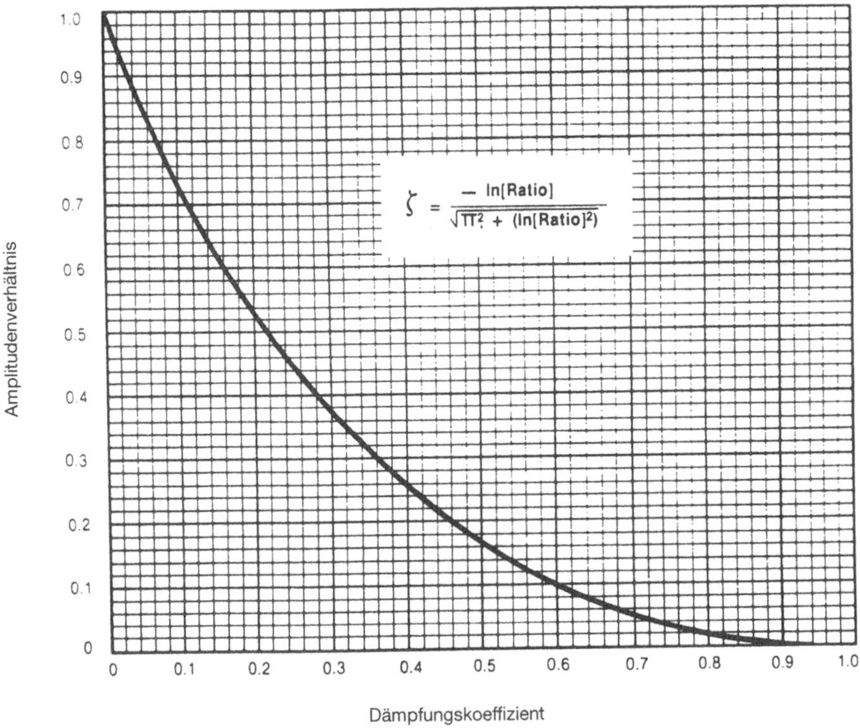

$$\zeta = \frac{-\ln[\text{Ratio}]}{\sqrt{\pi^2 + (\ln[\text{Ratio}]^2)}}$$

Abb. 3-7. Graphische Bestimmung des Dämpfungskoeffizienten. (Aus: [55])

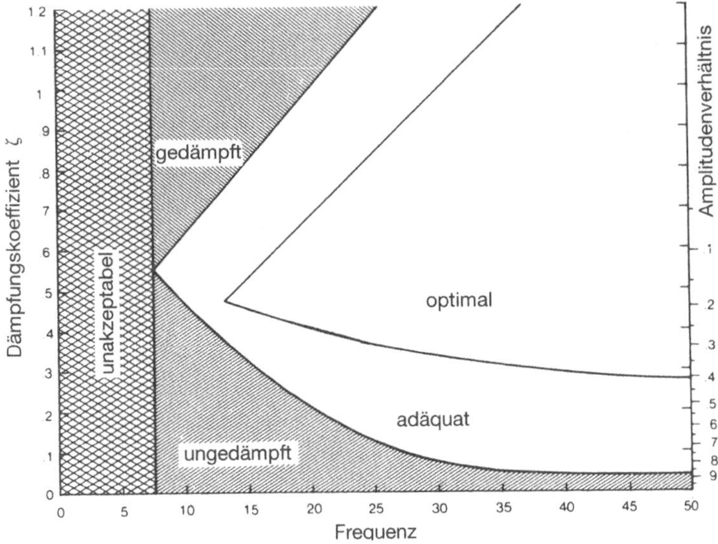

Abb. 3-8. Eigenfrequenz vs. Dämpfungskoeffizient. (Aus: [56])

nalarterie hinein bedingt. Diese Bewegung erzeugt ein Hochfrequenzsignal, das eine unruhige Kurve auf dem Monitor bewirkt. Die Benutzung eines Hochfrequenzfilters kann Katheterbewegungsartefakte minimieren.

3.4
Kalibrierung

Das Festlegen eines Nullpunktes als Referenz und die Sicherstellung einer korrekten Kalibrierung ist essentiell, um die tatsächlichen intravaskulären Drücke zu erhalten. Ein korrekter Nullpunkt minimiert die durch den atmosphärischen Druck und andere Umgebungsfaktoren auf das System ausgeübten Einwirkungen. Der Referenzpunkt für den PAK wird in der Regel als der Mittelpunkt der Herzkammern angegeben, der sich auf der mittleren Axillarlinie in Höhe des 4. Interkostalraumes befindet. Zwei Methoden zur Nullpunktbestimmung werden momentan angewendet. Bei der ersten Technik wird die Transducermembran auf die Höhe des 4. Interkostalraumes auf der mittleren Axillarlinie gebracht. Der Dreiwegehahn am Transducer wird zur Luft geöffnet, und der Monitor wird so adjustiert, daß er 0 anzeigt. Da der Transducer ein empfindliches Instrument ist, kann er durch häufige Manipulationen beschädigt werden.

Die 2. Methode der Nullpunktbestimmung erlaubt das Verbleiben des Transducers in einer Position. Das gesamte System ist zusammengesetzt, die Druckleine ist flüssigkeitsgefüllt. Der Transducer ist komplett verschlossen, und das Ende der Druckleine wird zur Nullpunktbestimmung benutzt. Wieder wird der Dreiwegehahn zur Luft geöffnet und der Monitor auf 0 gestellt. Die 2. Methode vereinfacht Anpassungen an die Patientenlagerung, weil lediglich der Verbindungsschlauch vom Katheter getrennt, das Schlauchende auf den Mittelpunkt der Herzkammern gebracht und der Monitor auf 0 gestellt werden muß. Der Transducer bleibt in gesicherter Position, und das Risiko, daß Luftblasen in den Transducerdom gelangen, ist eliminiert.

Die meisten Monitorsysteme haben eine eingebaute elektrische Kalibrierung, die vorbestimmte Druckwerte liefert. Diese interne Kalibrierung ist leicht anzuwenden und sollte vor jeder PAK-Anlage durchgeführt werden. Um elektrischen Drift zu vermeiden, sollte eine 15minütige Aufwärmzeit des Systems eingehalten werden. Der Kalibrierungsknopf wird gedückt und der Kontrollknopf auf den entsprechenden Wert eingestellt. Der Kalibrierungsknopf wird losgelassen, und man versichere sich, daß die Anzeige auf 0 zurückgeht.

Die externe Kalibrierung wird eingesetzt, um die Kalibrierung des Transducers zu überprüfen. Einmaltransducer, die vom Hersteller vorkalibriert und kodiert sind, zeigen eine akzeptable Genauigkeit [8] und benötigen bei mehrfacher Benutzung keine Sterilisierung wie mehrfach verwendbare Transducer. Die Zuverlässigkeit aller Transducersysteme muß überprüft werden, und eine externe Kalibrierung kann unter Benutzung eines flüssigkeitsgefüllten Schlauches, eines Infusionsständers und zweier Krokodilklemmen leicht durchgeführt werden. Da Quecksilber (Hg) ungefähr 13,4mal schwerer als Wasser ist, übt eine 90 cm hohe Wassersäule 67 mm Hg und eine 120 cm hohe Wassersäule 90 mm Hg Druck aus. Das freie Schlauchende wird an der Krokodilklemme am Nullpunkt befestigt, und der Monitor wird eingestellt. Dann wird der

Schlauch an der höher angebrachten Krokodilklemme befestigt, entweder 90 oder 120 cm über dem Nullpunkt, und der Monitor wird auf den entsprechenden Wert eingestellt. Der wesentliche Nachteil dieses Systems der externen Kalibrierung ist, daß das System wegen der (unpraktischen) Länge der Schläuche nicht auf extrem hohe Drücke kalibriert werden kann. Dies ist jedoch durch die niedrigen Drücke beim PAK kein signifikantes Problem.

3.5
Katheterdesign

Der Originalkatheter von Swan et al. [1] war ein 5-French-Doppellumenkatheter. Ein Lumen wurde für die Übertragung des Drucksignals und die Entnahme von Blutproben aus der Pulmonalarterie benutzt und das andere Lumen zum Aufblasen des 1 mm starken Latexballons an der distalen Katheterspitze. Zahlreiche Zusatzoptionen sind mit der Zeit dazugekommen. Der heute am häufigsten eingesetzte Katheter ist ein 4lumiger 7-French-Katheter aus Polyvinylchlorid. Der Zusatz eines 5. Infusionszugangs erhöht die Kathetergröße in der Regel auf 7,5 French. Der Katheter ist 110 cm lang und hat alle 10 cm Markierungen. Der Katheter kann an das Polyvinylchlorid angebundenes Heparin beinhalten, um die Thrombusbildung am PAK zu reduzieren [9]. Ein Thermistor befindet sich ungefähr 4 cm von der Katheterspitze und eine zusätzliche Öffnung etwa bei 30 cm, die eine Druckmessung und Blutentnahmen vom rechten Vorhof erlaubt. Die 7,5-French-Polyvinylchloridkatheter sind steifer als die 5-French-Katheter. Dies erleichtert einerseits die Passage des Katheters in die Pulmonalarterie, andererseitsbesteht die Gefahr, daß der Katheter das intraventrikuläre Septum irritieren und Arrhythmien verursachen kann. Daher sollte der Ballon ganz gefüllt sein, um die Katheterspitze während der Passage durch das Herz abzuschirmen und das Risiko einer Arrhythmie zu verringern.

Der korrekt plazierte 4lumige Katheter ermöglicht das Monitoring des pulmonalarteriellen Drucks (distales Lumen, Ballon entlastet), des pulmonalarteriellen Verschlußdrucks (distales Lumen, Ballon gefüllt), des rechten Vorhofdrucks (proximales Lumen), des Herzminutenvolumens durch die Thermodilutionsmethode (Thermistor mit einem externen Cardiac-output-Computer verbunden), gemischt-venöse Blutentnahme (Blutaspiration über das distale Lumen mit entlastetem Ballon) und Blutentnahme aus dem rechten Vorhof (Blutaspiration über das proximale Lumen). Ein 5. Lumen ist als venöses Infusionslumen verfügbar und erlaubt eine kontinuierliche Applikation von Flüssigkeiten oder Medikamenten während der Messung des HZV.

Mit der Verbesserung fiberoptischer Techniken können nun auch gemischtvenöse Sättigungen über ein fiberoptisches Bündel im 5. Lumen und der entsprechenden externen Ausrüstung gemessen werden. Der fiberoptische PAK ermöglicht die kontinuierliche Messung der gemischtvenösen Sättigung und erlaubt die schnelle Beurteilung der Behandlungsmodalitäten.

Eine zusätzlich verfügbare Option für den PAK beinhaltet eine 5. Öffnung bei 19 cm, die das Einführen eines transluminalen Schrittmachers in den rechten Ventrikel erlaubt, wenn die Katheterspitze in der Pulmonalarterie liegt. Falls kein Schrittmacher eingelegt ist, kann das ventrikuläre Lumen für Infusionen genutzt werden. Weiterhin ist ein Katheter aus steiferem Material verfügbar, falls mehr Kontrolle über Drehbewegungen und Beweglichkeit bei der Plazierung erforderlich ist, wie z. B. bei der Anlage über die V. femoralis.

3.6
Zugangswege

Die Zugangsmöglichkeiten für den PAK sind zahlreich und werden von der Vorliebe und Erfahrung des Arztes, den Vor- und Nachteilen jedes Zugangsweges und dem klinischen Zustand des Patienten beeinflußt. Der Arzt muß Erfahrungen in jeder Technik sammeln und die Indikation und Kontraindikation jedes Zugangswegs kennen. Sznajder et al. [13] zeigten, daß erfahrene Ärzte höhere Erfolgsraten und seltener Komplikationen einer venösen Katheterisierung im Vergleich zu unerfahrenen Ärzten hatten. Komplikationen der PAK-Anlage werden detailliert im Kap. 4 diskutiert, seien aber hier kurz beschrieben: Komplikationen beinhalten Schwierigkeiten, einen zentralvenösen Zugang zu finden, Probleme während der Einführung des PAK und während der Liegedauer. Kritisch kranke Patienten bieten spezifische Probleme bezüglich der Plazierung zentralvenöser Katheter. Deshalb können potentielle Komplikationen einen bestimmten Zugangsweg vorteilhaft erscheinen lassen.

Ein venöser Zugang kann in der Regel durch eine modifizierte Seldinger-Technik erreicht werden [14], die hier kurz beschrieben werden soll: Die modifizierte Seldinger-Technik involviert erstens das Aufsuchen der gewünschten Vene mit einer relativ kleinen Nadel, anschließend wird ein Führungsdraht in die Vene geführt. Die Nadel wird entfernt und die Schleuse oder der Katheter über den Führungsdraht eingeführt. Die verschiedenen Zugangswege zur Katheterisierung der Pulmonalarterie beinhalten die Kubitalvenen oder die Vv. jugulares externae als periphere Zugangswege und die Vv. subclaviae, die Vv. jugulares internae und die Femoralvenen als zentrale Zugangswege [15–17]. Es wird empfohlen, daß Ärzte wenigstens mit 2 Zugangswegen vertraut sein sollten, um den geeignetsten Zugangsweg bei ihren kritisch kranken Patienten wählen zu können.

3.6.1
Peripherer Zugang

Der Zugang über die Kubitalvene ist relativ sicher. Er verhindert Komplikationen im Zusammenhang mit der Einführung einer Nadel in die Thoraxhöhle, und Blutungen können durch lokale Druckanwendung kontrolliert werden. Potentielle Probleme bei dieser Technik umfassen Schwierigkeiten, den Katheter in die zentrale Zirkulation zu manövrieren, eine lokale venöse Stase und Phlebitis sowie die Migration der Katheterspitze mit Armbewegungen. Die chirurgische Freilegung der Vene führt zu einer höheren Inzidenz von Infektionen als die perkutane Kanülierung [18].

Die V. jugularis externa kann oft perkutan kanüliert werden, und der Eingang in die zentrale Zirkulation kann mit Hilfe eines J-Drahtes gefunden werden. Da es sich um eine periphere Vene handelt, birgt die Kanülierung der V. jugularis externa nicht die

mit einer unbeabsichtigten Pleurapunktion assoziierten Risiken (Pneumothorax). Es
gibt jedoch ein erhöhtes Risiko einer stasebedingten Thrombose. Die V. jugularis externa mündet in einem stumpfen Winkel in die V. subclavia, was einen Vorschub des
PAK in die zentrale Zirkulation erschwert. Da der Hals ein sehr beweglicher Körperteil
ist, kann es schwierig sein, für längere Zeit eine sterile Abdeckung zu erhalten.

3.6.2
Zentraler Zugang

Vorteile des Zugangs über die V. subclavia sind die leicht zu identifizierenden Orientierungsmerkmale und eine relativ unbewegliche Punktionsstelle. Da der Zugang über
die V. subclavia ein nicht unerhebliches Risiko von 1 %–6 % eines Pneumothorax be-
einhaltet [13, 19, 20], sollte dieser Zugangsweg bei Patienten mit Emphysemblasen
oder erhöhten intrathorakalen Drücken mit Vorsicht angewandt werden. Idealerweise
sollte der Zugang über die V. subclavia nicht bei Patienten mit Gerinnungsstörungen
gewählt werden, weil auf eine Blutungsquelle kein direkter Druck ausgeübt werden
kann und der Subclaviazugang eine Inzidenz einer arteriellen Punktion von etwa
1 %–3 % hat [13, 19, 20].

Der Zugang über die V. jugularis interna erlaubt die direkte Kompression, falls es zu
einer Blutung kommt. Zu den Nachteilen gehören schwierig zu identifizierende
Orientierungsmerkmale im Vergleich zum Zugang über die V. subclavia und auch ein
relativ mobiler Zugangsweg, der die Aufrechterhaltung einer sterilen Abdeckung
schwieriger macht. Die rechte V. jugularis interna und V. subclavia haben mehrere
Vorteile gegenüber der linken V. jugularis interna und V. subclavia:
1. Die rechte Lunge und Pleura liegen niedriger als die linke.
2. Der Ductus thoracicus, der hinter der linken V. jugularis interna liegt, wird nicht gefährdet.
3. Außerdem hat man von der rechten Seite einen relativ geradlinigen Zugang zum
   rechten Vorhof [15, 21].

Zwei große Studien über den Zugang über die V. jugularis interna zur PAK-Plazierung
zeigten ein Pneumothoraxrisiko von weniger als 0,1 % und ein Risiko einer arteriellen
Punktion von weniger als 5 % [22, 23].

Die Femoralvene beinhaltet nicht das Risiko eines Pneumothorax und erlaubt die
Applikation direkten Drucks bei potentieller Blutung. Frühe Berichte der Katheterisierung der V. femoralis demonstrierten hohe Raten von Infektionen und Thrombose
[24, 25], obwohl eine kürzlich erschienene Studie gleich hohe Infektions- und Throm-
bosekomplikationsraten zwischen femoraler Katheterisierung und anderen Zugangswegen aufführte [26]. Der femorale Zugangsweg kann schwieriger bei der Plazierung
sein und eine Durchleuchtung erforderlich machen.

3.7
Technik der Pulmonalarterienkatheterisierung

3.7.1
Vorbereitung des Patienten

Durch Katheter verursachte Infektionen sind signifikante Komplikationen auf Intensivstationen. Da mehrere Studien bakterielles Wachstum an der Punktionsstelle mit katheterbedingten Infektionen assoziieren [10–12], kann die Wichtigkeit einer sterilen Technik bei der Katheteranlage nur unterstrichen werden. Mit Hilfe quantitativer Kulturen der Katheterspitzen und subdermaler Segmente werden beim PAK Infektionsraten von 16 % beschrieben [12].

Entsprechende Vorbereitung bei Katheteranlage einschließlich entsprechender Kleidung hilft, ein steriles Vorgehen sicherzustellen. Masken vermindern die Übertragung von Keimen aus den oberen Luftwegen auf das sterile Gebiet; Handschuhe sollten getragen werden, da die Hände eine typische Quelle bakterieller Übertragung sind. Ob ein steriler Mantel angelegt werden sollte, ist Gegenstand einer kontroversen Diskussion. Wir empfehlen es jedoch, da eine versehentliche Kontamination des PAK während der Anlage dann unwahrscheinlicher ist. Ein Haarschutz sollte erwogen werden.

Richtige Vorbereitung des Patienten und des umgebenden Gebietes ist ebenfalls wichtig. Der Patient sollte so gelagert werden, daß Unannehmlichkeiten so gering wie möglich ausfallen und die Orientierungspunkte der gewählten Punktionstechnik erkannt werden können. Um eine Kontamination des steril abgedeckten Areals zu verhindern, kann es nötig sein, den Patienten zu fixieren. Das Bett sollte auf eine Höhe gestellt werden, die einen leichten Zugriff auf die benötigten Instrumente und die Katheteranlage bequem ermöglicht. Die beteiligten Personen sollten sich mit allen notwendigen Instrumente am Bett versammeln. Bevor mit der Anlage begonnen wird, sollte die Ausrüstung kalibriert werden. Wir empfehlen die Benutzung vorbereiteter Punktionskits, weil sie alle benötigten Intrumente beinhalten und die Katheteranlage beschleunigen.

Die Vorbereitung der Haut beinhaltet mehrere Schritte. Das Areal sollte besonders bei sehr behaarten Patienten rasiert werden. Azeton kann zur Beseitigung alter Pflaster und anderer Überreste benutzt werden. Anschließend wird die Haut mit antiseptischen Lösungen behandelt. Alkohol oder Azeton werden in der Regel zunächst benutzt, um die Haut zu säubern. Beginnend mit der geplanten Punktionsstelle wird die Haut kreisförmig gewaschen. Dafür benutzt man jodhaltige Lösungen, Povidonjod oder Jodtinktur. Die Kreise werden allmählich vergrößert, um ein großes steriles Feld zu schaffen. Dies wird 3mal wiederholt, und die letzte Jodapplikation sollte mindestens 2 min auf der Haut belassen werden. Die angrenzenden Areale werden nun ebenso wie der restliche Körper des Patienten mit sterilen Tüchern abgedeckt. Nun ist das Hautareal für die Katheteranlage vorbereitet.

3.7.2
Plazierungstechniken

Nachdem die Ausrüstung bereit steht und der Zugangsweg ausgewählt ist, kann man 2 Methoden der Einführung eines Pulmonalarterienkatheters auswählen. Die erste

Technik involviert die direkte Plazierung des Katheters in die exponierte Vene. Diese Methode wird meist angewendet, wenn eine Freilegung nötig ist, um die V. brachialis zu exponieren. Häufiger wird zunächst eine Schleuse plaziert, und der PAK wird durch die Schleuse eingeführt. Die typische Schleuse hat eine Größe von 8,5 French mit einer Einwegklappe, die die Einführung eines 7- oder 7,5-French-PAK erlaubt. Die Vorteile einer Schleuse beinhalten einen seitlichen Zugang für Infusionen und eine Befestigungsmöglichkeit für eine sterile Plastikhülle zum Schutz des PAK. Die sterile Hülle ermöglicht Manipulationen des PAK, falls die Katheterspitze in eine Fehlposition gelangt, und kann die Aufrechterhaltung der Sterilität des PAK verbessern [27].

Die technischen Aspekte der Plazierung einer Schleuse entsprechen denen der meisten zentralvenösen Katheter. Die Schleusen werden in der Regel über eine modifizierte Seldinger-Technik plaziert [14]. Nachdem eine Nadel oder ein Katheter in eine große Vene eingeführt worden ist, wird ein Führungsdraht in die Vene plaziert, die Nadel entfernt, während der Führungsdraht liegen bleibt. Ein Skalpell wird benutzt, um die Punktionsstelle zu vergrößern. Anschließend wird ein semirigider Dilatator über den Führungsdraht geführt, um das subkutane Gewebe aufzutrennen. Der Dilatator wird entfernt und die Schleuse über den Führungsdraht in die Vene gelegt. Nun wird der Führungsdraht entfernt und die Schleuse durch Nähte gesichert. Wenn die Schleuse aus weichem Material hergestellt ist, sollte ein exzessives Verdrehen oder Gewalt bei der Einführung vermieden werden. Daher ist es wichtig, das subkutane Gewebe entsprechend zu dilatieren, bevor versucht wird, die Schleuse einzuführen. Einige Ärzte ziehen es vor, die Schleuse und den Dilatator zusammen mit der Spitze des Dilatators über das Ende der Schleuse hervorragend vorzuschieben. In diesem Fall sollte man Vorsicht walten lassen, den Dilatator nicht weiter vorzuschieben, wenn er das Gefäßvolumen erreicht, da der steife Dilatator die Vene leicht perforieren kann.

Wenn die Schleuse liegt, kann der PAK zur Einführung vorbereitet werden. Dies wird am besten durch einen Assistenten durchgeführt. Das Innere der sterilen Hülle und der PAK sollten nur durch den Arzt berührt werden, der den Katheter legt. Das Ende des Katheters, das die Zugänge für den Ballon, den Termistor und Blutentnahmen enthält, wird dem Assistenten gereicht. Wird ein fiberoptischer PAK benutzt, so gibt es ein 5. Lumen, das die fiberoptischen Fasern beinhaltet, die mit dem oxymetrischen Computer verbunden werden müssen. Außerdem ist vor Anlage eine Kalibrierung notwendig, und zwar bevor der Katheter aus der Verpackung entnommen wird. Wird der fiberoptische PAK an einen Oxymetriecomputer angeschlossen und die Kalibrierung durchgeführt, so können die venösen O_2-Sättigungen des rechten Vorhofs, des rechten Ventrikels und der Pulmonalarterie während der Einführung bestimmt werden.

Zu Beginn wird der PAK durch die sterile Hülle geführt, denn die Hülle kann nicht mehr nachträglich eingesetzt werden, sobald der Katheter liegt, ohne daß der PAK wieder völlig entfernt wird. Die Hülle wird hinter die 60-cm- oder 70-cm-Marke geführt, sodaß sie nicht mit der Katheteranlage interferieren kann. Ein doppelter Dreiwegehahn wird jeweils an die proximalen und distalen Zugänge angeschlossen, und die Lumina werden über eine Spritze, die an einem Zugang des Dreiwegehahns angeschlossen ist, mit Spülflüssigkeit gefüllt. Die Druckleitung mit einer niedrigen Compliance wird dann an den Dreiwegehahn für das pulmonalarterielle Lumen angeschlossen. Das zentralvenöse Lumen und das Lumen für den rechten Vorhof werden in ähnlicher Art und Weise gefüllt und dann zur Katheranlage geschlossen. Anschließend wird der Ballon maximal aufgeblasen, in der Regel mit 1,5 ml, und auf eine symmetrisch Füllung, Protektion der Katheterspitze und Leckagen geprüft.

Nachdem alle Lumen gespült und die Ausrüstung getestet sind, wird der Dreiwegehahn des distalen Ports zum Monitor geöffnet, damit die Druckkurven während der Katheteranlage beobachtet werden können. Die Katheterspitze sollte geschüttelt werden, um eine entsprechende Kurve auf dem Monitor zu erzeugen. Werden keine Kurven beobachtet, so sollte das System nochmals mit besonderer Beachtung einer richtigen Positionierung der Dreiwegehähne geprüft werden. Wird eine gedämpfte Kurve beobachtet, sollte das System auf Luftblasen geprüft werden. Außerdem sollte, falls ein fiberoptischer PAK benutzt wird, ein Licht an der Spitze des Katheters zu beobachten sein.

Wenn der Katheter und das System funktionieren, wird der Katheter in die Schleuse eingeführt. Beim Zugang über die V. subclavia, V. jugularis interna und V. femoralis bevorzugen wir es, den Ballon aufzublasen, sobald die Katheterspitze aus der Schleuse kommt. Dies verbessert die Eigenschaften des Katheters, mit dem Blutfluß geführt zu werden. Bei dem peripher-venösen Zugang muß der Katheter weit genug vorgeschoben werden, sodaß die Spitze eine zentrale Vene erreicht hat, bevor der Ballon aufgeblasen wird. Diese Entfernung kann vor Einführung abgeschätzt werden, indem der Katheter über die Zugangsstelle gehalten und die Katheterspitze ungefähr auf Höhe der V. subclavia plaziert wird. Wenn der Katheter die Thoraxhöhle erreicht, fallen plötzliche Veränderungen in den Druckmessungen auf. Atmet der Patient spontan, zeigt die Druckkurve plötzliche negative Deflektionen korrespondierend zum Abfall des intrathorakalen Drucks verursacht durch die Inspirationskraft des Patienten. Wird der Patient beatmet, wird man eine positive Deflektion bemerken, weil der intrathorakale Druck durch maschinelle Beatmung ansteigt.

Der Katheter sollte kontinuierlich vorgeschoben werden. Nachdem die Schleuse verlassen wurde (ungefähr 15 cm), sollte der Ballon mit 1,5 ml voll aufgeblasen werden. Der Katheter sollte vorgeschoben werden, bis man eine rechtsventrikuläre Kurve erhält oder der Katheter ca. 30 cm via der V. subclavia oder jugularis interna vorgeschoben ist. Wird der brachiale Zugang gewählt, werden zusätzlich 20 cm (rechts) bzw. 30 cm (links) benötigt. Die rechtsventrikuläre Druckkurve ist durch scharfe Aufwärtsbewegungen charakterisiert, einen Spitzendruck, der signifikant höher ist als der rechte Vorhofdruck, und durch eine scharfe Abwärtsbewegung ohne eine dikrote Spitze (Abb. 3-9). Erhält man keine rechtsventrikuläre Druckkurve, so bestehen zwei Möglichkeiten. Der Katheter hat entweder eine andere zentrale Vene erreicht, oder der Katheter rollt sich im rechten Vorhof auf. Das Aufrollen im rechten Vorhof ist häufiger bei Patienten mit Trikuspidalklappenfehlern und Patienten mit niedrigem Herzminutenvolumen. Wird die rechtsventrikuläre Druckkurve nicht erreicht, sollte der Ballon entlastet und der Katheter zurück in das zentrale Venensystem gezogen werden. Der Katheter sollte wieder eingeführt werden, bis man die rechtsventrikuläre Druckkurve erhält. Ist der Katheter einmal im rechten Ventrikel plaziert, so sollte die Katheterspitze bei weiterer Einführung von zusätzlichen 10–15 cm Katheterlänge den rechten Ventrikel in das pulmonalarterielle System verlassen. Während die Katheterspitze im rechten Ventrikel ist, können durch Berührung der Katheterspitze an der Ventrikelwand häufige ektopische Schläge registriert werden. Risikofaktoren, von denen angenommen wird, daß sie das Risiko ventrikulärer Arrhythmien erhöhen, beinhalten Myokardinfarkt bzw. -ischämie, Azidose und Hypoxie [28].

Die Dauer der Anlage, das Vorliegen eines Schocks und Elekrolytstörungen können ebenfalls zu einem Risiko ventrikulärer Arrhythmien beitragen. Die Arrhythmien tendieren dazu zu verschwinden, sobald die Spitze des PAK den rechten Ventrikel verläßt. Bestehen signifikante ventrikuläre Arrhythmien, verbunden mit Schwierigkeiten, den Katheter über die Pulmonalisklappe zu schieben, so sollte der Katheter in das zentrale Venensystem zurückgezogen werden. Es ist anzuraten, Lidocain und einen Defibrillator zur Verfügung zu halten, falls prolongierte ventrikuläre Arrhythmien auftreten. Die prophylaktische Gabe von Lidocain vermindert relevante ventrikuläre Arrhythmien nicht bei allen Patienten, die einer Pulmonalarterienkatheterisierung unterzogen werden. Es scheint jedoch die Inzidenz relevanter ventrikulärer Arrhythmien bei kritisch kranken Patienten zu vermindern, deren Katheterisierungszeit weniger als 20 min beträgt [29]. Ein normaler rechtsventrikulärer systolischer Spitzendruck beträgt zwischen 15 und 30 mm Hg, und der rechtsventrikuläre endiastolischer Druck reicht von 0–8 mm Hg [30].

Eine Erhöhung des rechtsventrikulären systolischen Drucks wird beim pulmonalen Hypertonus, Ventrikelseptumdefekt und der Pulmonalisstenose beobachtet. Erhöhte rechtsventrikuläre diastolische Drücke werden bei rechtsventrikulärer Insuffizienz, konstriktiver Perikarditis und Herztamponade gesehen. Das Linksherzversagen kann ebenfalls zu erhöhten rechtsventrikulären enddiastolischen Drücken führen.

Passiert der Katheter die Pulmonalisklappe in die Pulmonalarterie, verändert die Druckkurve ihr Aussehen (Abb. 3-9). Der systolische Pulmonalarteriendruck sollte ungefähr den rechtsventrikulären systolischen Druck erreichen, der pulmonalarterielle diastolische Druck ist jedoch größer als der rechtsventrikuläre diastolische Druck. Außerdem sollte eine dikrote Spitze, eine kleine Spitze an der Abwärtsbewegung der pulmonalarteriellen Druckkurve, hervorgerufen durch den plötzlichen Verschluß der Pulmonalisklappen, erscheinen. Normale pulmonalarterielle systolische Spitzendrücke liegen zwischen 15 und 30 mm Hg, und pulmonalarterielle enddiastolische Drücke reichen von 4–12 mm Hg [30]. Es gibt eine Vielzahl von Gründen für erhöhte pulmonalarterielle Drücke. Patienten mit einem erhöhten pulmonalen Blutfluß, wie bei Links-rechts-Shunts bei Vorhof- und Ventrikelseptumdefekten, haben erhöhte Drücke. Eine Erhöhung des pulmonalen Gefäßwiderstands als Folge einer pulmonalen Hypertension und Lungenembolie führen zu einem Anstieg pulmonalarterieller Drücke. Außerdem können Linksherzversagen und Mitralklappenerkrankungen die pulmonalarteriellen Drücke erhöhen.

Wird der Katheter in der Pulmonalarterie weiter vorgeschoben, so erreicht der Ballon in der Pulmonalarterie eine Wedgeposition. Die Druckkurve bei Verschluß der Pulmonalarterie hat eine niedrige Amplitude und eine phasische Schwingung (Abb. 3-9). Der normale pulmonalarterielle Verschlußdruck (PCWP) oder Wedge-Druck reicht von 2–12 mm Hg [30] und spiegelt den linksventrikulären enddiastolischen Druck wieder. Normalerweise ist der PCWP 2–4 mm Hg niedriger als der pulmonalarterielle enddiastolische Druck. Die Druckdifferenz kann bei Patienten mit einem erhöhten pulmonalen Gefäßwiderstand, wie z. B. bei Patienten mit einer akuten Lungenembolie oder chronisch-obstruktiver Lungenerkrankung, größer als 4 mm Hg sein, jedoch nicht bei Patienten mit erhöhten Linksherzdrücken.

Die erste Position eines PAK sollte immer durch eine Röntgenthoraxaufnahme bestätigt werden. Das korrekte Aufblasen des Ballons kann jedoch in der Regel bestimmen, ob die Katheterspitze korrekt in der Pulmonalarterie liegt. Der Pulmonalarte-

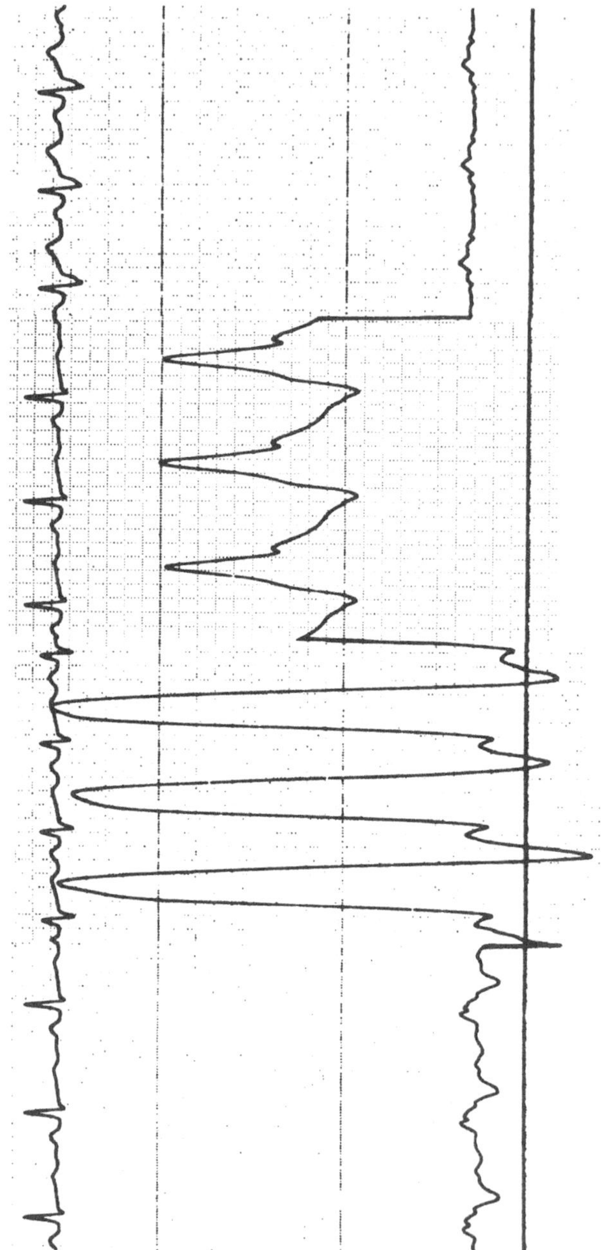

Abb. 3-9. Druckkurven eines Pulmonalarterienkatheters, der vom rechten Vorhof in die Wedgeposition geführt wird. Dem rechten Vorhofdruck folgen rechtsventrikuläre Drücke, pulmonalarterielle Drücke und schließlich pulmonalarterielle Verschlußdrücke

rienverschluß sollte das volle Aufblasen des Ballons mit 1,5 ml Luft benötigen. Erreicht man die Okklusion der Pulmonalarterie mit weniger als 1,25 ml Luft, so zeigt dies eine zu distale Positionierung des Katheters an; werden weniger als 1,0–1,5 ml Luft benötigt, sollte der Katheter repositioniert werden. Ist der Katheter einmal plaziert, so wird die sterile Hülle so ausgeweitet, daß sie den Eingang der Schleuse abdeckt und eine suffiziente Katheterlänge leicht manipuliert werden kann. Wird ein fiberoptischer PAK benutzt, sollte außerdem eine gemischtvenöse Blutgasanalyse entnommen werden, um eine entsprechende In-vivo-Kalibrierung durchführen zu können.

Verfahren der Störungssuche bei Problemen bezüglich der Kathetereinführung, Kurvenformen und fiberoptischen PAK-Messung der gemischten O_2-Sättigung werden in den Tabellen 3-1 bis 3-3 aufgeführt. Für spezifische Probleme bei der Störungssuche wird auf Kap. 8 verwiesen.

Tabelle 3-1. Fehlersuche bei Katheteranlage

Problem	Ursache	Prävention/Behandlung
1. Keine rechtsatriale Druckkurve während der PAK-Einschwemmung	Katheter hat sich in der V. cava aufgerollt oder wurde in eine andere Vene geschoben	Katheter zurückziehen und erneut vorschieben
2. Keine rechtsventrikuläre Kurve während der PAK-Einschwemmung	Katheter hat sich im rechten Vorhof aufgerollt (gewöhnlich als Folge eines Klappenfehlers oder bei niedrigem HZV)	Katheter zurückziehen und erneut vorschieben. Geschwindigkeit des Vorschiebens verändern und den Katheter beim Vorschieben drehen
3. Der Katheter kann nicht über die Pulmonalis klappe geschoben werden	Katheter rollt sich im rechten Ventrikel auf (z. B. bei Patienten mit dilatativer Kardiomyopathie, niedrigem HZV und Herzklappenerkrankungen)	Katheter zurückziehen und erneut vorschieben. Andere Vorgehensweisen wie der Einsatz positiv-inotroper Medikamente oder Anheben des Kopfteils können helfen. An den Einsatz der Durchleuchtung denken, wenn die Plazierung weiterhin nicht gelingt
4. Arrhythmien	Die Katheterspitze irritiert den rechten Ventrikel	Verschwindet in der Regel nach der Passage durch den rechten Ventrikel. Dauern die Arrhythmien an, nachprüfen, ob der Ballon aufgeblasen ist, ggf. Lidocain einsetzen, den Kather in die V. cava zurückziehen. Ein Defibrillator sollte bereitstehen
5. Schenkelblock, AV-Block	Irritation des His-Bündels durch den Katheter	Prüfen, ob der Ballon gefüllt ist. Einen Schrittmacher (extern oder transvenös) bereitstellen, falls der Patient einen vorbestehenden Linksschenkelblock hat und den Schrittmacher einsetzen, wenn Symptome auftreten

Tabelle 3-2. Fehlersuche anhand der Druckkurve

Problem	Ursache	Prävention/Behandlung
1. Keine Kurve auf dem Monitor sichtbar	Dreiwegehahn falsch positioniert	Einstellung des Dreiwegehahns überprüfen
	Katheter durch Gerinnsel verschlossen	Katheter mit heparinisierter Flüssigkeit spülen. Den Druckbeutel überprüfen und einen Druck von mehr als 300 mm Hg sicherstellen
	Druckabnehmer falsch zusammengesetzt oder Fehlfunktion	Druckabnehmer erneut zusammensetzen und darauf achten, jede Lufblase herauszuspülen. Überprüfung des Druckabnehmers mit einem Manometer und ggf. ersetzen
	Monitor noch bei der Kalibrierung, Nullabgleich oder ausgeschaltet	Monitor überprüfen
2. Gedämpfte Druckkurve	Druckbeutel nicht über 300 mm Hg aufgepumpt	Druckbeutel überprüfen und ersetzen bzw. den Fehler korrigieren
	Luftblasen im Druckabnehmer oder in den Leitungen	Luft aus dem Druckabnehmer bzw. den Leitungen spülen
	Leck in den Leitungen	Alle Verbindungen und das Spülsystem überprüfen. Alle Verbindungen festziehen
	Blutgerinnsel an der Katheterspitze oder Blut in den Leitungen	Den Katheter und eine konstante Spülung mit heparinisierter Lösung sicherstellen. Den Katheter ersetzen, falls das Gerinnsel nicht entfernt werden kann
	Katheter oder Leitung geknickt	Den Katheter und Leitungen auf Knickungen untersuchen und nach Bedarf ersetzen. Überprüfen, ob die Schleuse zu weit vorgeschoben ist
	Fehlkalibrierung	Rekalibrierung mit den korrekten Einstellungen vornehmen
	Katheterspitze liegt an der Gefäßwand	Katheterrepositionierung
	Übermäßig dünne oder lange Druckleitungen	Druckleitungen auswechseln
3. Sehr niedrige Drücke. Geringe Druckunterschiede während des Vorschiebens des Katheters	Signaldämpfung (s. oben)	Siehe oben
	Hypovolämie	Volumengabe

Tabelle 3-2. Fortsetzung

Problem	Ursache	Prävention/Behandlung
4. Ungewöhnlich niedrige oder negative Drücke	Falsche Nullreferenz des Druckabnehmers (Druckabnehmer liegt oberhalb des ursprünglichen Nullpunkts) oder falsche Kalibrierung des Monitors	Nullpunkt erneut bestimmen (Überprüfung der Lage des Druckabnehmers und des Patienten) und den Monitor kalibrieren
	Gelöste Schlauchverbindungen	Alle Schlauchverbindungen überprüfen
	Deutliche atemabhängige Schwankungen	Druck direkt von der Kurve und nicht vom Monitor bestimmen
5. Persistierende Wedge-Kurve	Die Katheterspitze wurde zu weit in die Pulmonalarterie vorgeschoben; „over-wedged"	Katheter in die richtige Position zurückziehen
	Ballon bleibt aufgeblasen	Ballon überprüfen und ggf. entlasten
6. PA-Druckkurve vorhanden, aber keine Wedge-Kurve, wenn der Ballon aufgeblasen wird	Katheterspitze nicht weit genug in die Pulmonalarterie vorgeschoben	Den Katheter mit aufgeblasenen Ballon vorschieben, bis eine Wedge-Kurve vorliegt
	Ballonruptur	Wechsel des Katheters in Erwägung ziehen, wenn kein Widerstand beim Aufblasen des Ballons zu fühlen ist oder Blut in die Spritze zurückkommt
	Unzureichende Balloninsufflation	Den Ballon mit dem korrekten Volumen füllen (in der Regel 1,5 ml Luft)
7. Ungewöhnliche PCWP-Druckkurve	Herzklappenfehler	
	Katheter liegt an der Gefäßwand	Katheter repositionieren
	Katheterfehllage (rechter Ventrikel, rechter Vorhof, zentrales Venensystem)	Katheter in das zentrale Venensystem zurückziehen und erneut einschwemmen. Thoraxröntgen, um die Katheterlage zu bestätigen
8. Ausgeprägte Druckschwankungen	Katheterfehllage	Katheterlage überprüfen und ggf. korrigieren
	Fehllage des Druckabnehmers oder inkorrekte Kalibrierung	Rekalibrierung und/oder Nullabgleich des Katheters
	Ausgeprägte atemabhängige Schwankungen	Sedierung/Relaxierung können bessere Druckablesungen ermöglichen
9. Verwackelte Druckkurve	Katheterbewegungsartefakte	Den Katheter repositionieren. Den Hochfrequenzfilter des Monitors überprüfen

Tabelle 3-3. Fehlersuche beim fiberoptischen PAK

Problem	*Ursache*	*Prävention/Behandlung*
1. Lichtsignal mit niedriger Intensität	Katheter abgeknickt	Abknickungen beheben
	Gerinnsel am distalen Lumen	Katheter mit heparinisierter Flüssigkeit spülen. Den Druckbeutel überprüfen und einen Druck von mehr als 300 mm Hg sicherstellen
	Schlechte Verbindung	Alle Verbindungen überprüfen
2. Lichtsignal mit sehr hoher Intensität	Katheterspitze „overwedged", zu weit in die Pulmonalarterie gewandert	Katheter so repositionieren, daß das maximale Volumen (gewöhnlich 1,5 ml Luft) zur Füllung des Ballons benötigt wird, um eine Wedge-Kurve zu erhalten
	Katheterspitze liegt an der Gefäßwand	System spülen oder den Ballon kurz aufblasen, um die Katheterspitze von der Wand zu befreien; ggf. Repositionierung des Katheters
3. Gedämpfte oder fehlerhafte Lichtintensität	Gerinnsel am distalen Lumen	Katheter mit heparinisierter Flüssigkeit spülen. Den Druckbeutel überprüfen und einen Druck von mehr als 300 mm Hg sicherstellen
	Katheterfehllage	Katheterlage überprüfen und ggf. repositionieren

3.8
Gewährleistung der Kathetersterilität

Da Infektionen eine signifikante Komplikation bei der Benutzung eines PAK darstellen, ist die Aufrechterhaltung der Kathetersterilität extrem wichtig. Die Erhaltung der korrekten Position des Katheters, um akkurate Informationen zu erhalten, kann häufige Manipulationen notwendig machen und dadurch die Wahrscheinlichkeit einer bakteriellen Kontamination erhöhen. Bevor sterile Hüllen zum Schutz des externen Anteils des Katheters verfügbar waren, waren Kathetermanipulationen eine aufwendige Sache mit steriler Kleidung, Maske und Handschuhen, Entfernung des Verbands der Kanülierungsstelle, Säuberung des Katheters und der Haut an der Punktionsstelle mit Alkohol und Jodlösungen und Repositionierung des Katheters mit anschließendem Neuverband. Jetzt mit einer sterilen Hülle versehen, kann die Repositionierung über Manipulation des Katheters durch die sterile Hülle durchgeführt werden. Die Benutzung einer sterilen Hülle erhält die Sterilität des Katheters [27] und verringert deutlich Zeit und Aufwand, die zur Repositionierung des Katheters benötigt werden. Ob eine sterile Hülle die Inzidenz von Kolonisation und Superinfektion vermindert, muß noch geprüft werden.

Andere Methoden, die eine Verminderung der katheterbezogenen Infektionen zum Ziel haben, beinhalten die Pflege der Einstichstelle. Durchsichtige Verbände erlauben die Inspektion der Einstichstelle, ohne den Verband zu entfernen. Verschiedene Studien haben jedoch ein erhöhtes Risiko von Infektionen bei durchsichtigen Verbänden im Vergleich zu Gazeverbänden demonstriert [31–33]. Studien, die Salben für die Einstichstellen bewerteten, zeigen an, daß Dreifachantibiotikasalben die Rate lokaler Katheterinfektionen, definiert durch semiquantitative Kulturen, verminderten [34]. Ein leichter Abfall lokaler Katheterinfektionsraten wurde bei Anwendung von Povidon-Iodsalben im Gegensatz zum Verzicht lokaler Agenzien gesehen, obwohl der Unterschied klinisch nicht signifikant war [34]. Die Anzahl katheterassoziierter Septikämien in der oben angeführten Studie war jedoch nicht ausreichend für einen validen Vergleich. Eine kürzlich durchgeführte Studie demonstrierte, daß ein täglicher Verbandswechsel das Risiko katheterassoziierter Infektionen nicht signifikant vermindert und keine kostensenkende Maßnahme zur Pflege der Einstichstelle darstellt [35]. Momentan werden auf unserer Intensivstation durchsichtige Verbände mit Povidonsalbe an der Einstichstelle eingesetzt, die wenigstens alle 3 Tage gewechselt werden. Eine Studie, die katheterassoziierte Sepsis bei kritisch kranken chirurgischen Patienten mit einem Langzeitkathetermanagement untersuchte, stellte jedoch fest, daß das Risiko, eine Kathetersepsis zu entwickeln, pro Tag und pro Katheter 0,3–0,5 % betrug [36]. Die Autoren schlußfolgerten, daß für den Wechsel zentraler Katheter basierend auf Liegedauer und Plazierung keine Richtlinien gegeben werden können [36].

Der PAK unterliegt zahlreichen täglichen Manipulationen, um Drücke und Messungen des HZV zu erhalten, um Blut für gemischtvenöse O_2-Sättigungen zu gewinnen und um Medikamente und Flüssigkeit zu infundieren. Da Studien aufzeigten, daß vermehrte Kathetermanipulationen das Risiko der Infektion erhöhen [37], ist es wichtig, die Anzahl von Manipulationen zu vermindern. Zahlreiche Forschungsarbeiten haben das potentielle Risiko von Infektion im Zusammenhang mit benutzter Ausrüstung während der Pulmonalarterienkatheterisierung untersucht. Die Rate bakterieller Kontamination bei Einmaldruckwandlern stieg nicht signifikant an, wenn Druckwandler alle 2 Tage gewechselt wurden, im Vergleich zu denen, die alle 4 Tage gewechselt wurden [38]. Druckwandler jedoch, die 8 Tage plaziert waren, wiesen eine höhere Kontamination auf als solche, die alle 2 Tage gewechselt wurden [38]. Auch wurde kein signifikanter Anstieg der Kolonisation des zuführenden Systems der Flüssigkeitsbehälter oder Infusionssysteme gesehen, wenn das System alle 48 h gewechselt wurde im Vergleich zu einem Wechsel alle 24 h [39, 40].

Dreiwegehahnkontaminierung wurde auch als eine potentielle Infektionsquelle angedacht [41, 42]. Kein signifikanter Unterschied wurde bei den Kontaminationsraten zwischen verschiedenen Methoden der Messung des HZV mit Hilfe der Thermodilution gefunden [43]. Gegenwärtig versuchen wir auf unserer Intensivstation, die Kathetersterilität mit kosteneffektiven Protokollen zu erhalten. Ein kompletter Systemwechsel, einschließlich Druckleitung, Druckabnehmer, Dreiwegehähne und Infusionssystem wird alle 2–3 Tage durchgeführt. Ein PAK wird in der Regel alle 3–4 Tage über eine neue Einstichstelle gewechselt, obwohl Katheter manchmal auch über einen Führungsdraht gewechselt werden [36].

3.9
Messung des Herzzeitvolumens

Der PAK erlaubt die bettseitige Messung des HZV durch die Thermodilutionstechnik. Obwohl die Thermodilutionsmethode für HZV-Messung zuerst 1954 beschrieben wurde [44], war es damals nicht möglich, multiple HZV-Messungen durchzuführen, bis der Thermodilutions-PAK klinisch eingesetzt wurde. Das Prinzip der HZV-Messung mit der Thermodilution ist ziemlich einfach. Ein bekanntes Volumen einer „kalten" Flüssigkeit wird in den Blutstrom injiziert und vermischt sich mit dem Blut. Die Veränderung der Bluttemperatur in der Pulmonalarterie über die Zeit gemessen ist dem Blutfluß vom Ventrikel proportional. Die Veränderung der Bluttemperatur wird durch den Thermistor gemessen, der in der Wand des Katheters ungefähr 4 cm vor der Katheterspitze liegt, und das kardiale Output wird durch die Stewart-Hamilton-Indikatordilutionsformel [45] errechnet:

$$HZV = \frac{V_I (T_B - T_I) K}{\int \Delta T_b\, dt}$$

V_I = Injektatvolumen
T_B = Blut (PA) Temperatur
T_I = Injektattemperatur
K   = Computer- und Dichtekonstante
$\int \Delta T_b\, dt$ = Veränderung der Bluttemperatur als Funktion der Zeit

Der Thermistor fungiert als der veränderliche Widerstand in der Wheatstone-Brücke. Bevor die kalte Flüssigkeit injiziert wird, wird die Wheatstone-Brücke so ausgeglichen, daß keine Spannung generiert wird. Die Körpertemperatur (T_B) wird durch den Thermistor in der Pulmonalarterie gemessen, und die Injektattemperatur (T_I) wird kontinuierlich über eine Referenzsonde gemessen. Der Abfall der Bluttemperatur durch die „kalte" Injektatlösung ($T_B - T_I$) vermindert den Widerstand des Thermistors und führt zu einer Spannungsdifferenz. Über die Zeit verändert sich diese Spannungsdifferenz und kann graphisch als Kurve dargestellt werden. Der Cardiac Output Computer integriert die Fläche unter der Kurve ($\int \Delta T_b\, dt$) und errechnet aus dieser Fläche das HZV. Das HZV variiert daher invers mit der durch das „kalte" Injektat ausgelösten Temperaturveränderung über die Zeit. Je größer der Blutfluß, desto kleiner sind die Temperaturveränderungen über die Zeit. Je kleiner die Fläche unter der Kurve, um so größer das HZV. Die Konstante (K) involviert Computerkonstanten und Dichtefaktoren. Die Berechnungskonstanten differieren für jede Komponente, Computer, Kathetermodell und Injektatvolumen (V_I) und muß vor der HZV-Messung eingegeben werden. Der Dichtigkeitsfaktor des Injektats, der das Verhältnis der spezifischen Wärme und der spezifischen Dichte darstellt, ist für 0,9 % Kochsalz und 5 % Glukoselösung, den am meisten angewendeten Injektaten, ähnlich.

Während die Methode der HZV-Messung einfach ist, ist die Genauigkeit des Verfahrens stark vom Untersucher abhängig. Deshalb sollte ein konstantes Procedere durchgeführt werden. Zuerst sollte der Cardiac Output Computer in den Messungsmodus umgeschaltet werden. Der Injektatbolus wird dann sorgfältig vom Reservoir aus aufgezogen. Wird ein Raumtemperaturinjektat benutzt, kann der Bolus zu jeder

Zeit aufgezogen werden, sofern die Spritze bei Raumtemperatur gelagert wird. Wenn eisgekühltes Injektat angewendet wird, sollte der Bolus innerhalb von 15 s aufgezogen und injiziert werden, um Aufwärmung zu verhindern. Ausgedehntes Hantieren der Spritze kann die Injektattemperatur (T_I) verändern. Der Bolus (V_I) sollte genau gemessen werden und Luftblasen als auch exzessives Volumen entfernt werden. Der Computer wird anschließend aktiviert und der Bolus schnell innerhalb von 2–4 s injiziert [46]. Der Injektatbolus wird in das rechte Vorhoflumen des PAK injiziert, vermischt sich mit dem Blut, und Veränderungen der Temperatur werden durch den Thermistor des Katheters in der Pulmonalarterie registriert. Der Computer benutzt Temperaturveränderungen über die Zeit, um das HZV in l/min zu berechnen und anzuzeigen.

Cardiac Output Computer erlauben die Anwendung sowohl von eisgekühlten als auch von Raumtemperaturinjektaten. Die Genauigkeit und Reproduzierbarkeit des HZV ist bei beiden Temperaturen in zahlreichen Studien demonstriert worden [47–50]. Die Genauigkeit der HZV-Messung bei Benutzung von 10 ml Injektat bei Raumtemperatur wurde ebenfalls bei Patienten mit Hypothermie, Hypotension und Zuständen mit niedrigem HZV nachgewiesen [48, 49]. Werden jedoch geringere Injektatmengen verwendet, so zeigt ein eiskalter Bolus größere Reproduzierbarkeit [50]. Raumtemperierte Injektate bieten mehrere Vorteile gegenüber eiskalten Injektaten. Unterschiedliche HZV-Messungen infolge von Anwärmungen des Injektats wird bei Raumtemperaturinjektaten seltener beobachtet. Da Raumtemperaturinjektate nicht 45–60 min Zeit brauchen, um 0 °C zu erreichen, und keine spezielle Ausrüstung benötigt wird, um die Flüssigkeit bei eiskalten Temperaturen zu halten, ist die Effizienz der HZV-Messung verbessert.

Bei erwachsenen Patienten werden in der Regel 10 ml Injektat benutzt. Bei Patienten mit einer Hypervolämie können auch kleinere Volumina angewendet werden, obwohl eiskalte Lösungen dann genauere und reproduzierbarere Ergebnisse liefern [50]. Es können sowohl 0,9 %ige Kochsalz- als auch 5 %ige Glukoselösungen angewendet werden, da deren physikalische Eigenschaften ähnlich sind. Es muß ein genau abgemessenes Volumen des Injektats injiziert werden. Wird ein kleineres Volumen injiziert, als dem Computer eingegeben wird, entweder durch falsche Abmessung des Injektats oder Leckage während der Injektion, so wird ein höheres HZV gemessen, weil weniger „kaltes" Injektat eine geringere Abkühlung des Blutes verursacht, was das System als einen höheren Fluß interpretiert.

Die Messung des HZV durch die Thermodilutionstechnik resultiert in einer Temperaturkurve, charakterisiert durch einen langsamen und kontinuierlich steilen Anstieg und einen asymptotischen Abfall zur Nullinie. Eine Untersuchung der Stewart-Hamilton-Gleichung zeigt, daß die Mehrzahl der Variablen bekannt sind, bevor das Injektat gespritzt wird: Injektatvolumen (V_I), Injektattemperatur (T_I), Körpertemperatur (T_B) und die Konstante (K). Es ist deshalb die Fläche unter der Thermodilutionskurve, die das HZV determiniert ($\int \Delta T_b \, dt$). Um potentielle Artefakte zu eliminieren, beenden die meisten Computer die Messung des abfallenden Anteils der Thermodilutionskurve, sobald 30 % des Anstiegs erreicht wurden. Der Abfall der Thermodilutionskurve wird als exponentiell angenommen, und die Integration der Gesamtfläche liefert dann das HZV.

Für eine adäquate HZV-Messung werden saubere Kurven mit einem schnellen Anstieg und einem langsamen Rückgang zur Ausgangslinie benötigt. Andere Kurven ergeben keine zuverlässige Information für die HZV-Messung und sind häufig durch eine unzureichende Vermischung des „kalten" Injektats mit dem Blut verursacht. Deshalb sollte die Thermodilutionskurve, die auf einem Papierstreifen oder Monitor angezeigt wird, von dem Untersucher angeschaut werden, bevor er die Werte akzeptiert.

Drei Arten von Injektatsystemen werden in der Regel angewendet: vorgefüllte Spritzen, offene Systeme und geschlossene Systeme. Spritzen können mit dem gewünschten Volumen vorgefüllt und bei Raumtemperatur oder eiskalter Umgebung gelagert werden. Der hauptsächliche Nachteil dieses Systems ist die potentielle bakterielle Kontaminierung des Spritzeninhalts [51, 52]. Das Aufbewahren der Spritzen in Plastikhüllen kann die Kontaminierung verringern. Das offene System beinhaltet zwei unterschiedliche intravenöse Flaschen, eine für das sterile Injektat zur HZV-Messung, die andere für die Temperaturreferenz. Bei eiskalten Systemen werden die Flaschen in der gleichen eiskalten Umgebung aufbewahrt. Eine Temperatursonde wird in die unsterile Flasche plaziert. Die Injektatflüssigkeit wird über eine vorgekühlte Kanüle von der intravenösen Flasche oder über eine Verlängerungsleitung, die in einem Eisbad liegt, aufgezogen. Das offenen System beinhaltet ebenfalls ein signifikantes Risiko einer bakteriellen Kontaminierung [53]. Das geschlossene System zur Determinierung des Thermodilutions-HZV stellt eine sterile Verbindung von der Injektatquelle zum PAK her. Das geschlossene System kann sowohl für Raumtemperatur- als auch eiskalte Messungen benutzt werden. Ein eingebauter Thermistor nahe des Injektionslumens mißt die Injektattemperatur unmittelbar distal, wo die Flüssigkeit in den Katheter eintritt. Eine niedrige Rate bakterieller Kolonisationen innerhalb der ersten 48 h zeigt, daß geschlossene Systeme alle 48 h ohne ein signifikantes Infektionsrisiko gewechselt werden können [52, 53].

Literatur

1. Swan HJC, Ganz W, Forrester J, Marcus H, Diamond G, Chonette D (1970) Catheterization of the heart in man with use of a flow-directed balloon-tipped catheter. N Engl J Med 283: 447–451
2. Iberti TJ, Fischer EP, Leibowitz AB, et al (1990) A multicenter study of physicians' knowledge of the PAC. JAMA 264:2928–2932
3. Guyton AC (1986) Textbook of Medical Physiology (7th Edition). WB Saunders Company, Philadelphia
4. Daily EK, Schroeder JS (1989) Principles and hazards of monitoring equipment. In: Techniques in Bedside Hemodynamic Monitoring (4th Edition). The CV Mosby Company, St Louis, pp 34–56
5. Civetta JM (1983) Pulmonary artery catheter insertion. In: Sprung CL (ed) The Pulmonary Artery Catheter: Methodology and Clinical Application. University Park Press, Baltimore, pp 21–71
6. Gardner RM (1981) Direct blood pressure measurement: Dynamic response requirements. Anesthesiology 54:227–236
7. Gardner RM, Hollingsworth KW (1986) Optimizing the electrocardiogram and pressure monitoring. Crit Care Med 14:651–658
8. Hunziker P (1987) Accuracy and dynamic response of disposable pressure transducer-tubing systems. Can J Anaesth 34:409–414
9. Hoar PF, Wilson RM, Mangano DT, Avery GJ, Szarnicki RJ, Hill JD (1981) Heparin bonding reduces thrombogenicity of pulmonary-artery catheters. N Engl J Med 305:993–995

10. Bjornson HS, Colley R, Bower RH, Duty VP, Schwartz-Fulton JT, Fischer JE (1982) Association between microorganism growth at the catheter insertion site and colonization of the catheter in patients receiving total parenteral nutrition. Surgery 92:720–726
11. Snydman DR, Pober BR, Murray SA, Gorbea HF, Majka JA, Perry LK (1982) Predictive value of surveillance skin cultures in total-parenteral-nutrition-related infection. Lancet 2: 1385–1388
12. Pinilla JC, Ross DF, Martin T, Crump H (1983) Study of the incidence of intravascular catheter infection and associated septicemia in critically ill patients. Crit Care Med 11:21–25
13. Sznajder JI, Zveibil FR, Bitterman H, Weiner P, Bursztein S (1986) Central vein catheterization: Failure and complication rates by three percutaneous approaches. Arch Intern Med 146:259–261
14. Seldinger SI (1953) Catheter replacement of the needle in percutaneous arteriography. Acta Radiol 39:368–376
15. Williams PL, Warwick R, Dyson M, Bannister LH (eds) (1989) Gray's Anatomy. New York, Churchill Livingstone
16. Intravenous Techniques (1987) In: Textbook of Advanced Cardiac Life Support (2nd Edition). American Heart Association
17. Parsa MH, Tabora F, Al-Sawwaf M (1989) Vascular access techniques. In: Shoemaker WC, Ayers S, Grenvik A, Holbrook PR, Thompson WL (eds) Textbook of Critical Care (2nd Edition). WB Saunders Company, Philadelphia, pp 122–145
18. Moran JM, Atwood RP, Rowe MI (1965) A clinical and bacteriologic study of infections associated with venous cutdowns. N Engl J Med 272:554–560
19. Bernard RW, Stahl WM (1971) Subclavian vein catheterizations: A prospective study. In: Noninfectious complications. Ann Surg 173:184–190
20. Herbst CA (1978) Indications, management, and complications of percutaneous subclavian catheters. Arch Surg 113:1421–1425
21. Kaye WH, Dubin HG (1988) Vascular cannulation. In: Civetta JM, Taylor RW, Kirby RR (eds) Critical Care. JB Lippincott Company, Philadelphia, pp 211–225
22. Damen J, Bolton D (1986) A prospective analysis of 1400 pulmonary artery catheterizations In patients undergoing cardiac surgery. Acta Anaesthesiol Scand 30:386–392
23. Boyd KD, Thomas SJ, Gold J, Boyd AD (1983) A prospective study of complications of pulmonary artery catheterizations in 500 consecutive patients. Chest 84:245–249
24. Bansmer G, Keith G, Tesluk H (1958) Complications following use of indwelling catheters of inferior vena cava. JAMA 167:1606–1611
25. Moncrief JA (1957) Femoral catheters. Ann Surg 147:166–172
26. Getzen LC, Pollak EW (1979) Short-term femoral vein catheterization. Am J Surg 138: 875–878
27. Johnston WE, Prough DS, Royster RL, Peacock JE, Gravlee GP, Mills SA, Cordell AR (1984) Short-term sterility of the pulmonary artery catheter inserted through an external plastic shield. Anesthesiology 61:461–464
28. Sprung CL, Jacobs LJ, Caralis PV, Karpf M (1981) Ventricular arrhythmias during Swan-Ganz catheterization of the critically ill. Chest 79:413–415
29. Sprung CL, Marcial EH, Garcia AA, Sequeira RF, Pozen RG (1983) Prophylactic use of lidocaine to prevent advanced ventricular arrhythmias during pulmonary artery catheterization – A prospective double-blind study. Am J Med 75:906–910
30. Sprung CL, Rackow EC, Civetta JM (1983) Direct measurements and derived calculations using the pulmonary artery catheter. In: Sprung CL (ed) The Pulmonary Artery Catheter. Methodology and Clinical Application. University Park Press, Baltimore, pp 105–140
31. Anderson PT, Herlevesen P, Schaumburg H (1986) A comparative study of "Opsite" and "Nobecutan" gauze dressings for central venous line care. J Hosp Infect 7:161–168
32. Craven DE, Lichtenberg DA, Kunches LM, et al (1985) A randomized study comparing a transparent polyurethane dressing to a dry gauze dressing for peripheral intravenous catheter sites. Infect Control 6:361–366
33. Katich M, Band J (1985) Local infection of the intravenous-cannulae wound associated with transparent dressings. J Infect Dis 151:971–972

34. Maki DG, Band JD (1981) A comparative study of polyantibiotic and iodophor ointments in prevention of vascular catheter-related infection. Am J Med 70:739–744

35. Maki DG, Ringer M (1987) Evaluation of dressing regimens for prevention of infection with peripheral intravenous catheters. Gauze, a transparent polyurethane dressing, and an iodophor-transparent dressing. JAMA 258:2396–2403

36. Eyer F, Brummitt C, Crossley K, Siegel R, Cerra F (1990) Catheter-related sepsis. Prospective, randomized study of three metods of long-term catheter maintenance. Crit Care Med 18:1073–1079

37. Snydman DR, Murray SA, Kornfeld SJ, Majka JA, Ellis CA (1982) Total parenteral nutrition-related infections. Prospective epidemiologic study using semiquantitative methods. Am J Med 73:695–699

38. Luskin RL, Weinstein RA, Nathan C, Chamberlin WH, Kabins SA (1986) Extended use of disposable pressure transducers: A bacteriologic evaluation. JAMA 255:916–920

39. Band JD, Maki DG (1979) Safety of changing intravenous delivery systems at longer than 24-hour intervals. Ann Intern Med 91:173–178

40. Buxton AE, Highsmith AK, Garner JS, West CM, Stamm WE, Dixon RE, McGowan JE (1979) Contamination of intravenous infusion fluid. Effects of changing administration sets. Ann Intern Med 90:764–768

41. McArthur BJ, Hargiss C, Schoenknecht FD (1975) Stopcock contamination in an ICU. Am J Nurs 75:96–97

42. Dryden GE, Brickler J (1979) Stopcock contamination. Anesth Analg 58:141–142

43. Yonkman CA, Hamory BH (1988) Sterility and efficiency of two methods of cardiac output determination. Closed loop and capped syringe methods. Heart Lung 17:121–128

44. Fregler G (1954) Measurement of cardiac output in anaesthetized animals by a thermodilution method. Q J Exp Physiol 39:153–164

45. Levett JM, Replogle RL (1979) Thermodilution cardiac output. A critical analysis and review of the literature. J Surg Res 27:392–404

46. Ganz W, Swan HJC (1972) Measurement of blood flow by thermodilution. Am J Cardiol 29:241–246

47. Stetz CW, Miller RG, Kelly GE, Raffin TA (1982) Reliability of the thermodilution method in determination of cardiac output in clinical practice. Am Rev Respir Dis 126:1001–1004

48. Nelson LD, Anderson HB (1985) Patient selection for iced versus room temperature injectate for thermodilution cardiac determinations. Crit Care Med 13:182–184

49. Shellock FG, Riedinger MS (1983) Reproducibility and accuracy of using room temperature vs ice-temperature for thermodilution cardiac determination. Heart Lung 12:175–176

50. Elkayam U, Berkley R, Azen S, Weber L, Geva B, Henry WL (1983) Cardiac output by thermodilution technique. Effect of injectate's volume and temperature on accuracy and reproducibility in the critically ill patient. Chest 84:418–422

51. Mattea EJ, Paruta AN, Worthen LR (1979) Sterility of prefilled syringes for thermal dilution cardiac output measurements. Am J Hosp Pharm 36:1156–1157

52. Burke KG, Larson E, Maciorowski L, Adler DC (1986) Evaluation of the sterility of thermodilution room-temperature injectate preparations. Crit Care Med 14:503–504

53. Nelson LD, Martinez OV, Anderson HB (1986) Incidence of microbial colonization in open versus closed delivery systems for thermodilution injectate. Crit Care Med 14:291–293

54. Civetta JM (1983) Pulmonary artery catheter insertion. In: Sprung CL (Hrsg) Der Pulmonalarterienkatheter: Methodik und klinische Anwendung. Aspen, Rockville

55. Gardner RM (1981) Direct blood pressure measurement: Dynamic response requirements. Anesthesiology 54:227–236

56. Gardner RM, Hollingsworth KW (1986) Optimizing the electrocardiogram and pressure monitoring. Crit Care Med 14:651–658

4 Komplikationen
der Pulmonalarterienkatheterisierung

T. J. Iberti, J. H. Silverstein

Der Pulmonalarterienkatheter (PAK) wurde zu einer wichtigen Stütze beim Management von kritisch Kranken oder Hochrisikopatienten. Seit seiner Einführung im Jahre 1970 [1] nahm seine Bedeutung enorm zu und stieg von Jahr zu Jahr weiter an. Anfangs wurden die Komplikationen der Pulmonalarterienkatheterisierung häufig durch Fallbeschreibungen identifiziert. Als diese Komplikationen aber immer mehr bekannt wurden und der Katheter vermehrt eingesetzt wurde, gingen die Berichte über allgemeine Komplikationen zurück. Folglich wurden Angaben zur genauen Inzidenzrate von Komplikationen durch den PAK schwieriger. Da der PAK am häufigsten bei Hochrisikopatienten eingesetzt wird, ist es oftmals schwierig, zwischen der Grundkrankheit des Patienten und dem Katheter als Ursache der katheterassoziierten Komplikationen, wie z. B. Arrhythmien oder Infektionen, zu differenzieren.

Die durch den Einsatz des PAK hervorgerufenen Komplikationen lassen sich unterteilen in solche, die während der Katheteranlage auftreten, solche, die auftreten, während der Katheter sich in situ befindet und solche, die auf einer Fehlinterpretation der Werte oder auf falschen Meßdaten beruhen. Die letztgenannte Problematik wird in diesem Kapitel nicht behandelt, sie wurde aber kürzlich in einer großen multizentrischen Studie untersucht [2]. Die ersten beiden Kategorien sind Gegenstand dieses Kapitels.

4.1
Komplikationen im Rahmen der Katheteranlage

4.1.1
Katheterbedingte Arrhythmien

Herzrhythmusstörungen sind ein häufiges Ereignis während der Anlage eines PAK. Aus der Literatur ist bekannt, daß vorzeitige Vorhofaktionen (SVES) bei 15 % der Katheterisierungen auftreten [3]. Diese Arrhythmien sind zumeist ausnahmslos benigne und bedürfen keinerlei Intervention.

Die am häufigsten auftretenden Arrhythmien in Verbindung mit der PAK-Anlage sind vorzeitige ventrikuläre Erregungen. Exakte Angaben zur Inzidenz ventrikulärer Rhythmusstörungen existieren nicht, laut verschiedenen Berichten liegt sie zwischen 13 und 70 % [3–13]. Prospektive Studien, die diese Komplikation untersuchten (Tabelle 4-1), unterscheiden sich in ihren Definitionen der Rhythmusstörung, d. h. anhaltende Arrhythmie gegenüber einzelnen ventrikulären Extrasystolen (VES). Auch ist von Relevanz, ob ein EKG kontinuierlich beobachtet bzw. aufgezeichnet wurde.

Tabelle 4-1. Herzrhythmusstörungen (*VES* ventrikuläre Extrasystolen, *VT* ventrikuläre Tachykardie, *SVES* supraventrikuläre Extrasystolen, *RSB* Rechtsschenkelblock, *VF* Kammerflimmern)

Literatur	Jahr	Patientenzahl/ PAK-Anlagen	Rhythmus-störung (n)		Methode
Elliott et al. [3]	1979	81/116	VES	53	Kontinuierliches EKG
			VT	27	
			RSB	3	
			SVES	18	
Sise et al. [4]	1981	219/320	VES	33	Beobachtung
			VT	3	
Sprung et al. [5]	1981	44/60	VES	27	Kontinuierliches EKG
			VT	19	
Salmenpera et al. [6]	1982	107	VES	73	Kontinuierliches EKG
			VT	18	
Sprung et al. [7]	1982	119/150	VES	45	Kontinuierliches EKG
			VT	35	
			VF	2	
			RSB	7	
Boyd et al. [8]	1983	500/528	SVES	7	Beobachtung
			VES	58	
			VT	8	
Sprung et al. [9]	1983	62/67	VES	42	Kontinuierliches EKG
Horst et al. [10]	1984	136/211	Arrhythmien	16	Keine Angaben
			VT	6	
			VF	1	
Shah et al. [11]	1984	6245	SVES	83	Kontinuierliches EKG
			VES	4220	
			VES-Salven	193	
			RSB	3	
			AV-Block III°	1	
Damen [12]	1985	250	VES (Anlage)	162	Kontinuierliches EKG
			VT	11	
			VES (Entfernung)	156	
			VT	2	
Iberti et al. [13]	1985	56	VES	7	Kontinuierliches EKG

Es wird betont, daß die Passagezeit des Katheters durch den rechten Ventrikel eine ausschlaggebende Variable ist [13]. Obwohl die meisten Rhythmusstörungen einen selbstlimitierenden Verlauf haben, gibt es zahlreiche Fallbeschreibungen von hämodynamisch relevanten ventrikulären Tachykardien (VT) und Kammerflimmern (VF). Einige dieser Zwischenfälle hatten einen tödlichen Ausgang. Es ist daher Pflicht, daß derjenige, der den PAK einschwemmt, nicht nur die Druckkurven, sondern auch das mitlaufende EKG beobachtet. Die meisten Rhythmusstörungen sistieren entweder mit dem weiteren Vorschieben in die Pulmonalarterie oder mit dem Zurückziehen der Katheterspitze in die V. cava. Diese Entscheidung zur Vorgehensweise sollte durch einen erfahrenen Arzt erfolgen.

Obwohl diese Rhythmusstörungen gewöhnlich gutartig sind, wurden Versuche unternommen, in denen Patienten im Rahmen der PAK-Anlage mit einer intravenösen

Gabe Lidocain vorbehandelt wurden, um ektope ventrikuläre Erregungen prophylaktisch zu unterdrücken. Shaw [14] zeigte eine Abnahme ventrikulärer Ektopien von 39 auf 5 %. Eine anschließende Studie von Salmenpera [6] konnte jedoch keine signifikante Abnahme ventrikulärer Extrasystolen finden. Es gibt keinen methodischen Unterschied dieser beiden Studien, der dieses unterschiedliche Ergebnis zufriedenstellend erklärt. Im Jahre 1983 untersuchten Sprung et al. 67 Patienten in einer randomisierten Blindstudie und empfahlen die Verabreichung von Lidocain für die ersten 20 min der Katheterisierung bei kritisch kranken Patienten mit hohem Risiko. In dieser Studie wurde bei Patienten mit einem Zeitaufwand von mehr als 20 min für die Katheterisierung die gleiche Häufigkeit an anhaltenden ventrikulären Arrhythmien mit Lidocain oder Placebo beobachtet. Trotz dieser Untersuchungen verabreichen viele Zentren einschließlich unserer Einrichtung Lidocain nicht prophylaktisch.

4.1.2
Rechtsschenkelblock

Die Entwicklung eines Rechtsschenkelblocks (RSB) während der Pulmonalarterienkatheterisierung war bereits Gegenstand vieler Fallbeschreibungen [15, 16]. Es wird geschätzt, daß der RSB bei 3–6 % der Katheterisierungen auftritt [3, 7, 16]. Eine Fallbeschreibung erwähnt eine problemlose Katheterpassage, aber einen mit Inflation des Ballons einhergehenden, passageren RSB [17]. Für das Auftreten eines RSB während einer konventionellen Herzkatheterisierung wird eine Rate zwischen 6 und 12 % angegeben [18, 19], während eine große Studie einen neu aufgetretenen RSB bei 3 von 6245 Patienten beschrieb. Von diesen Patienten hatten alle eine krankhafte Veränderung an der rechten Koronararterie. Während in den meisten Studien mit einem neu aufgetretenen RSB Patienten mit einer koronaren Herzerkrankung untersucht wurden, berichtete Sprung [7] von 7 Patienten mit einem neuen RSB, von denen 4 keine Anzeichen für eine vorbestehende Herzerkrankung hatten. Keine der Studien über einen neu aufgetretenen, isolierten RSB beschäftigte sich mit der gleichzeitigen hämodynamischen Instabilität.

Größere Bedenken bereitet die Entwicklung eines RSB in Gegenwart eines vorbestehenden Linksschenkelblocks (LSB), was möglicherweise einen totalen AV-Block (AV-Block III. Grades) und hämodynamische Instabilität zur Folge hat [15, 20]. Zwar gibt es Daten von Untersuchungen im Herzkatheterlabor, die vermuten lassen, daß Patienten mit einem LSB eine höhere Inzidenz der Entwicklung eines RSB und damit totalen AV-Blocks haben, doch beobachteten Sprung et al. [7] bei keinem von 8 katheterisierten Patienten mit vorbestehendem LSB einen totalen AV-Block. Dieser Befund wird durch Shah [11] bestätigt, der einen totalen AV-Block nur bei 1 von 113 Patienten mit vorbestehendem LSB beschrieb. Insgesamt scheint daher die Inzidenz eines RSB und AV-Blocks III. Grades bei Patienten mit bekanntem LSB während einer PAK-Anlage nicht höher zu sein als bei Patienten ohne vorbestehendes Blockbild. Anhand der bis heute verfügbaren Erkenntnisse kann die prophylaktische Anlage eines Schrittmachers bei Patienten mit einem LSB vor einer Pulmonalarterienkatheterisierung nicht gerechtfertigt werden. Die Möglichkeit zur raschen Schrittmachertherapie, entweder transvenös oder transkutan, sollte jedoch gegeben sein.

Rhythmusstörungen, welche durch einen PAK in situ bedingt sind, wurden bislang nicht so eingehend untersucht. Die Inzidenz ventrikulärer Rhythmusstörungen wird auf 6 % geschätzt, allerdings auf der Basis einer Studie von 6 Patienten [21]. Ein liegender PAK muß in der Differentialdiagnose einer neu auftretenden, gehäuften ventrikulären Extrasystolie berücksichtigt werden und rechtfertigt möglicherweise einen Versuch der Neupositionierung oder Entfernung des Katheters [22].

Letztlich sollte nicht vergessen werden, daß die Plazierung eines PAK eine elektive Prozedur ist, welche nur nach Stabilisierung des Patienten vorgenommen werden sollte. Alle weitläufig bekannten Risiken für die Zunahme von Rhythmusstörungen, wie beispielweise Imbalanzen im Elektrolyt- oder Säuren-Basen-Haushalt oder eine Hypoxämie, sollten vor der Katheteranlage behandelt werden. Der wichtigste zu korrigierende Parameter ist vielleicht die Hypoxämie, die möglicherweise eine Intubation vor Katheteranlage notwendig machen kann.

4.1.3
Fehlerhafte Katheterposition

Pulmonalarterienkatheter müssen in einem ziemlich begrenzten Gefäßabschnitt der Pulmonalarterie positioniert werden, um die gewünschte Information zu liefern. West [23, 24] beschrieb ein Lungenzonenmodell auf der Grundlage der jeweiligen vaskulären und alveolären Drücke, das – zumindest theoretisch – ableiten läßt, wo die Spitze des PAK liegen muß, um die Gefäßdrücke zu erhalten. Die Katheter neigen auch dazu, nach peripher in eine dauerhafte Wedge-Position zu dislozieren [25]. Dies wurde besonders bei Patienten während herzchirurgischen Eingriffen berichtet [26]. Wie später diskutiert wird, erhöht sich dadurch das Risiko für eine Perforation der Pulmonalarterie. Eine prospektive Analyse von 314 Katheterisierungen ergab eine 6,9 %ige Inzidenz an klinisch relevanten peripheren Positionen auf dem ersten Thoraxröntgenbild nach Katheteranlage [27].

Es existieren Fallberichte, daß PAK gefäßchirurgische Nahtstellen passierten und in die Aorta gelangten [28], den Intrathekalraum erreichten [29], den Koronarsinus verlegten [30] oder im Pleuraraum lagen [31]. Ein Bericht beschrieb die Obstruktion der venösen Drainagekanüle einer Herz-Lungen-Maschine durch einen PAK [32].

4.1.4
Knotenbildung des Katheters

Die Knotenbildung eines PAK kann entweder frei im intravaskulären Raum oder unter Beteiligung kardialer Strukturen auftreten. Kasuistiken beschreiben intrakardiale Knotenbildungen [33, 34] und sogar das Entstehen von 2 Verknotungen [35]. In der Literatur finden sich ebenfalls Knotenbildungen in der Pulmonalarterie [36, 37]. Der PAK kann sich aber auch an den Papillarmuskeln des Herzens verheddern [38]. Weitere intravasale Katheter und Schrittmacherkabel können sich ebenfalls mit dem PAK verheddern [39, 40].

Die Diagnose einer Knotenbildung des Katheters wird oft beim Versuch der Katheterentfernung gestellt. Wenn ein Katheter oder jede andere intravasale Meßsonde sich nicht einfach entfernen läßt, sollte keine rohe Gewalt angewendet werden. Bei entsprechendem Verdacht sollte eine radiologische Untersuchung zur Bestätigung der Diagnose und als Grundlage für die Diskussion möglicher Lösungswege durchgeführt werden. Zuweilen liefert auch ein Röntgenbild den ersten Hinweis auf eine Knotenbildung. Ein verknoteter Katheter kann möglicherweise unter radiologischer Durchleuchtung erfolgreich entknotet werden. Anderenfalls bedarf er der chirurgischen Entfernung mittels einer offenen Venotomie [35]. Zur Entknotung des Katheters sollte man einen im Inneren beweglichen Führungsdraht benutzen [34]. Als alternative Vorgehensweise wurde das Zuziehen des Knotens und die Entfernung des Katheters samt der Gefäßschleuse [41] beschrieben. Eine weitere Technik unter Verwendung eines dicklumigeren biliären Katheters zur Kompression des Knotens [42] erwies sich ebenfalls als erfolgreich.

Eine von der Natur her ähnliche, aber auf das herzchirurgische Gebiet beschränkte Komplikation ist die Fixierung des PAK durch herznahe Nähte [43, 44]. Diese Situation kann eine Reoperation notwendig machen, obwohl es auch Berichte über eine nichtchirurgische Entfernung gibt [45–47].

Schließlich können sich Fragmente vom Katheter abscheren und entweder in eine Herzhöhle oder die Pulmonalarterie zu liegen kommen [48–50]. Das Entfernen von Fragmenten wird gewöhnlich unter radiologischer Kontrolle mit einer Schlinge vorgenommen [49].

4.1.5
Lungeninfarkt

Es gibt zahlreiche Berichte über Lungeninfarkte distal der Spitze des PAK [25, 51–54]. In einer frühen retrospektiven Serie von 125 Patienten wurde eine Inzidenz von ischämischen Lungenveränderungen von 7,2 % genannt [25]. Der Mechanismus der Infarzierung konnte bislang nicht zufriedenstellend geklärt werden. Möglicherweise gehören dazu Thrombembolien, Endothelschädigungen und/oder die Ischämie distal einer permanent in Wedge-Position befindlichen Katheterspitze. Das Vorliegen eines kardialen Low-output-Zustands prädisponiert aller Wahrscheinlichkeit nach am ehesten für diese Komplikation.

Die Diagnose eines Lungeninfarktes wird üblicherweise anhand des radiologischen Befundes einer keilförmigen Verschattung distal der Position der Katheterspitze (Westermark-Zeichen) gestellt [52, 53, 55]. Dieser Befund kann auch nach Entfernung des Katheters vorhanden sein. Klinische Befunde, die mit einem Lungeninfarkt einhergehen, sind Hämoptysen oder andere Zeichen einer Lungenembolie. Ein Lungeninfarkt kann aber auch asymptomatisch verlaufen. Normalerweise löst sich das radiologische Korrelat innerhalb von 2–3 Wochen auf. Es liegen keine Berichte über ernsthafte Folgeschäden nach kleinen Lungeninfarkten vor. Eine spezifische Therapie für einen isolierten Lungeninfarkt gibt es nicht. Es kann aber Schwierigkeiten bereiten, einen Lungeninfarkt von einer Pulmonalarterienruptur zu unterscheiden.

4.1.6
Pulmonalarterienruptur

Die schwerwiegendste Komplikation der Pulmonalarterienkatheterisierung stellt die Ruptur der Pulmonalarterie oder anderer Gefäßstrukturen dar. Das klassische Symptom sind Hämoptysen, die so massiv sein können, daß sie zur Verblutung führen. Dyspnoe, Angstgefühl und Hypotonie sind ebenfalls häufig vorhanden. Eine Hämoptoe von gerade 5 ml hellrotem Blut kann das erste Anzeichen für eine Gefäßverletzung sein. Die Blutung steht oftmals in Zusammenhang mit dem Aufblasen des Katheterballons oder dem Spülen des distalen Katheterendes, während der Katheter in Wedge-Position ist. Die genaue Inzidenz der Pulmonalarterienruptur ist nicht bekannt. Einige Fälle bleiben möglicherweise unbemerkt. McDaniel et al. gaben eine Inzidenz von 0,2 % bei 1500 herzchirurgischen Patienten an [56]. Hingegen fand Shah lediglich bei 4 von 6146 Patienten (0,064 %) eine intrapulmonale Hämorrhagie [57].

Die Ursachen einer pulmonalen Gefäßverletzung wurden von Barash et al. in einer postmortalen Studie untersucht [58]. Die Autoren schlugen 3 verantwortliche Mechanismen vor:

1. Der Ballon selbst kann zur Ruptur der Pulmonalarterie führen.
2. Das Aufblasen des Ballons erfolgt evtl. in ungleichmäßiger oder verdrehter Weise, sodaß die Katheterspitze durch die Gefäßwand gebohrt wird.
3. Die Katheterspitze selbst kann durch die Gefäßwand gebohrt werden, ohne daß der Ballon aufgeblasen ist, und zwar entweder durch das manuelle Vorschieben bei entblocktem Ballon oder durch Wanderung des Katheters.

Hardy et al. führten an Hunden eine In-vitro- und In-vivo-Studie durch, um die zur Ruptur notwendigen Drücke zu bestimmen und zu klären, ob diese Drücke bei der klinischen Benutzung des PAK erreicht werden [59]. Ihre Schlußfolgerung lautete, daß sich die meisten Rupturen durch ein übermäßiges Aufblasen des Ballons erklären lassen.

Verschiedene Faktoren scheinen das Risiko einer Pulmonalarterienperforation zu erhöhen. Zu diesen gehören ein höheres Alter, eine Hypothermie und eine pulmonale Hypertonie [58]. Bei einer pulmonalarteriellen Hypertonie finden sich sklerotische Gefäße mit verminderter Dehnbarkeit und einer Tendenz zur aneurysmatischen Dilatation. Zudem kann die Druckdifferenz, auch als Gradient bezeichnet, zwischen der einen (proximalen) und der anderen (distalen) Seite des Ballons bei Patienten mit einer pulmonalen Hypertonie sehr hoch sein. Das kann zu einer Erhöhung des treibenden Drucks führen, sodaß der Ballon oder die exzentrisch exponierte Katheterspitze gegen die Gefäßwand gedrückt wird. Eine Hypothermie, besonders die niedrigen Temperaturen während dem Einsatz der Herz-Lungen-Maschine, verändern deutlich die Kathetersteifigkeit selbst. Manipulationen des Herzens oder die Dislokation eines steiferen Katheters prädisponieren womöglich zu einer Perforation. Eine Antikoagulation wird ebenfalls als Risikofaktor angesehen und erhöht den Schweregrad der Hämorrhagie.

Die meisten PAK sind mit einer speziell entwickelten Spritze ausgestattet, um eine Überblähung des Ballons zu verhindern. Dies geschieht entweder durch eine Bewegungsbegrenzung des Spritzenkolbens oder Löcher im Spritzenzylinder, durch welche die das Limit von 1,5 ml überschreitende Luft entweichen kann. Die Benutzung einer gewöhnlichen Spritze erlaubt viel eher eine Überblähung des Ballons als die mitgelieferte Sicherheitsspritze. Ferner sollten allen Anästhesisten die Berichte über die zunehmende Ballongröße während einer Lachgasnarkose bekannt sein [60, 61].

Bei der Suche nach einer normalen Wellenform können abnormale Wellenformen der pulmonalkapillären Verschlußdruckkurve den Arzt dazu fehlleiten, den Katheter zu weit in eine distale Position vorzuschieben. Auch das kann eine Perforation der Pulmonalarterie zur Folge haben [62, 63].

Ein hohes Maß an Wachsamkeit sollte gegeben sein, falls Hämoptysen bei Patienten mit einem PAK in situ bemerkt werden. Unter den Bedingungen der Intensivtherapie werden Hämoptysen oft leichtfertig einer Irritation des Tracheobronchialbaumes durch häufiges Absaugen des beatmeten Patienten zugeschrieben. Rosenbaum et al. betonten, daß bereits ein geringes Maß an Hämoptoe (2–5 ml) Warnsignal einer Pulmonalarterienruptur sein kann [64].

Die diagnostische Abklärung von Hämoptysen bei einem Patienten mit einem PAK umfaßt zunächst eine dringliche Röntgenuntersuchung des Thorax, welche möglicherweise einen distal oder in der Mitte einer nicht vorbestehenden homogenen Transparenzminderung liegenden Katheter zeigt. Die fiberoptische oder starre Bronchoskopie kann hilfreich sein, eine spezifische Läsion auszuschließen oder eine Blutung im Bereich der PAK-Position zu lokalisieren. Barash schlug eine Wedge-Angiographie vor, hierbei wird ein intravenöses Röntgenkontrastmittel in das distale Lumen des Katheters unter fortlaufender Durchleuchtung und Exposition eines tragbaren Röntgenbildes injiziert. Nach unserer Erfahrung stellt diese Technik selten den pulmonalarteriellen Gefäßbaum ausreichend dar, um von klinischem Nutzen zu sein, und sie kann zu einer Ruptur des Ballons führen. Weil bei diesen Patienten Zeit ein wesentlicher Faktor ist, empfehlen wir diese Vorgehensweise nicht.

In einer Vielzahl von Fallbschreibungen wurden Vorschläge zu den bei einer Pulmonalarterienruptur mit endobronchialer Hämorrhagie zu unternehmenden therapeutischen Manövern gemacht. Allerdings entstanden daraus keine klaren Leitlinien. Die Kontrolle der Atemwege bleibt das oberste Gebot. Ein blind vorgeschobener, einlumiger Tubus wird gewöhnlich im rechten Hauptbronchus zu liegen kommen. Wenn bekannt ist, daß die Blutung von der linken Seite herrührt, kann dieses Manöver die rechte Lunge vor dem Übertritt von Blut schützen. Allerdings erhält man dadurch keinen Zugang zum blutenden Lungenareal. Das Einbringen eines einlumigen Tubus in den linken Hauptbronchus erfordert eine fiberoptische Führung. Man kann auch Doppellumentuben einbringen, wobei dies jedoch vor einer massiven Blutung erfolgen muß und nur durch einen mit dieser Methode vertrauten Arzt. Die Lumina von Doppellumentuben sind um vieles kleiner als die der Einlumentuben, sodaß es schwierig sein kann, einen Blutpfropf zu entfernen. Auch Doppellumentuben allein stoppen die Blutung nicht.

Ein positiver endexspiratorischer Druck wurde in einer einzigen Fallbeschreibung zur erfolgreichen Behandlung einer intrabronchialen Blutung vorgeschlagen [63]. Diese Beobachtung ähnelt derjenigen, daß ein PEEP das Ausmaß der mediastinalen Blutung nach einer offenen Herzoperation reduziert [65]. Allerdings beschrieb eine nachfolgende Studie das Versagen des PEEP zur Reduktion der postoperativen Blutung [66]. Unter der Voraussetzung, daß der Patient einen PEEP hämodynamisch toleriert, ist diese Therapie wahrscheinlich einen Versuch wert. Die Benutzung eines Bronchusblockers, beispielsweise eines aufgeblasenen Fogarty-Katheters, ist zur Tamponade der Blutung beschrieben worden. Es ist fraglich, ob z. B. der Ballon des PAK selbst zum Verschluß des Lumens eines blutenden Gefäßes benutzt werden kann. Auch wenn dies erfolgreich sollte, kann das blinde Aufblasen des PAK-Ballons bei einem Patienten, bei dem genau durch diese Maßnahme die Blutung ausgelöst wurde, nicht befürwortet werden. Eher jedoch sollte unter Beobachtung der Atemwege das distale Ende des PAK in den Hauptstamm der Pulmonalarterie zurückgezogen werden. Eine derartige Plazierung des Ballons unter angiographischer Kontrolle zur Beherrschung der Blutung hat möglicherweise einen Stellenwert als eine vorläufige Maßnahme vor der chirurgischen Intervention, obwohl die meisten Patienten unmittelbar in den Operationssaal gebracht werden. Im Operationssaal wird nach Kontrolle des Lungenhilus das angemessene chirurgische Vorgehen – falls überhaupt erforderlich – durch den Operateur festgelegt. Es gibt Berichte über ein erfolgreiches Management einer Pulmonalarterienblutung durch die einfache Entfernung des PAK [67] bis hin zu unterschiedlichen Lungenresektionsverfahren [68–70].

4.1.7
Komplikationen in Verbindung mit dem venösen Zugangsweg

Die Komplikationen im Rahmen der Einbringung des PAK in den venösen Kreislauf sind vergleichbar mit denen, die im Rahmen einer jeden zentralvenösen Katheteranlage auftreten können. Allerdings können die durch einen PAK hervorgerufenen Komplikationen aufgrund der größeren Gefäßschleusen gravierender sein. Die am häufigsten benutzten Punktionsstellen für den venösen Zugang sind die rechte V. jugularis interna und die linke V. subclavia. Obwohl es zwischen diesen beiden Zugangswegen eine deutliche individuelle Präferenz in bezug auf die Sicherheit und Erfolgsrate zu geben scheint, liegen nur wenige Daten vor, die einen eindeutigen Vorteil des einen oder anderen Zugangs in Hinblick auf die Komplikationen dokumentieren. Wie für jeden anderen zentralvenösen Zugang konnte gezeigt werden, daß die Komplikationsrate mit der Erfahrung des Arztes korreliert.

Für die Punktion der A. carotis oder A. subclavia wurde eine Häufigkeit von 1–2 % der Katheteranlagen beschrieben. Trotz der normalerweise niedrigen Morbidität wurden Todesfälle durch arterielle Blutungen berichtet. Die Verwendung einer „Suchernadel" (20-G-Kanüle) zur Minimierung der Größe einer potentiellen Arterienverletzung und eine blutgasanalytische Kontrolle bei fraglich venösem Blut können dazu beitragen, die Plazierung einer größeren Schleuse in einer Arterie zu vermeiden. Ausgedehnte Hämatome, welche gelegentlich einen chirurgischen Eingriff erforderlich machten, wurden als Folge dieser Komplikation beschrieben. Die Punktion der A. carotis wird gewöhnlich durch die rasche Zunahme des Hämatoms sofort augenfällig. Hingegen wird eine Punktion der A. subclavia nicht unbedingt sichtbar. Dies läßt sich manchmal erst auf dem Thoraxröntgenbild erkennen. Das Hämatom stellt sich entweder als eine apikale Kappenbildung des Pleuraraumes, eine sich in das Lungenparenchym vorwölbende apikal abgerundete Struktur oder ein typischer Hämatothorax mit Flüssigkeitsnachweis in den abhängigen Abschnitten des Pleuraraums dar.

Dank der Fortschritte bei der Ausstattung des venösen Punktionsbestecks, d. h. kleinkalibrigen Punktionsnadeln mit zugehörigen Führungsdrähten, sind trotz der fehlenden Dokumentation genauer Daten akzidentelle arterielle Punktionen offensichtlich inzwischen weniger gefährlich. Ob eine Antikoagulation vor größeren Venenpunktionen gestoppt oder antagonisiert werden muß, wird kontrovers beurteilt. Offensichtlich muß die Risiko-Nutzen-Abwägung individuell für jeden Einzelfall erfolgen, i. allg. aber können Punktionen bei antikoagulierten Patienten durch erfahrene Kliniker erfolgen.

Beide zentralen Gefäßzugänge, sowohl via V. jugularis interna als auch via V. subclavia, sind mit dem Risiko eines punktionsbedingten Pneumothorax assoziiert. Es sei erneut betont, daß die allgemeinen Prinzipien der zentralen Venenpunktion anzuwenden sind. Aber es gibt – wie für jeden anderen zentralvenösen Zugang – keine allgemein gültige Handlungsweise oder Behandlung bei der PAK-Anlage. Stets sollte die

Position des PAK durch ein sofort angefertigtes Thoraxröntgenbild kontrolliert und ein Pneumothorax ausgeschlossen werden. Wenn es von klinischer Seite einen hinreichenden Verdacht gibt, sollten weitere Röntgenbilder zur Verlaufskontrolle oder Aufnahmen in Exspirationsstellung angefertigt werden. Bei Patienten, die mit PEEP beatmet werden, besteht ein höheres Risiko, daß sich aus einem Pneumothorax ein Spannungspneumothorax entwickelt. Auf diese Möglichkeit muß bei jedem Patienten mit einer Beeinträchtigung der Herz-Kreislauf-Situation in der Folge einer PAK-Anlage gedacht werden. Bei instabilen Patienten ist eine Pleuradrainage oftmals vor der radiologischen Bestätigung indiziert. Jeder Pneumothorax, der bei Patienten mit bestehender oder voraussichtlicher PEEP-Ventilation bemerkt wird, sollte mit einer Pleuradrainage therapiert werden. Eine Übersicht über prädisponierende Faktoren und Vorsichtsmaßnahmen zur Vermeidung von Komplikationen im Rahmen der Katheteranlage und durch den in situ verweilenden Katheter zeigt Tabelle 4-2.

Tabelle 4-2. Prädisponierende Faktoren und Vorsichtsmaßnahmen zur Vermeidung von Komplikationen

Komplikation	Ursache oder prädisponierender Faktor	Vermeidung oder Vorsichtsmaßnahme
1. Arrhythmie	1. Irritation des Endokards durch den Katheter	Kontinuierliches EKG-Monitoring
	2. Zu langer Katheterabschnitt im rechten Ventrikel	Vermeidung unnötiger Manipulationen
	3. Katheterspitze von der Pulmonalarterie in den rechten Ventrikel zurückgeschlagen	Minimierung der Passagezeit durch den rechten Ventrikel
	4. Risikofaktoren	Korrektur von Azidose, Hypoxämie und Elektrolytabweichungen (nach Möglichkeit vor der Katheterisierung)
2. Totaler AV-Block	1. Vorbestehender Linksschenkelblock	Verfügbarkeit eines temporären Schrittmachers – transvenös oder extern
3. Fehlerhafte Katheterposition		
a) Extravaskulär	1. Anatomische Abnormalitäten	Plazierung des PAK durch erfahrenes Personal – hohes Maß an Aufmerksamkeit
	2. Gefäßchirurgische Operationen	
b) Katheterknotung	1. Vorschub von mehr Katheterlänge, als typischerweise für eine bestimmte Katheterposition erforderlich ist	Vorschub des Katheters unter Kontrolle, ob sich Drucksignal (Katheterposition) und Katheterlänge entsprechen
	2. Übermäßige Manipulation im dilatierten Herzen	Kein weiteres Vorschieben von mehr als 15 cm in die Pulmonalarterie. Radiologische Kontrolle beachten
	3. Vorschieben des Katheters mit nicht aufgeblasenem Ballon	Vollständiges Aufblasen des Ballons zum Einschwemmen

Tabelle 4-2. Fortsetzung

Komplikation	Ursache oder prädisponierender Faktor	Vermeidung oder Vorsichtsmaßnahme
c) Katheterfragmente	1. Gewaltsame Entfernung oder Manipulation 2. Inadäquate Benutzung des Katheterbestecks 3. Katheterkürzung für Drahtwechsel	Keine unkontrollierte Kraft im Umgang mit dem Katheter Befolgung der Bedienungsanleitung des Herstelllers Kein Kürzen von Kathetern
4. Lungeninfarkt	1. Unbeabsichtigt dauerhaftes Verbleiben des Katheters in der Wedge-Position 2. Permanente Ballonfüllung	Vermeidung von längerer Ballonokklusion, als zur Messung erforderlich Kontinuierliche Messung des PA-Drucks Intermittierende, kurzdauernde Messungen des PCWP Wahl der Katheterposition mit einem ausreichenden Ballonvolumen von 1,25–1,5 ml Zurückziehen des Katheters bei permanenter Wedge- oder gedämpfter PA-Druckkurve Ballon entblockt lassen Bei Verdacht auf Thrombusformation Vermeidung von Durchspülen
5. Pulmonalarterienruptur	1. Vorschieben des Katheters bei nicht aufgeblasenem Ballon 2. Aufblasen des Ballons in distaler Pulmonalarterie 3. Ungleichmäßige Ballonentfaltung oder Hervorragen der Katheterspitze über den Ballon 4. Aufblasen des Ballons mit einer Flüssigkeit 5. Pulmonale Hypertonie 6. Heparinisierung 7. Höheres Alter 8. Hypothermie 9. Herzklappenerkrankung	Kein Aufblasen des Ballons während des Vorschiebens Langsames Aufblasen des Ballons unter kontinuierlichem PA-Druckmonitoring bis zum PCWP Sofortige Beendigung der Ballonfüllung bei Erscheinen des PCWP Begrenzung der PCWP-Messung auf 10–15 s Kein Spülen des Katheters in der Wedge- Position Belassen des Katheters in der zentralen Pulmonalarterie Plazierung des Katheters in der Wedge-Position vor vollständiger Füllung des Ballons Überprüfung der korrekten Ballonfunktion vor der Benutzung (exzentrische Ballonausdehnung?) Ballon nicht mit Flüssigkeiten füllen Minimierung der PCWP- Messungen Untersuchung des Patienten vor der Katheterisierung – sorgfältige Beachtung der Druckkurven

Tabelle 4-2. Fortsetzung

Komplikation	Ursache oder prädisponierender Faktor	Vermeidung oder Vorsichtsmaßnahme
6. Thrombose		Kontinuierliches Spülen mit einer Heparinlösung Begrenzung der Liegedauer des Katheters Heparinbeschichtete Katheter (?)
	Antithrombin III-Mangel (selten)	Eventuell Gabe von Antithrombin III
7. Infektionen	Längere Liegedauer des Katheters (> 72 h)	Frühzeitige Entfernung des Katheters. Strikte Beachtung der Sterilität

4.2
Komplikationen durch den in situ verweilenden Katheter

4.2.1
Thrombose

Es können zwei Thrombosetypen im Rahmen der Anwendung des PAK auftreten. Der erste ist die Thrombusformation entlang des Katheters selbst, die zweite die Thrombusbildung im Gefäß oder in der Umgebung der Eintrittstelle der Schleuse. Die Inzidenz von am Katheter haftenden Thromben ist nicht bekannt, nimmt aber mit der Verweildauer des Katheters in situ zu. Versuche, durch die Verwendung von heparinbeschichteten Kathetern Katheterthrombosen zu reduzieren, erbrachten zunächst vielversprechende Ergebnisse [71]. Diese vorläufigen Resultate ließen sich jedoch in neueren Studien nicht bestätigen. Eine kürzlich erschienene prospektive randomisierte Studie, die PAK mit bzw. ohne Heparinbeschichtung untersuchte, fand keine statistisch signifikanten Unterschiede in der Thromboserate oder Thrombuslänge [72]. Gelegentlich entsteht ein Thrombus am distalen Abschnitt des Katheters und beeinträchtigt dadurch entweder die Druckwellenregistrierung, die HZV-Bestimmung oder beides. Zwar liegen auch Berichte über ausgedehnte Thrombosen am distalen Katheterende vor [73], sie gelten aber als selten. Möglicherweise steht ihr Auftreten in Beziehung mit der Verweildauer des Katheters in situ [73, 74].

Eine Thrombose an oder in der Nähe der Punktionsstelle, wie beispielsweise eine Thrombose der V. subclavia, ein V. cava superior-Syndrom oder ein Verschluß der V. jugularis interna, kann schwerwiegende Folgen haben [75]. Zur Ermittlung der Inzidenz des Auftretens von Venenthrombosen untersuchten Chastre et al. [76] mit einer venösen Angiographie 33 aufeinanderfolgende kritisch kranke Patienten nach einer Pulmonalarterienkatheterisierung. Bei 66 % der Patienten ließ sich angiographisch eine Thrombose nachweisen, wobei das Risiko bei Patienten mit einem erniedrigten HZV am größten zu sein schien. Connors et al. [74] berichteten über ähnliche Ergebnisse bei 32 konsekutiv gestorbenen Patienten, die mit einem belassenen Rechtsherzkatheter autopsiert wurden. In dieser Studie war bei 53 % der Patienten eine Thrombose an unterschiedlichen Stellen entlang des Katheters einschließlich der V. cava superior, des rechten Vorhofes und Ventrikels sowie der Pulmonalarterie nachweisbar. Fünf Patienten wiesen eine katheterbedingte Thrombembolie auf, wobei die Inzidenz einer Thrombose bei Patienten mit einer Katheterliegedauer von mehr als 36 h statistisch größer war. Connors et al. bieten 2 mögliche Erklärungen für ihr Studienergebnis an:

1. Der Katheter setzt Schäden an Endothel und Endokard, die als Entstehungsort für Fibrinablagerung und Thrombose dienen.
2. Der Katheter selbst ist thrombogen und führt zu einer Aktivierung der Gerinnungskaskade [74].

Obwohl die prinzipielle Möglichkeit für venöse Embolien aus den oberen Extremitäten, wie sie in Kasuistiken und kleineren autoptischen Studien beschrieben wurden, mit der Folge einer Lungenembolie gegeben ist, sind Inzidenz und tatsächliche klinische Bedeutung solcher Ereignisse nicht bekannt. Bislang gibt es keine vergleichende Studie zur Inzidenz von Thrombosen der unterschiedlichen Zugangswege. Sie scheint aber für den Zugang von antekubital höher als für die V. subclavia oder V. jugularis interna zu sein [3].

Der Katheter selbst wurde mit einem Thrombozytenabfall in Verbindung gebracht, und zwar entweder durch eine direkte Thrombozytenadhäsivität oder einen erhöhten Thrombozytenverbrauch [77–79]. Dieser Thrombozytenabfall, der i. allg. als klinisch irrelevant angesehen wurde, führte nicht zu einem erhöhten Blutungsrisiko.

4.2.2
Infektion

Wie für jeden zentralvenösen Zugang existiert auch für den PAK das Risiko einer katheterassoziierten Infektion. Wie für fast alle Komplikationen des PAK sind Inzidenz und genaue klinische Relevanz unbekannt. Verschiedene Studien dokumentierten Inzidenzen für eine PAK-assoziierte Infektion zwischen 2,9 % [12] und 33 % [3, 80–84]. Die Inzidenz einer katheterbedingten Sepsis erscheint niedriger. In einer Studie von 1400 Katheterisierungen betrug die Inzidenz weniger als 0,5 % [85]. Die große Variabilität der Infektionsraten beruht möglicherweise auf der Schwierigkeit der Differenzierung zwischen Kolonisation und klinisch relevanter Infektion. Eine Kolonisation ist definiert als eine positive Katheterspitzenkultur ohne das Vorliegen systemischer Infektionszeichen [3].

Die Katheterisierungsdauer hat offenbar auch einen Einfluß auf die Gesamtinfektionsrate. Zwar konnten Elliott et al. [3] und andere Autoren [12] keine Assoziation finden, doch war in den meisten anderen Studien eine Korrelation zwischen der Dauer der Katheterisierung und der Infektionsrate nachweisbar [4, 8, 80, 85]. Zur Reduktion des Infektionsrisikos wurde die Verwendung einer sterilen Hülle eingeführt [86, 87], welche die Neupositionierung des Katheters ermöglicht. Obwohl dadurch keine definitive Verbesserung resultierte, wird diese Hülle heutzutage nahezu überall verwendet. In jüngster Zeit wurde ein Set eingeführt, das eine Plazierung des Katheters ohne direkte Berührung ermöglicht. Allerdings liegen hierzu keine Daten bezüglich der Infektionsraten vor. Gegenwärtig wird an den meisten Institutionen einschließlich der unseren der PAK dann entfernt, wenn die gewonnenen Daten nicht mehr zur Therapiesteuerung benötigt werden. Viele Zentren wechseln routinemäßig den PAK nach 72 h, aber wir verfahren in jedem Fall individuell in Abhängigkeit vom Infektionsrisiko. Dieses Vorgehen wird durch eine Studie von Eyer et al. unterstützt. In dieser Arbeit konnte gezeigt werden, daß es keine Unterschiede bei den Infektionsraten aller zentralvenösen Katheter (einschließlich des PAK) gibt. Die Infektionsraten waren unabhängig davon, ob routinemäßig nach 7 Tagen ein neuer Katheter über eine neue Punktionsstelle gelegt, der Katheter über einen Führungsdraht gewechselt oder nicht routinemäßig gewechselt wurde [88].

Hudson-Civetta et al. [89] untersuchten 49 Patienten mit einem PAK, bei denen ein bekannter Infektionsfokus existierte. Durch mikrobiologische Überwachung wurden Bakterien in 2 % der Spüllösungen, 14 % der Druckdome, 24 % der Flüssigkeitslösungen zur HZV-Messung und 18 % der Einführtrennmembranen kulturell nachgewiesen. Diese Bakterien wurden nicht in Kulturen aus abgeschnittenen Fragmenten des PAK gefunden. Über den Katheter aspirierte Blutproben hatten eine Sensitivität von 15 %, der prädiktive Wert für eine falsch-positive Kultur betrug 40 %. Fünfundneunzig Prozent der Kulturen aus aspirierten Blutproben waren falsch-positiv und nur 0,5 % richtig-positiv. Eine katheterbedingte Infektion, die durch die Kultur von Fragmenten des Katheters selbst bestätigt wurde, fand sich bei 10,2 % der Patienten, bei denen die Katheter nach 73 ± 6,5 h entfernt wurden. Die Autoren folgerten, daß zum Nachweis einer katheterassoziierten Infektion die Aspiration von Blutproben aus dem PAK nicht indiziert ist und daß direkte Blutkulturen bessere Resultate liefern. Die hohe Inzidenz von nachgewiesenen Bakterien an Katheterbestandteilen war alarmierend.

Die strikte Beachtung einer sterilen Anlagetechnik einschließlich einer peinlich genauen Pflege aller venösen Katheter, Dreiwegehähne, Druckaufnehmer und aller Infusionen sind entscheidende Aspekte bei der Reduktion katheterbedingter Infektionen. Geschlossene Systeme zur HZV-Bestimmung und Druckaufnehmer als Einmalartikel werden heutzutage i. allg. benutzt, aber der definitive Nachweis der Effizienz dieser Maßnahmen in bezug auf eine Reduktion der katheterbedingten Infektionen steht aus.

Nach einer Pulmonalarterienkatheterisierung wurden Läsionen an der Trikuspidalklappe, den Sehnenfäden, dem rechtsatrialen Endokard und der Pulmonalklappe mitgeteilt [3, 90–96]. Die Inzidenz einer septischen Endokarditis und aseptischen thrombotischen Endokarditis wurde mit 3,4 %–21 % angegeben [3, 91, 93, 95, 97]. Nach der Erstbeschreibung einer PAK-induzierten Endokarditis in den frühen 80er Jahren gab es in der Folge nur wenige Berichte zu dieser Komplikation, sodaß die wahre Inzidenz und Bedeutung dieser Läsionen unklar blieb. Vom heutigen Standpunkt scheinen diese Komplikationen nur selten zu einer klinisch relevanten Endokarditis zu führen.

4.2.3
Weitere Komplikationen

Weitere in der Literatur erwähnte, aber seltene Komplikationen der Pulmonalarterienkatheterisierung sind: ein Horner-Syndrom [98, 99], ein Katheterbruch [100], eine Verletzung des Nervus phrenicus [101], ein Pneumoperitoneum [102], ein V. cava superior-Syndrom [75, 103], eine Luftembolie [104–106] sowie eine ungleichmäßige Ballonentfaltung [107] und eine Katheterplazierung in der Gefäßwand der A. carotis [108].

4.3
Zusammenfassung

Der PAK wurde zu einem wichtigen Bestandteil in der Behandlung und im Management von kritisch Kranken und Hochrisikopatienten. Wie für viele Techniken bedurfte es einiger Jahre und enormer Erfahrung, um die mit der Benutzung verbundenen, potentiellen Komplikationen zu erkennen und zu verstehen. Die Berücksichtigung dieser potentiell lebensbedrohlichen Komplikationen führte zu strengeren Leitlinien in bezug auf die Anlage und Benutzung des Katheters, wodurch sich die Inzidenz von Komplikationen reduziert zu haben scheint.

Literatur

1. Swan HJC, Ganz W, Forrester JA, Marcus H, Diamond G, Chonette D (1970) Catheterization of the heart in man with use of a flow-directed balloon-tipped catheter. N Engl J Med 283: 447–451
2. Iberti TJ, Fischer EP, Leibowitz AB, Panacek EA, Silverstein JH, Albertson TE (1990) Pulmonary Artery Catheter Study Group: A multicenter study of physicians' knowledge of the pulmonary artery catheter. JAMA 264:2928–2932
3. Elliott CG, Zimmerman GA, Clemmer TP (1979) Complication of pulmonary artery catheterization in the care of critically ill patients. A prospective study. Chest 76:647–652
4. Sise MJ, Hollingsworth P, Brimm JE, Peters RM, Virgilio W, Shackford SR (1981) Complications of the flow-directed pulmonary-artery catheter: a prospective analysis of 219 patients. Crit Care Med 9:315–318
5. Sprung CL, Jacobs W, Caralis PV, Karpf M (1981) Ventricular arrhythmias during Swan-Ganz catheterization of the critically ill. Chest 79:413–415
6. Salmenpera M, Peltola K, Rosenberg P (1982) Does prophylactic lidocaine control cardiac arrhythmias associated with pulmonary artery catheterization? Anesthesiology 56: 210–212
7. Sprung CL, Pozen RG, Rozanski JJ, Pinero JR, Eisler BR, Castellanos A (1982) Advanced ventricular arrhythmias during bedside pulmonary artery catheterization. Am J Med 72: 203–208
8. Boyd KD, Thomas SJ, Gold J, Boyd AD (1983) A prospective study of complications of pulmonary artery catheterizations in 500 consecutive patients. Chest 84:245–249
9. Sprung CL, Marcial EH, Garcia AA, Sequeira RF, Pozen RG (1983) Prophylactic use of lidocaine to prevent advanced ventricular arrhythmias during pulmonary artery catheterization. Am J Med 75:906–910
10. Horst MH, Obeid FN, Vij D, Bivins BA (1984) The risks of pulmonary arterial catheterization. Surg Gynecol Obstet 159:229–232
11. Shah KB, Rao TLK, Laughlin S, El-Etr AA (1984) A review of pulmonary artery catheterization in 6245 patients. Anesthesiology 61:271–275
12. Damen J (1985) Ventricular arrhythmias during insertion and removal of pulmonary artery catheters. Chest 88:190–193
13. Iberti TJ, Benjamin E, Gruppi L, Raskin JM (1985) Ventricular arrhythmias during pulmonary artery catheterization in the intensive care unit. Prospective study. Am J Med 78:451–454
14. Shaw TJ (1979) The Swan-Ganz pulmonary artery catheter. Incidence of complications, with particular reference to ventricular dysrhythmias, and their prevention. Anaesthesia 34:651–656
15. Thomson IR, Dalton BC, Lappas DG, Lowenstein E (1979) Right bundle-branch block and complete heart block caused by the Swan-Ganz catheter. Anesthesiology 51:359–362
16. Luck JC, Engel TR (1976) Transient right bundle branch block with "Swan-Ganz" catheterization. Am Heart J 92:263–264

17. Strasberg B, Berkowitz CE, Rosen KM (1982) Right bundle branch block reflecting balloon inflation of Swan-Ganz catheter. Chest 81:368–369
18. Goldman IR, Blount SG Jr, Friedlich AI, Bing RJ (1950) Electrocardiographic observations during catheterization. Bull Hopkins Hosp 86:141–168
19. Akhtar M, Canato AN, Gilbert Leeds CJ, Batsford WP, Reddy CP, et al (1977) Induction of iatrogenic electrocardiographic patterns during electrophysiologic studies. Circulation 56:60–65
20. Abernathy WS (1974) Complete heart block caused by the Swan-Ganz catheter. Chest 65:349
21. Voukydis PC, Cohen SI (1974) Catheter-induced arrhythmias. Am Heart J 88:588–592
22. Geha DG, Davis NJ, Lappas DG (1973) Persistent atrial arrhythmias associated with placement of a Swan-Ganz catheter. Anesthesiology 39:651–653
23. West JB, Dollery CT, Naimark A (1964) Distribution of blood flow in isolated lung: Relation to vascular and alveolar pressures. J Appl Physiol 19:713–724
24. West JB (1974) Blood flow to the lung and gas exchange. Anesthesiology 41:124–138
25. Foote GA, Schabel SE, Hodges M (1974) Pulmonary complications of the flow-directed balloon-tipped catheter. N Engl J Med 290:927–931
26. Johnston WE, Royster RL, Choplin RH, Howard G, Mills SA, et al (1986) Pulmonary artery catheter migration during cardiac surgery. Anesthesiology 64:258–262
27. Benumof JL, Saidman LJ, Arkin DB, Diamant M (1977) Where pulmonary arterial catheters go: intrathoracic distribution. Anesthesiology 46:336–338
28. Allyn J, Lichtenstein A, Koski EG, Jacobs ML, Lowenstein E (1989) Inadvertent passage of a pulmonary artery catheter from the superior vena cava through the left atrium and left ventricle into the aorta. Anesthesiology 70:1019–1021
29. Nagai K, Kemmotsu O (1985) An inadvertent insertion of a Swan-Ganz catheter into the intrathecal space (letter). Anesthesiology 62:848–849
30. Kozlowski JH (1986) Inadvertent coronary sinus occlusion by a pulmonary artery catheter. Crit Care Med 14:649
31. Carlon GC, Howland WS, Kahn RC, Turnbull AD, Makowsky M (1978) Unusual complications during pulmonary artery catheterization. Crit Care Med 6:364–365
32. Herrema IH, Winsser LJ (1988) Flow directed pulmonary artery catheter obstructs venous drainage cannula of cardiopulmonary bypass machine (letter). Anaesthesia 43:799
33. Daum S, Schapira M (1973) Intracardiac knot formation in a Swan-Ganz catheter. Anesth Analg 52:862–863
34. Mond HG, Clark DW, Nesbitt SJ, Schlant RC (1975) A technique for unknotting an intracardiac flow-directed balloon catheter. Chest 67:731–733
35. Thijs LG, van Heukelem HA, Bronsveld W, Teule GJ (1981) Double intracardiac knotting of a Swan-Ganz catheter (letter). Br J Anaesth 53:672
36. Iberti TJ, Jayagopal SG (1983) Knotting of Swan-Ganz catheter in the pulmonary artery (letter). Chest 83:711
37. Graybar GB, Adler E, Smith W, Puyau FA (1983) Knotting of a Swan-Ganz catheter (letter). Chest 84:240
38. Schwartz KV, Garcia FG (1977) Entanglement of Swan-Ganz catheter around an intracardiac structure (letter). JAMA 237:1198–1199
39. Neviere R, Leroy B (1989) Formation of a knot between 2 intracardiac catheters during their removal (letter). Ann Fr Anesth Reanim 8:295–296
40. Graff J, Gong R, Byron R, Hassett JM (1986) Knotting and entanglement of multiple central venous catheters. J Parenter Enteral Nutr 10:319–321
41. Kumar SP, Yans J, Kwatra M, Loesch DM, Viturawong V (1980) Removal of a knotted flow-directed catheter by a nonsurgical method. Ann Intern Med 92:639–640
42. Dach JL, Galbut DL, LePage JR (1981) The knotted Swan-Ganz catheter: new solution to a vexing problem. AJR 137:1274–1275
43. Vucins EJ, Rusch JR, Grum CM (1979) Vent stitch entrapment of Swan-Ganz catheter. Crit Care Med 7:256
44. Andreasson S, Appelgren LK (1979) Complication of Swan-Ganz catheter. Crit Care Med 7:256

45. Lazzam C, Sanborn TA, Christian F Jr (1989) Ventricular entrapment of a Swan-Ganz catheter: a technique for nonsurgical removal. J Am Coll Cariol 13:1422–1424
46. Block PC (1976) Snaring of a Swan-Ganz catheter. J Thorac Cardiovasc Surg 71:917–919
47. Wholey MH, Zikria EA, Boyle B (1987) Inadvertent atrial fixation of a Swan-Ganz catheter by suture and a method for its percutaneous removal. Cardiovasc Intervent Radiol 10 171–174
48. Geraci AR, Selman MW (1973) Pulmonary artery catheter emboli: successful nonsurgical removal. Ann Intern Med 78:353–356
49. Greenfield DH, McMullan GK, Parisi AF, Askenazi J (1978) Snare retrieval of a catheter fragment with inaccessible ends from the pulmonary artery. Cathet Cardiovasc Diagn 4:87–90
50. Barman PC (1973) A simple method for removal of polyethylene catheters from the pulmonary artery. J Thorac Cardiovasc Surg 65:792–794
51. Colvin MP, Savege TM, Lewis CT (1975) Pulmonary damage from a Swan-Ganz catheter. Br J Anaesth 47:1107–1110
52. McLoud TC, Putman CE (1975) Radiology of the Swan-Ganz catheter and associated pulmonary complications. Radiology 116:19–22
53. Hagemeijer F, Storm CJ (1977) Fan-shaped shadows due to pulmonary artery catheters: heparin prophylaxis. Br Med J 2:1124
54. Reinke RT, Higgins CB (1975) Pulmonary infarction complicating the use of Swan-Ganz catheters. Br J Radiol 48:885–888
55. Kieft GJ, Chandie Shaw P (1986) Westermark's sign demonstrated by a peripherally wedged Swan-Ganz catheter. A case report. Diagn Imaging Clin Med 55:273–275
56. Stone JG, Khambatta HJ, McDaniel DD (1983) Catheter-induced pulmonary arterial trauma: can it always be averted? J Thorac Cardiovasc Surg 86:146–150
57. Shah KB, Rao TL, Laughhlin S, El-Etr AA (1984) A review of pulmonary artery catheterization in 6245 patients. Anesthesiology 61:271–275
58. Barash PG, Nardi D, Hammond G, Walker-Smith G, Capuano D, Laks H, Kopriva CJ, Baue AE, Geha AS (1981) Catheter-induced pulmonary artery perforation: mechanisms, management, and modifications. J Thorac Cardiovasc Surg 82:5–12
59. Hardy JF, Morissette M, Taillefer J, Vauclair R (1983) Pathophysiology of rupture of the pulmonary artery by pulmonary artery balloon-tipped catheters. Anesth Analg 62:925–930
60. Kaplan R, Abramowitz MD, Epstein BS (1981) Nitrous oxide and air-filled balloon-tipped catheters. Anesthesiology 55:71–73
61. Eisenkraft JB, Eger EI 2d (1982) Nitrous oxide anesthesia may double the balloon gas volume of Swan-Ganz catheters. Mt Sinai J Med (NY) 49:430–433
62. Haapaniemi J, Gadowski R, Naini M, Green H, MacKenzie D, Rubenfire M (1979) Massive hemoptysis secondary to flow-directed thermodilution catheters. Cathet Cardiovasc Diagn 5:151–157
63. Scuderi PE, Prough DS, Price JD, Comer PB (1983) Cessation of pulmonary artery catheter-induced endobronchial hemorrhage associated with the use of PEEP. Anesth Analg 62:236–238
64. Rosenbaum L, Rosenbaum SH, Askanazi J, Hyman AI (1981) Small amounts of hemoptysis as an early warning sign of pulmonary artery rupture by a pulmonary arterial catheter. Crit Care Med 9:319–320
65. Ilabaca PA, Ochsner JL, Mills NL (1980) Positive end-expiratory pressure in the management of the patient with a postoperative bleeding heart. Ann Thorac Surg 30:281–284
66. Zurick AM, Urzua J, Ghattas M, Cosgrove DM, Estafanous FG, Greenstreet R (1982) Failure of positive end-expiratory pressure to decrease postoperative bleeding after cardiac surgery. Ann Thorac Surg 34:608–611
67. Kelly TF Jr, Morris GC Jr, Crawford ES, Espada R, Howell JF (1981) Perforation of the pulmonary artery with Swan-Ganz catheters: Diagnosis and surgical management. Ann Surg 193:686–692
68. Fleisher Ag, Tyers GF, Manning GT, Nelems B (1989) Management of massive hemoptysis secondary to catheter-induced perforation of the pulmonary artery during cardiopulmonary bypass. Chest 95:1340–1341
69. Connors JP, Sandza JG, Shaw RC, Wolff GA, Lombardo JA (1980) Lobar pulmonary hemorrhage. An unusual complication of Swan-Ganz catheterization. Arch Surg 115:883–885

70. Deren MM, Barash PG, Hammond GI, Saieh T (1979) Perforation of the pulmonary artery requiring pneumonectomy after the use of a flow-directed (Swan-Ganz) catheter. Thorax 34:550–553

71. Hoar PF, Wilson RM, Mangano DT, Avery GJ 2d, Szarnicki RJ, Hill JD (1981) Heparin bonding reduces thrombogenicity of pulmonary-artery catheters. N Engl J Med 305:993–995

72. Mollenholt P, Eriksson I, Andersson T (1987) Thrombogenicity of pulmonary-artery catheters. Intensive Care Med 13:57–59

73. Yorra FH, Oblath R, Jaffe H, Simmons DH, Levy SE (1974) Massive thrombosis associated with use of the Swan-Ganz catheter. Chest 65:682–684

74. Connors AF, Castele RJ, Farhat NZ, Tomashefski JF Jr (1985) Complications of right heart catheterization: A prospective autopsy study. Chest 88:567–572

75. Chetty KG, Glauser FL (1977) Suspected superior vena cava syndrome: the role of the Swan-Ganz catheter. Chest 72:673–675

76. Chastre J, Cornud F, Bouchama A, Viau F, Benacerraf R, Gibert C (1982) Thrombosis as a complication of pulmonary artery catheterization via the internal jugular vein. N Engl J Med 306:278–281

77. Kim YL, Richman KA, Marshall BE (1980) Thrombocytopenia associated with Swan-Ganz catheterization in patients. Anesthesiology 53:261–262

78. Richman KA, Kim YL, Marchall BE (1980) Thrombocytopenia and altered platelet kinetics associated with prolonged pulmonary-artery catheterization in the dog. Anesthesiology 53:101–105

79. Hoar PF, Stone JG, Wicks AE, Edie RN, Scholes JV (1978) Thrombogenesis associated with Swan-Ganz catheters. Anesthesiology 48:445–447

80. Applefeld JJ, Caruthers TE, Reno DJ, Civetta JM (1978) Assessment of the sterility of long-term cardiac catheterization using the thermodilution Swan-Ganz catheter. Chest 74:377–380

81. Meyers MI, Austin TW, Sibbald WJ (1985) Pulmonary artery catheter infections: a prospective study. Ann Surg 201:237–241

82. Singh S, Nelson N, Acosta I, Chech FE, Puri VK (1982) Catheter colonization and bacteremia with pulmonary and arterial catheters. Crit Care Med 10:736–739

83. Michel L, Marsh HM, McMichan JC, Southorn PA, Brewer NS (1981) Infection of pulmonary artery catheters in critically ill patients. JAMA 245:1032–1036

84. Samsoondar W, Freeman JB, Coultish I, Oxley C (1985) Colonization of intravascular catheters in the intensive care unit. Am J Surg 149:730–732

85. Damen J, Bolton D (1986) A prospective analysis of 1400 pulmonary artery catheterizations in patients undergoing cardiac surgery. Acta Anaesthesiol Scand 30:386–392

86. Erceg GW (1980) A sterile cover for repositioning a pulmonary-artery catheter. Anesthesiology 52:193

87. Bessette MC, Quintin L, Whalley DG, Wynands JE (1981) Swan-Ganz catheter contamination: a protective sleeve for repositioning. Can Anaesth Soc J 28:86–88

88. Eyer S, Brummitt C, Crossley K, Siegel R, Cerra F (1990) Catheter-related sepsis: prospective, randomized study of three methods of long-term catheter maintenance. Crit Care Med 18:1073–1079

89. Hudson-Civetta JA, Civetta JM, Martinez OV, Hoffman TA (1987) Risk and detection of pulmonary artery catheter-related infection in septic surgical patients. Crit Care Med 15:29–34

90. Ettinghausen SE, Pearlman SH, Brandstetter RD (1981) Tricuspid valve erosion from Swan-Ganz catheters. Chest 80:509–510

91. Greene JF Jr, Fitzwater JE, Clemmer TP (1975) Septic endocarditis and indwelling pulmonary artery catheters. JAMA 233:891–892

92. Greene JF Jr, Cummings KC (1973) Aseptic thrombotic endocardial vegetations. A complication of indwelling pulmonary artery catheters. JAMA 225:1525–1526

93. Pace NL, Horton W (1975) Indwelling pulmonary artery catheters. Their relationship to aseptic thrombotic endocardial vegetations. JAMA 233:893–894

94. Smith WR, Glauser FL, Jemison P (1976) Ruptured chordae of the tricuspid valve. The consequence of flow-directed Swan-Ganz catheterization. Chest 70:790–792

95. Ehrie M, Morgan AP, Moore FD, O'Connor NE (1978) Endocarditis with the indwelling balloon-tipped pulmonary artery catheter in burn patients. J Trauma 18:664–666

96. O'Toole JD, Wurtzbacher JJ, Werner NE, Jain AC (1979) Pulmonary valve injury and insufficiency during pulmonary-artery catheterization. N Engl J Med 301:1167–1168

97. Greene JF, Cummings KC (1973) Aseptic thrombotic endocardial vegetations. A complication of indwelling pulmonary artery catheters. JAMA 225:1525–1526

98. Birrer RB, Plotz CM (1981) Bernard-Horner syndrome associated with Swan-Ganz catheterization. NY State J Med 81:362–364

99. Teich SA, Halprin SL, Tay S (1985) Horner's syndrome secondary to Swan-Ganz catheter. Am J Med 78:168–170

100. Parulkar DS, Grundy EM, Bennett EJ (1978) Fracture of a float catheter: A case report. Br J Anaesth 50:192–193

101. Stock MC, Downs JB (1982) Transient phrenic nerve blockade during internal jugular vein cannulation using the anterolateral approach. Anesthesiology 57:230–233

102. Smith GB, Willatts SM (1981) A hazard of Swan-Ganz catheterization. Anaesthesia 36:398–401

103. Snow P (1980) Swan-Ganz catheter and superior vena cava syndrome (letter). JAMA 243:1525

104. Noel TA (1989) Air embolism removal from both pulmonary artery and right atrium during sitting craniotomy using a new catheter: report of a case. Anesthesiology 70:709–710

105. Conahan TJ (1979) Air embolization during percutaneous Swan-Ganz catheter placement. Anesthesiology 50:360–361

106. Jastremski MS, Chelluri L (1986) Air embolism and cardiac arrest in a patient with a pulmonary artery catheter: a possible association. Resuscitation 14:113–119

107. Shin B, McAslan TC, Ayella RJ (1975) Problems with measurement using the Swan-Ganz catheter. Anesthesiology 43:474–476

108. McNabb TG, Green LH, Parker FL (1975) A potentially serious complication with Swan-Ganz catheter placement by the percutaneous internal jugular route. Br J Anaesth 47:895–897

5 Direkte Messungen mit Hilfe des Pulmonalarterienkatheters und abgeleitete Parameter

L. A. Eidelman, C. L. Sprung

Die Einführung des Pulmonalarterienkatheters (PAK) in die klinische Praxis öffnete eine neue Ära in der Behandlung kritisch kranker Patienten. Der PAK erlaubt die Evaluierung des Zustandes des Patienten und die kontinuierliche Erfassung von Trendverläufen. Mit Hilfe des PAK kann die Pathophysiologie der Erkrankungen direkt am Krankenbett untersucht werden. Viele Ärzte halten die Anlage eines PAK bei einem Patienten für notwendig, führen sie durch und lassen den Patienten kurz darauf allein. Leider schöpfen sie nicht alle durch den Katheter gegebenen Möglichkeiten aus. Eine wichtige Voraussetzung für ein optimales hämodynamisches Monitoring ist das Verständnis der normalen physiologischen Bedingungen und der Bedeutsamkeit von Veränderungen bei verschiedenen Krankheitszuständen. Gegenstand dieses Kapitels sind die kardiopulmonalen Variablen, welche mit Hilfe des Einschwemmkatheters gemessen oder berechnet werden können.

Durch die Anlage eines PAK anstelle eines zentralvenösen Katheters (ZVK) können erheblich mehr physiologische Daten gewonnen werden. Ein korrekt plazierter PAK erlaubt die Messung des zentralvenösen Drucks (ZVD), der rechtsventrikulären Drücke, des systolischen und diastolischen Pulmonalarteriendrucks einschließlich des Mitteldrucks sowie des pulmonalarteriellen Verschlußdrucks (Wedge-Druck), des Herzzeitvolumens (HZV), des linksventrikulären Füllungsdrucks und der linksventrikulären Funktion sowie die Entnahme von gemischtvenösen Blutproben.

Die Messung oder Berechnung der einzelnen Variablen liefern wichtige kardiopulmonale Parameter (I–IV). Die Normalwerte sind in der Tabelle 5-1 aufgelistet.

5.1 Direkt meßbare Variablen

Ein sehr wichtiges, jedoch oft nicht erkanntes Problem stellen die unmittelbar durch invasive Überwachungsmaßnahmen hervorgerufenen Einwirkungen auf die hämodynamischen Werte des Patienten dar. Es ist klar, daß invasive Überwachungsmaßnahmen Veränderungen bei einem Patienten hervorrufen. Von den während einer invasiven Instrumentation auftretenden Reaktionen ist bekannt, daß sie signifikant von denen im Ausgangszustand oder nichtinvasiven Verfahren verschieden sind [5]. Dieses Problem ist wahrscheinlich bei einem kontinuierlichen hämodynamischen Monitoring über längere Zeitperioden weniger relevant. Die Wichtigkeit von seriellen Messungen verschiedener Parameter und Trends im Vergleich zu dem Vertrauen auf einen Einzelwert kann nicht überbetont werden. Ergänzend sollte beachtet werden, daß zur

Tabelle 5-1. Normalwerte

I.	Druckwerte [mm Hg]	
	A. Systemischer arterieller Druck	
	1. Systolischer Spitzendruck	100–140
	2. Enddiastolischer Druck	60–90
	3. Mitteldruck	70–105
	B. Pulmonalarterieller Verschlußdruck (PCWP) [für linksatrialen Druck (P_{LA})]	
	1. Mittlerer diastolischer Druck	2–12
	2. a-Welle	3–15
	C. Pulmonalarterieller Druck	
	1. Systolischer Spitzendruck ($P_{AP(s)}$)	15–30
	2. Diastolischer Druck ($P_{AP(d)}$)	4–12
	3. Mitteldruck ($P_{AP(m)}$)	9–16
	D. Rechter Ventrikel (RV)	
	1. Systolischer Spitzendruck	15–30
	2. Endiastolischer Druck	0–8
	E. Rechtsatrialer (RA) oder mittlerer zentralvenöser Druck (ZVD)	0–8
II.	Widerstände [$dyn \cdot s \cdot cm^{-5}$]	
	A. Systemischer Gefäßwiderstand (SVR)	900–1400
	B. Pulmonaler Gefäßwiderstand (PVR)	150–250
III.	Herzzeitvolumen und Schlagvolumen	
	A. Herzzeitvolumen (HZV) [l/min]	variabel
	B. Herzindex (HI) [$l/min/m^2$]	2,8–4,2
	C. Schlagvolumenindex (SVI) [$ml/min/m^2$]	30–65
IV.	Herzfrequenz (HF) [Schläge/min]	60–100
V.	Linksventrikulärer Schlagarbeitsindex (LVSWI) [$g \cdot m/m^2$]	43–61
VI.	Rechtsventrikulärer Schlagarbeitsindex (RVSWI) [$g \cdot m/m^2$]	7–12
VII.	Hb-Konzentration [g/dl]	12–16
VIII.	A. Arterieller O_2-Partialdruck (p_aO_2) [mm Hg]	70–100
	B. Arterielle O_2-Sättigung (S_aO_2) [%]	93–98
IX.	A. Gemischtvenöser O_2-Partialdruck (p_vO_2) [mm Hg]	36–42
	B. Gemischtvenöse O_2-Sättigung (S_vO_2) [%]	75
X.	Arterio-gemischtvenöse O_2-Gehaltsdifferenz (AVD) [ml/dl]	3–5
XI.	O_2-Angebot (DO_2) [ml/min]	640–1400
XII.	O_2-Verbrauch (VO_2) [ml/min]	180–280
XIII.	O_2-Extraktionsrate [%]	22–30
XIV.	Pulmonalvenöse Beimischung, Rechts-links-Shunt ($\dot{Q}_S/\dot{Q}_T$) [%]	< 3–5

Gewährleistung einer Reproduzierbarkeit die Druckwerte bei einer identischen Position des Patienten (üblicherweise in Flachlagerung) sowie enddiastolisch und endexspiratorisch zu bestimmen sind [6].

5.1.1
Herzfrequenz

Als Herzfrequenz (HF) bezeichnet man die Anzahl der Kontraktionen beider Herzventrikel pro Zeiteinheit (gewöhnlich 1 min) [7]. Die HF entspricht normalerweise der Pulsrate, also der rhythmischen Dehnung einer Arterie durch das mit der Herzkontraktion ausgeworfene Blutvolumen. Allerdings muß nicht jede Ventrikelkontraktion zu einer peripheren Pulswelle führen. Die HF kann durch Palpation, durch die aufgezeichnete Ventrikelfrequenz im Elektrokardiogramm (EKG) oder durch die Pulsoxymetrie mittels Plethysmographie gemessen werden.

5.1.2
Blutdruck

Der Blutdruck (BP) ist der Druck des Blutes innerhalb eines Gefäßes. Der arterielle Blutdruck ist eine Funktion vieler Variablen: der linksventrikulären Kontraktion, der gesamten Querschnittsfläche des Gefäßsystemes, des Widerstandes und der Elastizität der Arterienwände, der Blutviskosität und des Blutvolumens.

5.1.2.1
Systolischer Blutdruck

Der systolische Blutdruck (SBP) ist der während der Ventrikelsystole entstehende Druck.

5.1.2.2
Diastolischer Blutdruck

Der diastolische Blutdruck (DBP) ist der während der Ventrikeldiastole auftretende Druck.

Der Blutdruck kann entweder indirekt mit einem Sphygmomanometer oder direkt mit einem arteriellen Katheter bestimmt werden. Bei der indirekten Methode ergibt sich in der Regel ein zu geringer Wert des systolischen Blutdrucks und ein zu hoher Wert des diastolischen Drucks in der Größenordnung von mehreren mm Hg. Der systolische Blutdruck kann zu hoch bestimmt werden, wenn der arterielle Katheter in eine englumige distale Arterie (z. B. A. dorsalis pedis) plaziert wird.

5.1.2.3
Mittlerer Blutdruck

Der arterielle Mitteldruck (MAP) ist die Summe von dem Drittel der Druckamplitude (systolischer minus diastolischer Blutdruck) und dem diastolischen Blutdruck. Die Zunahme der Druckamplitude kann kardial bedingt sein (Zunahme des Schlagvolumens infolge Bradykardie, Angst oder Aortenregurgitation) oder peripher durch arteriovenöse Shunts und einer arteriolär-kapillären Vasodilatation (Fieberanämie, Hyperthyreodismus, Leberzirrhose und Beri-Beri-Syndrom) oder durch die geringe Dehnbarkeit von arteriellen Gefäßen (Arteriosklerose oder Hypertonie). Eine Abnahme der Blutdruckamplitude kann im Zusammenhang mit einer Reduktion der linksventrikulären Ejektionsfraktion, einem Volumenmangel (Schock, Hypovolämie, gefäßverengende Medikamente) oder mechanischen Ursachen (Aorten- oder Mitralklappenstenose) stehen.

5.1.3
Herzzeitvolumen

Das Herzzeitvolumen (HZV) ist das vom Herzen pro Zeiteinheit gepumpte Blutvolumen. Die Pumpfunktion des Herzens wird durch 4 Faktoren bestimmt:
- Vorlast,
- myokardiale Kontraktilität,
- Nachlast,
- Herzfrequenz.

Das HZV wird in der Regel am Krankenbett mit Hilfe eines PAK durch die Thermodilutionsmethode gemessen, aber auch andere Methoden (Fick-Prinzip oder Farbstoffindikatordilutionsmethoden) sind verfügbar. Der Normalwert für das HZV variiert mit dem Alter.

5.1.3.1
Vorlast

Die ventrikuläre Vorlast ist die enddiastolische Dehnung der Muskelfasern, die beim intakten Ventrikel dem enddiastolischen Volumen entspricht. Es wurde nachgewiesen, daß ein Zusammenhang zwischen der kardialen Reaktionsfähigkeit und der präsystolischen Faserlänge besteht. Linksventrikuläre „Starling-Kurven" lassen sich durch die graphische Darstellung der linksventrikulären Arbeit oder des Schlagvolumens als eine Funktion der linksventrikulären Myokardfaserlänge erstellen (Abb. 5-1). Es ist interessant, daß für die meisten von Starlings ursprünglichen Experimenten rechtsseitige Venendrücke verwendet wurden [8]. Er beobachtete jedoch einen Anstieg der linksatrialen Drücke bei Ansteigen des zentralvenösen Drucks (ZVD) sowie beim Anstieg des Auswurfes aus beiden Ventrikeln [8]. Aufgrund des normalerweise bestehenden Zusammenhangs zwischen enddiastolischer Faserlänge und dem intraventrikulären Druck sind die im Verhältnis zur Messung der Faserlänge oder des linksventrikulären Volumens einfach durchzuführenden Messungen des linksventrikulären enddiastolischen Drucks, des pulmonalkapillären Wedge- oder Verschlußdrucks (PCWP) oder pulmonalarteriellen diastolischen Drucks in der Klinik üblich geworden. Daher kann für jeden Patienten durch serielle Bestimmung des HZV, des Schlagvolumens oder der Schlagarbeit und Korrelierung des HZV mit verschiedenen hydrostatischen Füllungsdrücken eine Starling-Kurve erstellt werden.
Bei der Anhebung des PCWP durch Volumengabe würde man eine Zunahme des Schlagvolumens oder Schlagarbeit erwarten (Abb. 5-2). Unter normalen Bedingungen

Abb. 5-1. Der Einfluß des myokardialen Kontraktionszustandes auf die linksventrikuläre Schlagarbeit bei einer gegebenen linksventrikulären enddiastolischen Faserlänge bzw. Volumen. Die Kurve *B* beschreibt den Normalzustand. Die Kurve *A* stellt eine Verschiebung nach links im Sinne einer erhöhten Kontraktilität dar. Die nach rechts verschobene Kurve *C* hingegen bedeutet eine Abnahme der Kontraktilität

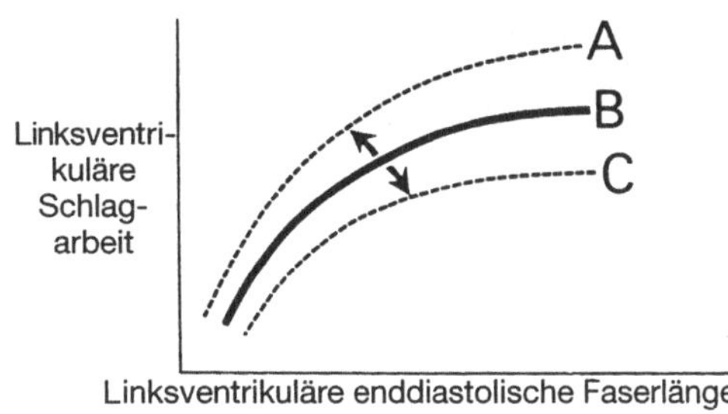

Abb. 5-2. Eine Frank-Starling-Kurve, die das Verhältnis zwischen dem linksventrikulären enddiastolischen Druck (Füllungsdruck) und dem Schlagvolumen widergibt. Bei Vorliegen einer myokardialen Funktionsstörung kann das Schlagvolumen bei zunehmenden linksventrikulären Füllungsdrücken weiter ansteigen. Diese Kurve ist allerdings viel flacher als die Normalkurve, d. h. bei einem vergleichbaren linksventrikulären Füllungsdruck wird ein geringeres Schlagvolumen ausgeworfen

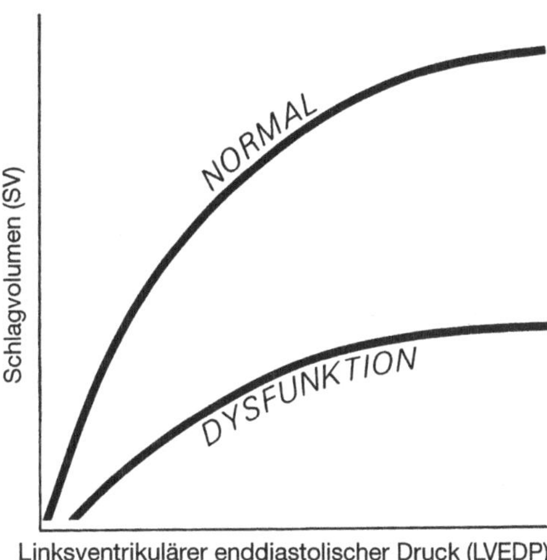

gehen geringe Zunahmen des Füllungsdrucks mit einem signifikanten Anstieg der Herzleistung einher. Die Bedeutung der initialen Faserlänge gegenüber dem intraventrikulären Druck ist akzeptiert. Jedoch kann die Beziehung, die i. allg. zwischen diesen beiden Faktoren besteht, aufgrund von Änderungen in der Ventrikelsteifigkeit oder Veränderungen innerhalb des Perikards oder des Thorax beträchtlich variieren. Diese Veränderungen werden möglicherweise bei Messungen mit dem PAK nicht erkannt, da der PCWP nicht unbedingt mit dem linksventrikulären enddiastolischen Volumen korreliert, doch kann er klinisch bedeutsam als Indikator für ein Lungenödem sein [9].

Die drei die Vorlast beeinflussenden Faktoren sind das Blutvolumen, die Verteilung des Blutvolumens (bezogen auf den Venentonus und den intrathorakalen Druck) sowie die Vorhofkontraktion.

5.1.3.2
Kontraktilität

Die Kontraktilität bezieht sich auf eine Änderung der Geschwindigkeit der Muskelverkürzung bei einem beliebigen Spannungsniveau und Veränderungen der maximalen

Verkürzungsgeschwindigkeit nach Extrapolation auf eine Nullast. Eine Änderung der Inotropie des Muskels erfolgt ohne Änderung der Faserlänge (enddiastolisches Volumen). Für das Myokard bedeutet eine Kontraktilitätsänderung eine Änderung unabhängig von der Vor- oder Nachlast. Inotrope Substanzen wie Digitalis, Kalzium oder Katecholamine erhöhen die Kontraktilität durch die Zunahme der Verkürzungsgeschwindigkeit des Muskels bei einer Nullast. Eine Zunahme der Kontraktilität geht mit einer Erhöhung des Schlagvolumens oder der Schlagarbeit ohne Änderung der Vorlast einher. Dies führt zu einer Verschiebung der ventrikulären Starling-Kurve nach oben und nach links (Abb. 5-1 und 5-2). Eine Abnahme der Kontraktilität bewirkt eine Verschiebung der Kurve nach unten und nach rechts, mit der Folge eines geringeren Schlagvolumens oder Schlagarbeit bei identischen Füllungsdrücken (Abb. 5-1). Ein Anstieg der Kontraktilität ist demnach mit einem erhöhten HZV assoziiert, während eine Reduktion der Kontraktilität mit einer Abnahme des HZV verbunden ist. Somit ist offensichtlich, daß die Kontraktilität von verschiedenen Faktoren abhängt, einschließlich zirkulierender Katecholamine und inotroper Pharmaka (Digitalis, Isoproterenol), negativer Inotropika (Procainamid, Barbiturate), physiologischen, die Inotropie herabsetzenden Zuständen (Azidose, Hypoxie) sowie einem Verlust von Herzmuskelmasse (Myokardinfarkt).

5.1.3.3
Nachlast

Die Nachlast entspricht der Spannung, die in der Ventrikelwand während der Systole entsteht. Die Spannung wird durch verschiedene Faktoren beeinflußt:
- intraventrikulären Druck (oder Aortendruck),
- Ventrikelradius,
- Wanddicke des Ventrikels,
- Dehnbarkeit der Aorta,
- peripheren Gefäßwiderstand,
- Menge und Viskosität des Blutes.

Die Nachlast erhöht sich bei Anstieg des Blutdrucks (arterielle Hypertonie), Zunahme der Ventrikelgröße (kongestive Herzinsuffizienz), dünner Ventrikelwand, Zunahme des Widerstands sowie Erhöhung der Blutviskosität. Zu einer Abnahme der Nachlast kommt es bei peripheren oder zentralen Shunts (arteriovenöse Fistel, Leberzirrhose, Sepsis, offener Ductus arteriosus Botalli), Vasodilatation (Hyperthermie, Thyreotoxikose) oder Verringerung der Blutviskosität (Anämie).

5.1.3.4
Herzfrequenz

Das HZV entspricht dem Produkt des Schlagvolumens und der Herzfrequenz. Daher ist eine Erhöhung der HF eines der einfachsten und wirksamsten Mittel zur Anhebung des HZV. Ein HF-Anstieg führt aber nur bis zu einer bestimmten Frequenz zu einer signifikanten Steigerung des HZV. Oberhalb dieser HF (170–180 Schläge/min bei jungen, gesunden Personen bzw. 120–140 Schläge/min bei älteren Menschen oder Patienten mit einer Herzerkrankung) kann es zu einem Abfall des HZV kommen.

Diese Abnahme beruht auf der kürzeren Diastolendauer, wodurch die Ventrikelfüllung und die Koronardurchblutung limitiert werden und eine diastolische Funktionsstörung auftreten kann. Es sollte ebenfalls beachtet werden, daß ein Anstieg der HF auch über eine Zunahme des HZV zu einer Steigerung der Ventrikelkontraktilität führen kann [10].

Aus den oben genannten Gründen kommt es zu einem Anstieg des HZV bei Thyreotoxikose, arteriovenöser Fistel, Sepsis, Hyperthermie, Anämie und Beri-Beri-Syndrom.

Ein erniedrigtes HZV findet sich bei Krankheiten mit einer Verringerung der kontraktilen Muskelmasse (Myokardinfarkt oder Ischämie) und/oder einer Dyskinesie, Arrhythmien, mechanischen Defekten (Ventrikelseptumdefekt, Mitralinsuffizienz), Hypovolämie, Erhöhung des Gefäßwiderstands und metabolischen Veränderungen.

5.1.4
Zentralvenöser Druck

Bis zur Einführung des Pulmonalarterienkatheters wurde der zentralvenöse Druck (ZVD) in beträchtlichem Umfang zur Therapiesteuerung kritisch kranker Patienten verwendet. Der rechtsatriale Druck entspricht dem rechtsventrikulären enddiastolischen Druck und dem ZVD. Bei der ZVD-Überwachung geht man von der Annahme aus, daß die rechtsventrikuläre der linksventrikulären Funktion entspricht. Der zentralvenöse Druck wird jedoch nicht nur von der Ventrikelfunktion und dessen Compliance beeinflußt, sondern ebenso durch das intravasale Volumen, dem venösen Rückfluß, dem systemischen Venentonus und dem pulmonalen Gefäßwiderstand. Der ZVD steigt möglicherweise erst mit einem Anstieg des rechtsventrikulären enddiastolischen Drucks an. Daher können ein linksventrikuläres Versagen oder eine Lungenstauung mit einem normalen ZVD einhergehen.

Es wurde nachgewiesen bei Patienten mit Herzklappenerkrankungen [11, 12], Koronarerkrankungen [13, 14] oder pulmonaler Hypertonie [15], daß nur ein (sehr) geringer Zusammenhang zwischen ZVD und linksatrialem Druck oder PCWP besteht.

Mangano [16] stellte fest, daß bei der Untersuchung der Beziehung zwischen ZVD und PCWP anhand einzelner Patienten mit einer koronaren Herzerkrankung anstelle einer ganzen Patientenpopulation eine gute Korrelation bei Patienten mit einer Ejektionsfraktion von mehr als 50 % und ohne angiokardiographisch nachgewiesene dyskinetische Areale bestand. Bei Patienten mit einer linksventrikulären Dyskinesie und einer Ejektionsfraktion unter 40 % bestanden nur geringe Korrelationen [16]. Bei Patienten mit akutem Myokardinfarkt bestand eine geringe Korrelation zwischen ZVD, PCWP und radiologischem Hinweis auf ein Linksherzversagen [17]. Bei Fehlen kardiopulmonaler Erkrankungen bleibt der ZVD ein zuverlässiger Indikator für rechts- und linksseitige Drücke [13], wobei diese Korrelation nicht zwingend sein muß (r = 0,68) [18]. Die Annahme einer Korrelation zwischen ZVD und linksventrikulärer Funktion trifft für kritisch Kranke nicht zu [13, 19, 20], da der ZVD nicht mit dem PCWP korreliert. Packman u. Rackow wiesen nach, daß auch bei Hypovolämie oder septischem Schock keine Korrelation zwischen ZVD und PCWP bestehen kann [20]. Schließlich führen Diurese und Volumensubstitution zu unidirektional gerichteten Änderungen des ZVD, die oft gleiche Änderungen des PCWP widerspiegeln [13, 14, 17, 19, 21]. Leider kommt es in vielen Situationen bei Änderungen des PCWP oftmals zu keinerlei oder aber gegenteiligen Änderungen im Vergleich zum ZVD. Daher ist es nicht überraschend, daß der PAK vielfach die Messung des ZVD bei der hämodynamischen Überwachung ersetzt hat.

Eine wichtige Rolle spielt der ZVD weiterhin bei der initialen Volumentherapie, dem rechtsventrikulären Infarkt und der Herzbeuteltamponade. Der ZVD ist bei Patienten mit einem Rechtsherzversagen und/oder -infarkt, einer Trikuspidalklappeninsuffizienz, Perikardtamponade oder Hypervolämie erhöht. Bei Patienten mit Hypovolämie ist der ZVD gewöhnlich erniedrigt. Rückschlüsse auf die Diagnose einer Trikuspidalinsuffizienz und Perikardtamponade lassen sich aus der Wellenform ziehen. Das Vorhandensein von prominenten v-Wellen in der Druckkurve des rechten Vorhofs ist hinweisend für eine Trikuspidalklappeninsuffizienz. Bei einer Perikardtamponade sind die diastolischen Drücke im rechten Vorhof, rechten Ventrikel sowie der Pulmonalarterie und den Lungenkapillaren gleich und weisen eine ähnliche Kurvenform aus.

5.1.5
Pulmonalarterielle Drücke

Mit Hilfe des Einschwemmballonkatheters können der systolische Pulmonalarteriendruck ($P_{AP(s)}$), der diastolische ($P_{AP(d)}$) sowie der Mitteldruck ($P_{AP(m)}$) als auch der pulmonalarterielle Verschlußdruck gemessen werden. Der pulmonalarterielle Druck entspricht dem rechtsventrikulären Druck während der Systole bei geöffneter Pulmonalklappe. Die ursprüngliche Begeisterung für die Pulmonalarterienkatheterisierung basierte auf der Tatsache, daß bei einem adäquaten Drucküberwachungssystem die pulmonalarteriellen Drücke die linksventrikulären Füllungsdrücke reflektieren. Zur Gewährleistung einer korrekten Messung muß zwischen dem distalen Gefäßsystem und der Katheterspitze ein bestimmtes räumliches Verhältnis angestrebt werden und physiologisch möglich sein. Nach den physikalischen Gesetzen bezüglich Fluß und Druck in einem System kann eine Strömung nur bei Bestehen einer Druckdifferenz zwischen dem Ausgangs- und Endpunkt eines Röhrensystems entstehen. Ohne Druckdifferenz besteht keine Strömung, und das System befindet sich im Stillstand (Abb. 5-3).

Bei Umkehrung dieses Prinzips könnte man, wenn das Erzeugen eines ruhenden Systems ohne Vorwärtsströmung möglich wäre, korrekte Messungen distaler Drücke von einer proximalen Position durchführen. Entsprechend den anatomischen Gegebenheiten wird der Katheter in eine mittelgroße Arterie plaziert, die mit Pulmonalarteriolen verbunden ist, welche wiederum zu den Pulmonalkapillaren führen. Diese anatomische Verbindung setzt sich über kleine Pulmonalvenolen fort, die sich dann zu größeren Pulmonalvenen vereinen. Die Pulmonalvenen münden schließlich in den linken Vorhof. Zwar handelt es sich hier um ein komplexes System, doch müßten Messungen bei fehlender Strömung im Gesamtsystem konstante Druckwerte ergeben (Prinzip der kommunizierenden Röhren). In der Tat wurde dieses Prinzip durch simultane Messungen linkskardialer und pulmonalarterieller Drücke bei Menschen bestätigt. Für weitere Details zu den pulmonalen Drücken s. Kap. 6.

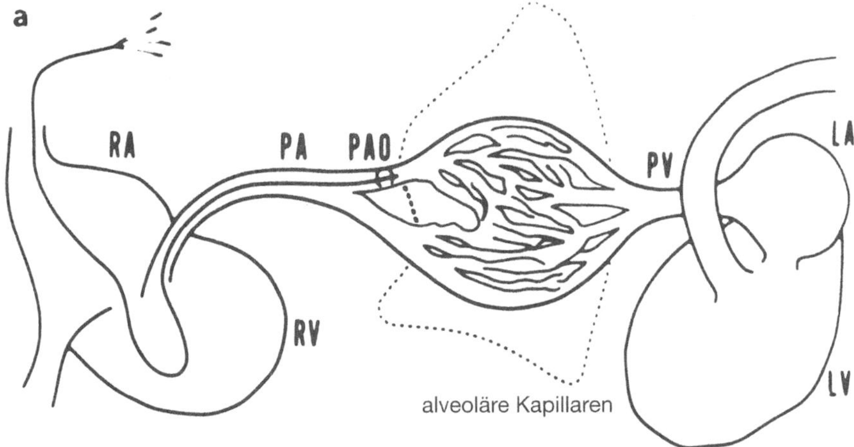

Abb. 5-3. Skizzenartige Darstellung eines pulmonalarteriellen Katheters in regelrechter Position. Obwohl die Katheterspitze in einer Pulmonalarterie liegt, herrscht bei aufgeblasenem Ballon kein Fluß in diesem System. In Analogie zu „kommunizierenden Röhren" müssen zwangsläufig die gleichen Druckwerte innerhalb dieses gesamten Systems gelten. *RA* rechter Vorhof, *RV* rechter Ventrikel, *PA* Pulmonalarterie, *PAO* Pulmonalarterienverschluß bei aufgeblasenem Ballon, *PV* Pulmonalvene, *LA* linker Vorhof, *LV* linker Ventrikel

5.1.6
Gemischtvenöse Sauerstoffsättigung

Siehe Kap. 7.

5.2
Berechnete Variablen

5.2.1
Körperoberfläche

Hämodynamische Parameter variieren mit der Körpergröße eines Menschen. Daher sind Werte, die auf die Körperoberfläche (KOF) bezogen sind, leichter zu interpretieren. Die Körperoberfläche läßt sich aus einem Größe-Gewicht-Nomogramm entnehmen.

5.2.2
Herzindex

Der Herzindex (HI) ergibt sich aus dem Quotienten von HZV und der Körperoberfläche. Eine Erhöhung des HI findet sich typischerweise bei septischem Schock, Hyperthermie und Thyreotoxikose. Eine Abnahme des HI findet man bei Hypovolämie, kongestivem Herzversagen und bei Patienten mit Lungenembolien. Der HI nimmt von ungefähr 4,5 l/min/m² im Alter von 7 Jahren bis zu 2,5 l/min/m² im Alter von 70 Jahren ab.

$$HI = \frac{HZV}{KOF}$$

5.2.3
Schlagvolumen

Das Schlagvolumen (SV) ist das Blutvolumen, das das Herz bei jeder Kontraktion auswirft. Das SV läßt sich durch Teilung des HZV durch die HF errechnen. Es steigt an bei Bradykardie, Hypertonie und Hypervolämie. Eine Abnahme findet sich im kardiogenen oder hypovolämischen Schock.

$$SV = \frac{HZV}{HF}$$

5.2.4
Schlagvolumenindex

Der Schlagvolumenindex (SVI) oder Schlagindex (SI) wird errechnet durch die Division des Schlagvolumens durch die KOF oder aus dem Quotienten von HI und HF.

$$SI = \frac{SV}{KOF} = \frac{HI}{HF}$$

5.2.5
Gefäßwiderstand

Wenn Blut durch das Gefäßsystem fließt, besteht ein Widerstand gegen den Fluß. Der Ursprung der Beziehung zwischen diesen Variablen findet sich beim elektrischen Kreislauf und wird durch das Ohm-Gesetz definiert.

$$Widerstand = \frac{Druck}{Fluß}$$

5.2.5.1
Systemischer oder peripherer Gefäßwiderstand

Der systemische oder periphere Gefäßwiderstand (SVR) beschreibt den Widerstand im systemischen Kreislauf. Berechnet wird er durch die Division der Differenz aus mittlerem arteriellen Druck und zentralvenösem Druck durch das HZV und Multiplikation mit 79,9 (ein Umrechnungsfaktor zur Erstellung der korrekten Einheiten, dyn·sec·cm^{-5}). Da diese Berechnung Schwankungen der Körpergröße nicht berücksichtigt, benutzten manche Ärzte den HI und nicht das HZV als Nenner. Der systemische Gefäßwiderstandsindex entspricht also dem SVR multipliziert mit der KOF (nicht dividiert durch die KOF).

$$SVR = \frac{MAP - ZVD}{HZV} \cdot 79{,}9$$

Da Längenveränderungen des Gefäßbettes nach Abschluß des Wachstums ungewöhnlich sind, reflektieren Veränderungen des Gefäßwiderstands meistens eine Änderung der Blutviskosität oder des Radius des Gefäßquerschnitts. Das autonome Nervensystem und lokale metabolische Faktoren kontrollieren den SVR. Es ist wichtig zu beachten, daß Berechnungen des SVR auf der Basis des mittleren Drucks und Flusses des gesamten systemischen Kreislaufs regionale Unterschiede im Gefäßwiderstand nicht genau widerspiegeln.

Bei Patienten mit Schock können die Messung des HZV und die Berechnung des systemischen Gefäßwiderstandes diagnostisch wichtig sein. Eine hyperdyname Reaktion mit Zunahme des HZV und Abnahme des systemischen Gefäßwiderstandes ist charakteristisch für den septischen Schock, hingegen wird eine hypodyname Reaktion mit erniedrigtem HZV und erhöhtem systemischem Gefäßwiderstand bei hypovolämischen, kardiogenen oder obstruktiven Formen des Schocks (Strombahnverlegung: z.B. Lungenembolie, Perikardtamponade, Spannungspneumothorax, Vorhofmyom) beobachtet. Der Widerstand kann aufgrund einer arteriolären Vasokonstriktion oder systemischen Hypertonie erhöht sein. Eine Abnahme des Widerstandes kann bei Patienten mit einer Leberzirrhose, arteriovenösen Fisteln, der Thyreotoxikose oder einer Anämie auftreten.

5.2.5.2
Pulmonaler Gefäßwiderstand

Der pulmonale Gefäßwiderstand (PVR) beschreibt den Widerstand im pulmonalen Kreislauf. Berechnet wird er durch Division der Differenz aus pulmonalarteriellem Mitteldruck und pulmonalarteriellem Verschlußdruck durch das HZV (oder dem HI) sowie Multiplikation mit dem Faktor 79,9.

$$PVR = \frac{MPAP - PAOP}{HZV} \cdot 79{,}9$$

Diese Berechnung wird durch Änderungen des linksatrialen Drucks beeinflußt und liefert deswegen nicht immer die Informationen, die sich ausschließlich auf das pulmonale Gefäßsystem beziehen. Sie kann eine Einschätzung über Vorliegen und Ausmaß einer pulmonalen Gefäßerkrankung erlauben. Der pulmonale Kreislauf ist dynamisch und kann durch mechanische (Änderungen von Fluß, Volumen, Druck, Ödeme), neuronale (autonomes Nervensystem) und biochemische (Azidose, pO_2, Katecholamine, Serotonin, Histamin und Prostaglandine) Faktoren beeinflußt werden. Ein Anstieg des pulmonalen Gefäßwiderstandes findet sich bei Lungenembolien, kardialem wie auch nichtkardialem Lungenödem und kongenitalen oder valvulären Herzerkrankungen.

5.2.6
Linksventrikuläre Schlagarbeit

Die linksventrikuläre Schlagarbeit (LVSW) ist die äußere Arbeit des linken Ventrikels bei jeder Kontraktion. Der linksventrikuläre Schlagarbeitsindex (LVSWI) errechnet sich aus dem Produkt von Schlagindex und der Differenz aus arteriellem Mitteldruck und pulmonalarteriellem Verschlußdruck sowie einem Umrechnungsfaktor von 0,0136. Eine Abnahme der LVSW findet sich beim hypovolämischen, kardiogenen oder septischen Schock, ein Anstieg bei einigen Formen der Hypertonie und traumatischem Schock.

$$LVSWI = SI \cdot (MAP - ZVD) \cdot 0,0136$$

5.2.7
Rechtsventrikuläre Schlagarbeit

Die rechtsventrikuläre Schlagarbeit (RVSW) beschreibt, wie bereits für den linken Ventrikel definiert, die Arbeit des rechten Ventrikels. Der rechtsventrikuläre Schlagarbeitsindex (RVSWI) wird berechnet aus dem Produkt des Schlagindex und aus pulmonalarteriellem Mitteldruck minus ZVD und einem Umrechnungsfaktor (0,0136). Bei Patienten mit einer pulmonalen Hypertonie ist dieser Parameter in der Regel erhöht.

$$RVSWI = SI \cdot (P_{AP(m)} - ZVD) \cdot 0,0136$$

5.2.8
Sauerstoffgehalt

Der O_2-Gehalt ergibt sich aus dem Produkt von Hämoglobinkonzentration, Prozent der Sättigung des Hb mit Sauerstoff und dem Faktor 1,36 (transportierte Menge Sauerstoff in ml pro Gramm gesättigtes Hb), dem Produkt aus der O_2-Löslichkeit im Blut ($\alpha = 0,003$) und dem pO_2 im Blut (arteriell oder gemischtvenöse Blutproben oder alveolärer pO_2 für den kapillären O_2-Gehalt). Da das Produkt aus dem arteriellen oder gemischtvenösen pO_2 und der O_2-Löslichkeit weitestgehend vernachlässigbar ist, wird es oft nicht mit einbezogen. Die O_2-Sättigung sollte direkt gemessen werden und nicht indirekt von dem p_vO_2 anhand der normalen Oxyhämoglobindissoziationskurve abgeleitet werden. Der Grund dafür ist, daß Faktoren wie z. B. pH-Wert, Temperatur und 2,3-Diphosphoglyzerat (DPG)-Gehalt die O_2-Dissoziationskurve verschieben können. Die direkte Messung des O_2-Gehaltes kann mit Hilfe des manometrischen Verfahrens nach van Slyke oder kommerziell erhältlichen Blutgasanalysegeräten durchgeführt werden.

$$C_aO_2 = Hb \cdot O_2\text{-Sättigung} \cdot 1,36 + (pO_2 \cdot 0,003)$$

5.2.9
Arteriovenöse Sauerstoffgehaltsdifferenz

Die arteriovenöse Sauerstoffgehaltsdifferenz ($avDO_2$) ist die Differenz zwischen dem arteriellen Sauerstoffgehalt (C_aO_2) und dem gemischtvenösen Sauerstoffgehalt

(C_vO_2). Mit einem Anstieg der O_2-Extraktion durch das Gewebe und der Abnahme des C_vO_2 nimmt die AVD zu. Dies geschieht typischerweise bei Patienten mit einem erniedrigten HZV. Patienten mit septischem Schock, Shunts, niedrigen Hb-Konzentrationen oder niedrigen P50-Werten (Halbdissoziationspunkt) haben eine verringerte AVD. Arteriovenöse Sauerstoffgehaltsdifferenzen lassen sich vereinfacht aus dem Produkt von Hämoglobinkonzentration, der Differenz aus arterieller und gemischtvenöser Sauerstoffsättigung und dem Faktor 1,36 berechnen.

$$avDO_2 = C_aO_2 - C_vO_2 = Hb \cdot 1{,}36 \cdot (S_aO_2 - S_vO_2)$$

5.2.10
Sauerstoffangebot

O_2-Transport, O_2-Angebot (DO_2) oder O_2-Verfügbarkeit sind Maße für die zu den peripheren Geweben transportierte O_2-Menge. Das DO_2 hängt von einer adäquaten Oxygenierung, Hb-Konzentration und HZV ab. Das DO_2 wird durch Multiplikation des HZV mit dem C_aO_2 errechnet. Das DO_2 ist deshalb bei Patienten mit erniedrigtem HZV, Anämie oder Hypoxämie erniedrigt.

$$DO_2 = HZV \cdot C_aO_2 \cdot 10$$

Die O_2-Versorgung der Gewebe hängt sowohl von der Transportfähigkeit des Gefäßsystems (ausgedrückt als O_2-Transport, berechnet nach o. g. Formel) als auch dem Transport durch Diffusionsvorgänge ab [22]. Der Transport nach extravaskulär erfolgt durch physikalische Diffusion und hängt vom O_2-Diffusionsgradienten, der Geometrie des Gefäßsystems sowie den Gewebeeigenschaften ab.

Unter klinischen Bedingungen kann die vaskuläre Komponente berechnet werden, wogegen die Bedeutung der Diffusion leider unbekannt bleibt. Wenn Zellen unmittelbar an Kapillaren angrenzen, ist die Bedeutung der Diffusionsstrecke vernachlässigbar gering und die Oxygenierung hängt in erster Linie vom vaskulären Transport ab. Unter diesen Bedingungen wäre ein sehr niedriger kapillärer pO_2 ohne Gewebehypoxie oder/und resultierendem anaerobem Stoffwechsel möglich. Andererseits ist bei Diffusion über weitere Entfernungen die O_2-Versorgung der Gewebe extrem von der Diffusion abhängig, und ein hoher kapillärer pO_2 muß aufrechterhalten werden.

Der p_vO_2, der den niedrigsten meßbaren pO_2 im Gefäßsystem wiedergibt, ist ein sensitiver Indikator für den Wert auf Zellmembranebene [23]. Es wurde festgestellt, daß der p_vO_2 in vielen Fällen dem Gewebe-pO_2 tatsächlich entspricht. Im allgemeinen sind die Diffusionsstrecken in den meisten Geweben größer, und es kann bei einem Abfall des p_vO_2 auf 20 mm Hg zu einem anaeroben Metabolismus kommen [23]. Unabhängig von der Diffusion muß der intravasale O_2-Transport natürlich erhalten bleiben, um den metabolischen Anforderungen zu genügen und den p_vO_2 normal zu halten.

Nach längeren Perioden mit niedrigen gemischtvenösen O_2-Partialdrücken (p_vO_2) infolge einer Hypoxämie oder einer systemischen Minderperfusion kann es möglicherweise zu einer Zunahme der Kapillardichte und dadurch zu einer Erleichterung des Diffusionstransportes kommen. In der Tat kann es manchmal schwierig sein zu unterscheiden, ob ein niedriger p_vO_2 ein akutes oder chronisches Problem darstellt. Dies unterstreicht die Wertigkeit serieller Blutanalysen.

Zwar ist der gemischtvenöse pO_2 eine Funktion des O_2-Transportes, quantitative Änderungen des p_vO_2 hängen jedoch von qualitativen Änderungen der Determinanten des O_2-Transportes (HZV, Hb-Konzentration und p_aO_2) ab. Es ist offensichtlich, daß entsprechend dem Fick-Prinzip eine Änderung des HZV zu einer inversen Änderung der S_vO_2 führt. Bei Änderungen des O_2-Transportes durch Änderungen der C_aO_2 ist der resultierende S_vO_2-Wert davon abhängig, welcher der die C_aO_2 bestimmenden Faktoren eine Änderung erfährt. So ergibt sich derselbe C_aO_2 bei einer normalen Hb-Konzentration und normalem p_aO_2, genauso bei Zunahme der Hb-Konzentration und gleichzeitiger Erniedrigung des p_aO_2. Der O_2-Transport kann bei gleichem HZV trotz einer sehr unterschiedlichen S_vO_2 identisch sein. Im allgemeinen ist die Antwort der S_vO_2 bei Änderungen von HZV und Hb-Konzentration am sensitivsten bei einer deutlichen Erniedrigung beider Parameter [22]. Diese Effekte verhalten sich additiv. Daher ist die Anhebung der Hb-Konzentration von anämischen Werten bei einem niedrigen HZV zur Anhebung der S_vO_2 besonders wirksam.

Umgekehrt haben Änderungen von Hb-Konzentration oder HZV bei hohen HZV oder einer Polyzythämie nur einen geringen Effekt auf die S_vO_2. Diese 3 Variablen, also HZV, Hb-Konzentration und p_aO_2, sind wichtige Determinanten der S_vO_2. Ein Abfall der S_vO_2 sollte Anlaß für eine Bestimmung dieser Parameter sein.

5.2.11
Sauerstoffverbrauch

Der O_2-Verbrauch oder die O_2-Aufnahme (VO_2) stellt die von den peripheren Geweben extrahierte O_2-Menge dar. Der O_2-Verbrauch wird als Produkt aus HZV und arteriovenöser O_2-Gehaltsdifferenz berechnet:

$$VO_2 = HZV \cdot (C_aO_2 - C_vO_2) \cdot 10$$

Der O_2-Verbrauch kann ebenso durch die Analyse der gesammelten Exspirationsluft gemessen werden. Eine Zunahme des O_2-Verbrauchs findet man bei der Sepsis, der Thyreotoxikose und bei postoperativen Patienten.

5.2.12
Sauerstoffextraktionsrate

Die Sauerstoffverbrauchs- oder Sauerstoffextraktionsrate (O_2-ER) ist der Anteil des angebotenen Sauerstoffs, der verbraucht wird. Mit anderen Worten, die O_2-ER ist der Sauerstoffverbrauch (VO_2) geteilt durch das O_2-Angebot (DO_2). Die O_2-ER wird als arteriovenöse O_2-Gehaltsdifferenz geteilt durch den arteriellen O_2-Gehalt berechnet. Bei einem hohen Quotienten ist das O_2-Angebot inadäquat, und der Bedarf überschreitet das Angebot. Ein niedriger Quotient beruht auf einem gesteigerten HZV oder anatomischen bzw. physiologischen Shunts. Einige Untersucher haben den reziproken Wert der O_2-ER (DO_2/VO_2) eingeführt und bezeichnen ihn als O_2-Angebotskoeffizienten (engl. coefficient of oxygen delivery, COD).

$$\text{Sauerstoffextraktionsrate} = \frac{C_aO_2 - C_vO_2}{C_aO_2}$$

5.2.13
Venoarterielle Beimischung

Die venoarterielle Beimischung, auch pulmonaler Shuntanteil ($\dot{Q}_S/\dot{Q}_T$) genannt, beschreibt den Anteil des Gesamtblutflusses, der während der Lungenpassage nicht oxygeniert wird. Die Gleichung zur Berechnung des Shunts lautet:

$$\frac{\dot{Q}_S}{\dot{Q}_T} = \frac{Cc'O_2 - C_aO_2}{Cc'O_2 - C_vO_2},$$

wobei $\dot{Q}_S/\dot{Q}_T$ den prozentualen Shuntanteil am gesamten HZV ($\dot{Q}_T$) darstellt und $Cc'O_2$, C_aO_2 bzw. C_vO_2 jeweils die pulmonalkapillären, arteriellen und gemischtvenösen O_2-Gehalte sind. Bei der Berechnung der $Cc'O_2$ wird angenommen, daß der alveoläre pO_2 und pulmonalkapilläre pO_2 identisch sind. Eine Veränderung des HZV bewirkt meistens eine ähnliche Veränderung der venoarteriellen Beimischung. Der resultierende Effekt auf den arteriellen Blut-O_2-Gehalt hängt davon ab, ob die Änderungen des pulmonalen Shunts die Änderungen des gemischtvenösen Blut-O_2-Gehaltes überwiegen [24]. Wenn beispielsweise das HZV abnimmt, wird der p_aO_2 nur dann abnehmen, wenn die S_vO_2 mehr als die venöse Beimischung abnimmt. Da Herz- und Lungenversagen oft gleichzeitig vorkommen, hilft die Messung des pulmonalen Shunts als ein Index bei der Differenzierung zwischen pulmonalen und kardialen Komponenten des alveolär-arteriellen O_2-Partialdruckgradienten.

Literatur

1. Hurst JW (1990) The heart: Arteries and veins, 7th Edition. McGraw Hill Information Services Co, New York
2. Braunwald E (1992) Heart disease: A textbook of cardiovascular medicine, 4th Edition. WB Saunders Co, Philadelphia
3. Grossman W (1980) Cardiac catheterization and angiography, 2nd Edition. Lea and Febiger, Philadelphia
4. The Society of Critical Care Medicine (1980) Critical care: State of the art, Vol 1. Fullerton
5. Spodick DH (1980) Physiologic and prognostic implications of invasive monitoring: Undetermined risk/benefit ratios in patients with heart disease (editorial). Am J Cardiol 46: 173–175
6. Tuman KJ, Carroll GC, Ivankovich AD (1989) Pitfalls in interpretation of pulmonary artery catheter data. J Cardioth Anesth 3:625–641
7. Dorland's illustrated medical dictionary (1988) 27th Edition. WB Saunders Co, Philadelphia
8. Patterson SW, Starling EH (1914) On the mechanical factors which determine the output of the ventricles. J Physiol 48:357–379
9. Calvin JE, Driedger AA, Sibbald WJ (1981) Does the pulmonary capillary wedge pressure predict left ventricular preload in critically ill patients? Crit Care Med 9:437–443
10. Covell JW, Ross J, Taylor R, Sonnenblick EH, Braunwald E (1967) Effects of increasing frequency of contraction on the force velocity relation of the left ventricle. Cardiovasc Res 1: 2–8
11. Sarin CL, Yalav E, Clement AJ, Brainbridge MV (1970) The necessity for measurement of left atrial pressure after cardiac surgery. Thorax 25:185–189
12. Bell H, Stubbs D, Pugh D (1971) Reliability of central venous pressure as an indicator of left atrial pressure: A study in patients with mitral valve disease. Chest 59:169–173

13. Civetta JM, Gabel JC (1972) Flow directed-pulmonary artery catheterization in surgical patients: Indication and modifications of technique. Ann Surg 176:753–756
14. Byrick RJ, Nobel WH (1978) Influence of elevated pulmonary vascular resistance on the relationship between central venous pressure and pulmonary artery occluded pressure following cardiopulmonary by-pass. Can Anaesth Soc J 25:106–112
15. Del Guercio LRM, Cohn JD (1976) Monitoring: Methods and significance. Surg Clin North Am 56:977–994
16. Mangano DT (1980) Monitoring pulmonary arterial pressure in coronary-artery disease. Anesthesiology 53:364–370
17. Forrester JS, Diamond G, McHugh TJ, Swan HJC (1971) Filling pressures in the right and left sides of the heart in acute myocardial infarction. N Engl J Med 285:190–193
18. Toussant GPM, Burgess JH, Hampson LG (1974) Central venous pressure and pulmonary wedge pressure in critical surgical illness. Arch Surg 109:265–269
19. Civetta JM, Gabel JC, Laver MB (1971) Disparate ventricular function in surgical patients. Surg Forum 22:136–139
20. Packman MI, Rackow EC (1983) Optimum left heart filling pressure during fluid resuscitation of patients with hypovolemia and septic shock. Crit Care Med 11:165–169
21. DeLaurentis DA, Hayes M, Matsumoto T, Wolferth CC (1973) Does central venous pressure accurately reflect hemodynamic and fluid volume patterns in the critical surgical patient? Am J Surg 126:415–418
22. Tenney SM, Mithoefer JC (1982) The relationship of mixed venous oxygenation to oxygen transport: With special reference to adaptions to high altitude and pulmonary disease. Am Rev Respir Dis 125:474–479
23. Nunn JF (1987) Applied respiratory physiology, 3rd Edition. London: Butterworth Co Ltd
24. Cheney FW, Colley PS (1980) The effect of cardiac output on arterial blood oxygenation. Anesthesiology 52:496–503

6 Der Pulmonalarterienkatheter: Druckmonitoring

J. W. Leatherman, J. Marini

In der klinischen Praxis ist das Druckmonitoring oft der Hauptgrund für den Einsatz des Pulmonalarterienkatheters (PAK). Die Druckwellenformen des rechten Vorhofs (RA) und der Pulmonalarterie (PA), die vom proximalen bzw. distalen Lumen des Katheters aufgezeichnet werden, können für die klinische Bewertung nützlich sein. Die Bestimmung des pulmonalarteriellen Verschlußdruckes (PCWP) ist jedoch für den Kliniker in der Regel von größtem Interesse. Diese Messung diktiert häufig klinische Entscheidungen bezüglich der Diagnose kardiopulmonaler Störungen, Steuerung der Volumentherapie und Einsatz vasoaktiver Medikamente [1]. Werden diese Parameter korrekt erhoben und interpretiert, so können die vom PAK aufgezeichneten Druckwerte Grundlage einer durch physiologische Parameter bestimmten Behandlung des Patienten sein.

Leider gibt es eine Reihe potentieller Schwierigkeiten bei der Aufzeichnung und Interpretation der intrathorakalen Gefäßdrücke; dies gilt insbesondere für den PCWP [2, 3]. Die Verkennung dieser Probleme kann zu schwerwiegenden Fehlinterpretationen der jeweiligen Hämodynamik führen und grobe Fehler in Diagnose und Therapie bedingen. Um den PAK optimal nutzen zu können, muß der Kliniker daher die fundamentalen Prinzipien der Druckaufzeichnung voll verstehen, die vielen potentiellen Fehlerquellen der Messung intrathorakaler Gefäßdrücke und die diesen Druckwerten innewohnenden Limitationen als Indikator der Vorlast oder der Wahrscheinlichkeit eines Lungenödems kennen. Dieses Kapitel beschäftigt sich mit der klinischen Physiologie der über den PAK verfügbaren Druckdaten mit besonderer Betonung des PCWP.

6.1
Druckmonitoringsysteme

Notwendige Bestandteile eines bettseitigen Druckmonitoringsystems beinhalten einen flüssigkeitsgefüllten Katheter, der die Druckwelle fortleitet, einen Druckwandler (Transducer), um die mechanischen Signale in ein elektrisches Signal umzuformen, und ein Gerät zur Signalverarbeitung, das das Signal für die Anzeige bearbeitet und verstärkt (Abb. 6-1) [4]. Die Komponenten eines Drucksystems und deren Eigenschaften wurden in Kap. 3 beschrieben. Dieser Abschnitt befaßt sich mit einigen Besonderheiten, die bei der Druckmessung von Bedeutung sind [1–7].

Der standardmäßige 4lumige PAK besitzt 2 Lumen, über die Drücke gemessen werden können. Das distale Lumen öffnet sich an der Katheterspitze und überträgt die

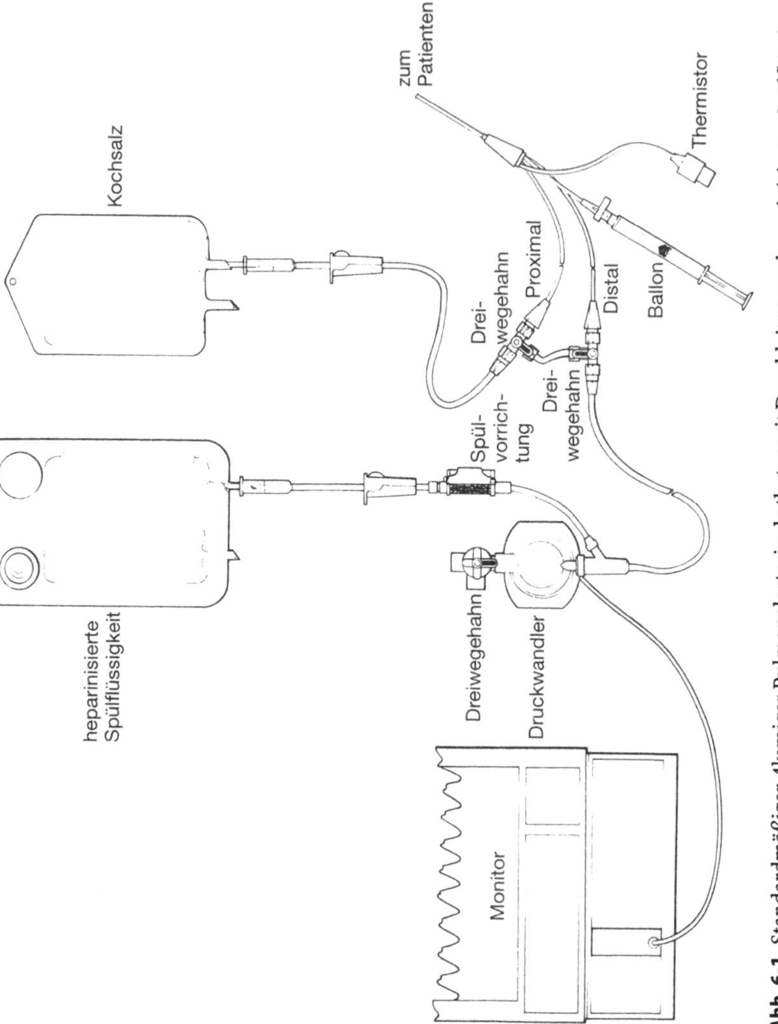

Abb. 6-1. Standardmäßiger, 4lumiger Pulmonalarterienkatheter mit Druckleitungen heparinisierter Spülflüssigkeit, Druckabnehmer und Monitor. Pulmonalarterieller oder rechter Vorhofdruck können je nach Dreiwegehahnstellung angezeigt werden

Drücke aus der PA. Das proximale Lumen öffnet sich 30 cm proximal der Katheterspitze und zeichnet bei korrekter Lage Drücke aus dem RA auf. Es ist möglich, jedes Lumen an einen separaten Druckwandler zur simultanen Anzeige beider Drücke (p_{RA} und p_{PA}) anzuschließen. Als Alternative kann auch nur das distale Lumen über eine Druckleitung an den Transducer angeschlossen werden, während das proximale Lumen für intravenöse Infusionen benutzt wird. Bei der letzten Möglichkeit wird das proximale und distale Lumen über einen Dreiwegehahn und eine Brücke miteinander verbunden (Abb. 6-1). Normalerweise wird der p_{PA} kontinuierlich angezeigt, aber der

p_{RA} kann durch entsprechende Einstellung des Dreiwegehahns aufgezeichnet werden.

Eine mit 300 mm Hg unter Druck gesetzte heparinisierte Lösung wird an den Druckwandler und das distale Lumen mit einem Y-Stück angeschlossen (Abb. 6-1). Eine Spülvorrichtung zwischen der Heparinlösung und dem Y-Stück sorgt in der Verschlußposition für einen ständigen Fluß von 3 ml/h durch das distale Lumen. Wird das Ventil der Spülvorrichtung geöffnet, erhöht sich der Fluß durch dieses Lumen, so daß kleine Blutgerinnsel von der Katheterspitze entfernt werden können. Auch können Luftblasen vom Transducer-Dom entfernt werden, indem man den Dreiwegehahn zunächst so einstellt, daß der Katheter zur Spülung hin geschlossen ist, der Dreiwegehahn am Transducer zur Atmosphäre geöffnet und dann gespült wird, um die Luftblasen zu entfernen. Die Spülvorrichtung kann ebenfalls dazu benutzt werden, die Dämpfung abzuschätzen (s. unten).

Im wesentlichen sind es zwei Faktoren, die die dynamischen Charakteristika des Druckmonitoringsystems bestimmen: die Eigenfrequenz und die Dämpfung [1, 6]. Erstere bezieht sich auf die Tatsache, daß jedes Katheter-Transducer-System dazu neigt, bei einer bestimmten (Eigen-)frequenz in Schwingung zu geraten, die durch die Elastizität und Compliance seiner deformierbaren Bestandteile bestimmt wird. Ein ungedämpftes System überträgt die Amplitude der Informationskomponenten nahe seines Resonanzwertes. Dämpfung limitiert Oszillationen und vermindert seine Verstärkung. Höhere Frequenzen werden dadurch selektiv ausgefiltert, und die Widergabe rascher Veränderungen ist eingeschränkt. Für in der klinischen Praxis eingesetzte Druckmonitoringsysteme gilt die Regel, daß die Eigenfrequenz oberhalb der 10. Harmonie der Grundfrequenz liegen sollte. Eine leichte Dämpfung ist erwünscht, um ungewolltes Rauschen zu unterdrücken. Eine exzessive Dämpfung (Überdämpfung) resultiert andererseits in dem Verlust wichtiger Frequenzinformationen der Kurvenformen [5].

Klinisch wird dies zu einer fehlerhaften Druckablesung mit einem falsch-niedrigen systolischen und einem falsch-hohen diastolischen Druck führen (Abb. 6-2). Obwohl die Genauigkeit des mittleren Drucks tendenziell erhalten bleibt, kann eine extreme Überdämpfung auch zu einem fehlerhaften Mitteldruck führen.

Eine häufige Ursache für eine exzessive Dämpfung ist eine Luftblase. Da Luft im Gegensatz zu Flüssigkeit komprimierbar ist, führt eine Luftblase zu einer Reduzierung der Übertragung systolischer und diastolischer Druckwellen zum Druckabnehmer [5]. Andere Gründe einer exzessiven Dämpfung können ein Knick des Katheters oder der Druckleine, gelöste Verbindungen, Gerinnsel oder Fibrin am Katheter, übermäßig enge oder lange Leitungen sein.

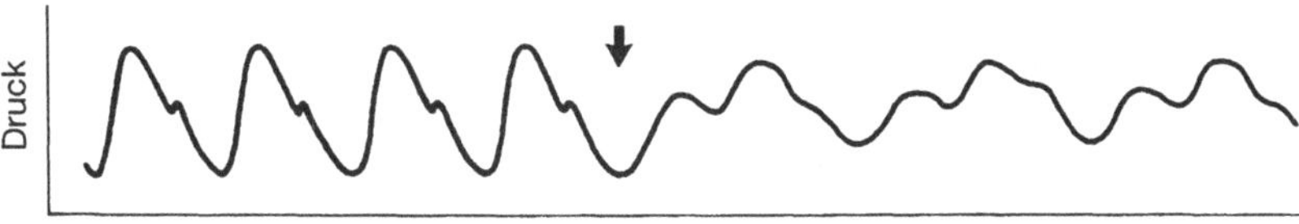

Abb. 6-2. Überdämpfung einer pulmonalarteriellen Druckkurve (*Pfeil: Beginn der Dämpfung*)

Ein praktischer Weg, um eine exzessive Dämpfung auszuschließen, ist ein kurzes Spülen des Katheters (sog. „flush test") [6]. Nach Öffnung der Spülvorrichtung, um den Transducer dem unter Druck stehenden Spülsystem auszusetzen, bestimmt der dem Verschluß der Spülvorrichtung folgende Abfall der Druckkurve, ob eine überdämpfte Druckkurve vorliegt oder nicht (Abb. 6-3). Dieser Test sollte vor der Katheterbenutzung durchgeführt werden. Dies hilft, Unsicherheiten über die Katheterposition zu vermeiden, die sonst bei einem überdämpften System entstehen würden. Eine häufige Durchführung (z. B. bei jedem Schichtwechsel) des Spültests wird empfohlen, um die langsame Entwicklung einer überdämpften Druckkurve zu bemerken.

Wenn eine PA-Kurve exzessiv gedämpft ist, kann sie wie eine PCWP-Kurve aussehen. Das könnte Anlaß sein, einen regelrecht positionierten Katheter zurückzuziehen, im Glauben, daß die Katheterspitze in eine Wedge-Position gewandert ist. Viel wichtiger ist jedoch, daß die Fehlinterpretation eines hohen PCWP den Arzt dazu verleiten könnte, in inadäquater Weise Diuretika oder Inotropika zu verabreichen. Ein Spültest kann bei der Unterscheidung zwischen einer gedämpften PA- vs. einer PCWP-Kurve helfen. Katheterbewegungen können ebenfalls Fehler in der Druckmessung verursachen.

Diese Artefakte werden durch eine direkte Übertragung von Bewegungen des Herzens während Systole und Diastole auf den Katheter („Peitschenartefakte") hervorgerufen. Dementsprechend wird dieses Problem nicht bei arteriellen oder zentralvenösen Druckkurven beobachtet. Die Bewegungsartefakte stellen sich als übergroße Ausschläge der Druckkurve dar, was zu einer Überschätzung des systolischen bzw. Unterschätzung des diastolischen pulmonalarteriellen Drucks führen kann (Abb 6-4). Da letzterer häufiger bei klinischen Entscheidungen von Wichtigkeit ist, ist die Messung eines falsch-niedrigen PADP (diastolischer Pulmonalarteriendruck) das Hauptproblem bei Katheterbewegungsartefakten, insbesondere falls die Druckwerte digital dargestellt werden. Bestimmt man den PADP manuell kurz vor dem systolischen Druckanstieg, so sollten Katheterbewegungsartefakte keine fehlerhaften Werte verursachen [7]. Aus diesem und anderen Gründen sollten Druckwerte anhand eines Papierausdrucks oder Monitorstandbildes bestimmt werden und nicht durch die digitale Anzeige (s. unten).

Wie in Kap. 3 beschrieben, muß der Druckabnehmer und der Monitor in Relation zum atmosphärischen Druck genullt und kalibriert sein, um verläßliche Drücke zu liefern. Der Transducer wird auf das Niveau des linken Vorhofs eingestellt. Dabei ist sehr wichtig, daß die Luft-Flüssigkeits-Verbindung der Flüssigkeitssäule, die auf den Transducer einwirkt, in der phlebostatischen Achse liegen muß. Der Transducer kann sich während des Nullabgleichs an jeder beliebigen Position befinden, solange diese Bedingung erfüllt ist. Der Druckabnehmer kann auch bei Patienten mit erhobenem

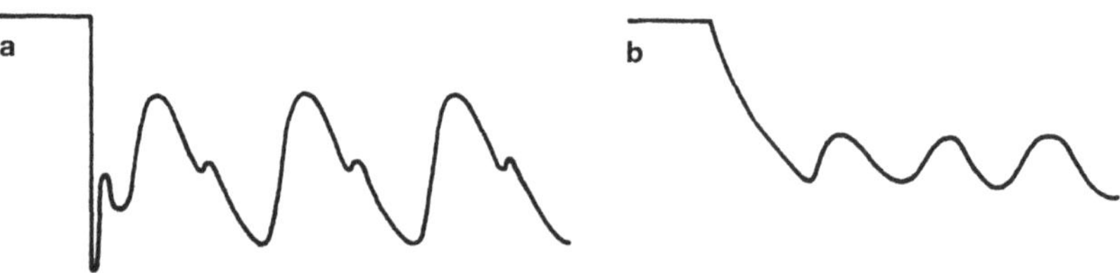

Abb. 6-3 a, b. Spültest; **a** adäquat gedämpftes System, **b** überdämpftes System

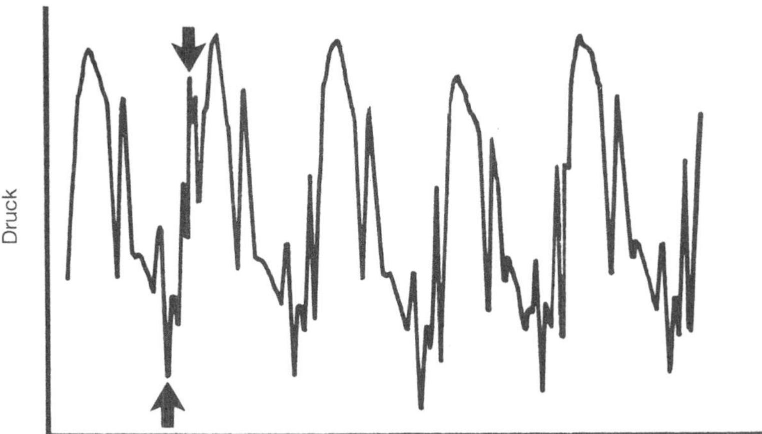

Abb. 6-4. Katheterbewegungsartefakte (*Pfeil: artifizielle Schocktransienten*)

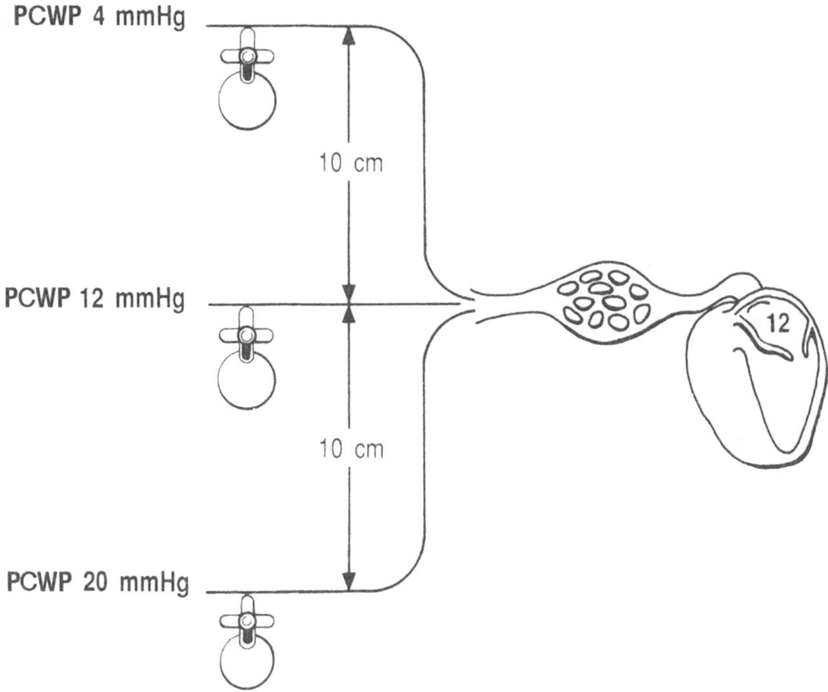

Abb. 6-5. Auswirkung einer Fehlpositionierung des Druckabnehmers auf die Druckmessung. Bei diesem Beispiel ist der linksatriale und der Wedgedruck 12 mm Hg. Sobald der Druckabnehmer auf Höhe des linken Vorhofs genullt worden ist (s. Text), werden Bewegungen des Druckabnehmers über oder unterhalb der Ebene des linken Vorhofs zu fehlerhaften Druckmessungen führen (10 cm H_2O ≈ 8 mm Hg)

Oberkörper genullt werden, wie es bei einem dyspnoeischen Patienten gerechtfertigt ist. Ist der Transducer einmal an der phlebostatischen Achse genullt, führen spätere Lageveränderungen des Druckabnehmers oder des Patienten zu fehlerhaften Druckwerten (Abb. 6-5).

6.2
Normale und pathologische Druckkurven

Vier unterschiedliche Drücke können über den PA-Katheter gemessen werden: rechter Vorhofdruck (p_{RA}), rechtsventrikulärer Druck (p_{RV}), pulmonalarterieller Druck (p_{PA}) und pulmonalarterieller Verschlußdruck (PCWP). Die Differenzierung der verschiedenen Druckwellenformen ist Voraussetzung für die erfolgreiche Katheterplazierung unter kontinuierlicher Druckmessung (s. Kap. 3). Die klinische Nutzung der Druckwellenform jedoch geht über die Kathetereinschwemmung hinaus. Sorgfältige Beobachtung der p_{RA}-, p_{PA}- und PCPW-Kurvenformen kann unter besonderen Umständen Hinweise zur Diagnose und Pathophysiologie mit entsprechenden Implikationen für das Management geben.

Die normale RA-Wellenform besteht aus 3 positiven und 2 negativen Ausschlägen (Abb. 6-6 a). Die a-Welle entsteht durch die Vorhofkontraktion und folgt daher der P-Welle des parallel aufgezeichneten Elektrokardiogramms (EKG); die a-Welle findet sich in der Regel zu Beginn des QRS-Komplex, sofern die atrioventrikuläre Überleitung normal ist [8]. Die c-Welle ist häufig nicht in der RA-Druckkurve zu differenzieren, aber wenn sichtbar, erscheint sie unmittelbar nach der a-Welle.

Die c-Welle wird zu Beginn der ventrikulären Systole durch den Schluß der Trikuspidalklappe verursacht. Die x-Senkung als Folge der Vorhofrelaxation folgt der a-Welle. Nach der x-Senkung wird die v-Welle als positiver Ausschlag beobachtet, der durch die passive Vorhoffüllung während der ventrikulären Systole verursacht wird. Die v-Welle der RA-Kurve ist in der Regel synchron mit dem b-Anteil der T-Welle im EKG [8]. Abschließend folgt die y-Senkung durch die schnelle Vorhofentleerung nach Öffnung der Trikuspidalklappe.

Die normale PA-Wellenform besteht aus einer PA-systolischen Welle und einer dikroten Welle (Abb. 6-6 b). Letztere entsteht durch Schluß der Pulmonalisklappe und wird in der Regel am unteren Anteil der PA-Druckkurve gesehen [8]. Die systolische PA-Welle findet sich ungefähr zur Zeit der T-Welle des EKG. Der diastolische PA-Druck (PADP) entspricht dem Druck kurz vor dem systolischen Anstieg. Der PADP stimmt ungefähr mit dem mittleren linksatrialen Druck (p_{LA}) und dem linksventrikulären enddiastolischen Druck (LVEDP) überein.

Den PCWP erhält man, wenn der Katheter bei gefülltem Ballon den antegraden Fluß in der PA unterbricht (Abb. 6-6 c, 6-7). Die aufgezeichneten Druckkurven repräsentieren mechanische Ereignisse im linken Vorhof. Da die Druckwelle jedoch durch das pulmonale Gefäßsystem und den längeren Katheter wandern muß, sind die Einzelheiten der PCWP-Kurvenformen häufig nicht so deutlich wie bei den aus dem RA direkt aufgezeichneten Kurven zu erkennen, und die mechanischen Ereignisse des LA werden später im Herzzyklus aufgezeichnet als Wellen und Senkungen des RA. Das heißt, bei der PCWP-Kurve stellt sich die a-Welle erst nach dem QRS-Komplex dar, und die v-Welle findet sich erst nach der T-Welle (Abb. 6-6 c). Normalerweise haben a- und v-Welle ungefähr die gleiche Größe, und der mittlere PCWP liegt bei 6–12 mm Hg.

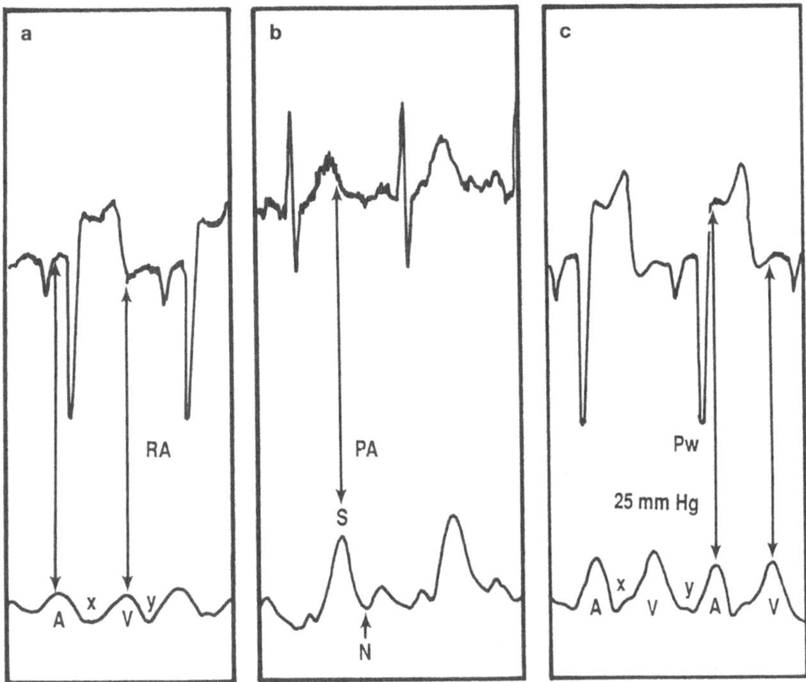

Abb. 6-6 a–c. Simultane Darstellung eines EKG (*oben*) und einer Druckkurve (*unten*). **a** Druckkurve des rechten Vorhofs (*RA*) zeigt den zeitlichen Zusammenhang der a- und v-Wellen sowie der x- und y-Senkung; **b** die pulmonalarterielle (*PA*) Druckkurve zeigt den zeitlichen Zusammenhang der systolischen Welle (*S*) gefolgt von der dikroten Welle (*N*); **c** Wedgedruckkurve (*PCWP*). Zu beachten ist, daß das Auftreten der Wellen und Senkungen später im Herzzyklus auftreten als in der RA-Druckkurve. (Nach [8])

Bei normalem Herzen und Lungen ist der PCWP gleich oder leicht niedriger als der PADP und stellt eine gute Annäherung an den p_{LA} und LVEDP dar.

Eine Vielzahl pathophysiologischer Situationen kann die normalen p_{RA}-, p_{PA}- und PCWP-Druckkurven verändern. Durch Analyse dieser Veränderungen kann man Einsicht in die zugrunde liegende hämodynamische Störung gewinnen. Wie von Sharkey et al. gezeigt, kann die Information, die durch die Inspektion der Wellenform verfügbar wird, verschiedentlich von erheblichem diagnostischem Wert sein und wird wahrscheinlich bei der Beurteilung des kritisch kranken Patienten anhand eines PAK unterbewertet [8].

Klinische Probleme, bei denen die Druckkurvenanalyse nützlich sein könnte, lassen sich in zwei große Gruppen unterteilen: Tachyarrhythmien und hämodynamische Störungen, die zu Schock oder Lungenödem führen.

Eine als solche nicht erkannte große v-Welle im PCWP kann Anlaß zu fehlerhaften klinischen Entscheidungen sein (Abb. 6-8). Bei Vorliegen einer großen v-Welle erscheint die PCWP-Kurve nicht wie eine Vorhofkurve, und der mittlere PCWP-Wert kann den mittleren p_{PA} erreichen. Da die zwei Basiskriterien für die Wedge-Messung

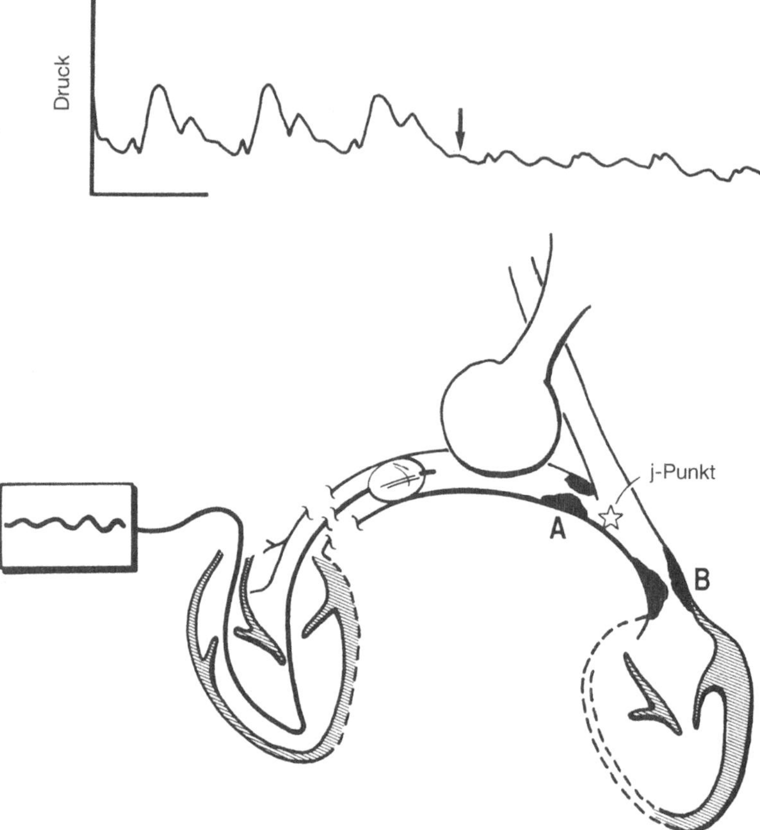

Abb. 6-7. Prinzip der Wedgedruckmessung. Wenn der gefüllte Ballon den arteriellen Blutfluß verlegt, wird der Katheter den Druck am Zusammenfluß der venösen Kanäle mit und ohne Blufluß, dem j-Punkt, aufzeichnen. Eine Obstruktion distal (*B*) zum j-Punkt wird dazu führen, daß der PCWP den linksatrialen Druck (p_{LA}) überschätzt. Bei einer Obstruktion proximal (*A*) zum j-Punkt (z. B. venookklusive Erkrankung) gibt der PCWP den P_{LA} akkurat wieder, unterschätzt aber den pulmonalkapillaren Druck deutlich. (Nach J. J. Marini et al. Am. Rev. Respir. Dis. (1983) 128:319–326, mit Erlaubnis)

das Vorliegen einer atrialen Wellenform und ein Abfall des mittleren Druckes sind (s. unten), mag der Anwender bei Vorliegen einer großen v-Welle nicht glauben, daß sich der Katheter in Wedge-Position befindet. Das kann zur Folge haben, daß die Kathetereinschwemmung unnötigerweise verlängert und eine übermäßige Länge des Katheters bei dem Versuch, den Katheter in eine Wedge-Position zu führen, durch die Schleuse geführt wird. Dieser Fehler kann gefährlich werden, weil es eine Migration des Katheters bei entlastetem Ballon in eine permanente Wedge-Position begünstigt. Da der PCWP aufgrund der v-Welle fälschlicherweise für eine PA-Kurve gehalten wird, wird der Katheter nicht zurückgezogen. Dies könnte einen Lungeninfarkt oder noch schlimmer, eine Pulmonalarterienruptur bei Balloninflation zur Folge haben.

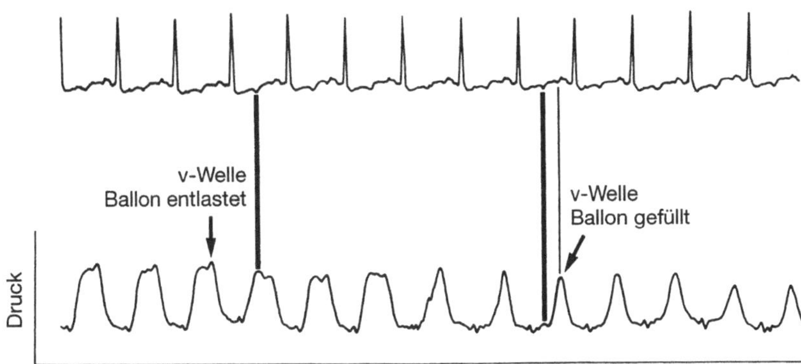

Abb. 6-8. Auswirkung der v-Welle auf die Druckkurve der Pulmonalarterie (PA) und des Wedges. Zu beachten ist, daß die v-Welle später im Herzzyklus als die systolische PA-Welle auftritt, die synchron mit der T-Welle des EKG (*oben*) zu sehen ist. Die *dicke senkrechte Linie* zeigt den Zeitpunkt der PA-systolischen Welle im Herzzyklus

Die Unterscheidung einer PCWP-Kurve mit einer v-Welle von einer echten PA-Kurve basiert auf zwei wichtigen Kriterien: der Morphologie der Wellenform und dem Zeitpunkt der Welle in bezug auf das simultane EKG [8]. Die PA-Kurve ist typischerweise zweigipflig mit der v-Welle in der Regel vor der dikroten Welle (Abb. 6-8). Erreicht der Katheter die Wedge-Position, so wechselt die doppelgipflige Kontur in eine monomorphe v-Welle. Außerdem erscheint die v-Welle später im kardialen Zyklus als die PA-systolische Welle. Die PA-Kurve ist für gewöhnlich synchron mit der T-Welle des EKG, während die v-Welle deutlich nach der T-Welle erscheint (Abb. 6-8).

Die normale v-Welle entsteht durch die passive Füllung des linken Vorhofs aus den Pulmonalvenen während der ventrikulären Systole. Eine prominente v-Welle kann mit oder ohne mitrale Regurgitation beobachtet werden [9, 10]. In einer Studie wiesen 36 % der Patienten mit einer großen v-Welle keine Mitralinsuffizienz auf [10]. Ist die Mitralklappe funktionsfähig, impliziert eine prominente v-Welle eine verminderte Compliance, eine Überdehnung des linken Vorhofs oder einen erhöhten pulmonalen Blutfluß (z.B. ventrikulärer Septumdefekt) [8, 11].

Große v-Wellen, die auf einer mitralen Regurgitation beruhen, können intermittierend als Folge einer Myokardischämie und vorübergehende Dysfunktion der Papillarmuskeln auftreten. Intermittierende v-Wellen können verschiedentlich der einzige Hinweis für eine episodische Myokardischämie sein. Die Größe der v-Welle hängt bei mitraler Regurgitation nicht nur vom regurgitierten Volumen, sondern auch von der Dehnbarkeit des linken Vorhofs ab. Insofern ist es verständlich, daß sich etwa bei 1/3 der Patienten mit schwerer Insuffizienz unauffällige v-Wellen finden [10]. Besteht die Erkrankung bereits länger, so ist es möglich, daß eine schwere Mitralinsuffizienz – bis hin zum Schock – ohne eine v-Welle einhergeht.

Eine Trikuspidalinsuffizienz wird selten direkt durch eine Myokardischämie oder einen Klappenfehler hervorgerufen, sondern ist gewöhnlich die Folge einer pulmonalen Hypertension und sekundären rechtsventrikulären Dilatation. Eine v-Welle in der p_{RA}-Kurve kann gewöhnlich bei Trikuspisdalinsuffizienz beobachtet werden, sie kann aber bei Dilatation des rechten Vorhofs fehlen. Die v-Welle bei Trikuspidalinsuffizienz ist typischerweise viel weniger prominent als die v-Welle bei Mitralinsuffizienz. Eine steile y-Senkung wird typischerweise bei einer Trikuspidalinsuffizienz beobachtet (Abb. 6-9 a) [8]. Neben der Schwierigkeit, die Trikuspidalklappe während der Katheteranlage zu passieren, führt die moderate bis schwere Trikuspidalinsuffizienz häufig zu ungenauen Messungen des Herzminutenvolumens durch die Thermodilutionsmethode.

Ein Rechtsherzversagen kompliziert gelegentlich den inferioren (posterioren) Myokardinfarkt. Bei schwerer Beeinträchtigung der Funktion des rechten Ventrikels finden sich nur geringe Unterschiede zwischen den mittleren Druckwerten des p_{RA}, p_{PA} und PCWP [8, 12]. Die PA-Druckamplitude nimmt ebenfalls ab [12]. Aus diesen Gründen kann die PAK-Plazierung mittels Druckmonitoring erschwert sein und eine Durchleuchtung notwendig werden [8]. Bei einem RV-Infarkt ist der der p_{RA} erhöht und kann dann gleich oder sogar größer als der PCPW sein. Außerdem zeigt die p_{RA}-Kurve prominente x- und y-Senkungen [8]. Beim rechtsventrikulären Infarkt steigt der mittlere p_{RA} während der Inspiration (Kußmaulzeichen) oder bei manuellem Druck auf die Leber (positiver hepatojugulärer Reflux) an [13].

Eine Perikardtamponade führt typischerweise zu einem Anstieg des p_{RA}, Angleichung des p_{RA} und PCWP und einen Pulsus paradoxus [14]. In einigen Fällen kann der

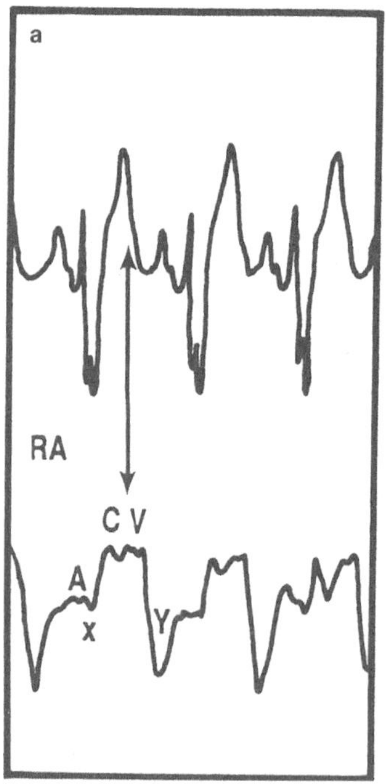

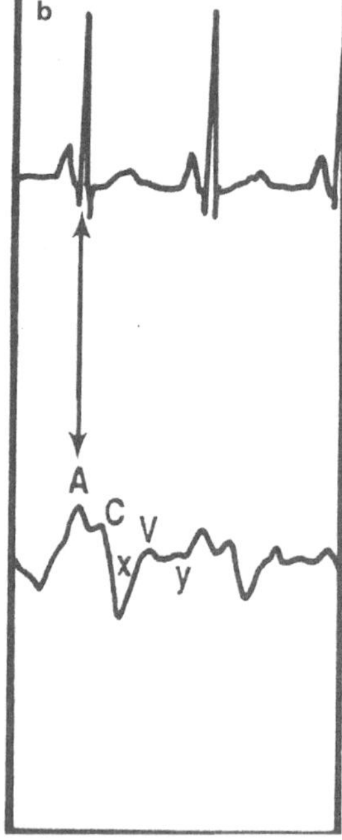

Abb. 6-9 a, b. Simultane Darstellung eines EKG (*oben*) und der rechten Vorhofdruckkurve (*unten*). **a** Trikuspidalinsuffizienz. Zu beachten ist die prominente Y-Senkung (nachfolgend einer breiten c-, v-Welle). **b** Perikardtamponade. Zu beachten ist das fast vollständige Fehlen der y-Senkung. (Nach [8])

Pulsus paradoxus fehlen, und eine gleichzeitige Hypovolämie kann dazu führen, daß der p_{RA} normal oder sogar erniedrigt ist [15]. Die x-Senkung in der p_{RA}-Kurve bleibt erhalten, aber die y-Senkung fehlt häufig oder ist schwer zu erkennen (Abb. 6-9b). Im Gegensatz zum RV-Infarkt und der Pericarditis constrictiva findet sich bei der Tamponade kein positives Kußmaulzeichen [14].

Die simultane Aufzeichnung des EKG und der p_{RA}-Kurve kann manchmal bei der Differentialdiagnose von Tachyarrhythmien hilfreich sein. Regelmäßige Trachyarrhythmien mit Frequenzen von 140–180/min mit schmalen Kammerkomplexen können auf einer Sinustachykardie, paroxysmalen supraventrikulären Tachykardie oder Vorhofflattern beruhen. Wenn sich anhand des EKG die zugrundeliegende Rhythmusstörung nicht klären läßt, so kann die Aufzeichnung des p_{RA} benutzt werden, ein Vorhofflattern zu diagnostizieren, wenn regelmäßige und symmetrische Flatterwellen beobachtet werden (Abb. 6-10a) [8]. Blockbildartige Tachyarrhythmien oder einzelne Extrasystolen können als ventrikulären Ursprungs identifiziert werden, wenn klar abgrenzbare Kanonen-a-Wellen (Bezeichnung für atrioventrikuläre Dissoziation) in der p_{RA}-Kurve beobachtet werden können (Abb. 6-10b) [8].

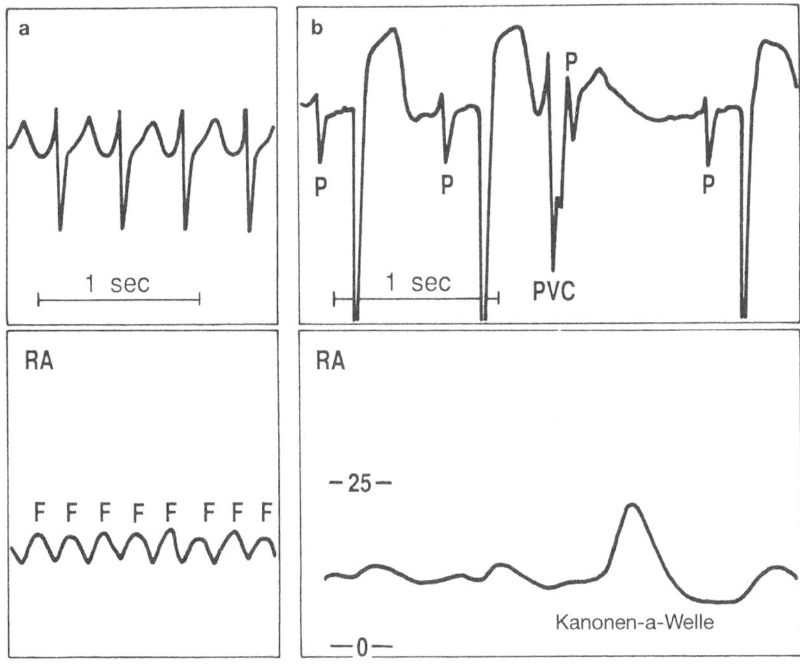

Abb. 6-10 a, b. Das EKG zeigt eine Tachykardie mit engen Kammerkomplexen (**a**, *oben*) unklarer Genese. Die simultane Druckkurve des rechten Vorhofs (*unten*) zeigt mechanische Flatterwellen (*F*) mit einer genau doppelt so hohen Rate wie die ventrikuläre Frequenz, was auf ein Vorhofflattern mit einem 2:1-Block hinweist. **b** Frühe Extrasystole (*PVC; oben*) wird bei Vorliegen einer Kanonen-a-Welle bei einer simultanen Aufzeichnung der rechten Vorhofdruckkurve als ventrikulären Ursprungs definiert. (Nach [8])

6.3
Pulmonalarterieller Druck

Der p_{PA} wird kontinuierlich über die distale Öffnung des PAK gemessen, wenn die Katheterspitze frei im Gefäßlumen hinter der Pulmonalisklappe liegt. Während der Katheteranlage ist der Übergang von einer RV- zu einer PA-Druckkurve durch einen Anstieg des diastolischen Drucks und dem Erscheinen einer dikroten Welle gekennzeichnet [8]. Wenn die normale Differenz zwischen den RV- und PA-diastolischen Drücken aufgrund einer Hypovolämie, Herztamponade, RV-Infarzierung oder Rechtsherzversagen verkleinert ist, kann es schwierig sein, einen deutlichen Wechsel von der RV- zur PA-Druckkurve während der Katheteranlage zu erkennen. Der Übergang vom RV in die PA kann auch bei großen atemabhängigen Schwankungen in der Druckkurve oder ausgeprägten Katheterartefakten schwierig zu erkennen sein. Ein routinemäßiger Ausdruck der Druckkurve während der Katheteranlage kann sich bei der Klärung als nützlich erweisen, ob der Katheter den RV bereits in die PA passiert hat.

Der p_{PA} ist eine Funktion des durch die RV-Kontraktion erzeugten Blutflusses, des Widerstandes innerhalb des pulmonalen Gefäßbettes und des flußabwärts gerichteten (pulmonalvenösen) Druckes. Das normale pulmonale Gefäßsystem bietet einen niedrigen Flußwiderstand und kann einen deutlichen Anstieg des Herzminutenvolumens (HZV) ohne einen Anstieg des p_{PA} tolerieren. Dieser niedrige pulmonale Gefäßwiderstand (PVR) resultiert in einen fast kompletten Verlust des Druckgradienten zwischen den Herzzyklen, so daß der normale PADP nur marginal vom PCWP und p_{LA} abweicht. Bei einem hohen HZV und sehr hohen Herzfrequenzen kann der PADP den p_{LA} selbst bei einem normalen PVR überschätzen, da der diastolische Druckgradient zu wenig Zeit für einen Druckausgleich hat.

Ein Anstieg des p_{PA} impliziert entweder einen Anstieg des PVR oder des entgegengerichteten Druckes (z. B. p_{LA}). Häufige Gründe für einen PVR-Anstieg auf der Intensivstation sind Hypoxämie, Embolie, Lungenfibrose, Sepsis, Azidose und Pharmaka. Obwohl ein erhöhtes HZV selbst keine pulmonale Hypertension bewirkt, wird es die Effekte eines moderat erhöhten PVR auf den p_{PA} vergrößern. Man muß daher die Auswirkungen des HZV auf den p_{PA} mit in Betracht ziehen, wenn man Grund und Schwere einer pulmonalen Hypertension beurteilt, da 2- bis 3fache Anstiege des HZV aufgrund von Sepsis, Leberzirrhose oder anderen Faktoren auf der Intensivstation häufiger vorkommen.

Auf der anderen Seite wird eine Senkung des HZV für jeden gegebenen Anstieg des PVR den p_{PA} reduzieren. Schließlich muß man, wenn man das Zusammenspiel zwischen HZV und PVR beurteilt, berücksichtigen, daß das pulmonale Gefäßbett wie ein (variabler) Starling-Widerstand wirkt [16], d. h. ohne eine intrinsische Veränderung im Gefäßbett wird ein Anstieg des HZV den PVR gewöhnlich reduzieren, wohingegen ein Abfall im HZV den PVR ansteigen läßt [16].

Dieser Punkt ist besonders bei der Berücksichtigung serieller Veränderungen des PVR während eines Krankheitsgeschehens (z. B. ARDS mit pulmonaler Hypertension) oder einer Therapie wichtig. Ein Anstieg des berechneten PVR bei positivem endexspiratorischem Druck (PEEP) oder ein Abfall des berechneten PVR bei Vasodilatatortherapie kann teilweise eher durch die Auswirkung der Intervention auf das HZV erklärt werden als durch die Effekte auf das pulmonale Gefäßbett per se. Leider gibt es keine einfache Formel, mit der man berechnen könnte, inwieweit eine Änderung des

PVR Folge einer Änderung des HZV bzw. Änderungen des intrinsischen arteriolären oder venösen Widerstandes ist [16].

6.4
Pulmonalarterieller Verschlußdruck (PCWP)

Der vielleicht häufigste Grund, einen PAK anzulegen, ist die Messung des PCWP. Warum ist der PCWP so wichtig auf der Intensivstation? Die Hauptantwort ist vielleicht, daß er als eine Näherung des hydrostatischen kapillären Drucks (p_{cap}) angesehen wird, der als der hydrostatische Filtrationsdruck primär das Risiko für die Entwicklung eines Lungenödems determiniert [17]. Der zweite Grund für die Messung des PCWP ist die Beurteilung der Qualität der linksventrikulären Vorlast. Obwohl der PCWP ein zur Beurteilung des Ödemrisiko und der Vorlast insgesamt klinisch nützlicher Parameter ist, können eine Vielzahl von Faktoren zu einer fehlerhaften Bestimmung oder Interpretation des PCWP führen. Es ist daher wichtig, daß Kliniker, die den PCWP bei der klinischen Entscheidungsfindung einsetzen, die Grundprinzipien der PCWP-Messung und die vielen Fehlermöglichkeiten bei der Bestimmung und Interpretation kennen.

6.4.1
Was mißt der PCWP?

Den PCWP erhält man durch Füllen des Katheterballons mit 1,0–1,5 ml Luft, was zu einer flußabhängigen Bewegung des Katheters führt, bis ein Ast der PA verschlossen ist. In der Regel kommt es in einer mittleren bis großen Arterie zum Verschluß. Wurde der Ballon jedoch mit wenig Luft gefüllt oder verschließt er das Lumen mit abgelassenem Ballon, so ist das Kaliber des verschlossenen Gefäßes kleiner. Mit der Obstruktion verschwindet der antegrade Fluß, so daß eine statische Blutsäule zwischen dem gefüllten Ballon und einem Punkt in der V. pulmonalis (j-Punkt) entsteht, wo sich die venösen Kanäle distal der verschlossenen Arterie mit dem Blutfluß aus einem unverschlossenen Gefäß kreuzen (Abb. 6-7). Der Druck an diesem j-Punkt ist der gemessene PCWP. Der j-Punkt befindet sich in einer Pulmonalvene, deren Größe ungefähr der der verschlossenen Arterie entspricht. Insofern ist der PCWP in der Regel eine Messung des Druckes in einer mittleren bis großen Pulmonalvene, kann aber den Druck in einer kleineren Vene näher am pulmonalkapillären Bett repräsentieren, falls eine kleinere Pulmonalarterie verschlossen wird. Der Grund dafür, daß der gemessene Druck an der Katherspitze (PCWP) eine zuverlässige Schätzung des Druckes am j-Punkt erlaubt, ist der, daß sich der Druck entlang einer statischen Flüssigkeitssäule nicht verändert. Weiterhin wird die Beziehung zwischen dem PCWP und dem j-Punkt nicht durch eine Einengung der Flüssigkeitssäule, eine alveoläre Distension oder eine Reduzierung des Durchmessers von Arteriolen bzw. Venolen beeinflußt, vorausgesetzt, daß eine kontinuierliche Flüssigkeitssäule zwischen der Katheterspitze und dem j-Punkt erhalten bleibt, d. h. das Bett der Mikrogefäße nicht komplett kollabiert oder verschlossen ist.

Man sollte sich vorzustellen versuchen, wie sich der PCWP und seine Beziehung zu p_{cap} und p_{LA} verändern würde, wenn an verschiedenen Punkten des pulmonalvenösen Systems Verlegungen des Flusses auftreten würden (Abb. 6-7). Wenn eine Obstruktion an einem Punkt distal des j-Punktes auftreten würde, dann würde der PCWP den p_{LA} überschätzen. Würde jedoch der Fluß proximal zum j-Punkt eingeschränkt werden, dann sollte der PCWP den p_{LA} zuverlässig widerspiegeln, würde aber den unter Bedingungen eines Vorwärtsflusses (z. B. wenn der Katheter sich nicht in Wedge-Position befindet) den existierenden p_{cap} deutlich unterschätzen. Letztere Konstellation tritt bei der pulmonalvenösen Verschlußkrankheit auf und erklärt, warum der PCWP bei dieser Erkrankung fast immer normal ist trotz einstimmiger klinischer Evidenz eines erhöhten p_{cap} (z. B. Kurley-B-Linien, Alveolarödem).

6.4.2
PCWP-Messung: Wie erhält man einen zuverlässigen Wert?

Folgende Kriterien zur Sicherstellung der Validität einer PCWP-Messung sind für das Katheterlabor vorgeschlagen worden:
1) eine Druckkurve ähnlich einer Vorhofdruckkurve,
2) ein mittlerer PCWP deutlich niedriger als der mittlere PA-Druck,
3) freier Fluß, wenn der Katheter in Wedge-Position ist (determiniert durch das Fehlen eines „overwedgings" und durch die Möglichkeit, Blut über die Katheterspitze zu aspirieren),
4) arterialisiertes Blut, das von der Katheterspitze aspiriert werden kann [3, 18, 19].

In der klinischen Praxis wird die PCWP-Position nur durch die ersten 3 Kriterien bestätigt. Wird der Ballon langsam mit Luft gefüllt und der Vorwärtsfluß in der Arterie unterbrochen, so sieht man, wie die Druckkurve von einer typischen PA-Kurve zu einer Vorhofkurve wechselt (Abb. 6-7).

Es ist häufig nicht möglich, eindeutige a-, c- und v-Wellen in der PCWP-Kurve auszumachen. Falls sehr prominente Vorhofwellen vorliegen, kann initial Unsicherheit darüber bestehen, ob die Wedge-Position erreicht worden ist. Dies ist besonders dann der Fall, wenn prominente v-Wellen vorliegen (s. Abschn. 6.2 und Abb. 6-8).

Ein anderes Kriterium für die Validität der PCWP-Kurve beinhaltet den Abfall des mittleren Druckes, sobald der Ballon gefüllt wurde. Der mittlere p_{PA} muß natürlich den pulmonalvenösen Druck (z. B. PCWP) übersteigen, damit ein Vorwärtsblutfluß aufrechterhalten werden kann. Manchmal kann eine Dämpfung der PA-Kurve während der Balloninflation durch ein Anliegen der Katheterspitze an einer Gefäßwand fälschlicherweise für eine PCWP-Kurve gehalten werden. In diesem Beispiel wird jedoch der mittlere Druck nicht deutlich abfallen (oder er könnte sogar ansteigen). Die einzige Situation, wo der PCWP den mittleren p_{PA} erreichen kann, besteht bei großen v-Wellen. Unter diesen Umständen muß sich die Validität der PCWP-Messung auf die Morphologie und den Zeitpunkt der Druckkurve im Herzzyklus stützen.

Die Spitze eines sich in Wedge-Position befindenden Katheters in der Pulmonalarterie sollte frei innerhalb des Gefäßlumens liegen. Daher sollte Blut leicht über die distale Öffnung aspiriert werden können – wenigstens in der Theorie. Morris et al. fanden jedoch, daß sich trotz einer korrekten PCWP-Kurve Blut nicht immer leicht von der Spitze eines Katheters in Wedge-Position aspirieren ließ [3]. Sie spekulierten, daß in solchen Fällen eine kleine Menge Fibrin oder ein Gerinnsel an der Katheterspitze oder das Anliegen an einer Gefäßwand eine Blutaspiration verhindert, daß aber eine komplette Verlegung durch das kontinuierliche Spülsystem verhindert wird. Wäre dies der Fall, dann könnte eine kleine unter hohem Druck stehende Blutsäule zwischen der Katheterspitze und der partiellen Obstruktion liegen. Das könnte bedeuten, daß der Druck distal zum Gerinnsel (echter PCWP) um einiges niedriger als der gemessene PCWP wäre. In einer nachfolgenden Studie jedoch fanden die gleichen Untersucher, daß eine schwierige Blutaspiration durch den Katheter in Wedge-Position kein Hinweis für eine signifikante Diskrepanz zwischen simultan gemessenem PCWP und p_{LA} ist, was vermuten läßt, daß eine Blutaspiration bei einem gefülltem Ballon routinemäßig durchgeführt werden sollte, um die Validität der PCWP-Messung zu bestätigen [18].

Die letzte Möglichkeit, eine PCWP-Kurve zu bestätigen, ist ein Anstieg der O_2-Sättigung des Blutes, das über das distale Lumen mit einem gefüllten Ballon gewonnen wurde (im Vergleich zu gemischtvenösem Blut) [3, 18, 19]. Ist der Totraum des Katheters einmal geleert, so sollte man aus zwei Gründen immer oxygeniertes Blut gewinnen können, wenn der Katheter in Wedge-Position ist:

1. Postkapilläres Blut repräsentiert eine „arterialisierte" Probe.
2. Der arterielle Verschluß sollte den pulmonalen Blutfluß stoppen und ein Areal mit einem hohen Ventilations-Perfusions-Verhältnis distal zum Katheter entstehen lassen.

Das scheint jedoch nicht immer der Fall zu sein, auch wenn der Katheter sich korrekt in Wedge-Position befindet. Diese Diskrepanz kann teilweise durch die Tatsache erklärt werden, daß bis zu 15–40 ml eines pulmonalarteriellen Totraumes zwischen der Katheterspitze und dem Kapillarbett liegen können [20]. Das heißt, ein relativ großes Blutvolumen müßte abgezogen werden, bevor eine echte postkapilläre Probe gewonnen wird. Oxygeniertes Blut kann sogar bei schweren diffusen pulmonalen Erkrankungen [18] über einen Katheter in Wedge-Position gewonnen werden, aber es ist auch möglich, daß ein Katheter, der im Gebiet einer Atelektase liegt, keine „arterialisierte" Blutprobe hervorbringt [20].

Aus praktischen Gründen ist es selten nötig, Blut von einem Katheter in Wedge-Position zu gewinnen, um die Lage der Katheterspitze zu sichern, weil bei der Mehrzahl der Fälle die PCWP-Position durch eine entsprechende Veränderung der Kurvenform und ein Abfall des mittleren Drucks nachgewiesen werden kann. Sollten allerdings Unklarheiten bestehen, ob ein Wechsel einer PA- in die PCWP-Position erreicht worden ist, kann ein Vergleich der O_2-Sättigung des gemischtvenösen Blutes bei entlastetem Ballon mit der bei gefülltem Ballon hilfreich sein. Ein deutlicher Anstieg der O_2-Sättigung läßt vermuten, daß sich der Katheter tatsächlich in Wedge-Position befindet. Um eine Verwirrung über eine ausreichende Abnahme des arteriellen Totraums zu vermeiden, wird empfohlen, vor der Probengewinnung zur Messung der O_2-Sättigung wenigstens 15 ml Blut abzuziehen und zu verwerfen [20].

Hat man eine PCWP-Kurve erhalten, muß sichergestellt werden, daß ein korrekter PCWP-Wert gemessen wird. Es gibt zwei wichtige Fehlerquellen bei der PCWP-Messung. Die erste bezieht sich auf das Druckmonitoringsystem – Probleme der korrekten Kalibrierung, Nullabgleich oder Positionierung des Druckabnehmers (Kap. 3 und Abschn. 6.1). Die zweite Fehlerquelle ergibt sich durch atemabhängige Veränderungen im intrathrorakalen Druck und einen positiven alveolären Druck am Ende der Exspiration.

Der PCWP sollte von einem Papierausdruck oder Monitorstandbild am Ende der Exspiration bestimmt werden. Unabhängig vom Beatmungsmodus werden intrapleurale Druckänderungen immer auf das Gefäßsystem übertragen (Abb. 6-11). Weil der transmurale (intravaskulär-pleurale) Druck immer der primär interessante Wert ist, sollte der PCWP an einem bestimmten Punkt des Atemzyklus bestimmt werden, wenn der pleurale Druck so weit wie möglich auf seinen Ausgangswert zurückgegangen ist. Mit einem respiratorischen System in Ruhe ohne eine dynamische Hyperinflation oder appliziertem endexspiratorischem Druck (PEEP) kann der pleurale Druck (p_{pl}) endexspiratorisch zuverlässig geschätzt werden (-2 mm Hg). Liegt ein Ösophaguskatheter, um Veränderungen des intrapleuralen Druckes aufzuzeichnen, so könnte der PCWP zu jedem Punkt des Atemzyklus aufgezeichnet werden und der transmurale Druck durch Subtraktion des simultan gemessenen ösophagealen Druckes bestimmt werden.

Die digitale Berechnung des PCWP durch den Monitor, der für die systolisch-diastolischen Variationen der systemischen arteriellen Drücke ausgelegt ist, kann bei der Aufzeichnung eines PCWP unter starken respiratorischen Fluktuationen hoch fehlerhaft sein [2]. Erfolgt die Aufzeichnung bei einem negativen p_{pl}, so wird die digitale Schätzung des PCWP den tatsächlichen transmuralen Druck unterschätzen, und ist der p_{pl} positiv, so resultiert eine Überschätzung des transmuralen Druckes [2].

Bei ruhiger Spontanatmung repräsentiert der „systolische" (höchste) Wert der digitalen Aufzeichnung den endexspiratorischen PCWP, während unter kontrollierter mechanischer Beatmung der PCWP durch den „diastolischen" (niedrigsten) Wert bestimmt wird. Um Fehler aufgrund wechselnder respiratorischer Gegebenheiten zu verhindern, wird jedoch empfohlen, daß der PCWP routinemäßig von einem Papierausdruck bzw. Monitorstandbild am Ende der Exspiration gemessen wird.

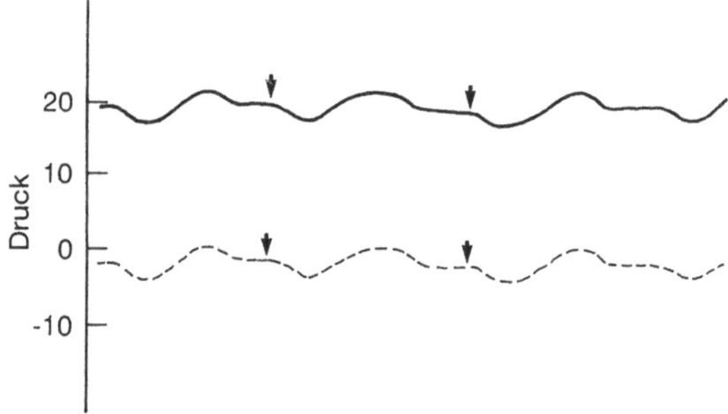

Abb. 6-11. Auswirkung verschiedener intrathorakaler Drücke auf den Wedgedruck (PCWP). *Oben* ist die PCWP-Kurve und *unten* die intrapleurale Druckkurve dargestellt. Bei diesem Beispiel ist der Patient assistiert beatmet. Die *Pfeile* zeigen den Zeitpunkt endexspiratorischer Drücke an. Negative Ausschläge in intrapleuralen und PCWP-Drücken resultieren von der Aktivität der Inspirationsmuskeln, und repräsentieren folglich positive Ausschläge die Lungeninsufflation durch die Beatmungsmaschine. Am Ende der Exspiration (*Pfeil*) ist das respiratorische System in seinen Ruhestatus zurückgekehrt, und der intrapleurale Druck liegt bei den Ausgangsbedingung (-2 cm H$_2$O). Der transmurale Wedgedruck konstant während des Beatmungszyklus bleibt ungefähr. Da der intrapleurale Druck gewöhnlich nicht simultan mit dem PCWP gemessen wird, ist es jedoch notwendig, daß der PCWP zu einem Punkt aufgenommen wird, wo der intrapleurale Druck zuverlässig abgeschätzt werden kann (z. B. endexspiratorisch) unter der Annahme, daß keine Exspirationsmuskeln aktiv sind. Eine digitale Anzeige kann den transmuralen Druck unter- oder überschätzen, abhängig davon, ob der Druck während einer Periode negativer oder positiver Veränderungen des Intrapleuraldrucks aufgenommen worden ist

Bleiben die Exspirationsmuskeln endexspiratorisch aktiv, dann wird der endexspiratorische PCWP den tatsächlichen transmuralen Druck überschätzen (Abb. 6-12). Das Ausmaß der respiratorischen Exkursion im PCWP-Verlauf von der Inspiration zur Exspiration scheint mit dem Fehlerausmaß des endexspiratorischen PCWP zu korrelieren [21]. Beträgt die respiratorische Exkursion in der PCWP-Kurve mehr als 10–15 mm Hg, sollte an die Möglichkeit gedacht werden, daß der endexspiratorische PCWP den transmuralen PCWP überschätzt. Ist eine ösophagale Druckmessung nicht möglich, so sollte versucht werden, die Atemexkursionen zu reduzieren oder zu eliminieren. Spontan atmende Patienten sollten aufgefordert werden, für eine kurze Periode ruhig zu atmen. In einzelnen Fällen kann es hilfreich sein, den Patienten während der PCWP-Messung durch einen Strohhalm saugen zu lassen, ohne daß er respiratorische Anstrengungen unternimmt. Wenn große Atemexkursionen nicht eliminiert werden können, sollte der mittlere PCWP aufgezeichnet werden, da dieser Wert den „echten" transmuralen Druck besser wiedergibt als der endexspiratorische Wert. Patienten mit mechanischer Beatmung können sediert oder kurzfristig relaxiert werden, um eine zuverlässige Ablesung zu gewährleisten [21].

Der alveolare Druck kann als Folge einer Beatmung mit PEEP oder durch Auto-PEEP endexspiratorisch positiv sein, auch wenn die exspiratorischen Muskeln inaktiv sind. Bei Anwendung von PEEP kann sich die Frage ergeben, inwieweit der PCWP ein Maß des pulmonalvenösen Druckes (p_{PV}) und damit des p_{LA} ist. Es ist möglich, daß bei einem hohen PEEP-Niveau der endexspiratorische alveoläre Druck (p_{ALV}) den p_{PV} übersteigt. Dies würde zu einem fehlerhaften PCWP-Wert führen, der mehr den p_{ALV} als den p_{PV} repräsentiert. Gemäß den Lungenzonen nach West [22] kann die Lunge aufgrund der Beziehung zwischen p_{PA}, p_{ALV} und p_{PV} in verschiedene physiologische Regionen unterteilt werden (Abb. 6-13 a). Damit der endexspiratorische PCWP den p_{PV} bei einem erhöhten endexspiratorisch-alveolären Druck akkurat widerspiegeln kann, ist es nötig, daß der lokale p_{PV} den p_{ALV} in dem flußabwärts gelegenen Gefäßsystem übersteigt, d. h. es muß eine Zone-3-Situation gegeben sein (Abb. 6-13 a).

In allen anderen Zonen wird sich eine fehlerhafte endexspiratorische PCWP-Messung ergeben, weil der p_{ALV} den lokalen p_{PV} übersteigt, und die flußabwärts gelegenen Kapillaren werden nach Füllung des Ballons verschlossen, was zur Folge hat, daß der in Wedge-Position befindliche Katheter eine Komponente des p_{ALV} aufzeichnet. Eine fehlende Zone-3-Situation liegt immer dann vor, wenn der endexspiratorische p_{ALV}

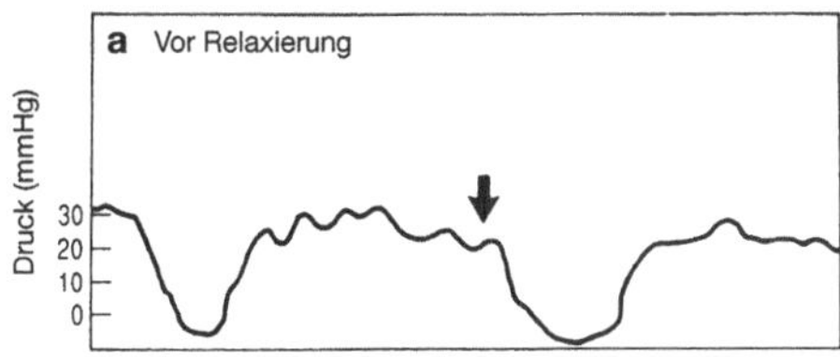
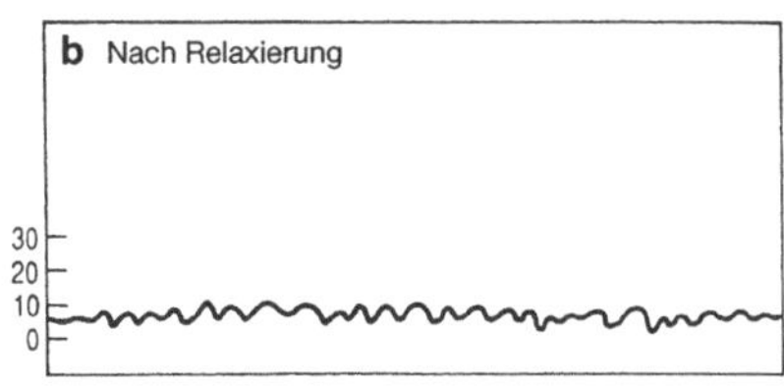

Abb. 6-12 a, b. Auswirkungen einer ausgeprägten Aktivität der Atemmuskulatur auf den endexspiratorischen Wedgedruck (PCWP). **a** Ein Patient unter maschineller Beatmung wird dabei beobachtet, wie er ausgeprägte inspiratorische und exspiratorische Anstrengungen unternimmt. Der gemessene PCWP-Wert (*Pfeil*) beträgt endexspiratorisch 25 mm Hg. **b** Um einen zuverlässigen PCWP-Wert zu erhalten, wird die Aktivität der Atemmuskulatur kurzfristig mit einem kurzwirksamen Muskelrelaxans beendet. Der PCWP wird nun mit 8 mm Hg bestimmt

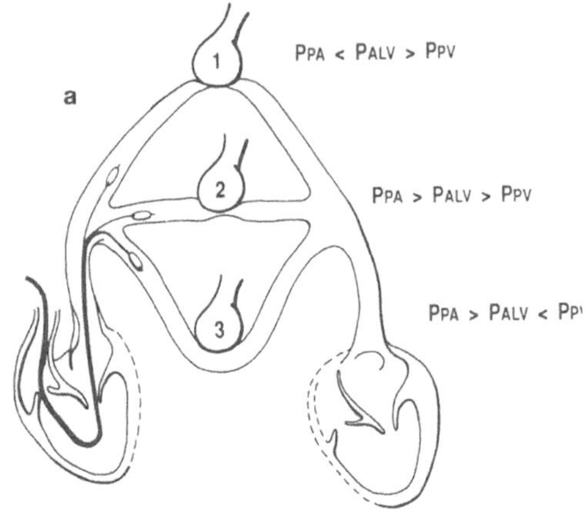

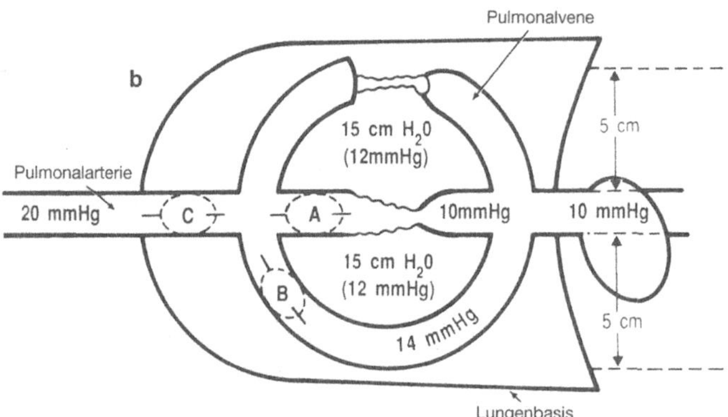

Abb. 6-13 a, b. Physiologische Lungenzonen (**a**) basierend auf der Beziehung zwischen Drücken in der Pulmonalarterie (p_{PA}), Alveolen (p_{ALV}) und Pulmonalvenen (p_{PV}). (Nach J. J. Marini et al. Am. Rev. Respir. Dis. (1983) 128 3 : 19–326, mit Erlaubnis.) **b** Zuverlässigkeit des endexspiratorischen Wedgedrucks (PCWP) als ein Maß des pulmonalvenösen Drucks (p_{PV}) unter dem Einfluß eines positiv endexspiratorischen Drucks (PEEP). Der Blutfluß in das Gefäß wird durch Füllen des Ballons unterbrochen, und der Katheter zeichnet den höheren der beiden stromabwärts existierenden Drücke auf – entweder p_{PV} oder den alveolären Druck (p_{ALV}). Bei diesem Beispiel ist der p_{PV} auf dem linksatrialen Niveau niedriger als der p_{ALV}. In Katheterposition A ist der stromabwärts gelegene p_{PV} niedriger als der p_{ALV}, und letzterer wird aufgezeichnet. In Position B liegt der Katheter unterhalb des linken Vorhofs, und der dort herrschende p_{PV} übersteigt den p_{ALV}, was die Gefäßdurchgängigkeit aufrecht erhält; d. h. ein zuverlässiger PCWP (10 mm Hg) wird aufgezeichnet. In Position C liegt der Katheter auf Höhe des linken Vorhofs, aber mehr proximal als bei Position A. Da ein Zweig des verschlossenen Gefäßsegments offen bleibt, wird ein akkurater PCWP (10 mm Hg) aufgenommen. (Nach [67])

den p_{LA} übersteigt. Dies geschieht häufig in der Inspirationsphase des maschinellen Beatmungszyklus. Endexspiratorisch übersteigt der p_{ALV} den PCWP in der Regel nicht.

Sogar wenn der endexspiratorische p_{ALV} den p_{LA} übersteigt, gibt es verschiedene Faktoren, die die Integrität des Gefäßsystems distal vom gewedgten Katheter erhalten. Der Katheter in Wedge-Position wird bei der Einschwemmung häufig unter das LA-Niveau getragen [23]. Es ist der hydrostatische Druck im Kapillarbett distal der Katheterspitze und nicht der p_{LA} per se, der bestimmt, ob Gefäßkanäle offenbleiben oder nicht, wenn der Blutfluß unterbrochen wird. Dieser lokale p_{PV} ist gleich dem p_{LA} plus dem hydrostatischen Gradienten zwischen dem LA und dem jeweiligen Gefäß (Abb. 6-13 b). Ein Katheter, der unterhalb des Niveaus des LA liegt, garantiert daher eine Zone-3-Bedingung, auch wenn der PEEP den p_{LA} übersteigt. Obwohl der lokale p_{PV} im Gefäßsegment unterhalb des Niveaus des LA höher als der p_{LA} ist, wird der gewedgte Katheter den p_{LA} aufzeichnen, da der Druckaufnehmer auf der Höhe des LA liegt. Darüber hinaus kann ein Ast der verschlossenen Arterie unterhalb des Niveaus des LA in der Zone 3 liegen, sogar wenn der Katheter auf Höhe des LA liegt. Dies wird höchstwahrscheinlich zu einer akkuraten PCWP-Messung führen, weil die Gefäßintegrität in diesem Ast erhalten ist (Abb. 6-13 b). Schließlich führen Lungenparenchymschäden dazu, sogar bei einem hohen PEEP-Niveau zur Erhaltung von Zone-3-Konditionen.

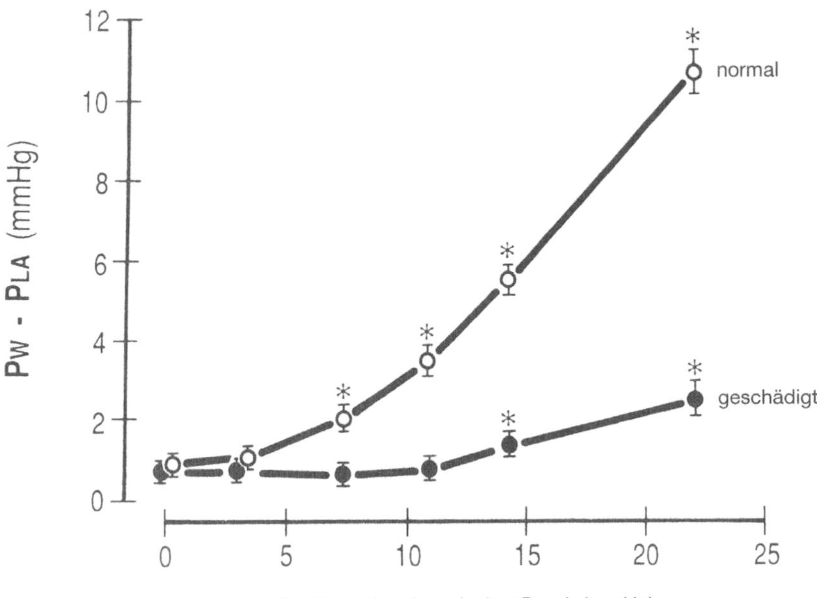

Abb. 6-14. Auswirkung von Lungenschäden auf die Genauigkeit des Wedgedrucks (P_W) als eine Abschätzung des linken Vorhofdruckes (P_{LA}). Bei einem hohen PEEP-Niveau überschätzt der P_W den P_{LA} in der ungeschädigten Lunge, gibt aber den P_{LA} in der geschädigten Lunge richtig wider. Das bedeutet, daß Lungenschäden Zone-3-Bedingungen hervorrufen, auch wenn der PEEP den P_{LA} signifikant überschreitet. (Nach [24])

In einem Tiermodell eines unilateralen Lungenschadens wurde gezeigt, daß die PCWP-p_{LA}-Beziehung sogar bei einem hohen PEEP-Niveau (≥ 20 cm H_2O) auf der geschädigten Lunge bestehen bleibt; in der normalen Lunge jedoch überschätzte der PCWP den p_{LA} bei einem PEEP > 10 cm H_2O (Abb. 6-14) [24]. Daher ist die Aufrechterhaltung der Gefäßintegrität und die Zuverlässigkeit des PCWP als ein Maß des p_{LA} beim ARDS die Regel, sogar bei relativ hohen PEEP-Niveaus. Das Fehlen einer Zone-3-Bedingung sollte dann vermutet werden, wenn eine PEEP-Reduktion eine nahezu gleichwertige Reduktion des PCWP zur Folge hat (z.B. eine PEEP-Verminderung um 5 cm H_2O führt zu einer Reduktion des PCWP um 4 mm Hg) [1].

Obwohl das Fehlen von Zone-3-Bedingungen ungewöhnlich ist, führt PEEP zu einem Anstieg im endexspiratorischen juxtakardialen Druck und einem Abfall des „echten" transmuralen Drucks für jeden gegebenen PCWP. Da es der transmurale Füllungsdruck ist, der die LV-Vorlast bestimmt, kann ein PCWP, der eine adäquate Vorlast in Abwesenheit eines PEEP oder Auto-PEEP wiedergibt, einer inadäquaten Vorlast entspechen, wenn der endexspiratorische alveoläre Druck erhöht wird (Abb. 6-15). Bei passiver Deflation sind die einzigen beiden Determinanten einer Veränderung des pleuralen Drucks (Δp_{PL}) als Folge eines PEEP die Thoraxwandcompliance und die Veränderung des Lungenvolumens [25]. Letzteres ist eine Funktion der Lungencompliance. Die Formel

$$\Delta p_{PL} = PEEP \cdot C_L / (C_L + C_W)$$

würde ergeben, daß 50 % des PEEP bei gesunden Individuen auf den Pleuralraum übertragen werden, weil die Compliance der Lunge (C_L) und der Thoraxwand (C_W)

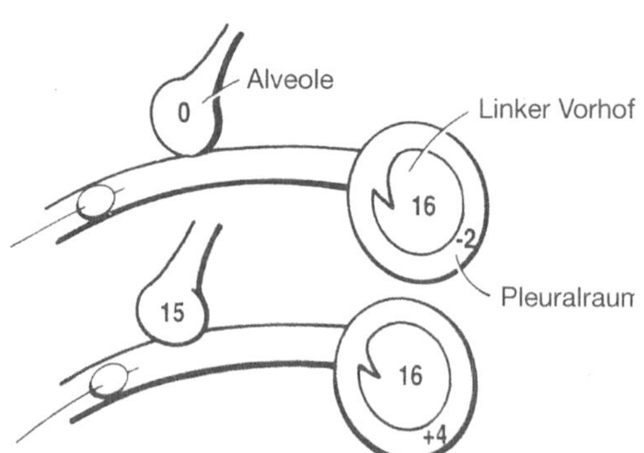

PEEP cm H_2O	Pleuraldruck mmHg	Intrakardialer Druck mmHg	Transmuraler Druck mmHg
0	-2	16	18
15	+4	16	12

Abb. 6-15. Auswirkungen des PEEP auf den transmuralen Druck. Bei diesem Beispiel werden 50 % des PEEP auf den juxtakardialen Raum übertragen (15 cm $H_2O \approx 12$ mm Hg). Der gleiche Wedgedruck von 16 mm Hg entspricht deutlich unterschiedlichen effektiven transmuralen Füllungsdrücken

nahe der funktionellen Residualkapazität ungefähr gleich sind [1]. C_L ist jedoch beim ARDS reduziert, und das Ausmaß, in dem der PEEP auf den Pleuraraum übertragen wird, ist niedriger im Vergleich zu Gesunden. In einer Studie wurde gefunden, daß der ösophageale Druck um 24–37 % des PEEP-Niveaus beim ARDS anstieg [26].

Das Übertragungsverhältnis kann in Abhängigkeit vom Ort der p_{PL}-Messung und der relativen Distanz von Lunge und Herz variieren [27]. Zum Beispiel führt der PEEP zu einer geringeren Veränderung des ösophagealen Druckes als in der Fossa cardiaca [27, 28]. Außerdem könnte die Imhomogenität der Lungenveränderungen beim ARDS die Variabilität der alveolären Druckübertragung an verschiedenen Orten der Pleurahöhle erhöhen [29]. Kurz gesagt, es gibt keine einfache Formel, die dem Kliniker erlaubt, für ein gegebenes PEEP- oder Auto-PEEP-Niveau auf den juxtakardialen Druck zu schließen.

Das Herausnehmen des PEEP zur PCWP-Messung kann nicht empfohlen werden, weil der resultierende Anstieg im venösen Rückstrom (und vielleicht der Reduktion in der RV-Nachlast) eine andere hämodynamische Situation ergibt als unter PEEP-Applikation. Obwohl dieses Argument seine Richtigkeit hat, ist es andererseits auch wahr, daß die PCWP-Messung mit herausgenommenem PEEP selten fehlerhaft ist, wenn der PCWP nach Diskonnektion im unteren Normbereich liegt. Es wird ebenso angeführt, daß sich der Gasaustausch bei PEEP-Entzug verschlechtern könnte, was noch lange nach Rekonnektion des PEEP fortbestehen könnte. Es konnte kürzlich demonstriert werden, daß sehr kurze (Sekundenunterbrechungen des PEEP, die den Gasaustausch nicht verändern) Unterbrechungen dazu benutzt werden können, den akkuraten transmuralen Füllungsdruck zu bestimmen [30]. Gemäß dieser Methode wird der PCWP innerhalb von 1–2 Herzzyklen bei Ausschalten des PEEP gemessen, bevor der venöse Rückstrom signifikant angestiegen ist. Bei Studien an Hunden [30] und Menschen [31] spiegelt dieser PCWP den echten transmuralen Druck (PCWP-perikardialer Druck) gut wider. Obwohl diese Technik zuverlässige Werte des transmuralen Drucks und der PEEP-Applikation liefern mag, ist nicht sicher, wieviel Einfluß dieses Wissen auf das Patientenmanagement hat, weil ein isolierter PCWP nur einen geringen klinischen Wert hat, außer er ist sehr hoch oder sehr niedrig. Statt dessen sollten klinische Entscheidungen bezüglich des PCWP darauf basieren, wie Änderung des PCWP bei therapeutischen Interventionen mit klinisch bedeutungsvollen Parametern, wie z. B. Blutdruck, Herzminutenvolumen, Diurese und Oxygenierung korrelieren (Abschn. 6.4.2).

Ein Auto-PEEP kann während maschineller Beatmung bei zu kurzer Exspirationszeit zwischen den Beatmungszyklen entstehen, so daß keine Äquilibriumposition des Thorax erreicht wird [32]. Ein Äquilibrium setzt ein, wenn die Drücke an der Atemwegsöffnung und der Alveole gleich sind. Das bei einer zu kurzen Exspirationszeit verbleibende Gas übt einen Druck auf die Alveole aus, der Auto-PEEP wird teilweise auf den juxtakardialen Raum übertragen.

Obwohl der Auto-PEEP den transmuralen Druck in gleicher Weise wie ein künstlicher PEEP beeinflußt [32], sind die hämodynamischen Folgen eines Auto-PEEP aus verschiedenen Gründen häufig ernster:
1) Auto-PEEP mag verborgen bleiben und sein Vorliegen daher bei der Beurteilung hämodynamischer Daten nicht in Betracht gezogen werden.
2) Weil Auto-PEEP am ehesten bei einer normalen oder erhöhten Lungencompliance auftritt (z. B. chronisch obstruktiver Lungenerkrankung), wird der Effekt des Auto-

PEEP auf den pPL größer sein als ein ähnliches PEEP-Niveau, das bei einem Patienten mit der niedrigen Compliance eines ARDS angewendet wird.

Schließlich führt der Auto-PEEP eher als die Anwendung von einem PEEP aufgrund fehlender Zone-3-Bedingungen zu einer fehlerhaften PCWP-Messung, weil keine diffuse Lungenschädigung das Gefäßsystem gegenüber Anstiegen des p_{ALV} stabilisiert.

Während der kontrollierten Beatmung kann der Auto-PEEP durch die endexspiratorische Okklusionstechnik bestimmt werden [22, 32]. Nicht so leicht zu messen ist der Auto-PEEP, wenn die Atemmuskulatur aktiv ist oder der Patient sehr schnell atmet. Die hämodynamischen Auswirkungen können jedoch, wie bei der PEEP-Anwendung, durch kurze Unterbrechungen der Beatmung beurteilt werden. Wenn ein Auto-PEEP vorliegt und hämodynamisch wirksam ist, sollte eine Unterbrechung der maschinellen Beatmung für 30 s zu einem Anstieg des Blutdruckes und des HZV sowie zu einem Abfall des PCWP führen [32]. Letzteres sieht man nicht immer, weil ein ansteigender venöser Rückstrom den Abfall des juxtakardialen Druckes derart ausgleichen kann, daß der PCWP mit verbessertem Blutdruck und Organperfusion konstant bleibt. Ein Auto-PEEP kann auch bei Fehlen einer Atemwegserkrankung auftreten, wenn das Atemminutenvolumen hoch ist [33], obwohl ein Auto-PEEP gewöhnlich mit erhöhten Atemwegswiderständen und prolongierter Exspirationszeit assoziiert ist. Beim ARDS erzwingt der hohe physiologische Totraum häufig ein hohes Atemminutenvolumen, um eine respiratorische Azidose zu vermeiden[1].

Teils durch den hohen exspiratorischen Widerstand des Endotrachealtubus und des Exspirationsventils kann bei diesen hohen Atemminutenvolumina (z. B. > 20 l/min) ein „air-trapping" auftreten, besonders wenn ein inverses Atemzeitverhältnis angewendet wird. Bei sehr hohen Beatmungsfrequenzen ist es schwierig, den Auto-PEEP über die endexspiratorische Okklusionstechnik zu messen, falls die Beatmungsmaschine nicht mit der Möglichkeit versehen ist, den Schluß der Inspirations- und Exspirationsventile genau am Ende der Exspiration durchzuführen. In dieser Situation ist die Bestimmung des Auto-PEEP am besten durch eine kurze Beatmungsperiode mit deutlich niedrigeren Atemfrequenzen vorzunehmen, um eine längere Exspirationzeit zu erlauben und damit das „air trapping" zu vermindern.

Da der Mechanismus der Auto-PEEP-Entstehung beim ARDS durch ein hohes Atemminutenvolumen statt einer verlangsamten Exspiration zustandekommt, bedarf es nur einer kurzen Periode der Beatmung mit einer niedrigen Frequenz, um das „air trapping" zu beheben. Bei einer volumenkontrollierten Beatmung werden PEEP und Plateaudruck vor und 4–5 Atemzüge nach Reduktion der Beatmungsfrequenz (z. B. Reduktion von 30 Atemzügen auf 15 Atemzüge/min) gemessen. Die Atemwegsdrücke sollten sich nach der Frequenzverminderung nicht verändern, sofern kein Auto-PEEP vorlag, weil keine Änderungen im Tidalvolumen, der Flußrate oder der intrinsischen Lungenmechanik stattgefunden haben. Wenn die Atemwegsdrücke jedoch fallen, impliziert dies das Vorliegen eines Auto-PEEP bei der höheren Atmungsfrequenz. Die Höhe des Auto-PEEP sollte ungefähr dem Abfall des PEEP oder des Plateaudruckes nach der Frequenzreduktion entsprechen.

---

[1] Zur Begrenzung des p_{PA} wird heute eine permissive Hyperkapnie empfohlen. *Anm. d. Übersetzers.*

6.4.3
Klinischer Einsatz des PCWP

Die Messung des PCWP erfolgt für 2 wichtige klinische Zwecke:
1) zur Abschätzung des LVEDP, eine kritische Determinante des linksventrikulären, enddiastolischen Volumens (LVEV) oder der Vorlast oder
2) zur Abschätzung des hydrostatischen Drucks in den Pulmonalkapillaren (p_{cap}), einem Wert, der den transkapillären Flüssigkeitsflux und damit die Entwicklung eines Lungenödems in bedeutender Weise beeinflußt.

Es muß jedoch betont werden, daß der PCWP weder den p_{cap} noch die Vorlast genau wiedergibt. Wird dieses wichtige Prinzip nicht berücksichtigt, so können klinisch bedeutsame Fehler resultieren, falls Manipulationen des intravaskulären Volumens sich nur auf den PCWP-Wert stützen.

6.4.3.1
PCWP zur Abschätzung der Vorlast

Der Begriff Vorlast beschreibt die enddiastolische Spannung des linken Ventrikels, was widerum eine Funktion der ventrikulären Compliance und des linksventrikulären enddiastolischen Volumens (LVEDV) ist. Das Frank-Starling-Prinzip beschreibt die Beziehung zwischen der LV-Schlagarbeit (LVSW) bzw. des Schlagvolumens (SV) und enddiastolischen Faserlänge [34, 35]. Mit ansteigendem LVEDV (und Faserlänge) steigen sowohl LVSW und SV an, bis ein Punkt erreicht ist, bei dem ein zusätzlicher Anstieg im LVEDV keine weitere Erhöhung dieser Indices hervorruft. Das Maximum dieser Kurve (der Punkt, an dem LVSW und SV bei ansteigendem LVEDV minimal ansteigen) repräsentiert die „optimale" Vorlast.

Leider ist es nicht möglich, den LVEDV bettseitig leicht, zuverlässig und wiederholbar zu messen. Statt dessen wird häufig der PCWP benutzt, um die Vorlast zu bestimmen. Es müssen jedoch bestimmte Voraussetzungen erfüllt werden, bevor der PCWP das LVEDV akkurat widerspiegelt.
1) Der PCWP muß dem p_{LA} möglichst gut entsprechen.
2) Der p_{LA} muß den LVEDP möglichst genau widerspiegeln.
3) Der LVEDP muß den transmuralen LV-Füllungsdruck (LVEDP-PPL) zuverlässig widerspiegeln.
4) Der transmurale Füllungsdruck muß gut mit dem LVEDV korrelieren.

Schließlich darf die linksventrikuläre Compliance sich nicht verändern. Leider können eine Vielzahl von Faktoren diese Beziehungen beeinflussen und dadurch die akkurate Vorhersage der Vorlast für einen gegebenen PCWP beeinträchtigen.

Unter Berücksichtigung der oben diskutierten Prinzipien (Abb. 6-7, 6-13) würde man den PCWP und p_{LA} als unter den meisten klinischen Umständen nahezu identisch erwarten. In einer Studie war die Korrelation zwischen den simultan gemessenen PCWP und p_{LA} 0,99 [36]. Eine zweite Studie fand eine etwas geringere, aber immer noch exzellente Korrelation von 0,90 [37]. Der PCWP reflektiert den p_{LA} zuverlässig, weil es nur wenige klinische Situtationen gibt, bei denen ein Druckgradient zwischen den Pulmonalvenen mittlerer Größe und dem LA existiert. In der Praxis sollten bedeutende Unterschiede zwischen dem PCWP und dem p_{LA} nur bei einem Fehlen einer Zone-3-Bedingung auftreten. Wegen der oben diskutierten Gründe jedoch ist das Fehlen einer Zone-3-Bedingung am Ende der Exspiration ungewöhnlich, muß aber in Erwägung gezogen werden, wenn ein hoher PEEP beim ARDS angewendet wird, besonders bei Vorliegen einer Hypervolämie oder wenn ein Auto-PEEP bei einer chronisch obstruktiven Lungenerkrankung vorliegt.

Die Beziehung zwischen p_{LA} und LVEDP ist weniger konstant als die Beziehung zwischen PCWP und p_{LA}. Unter normalen Bedingungen sind p_{LA} und LVEDP nahezu gleich, weil es nur einen kleinen Druckgradienten während der Diastole über die Mitralklappe gibt. Eine Mitralstenose führt zu einem Anstieg des p_{LA} über den LVEDP. Bei Vorliegen einer großen v-Welle übersteigt der mittlere p_{LA} den LVEDP (bei einer großen v-Welle bestimmt man den LVEDP in der PCWP-Kurve am besten an dem Punkt genau vor der v-Welle). Häufiger wird jedoch eine gegenteilige Problematik beobachtet, d. h. der p_{LA} unterschätzt den LVEDP [38]. Bei einer reduzierten LV-Compliance oder Hypervolämie steigt der LVEDP bei der Vorhofkontraktion stark an und ist damit deutlich höher als der mittlere p_{LA}.

Eine Studie zeigte, daß der Unterschied zwischen PCWP und LVEDP bei Patienten nach Myokardinfarkt im Mittel 6 mm Hg betrug [38]: Sofern eine Vorhofkontraktions(a-Welle) in der PCWP-Kurve als solche erkennbar ist, gibt der Druckwert der a-Welle den LVEDP besser als der mittlere PCWP wieder, solange keine Mitralstenose vorliegt.

Die Zuverlässigkeit des LVEDP als ein Index des tatsächlichen transmuralen LV-Druckes am Ende der Diastole wird durch einen Perikarderguß oder bei Vorliegen eines endexspiratorisch positiven P_{PL} durch PEEP, Auto-PEEP oder aktive Ausatmung beeinträchtigt. Der Einfluß eines positven P_{PL} auf die PCWP-Interpretation wurde oben bereits diskutiert. Ein Anstieg des juxtakardialen Druckes während der Endexspiration führt zu einer Überschätzung des aktuellen transmuralen Füllungsdrucks durch den LVEDP und den PCWP.

Abschließend soll die Beziehung zwischen transmuralem LVEDP und LVEDV als Ausdruck der LV-Compliance betrachtet werden (Abb. 6-16 a). Viele Faktoren können die LV-Compliance verändern. Klinisch sind die Faktoren, die zu einer Abnahme der Dehnbarkeit des linken Ventrikels führen, am wichtigsten. Eine eingeschränkte LV-Compliance kann durch eine Ischämie, Myokardhypertrophie, Infiltration des Myokards, hohe endogene oder exogene Katecholaminspiegel oder eine Dilatation des RV mit Deviation des interventrikulären Septums hervorgerufen werden. Eine Überdehnung des linken Ventrikels resultiert in einer „effektiven" Non-compliance, weil die hohe Steigung der LV-Druck-Volumen-Kurve bei hohem Ventrikelvolumen bedeutet, daß geringe Veränderungen des LVEDV mit großen Veränderungen des LVEDP einhergehen (Abb. 6-16).

Ist die LV-Compliance reduziert, so kann eine adäquate Vorlast erst bei sehr hohen Füllungsdrücken erreicht werden. Beim akuten Myokardinfarkt z. B. wird oft eine optimale Vorlast erst bei einem PCWP von wenigsten 15–18 mm Hg erreicht [39, 40]. Außerdem kann sich bei einem Patienten die LV-Compliance rasch als Folge von Änderungen in der Größe des rechten Ventrikels oder infolge linksventrikulärer Ischämien ändern. So könnten z. B. zwei PCWP-Werte von 10 und 30 mm Hg in einem Abstand von 20 min ein identisches LVEDV widerspiegeln, wenn die letzte Messung während einer Periode einer Myokardischämie erfolgte.

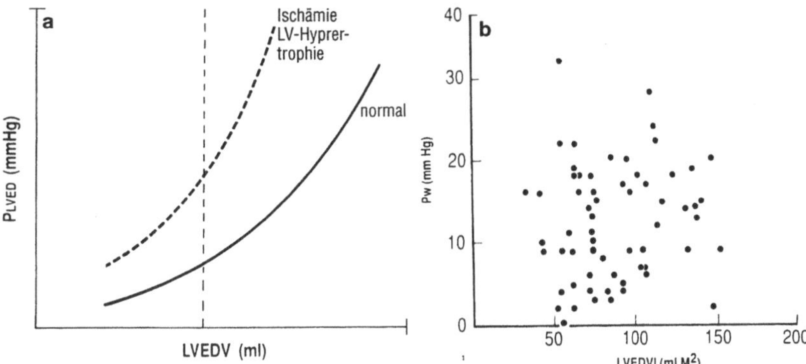

Abb. 6-16 a, b. Druck-Volumen(compliance)-Beziehung des linken Ventrikels (*LV*), Ischämie, LV-Hypertrophie und hohe Dosen eines Vasopressors können die LV-Compliance vermindern (**a**). Ein positiv endexspiratorischer Druck (PEEP) erhöht den juxtakardialen Druck und kann die ventrikuläre Interdependenz aufgrund einer vermehrten rechtsventrikulären Nachlast erhöhen. Diese Faktoren resultieren in einem niedrigeren linksventrikulären enddiastolischen Volumen (*LVEDV*) bei einem gegebenen linksventrikulären enddiastolischen Druck (*LVEDP*). Dies führt zu einer Situation, in der ein höherer LVEDP (und damit ein höherer Wedgedruck) benötigt wird, um eine optimale Vorlast (im Gegensatz zum Gesunden) zu erreichen. **b** Darstellung des Wedgedruckes (P_w = PCWP) und des linksventrikulären enddiastolischen Volumenindex (*LVEDVI*) in einer Gruppe verschiedener kritisch kranker Patienten. Zu beachten ist die relativ schlechte Korrelation zwischen PCWP und LVEDVI. (Nach [2])

Bei kritisch kranken Patienten können eine Vielzahl von Faktoren die Beziehung zwischen PCWP und LVEDV beeinflussen. Außerdem ist der PCWP, der eine optimale Vorlast für einen bestimmten Patienten darstellt, schwer vorherzusagen. Dieser Punkt wurde eindeutig in einer Studie demonstriert, die die Beziehung zwischen gemessenem PCWP und LVEDV, berechnet durch die kombinierte Radionuklidejektionsfraktion und das mittels Thermodilution bestimmte Schlagvolumen (Abb. 6-16b) untersuchte. In dieser Studie wiesen einige Patienten ein hohes LVEDV trotz eines PCWP < 10 mm Hg auf, während andere Patienten einen niedrigen LVEDV trotz eines PCWP > 20 mm Hg hatten [2, 41]. Insgesamt war die Korrelation zwischen PCWP und LVEDV schlecht [2, 41]. Bei einem Patienten können Manipulationen des intravasalen Volumens durch eine rasche Volumengabe oder Volumenentzug (Diurese, Ultrafiltration) mit Messung des SV oder LVSW unter unterschiedlichen PCWP-Werten benutzt werden, um den optimalen PCWP für die Vorlast zu definieren, d. h. der PCWP über dem nur noch ein minimaler Anstieg im SV oder LVSW zu beobachten ist. In dieser Weise definiert, beträgt der optimale PCWP bei gesunden Individuen und bei solchen mit hypovolämischem oder septischem Schock häufig 10–14 mm Hg [42, 43]. Jedoch kann der optimale PCWP zwischen 5 und 25 mm Hg liegen. Die zweidimensionale Echokardiographie ist darüber hinaus ein hifreiches Instrument, die Vorlast zu beurteilen [44] und kann besonders bei der Entscheidung zur Volumengabe bei einem hypotensiven Patienten nützlich sein, der trotz eines PCWP im hochnormalen Bereich die klinischen Zeichen einer Hypovolämie bietet.

6.4.3.2
PCWP und Lungenödem

Eine weitere klinische Anwendung des PCWP ist die Diagnose und Behandlung des Lungenödems. Die Starling-Gleichung definiert die Faktoren, die den Flüssigkeitsflux über die Kapillarmembran determinieren:

$$Q = k\,[p_{cap} - p_{int}] \quad - \quad \sigma\,[\pi_{cap} - \pi_{int}]$$

$$\text{hydrostatische Kraft} \qquad \text{kolloidosmotische Kraft,}$$

wobei Q der auswärts gerichtete Fluß über das Kapillarendothel ist. k ist der Filtrationskoeffizient, der die Membranpermeabilität für Flüssigkeiten widerspiegelt; p_{cap} und p_{int} sind der intravaskuläre und interstitielle hydrostatische Druck, σ ist der Reflexionskoeffizient für Proteine und π_{cap} bzw. π_{int} sind der intravaskuläre und interstitielle kolloidosmotische Druck.

Bis zu einem bestimmten Punkt kann ein erhöhter Lymphfluß einen Anstieg des Flüssigkeitsflusses über die Kapillarmembranen kompensieren. Ein Lungenödem entwickelt sich jedoch, wenn der Flüssigkeitsflux die lymphatische Kapazität übersteigt. Klinisch lassen sich zwei Ursachen für ein Lungenödem unterscheiden: ein erhöhter p_{cap} (hydrostatisches Lungenödem) und eine erhöhte Membranpermeabilität (Permeabiltätslungenödem). Eine genaue Differenzierung dieser beiden Ätiologien eines Lungenödem ist bei alleiniger Anwendung klinischer und radiologischer Kriterien schwierig [45, 46]. Wenn Zweifel bezüglich der Ursache des Ödems bestehen, so wird meist ein PAK eingeschwemmt, um den PCWP zu messen. Studien an Tieren und Menschen haben gezeigt, daß bei Fehlen einer Permeabilitätsstörung oder Hypoproteinämie der Grenzwert für ein hämodynamisches Lungenödem bei einem PCWP von ungefähr 24 mm Hg liegt [47, 48]. Ein Grenzwert von 30 mm Hg oder höher kann bei einer chronischen Erhöhung des PCWP vermutlich als Resultat einer erhöhten lymphatischen Drainage beobachtet werden. Es wird daher häufig angenommen, daß ein PCWP von 22–25 mm Hg oder höher auf eine hämodynamische Genese eines Lungenödems hinweist, während ein PCWP $\leq$ 18–20 mm Hg eine Permeabilitätsstörung impliziert. Diese Vermutung mag jedoch nicht immer korrekt sein, und eine Überbewertung des PCWP-Wertes bei der Festlegung der Genese eines Lungenödems führt nicht selten zu Fehlern bei der Diagnose. So könnte z. B. ein Patient mit einem Permeabilitätslungenödem einen erhöhten PCWP aufgrund einer koexistierenden Linksherzerkrankung oder einer Hypervolämie haben. Noch häufiger wird ein Lungenödem, das allein auf einen erhöhten p_{cap} zurückzuführen ist, fälschlicherweise einer erhöhten Permeabilität zugeordnet, weil der PCWP im normalen oder hochnormalen Bereich liegt.

Ein hydrostatisches Lungenödem kann aus verschiedenen Gründen auch bei einem PCWP $\leq$ 18–20 mm Hg auftreten.

1. Das Ereignis, das zum hydrostatischen Lungenödem geführt hat, kann zum Zeitpunkt der PCWP-Messung behoben sein (z. B. nach Diurese oder Beseitigung einer Ischämie).

2. Der PCWP-Grenzwert für ein Lungenödem kann durch eine Hypoproteinämie und einen verminderten π_{cap} reduziert sein.

3. Schließlich kann der PCWP signifikant den tatsächlichen mittleren hydrostatischen Hydrationsdruck unterschätzen, weil die extraalveolären Gefäße eine erhöhte Permeabilität aufweisen [49].

Kurzfristige Erhöhungen des p_{cap} treten oft als Folge einer akuten Myokardischämie auf. Ein ischämieinduziertes Lungenödem impliziert in der Regel eine schwere koronare Herzerkrankung [50], hypertrophe diastolische Dysfunktion oder eine passagere Dysfunktion der Papillarmuskeln mit akuter Mitralinsuffizienz. Zum Zeitpunkt der PAK-Anlage nach einer Episode eines ischämieinduzierten Lungenödems liegt der PCWP häufig innerhalb des normalen Bereiches und kann sogar niedrig sein, falls Diuretika oder Venodilatatoren wie z.B. Nitrate oder Morphine gegeben wurden. Das EKG muß keine ST-Streckenveränderungen anzeigen, die auf eine Ischämie zum Zeitpunkt der Beurteilung hinweisen könnten, und das Lungenödem könnte daher fälschlicherweise auf eine erhöhte Permeabilität zurückgeführt werden.

Von weiteren Ischämieepisoden abgesehen, bildet sich ein hydrostatisches Lungenödem typischerweise schneller zurück ($\leq 24\,h$) als ein Permeabilitätslungenödem. Dies kann helfen, den zugrundeliegenden Mechanismus der Ödembildung aufzuklären [51]. Ein größeres diagnostisches Problem kann jedoch dann auftreten, wenn wiederholt Episoden okkulter Ischämien dazu führen, daß das Ödem persistiert oder zunimmt. bei einem intubierten und sedierten Patienten können sich anhaltende intermittierende Ischämien mitunter nur durch Unruhe, subtile Veränderungen der Herzfrequenz und des Blutdruckes klinisch manifestieren. Die Ereignisse können fälschlicherweise als Agitationen aaufgrund von Schmerzen oder Angst interpretiert werden. Die mögliche Bedeutung okkulter Ischämien als eine Ursache einer erschwerten Entwöhnung vom Respirator wurde kürzlich dokumentiert [52]. Während ischämischer Episoden steigen PCWP und p_{PA} häufig abrupt an, und eine neue v-Welle kann auftreten.

Das Pflegepersonal sollte angelernt werden, das Auftreten einer v-Welle in der PA-Druckkurve zu erkennen und durch Balloninsufflation zu bestätigen (Abb. 6-8). Jedoch wird auch ein aufmerksames Pflegepersonal die hämodynamischen Veränderungen einer sehr kurzen Ischämie nicht ausreichend dokumentieren können. Einige Monitore speichern die Daten, so daß es möglich ist, die PA-Drücke während der letzten 24 h aufzurufen. Manchmal sind kurze und sonst nicht erklärbare Anstiege im PA-Druck bei Durchsicht der gespeicherten Druckdaten der einzige Beweis für eine okkulte Ischämie. Ohne sorgfältige Durchsicht der PA-Drücke können solche Fälle leicht als ARDS fehldiagnostiziert werden.

Eine Hypoproteinämie erniedrigt den PCWP-Grenzwert für die Entwicklung eines hydrostatischen Lungenödems [47]. Guyton u. Lindsay fanden in ihrer klassischen Studie, daß ein Lungenödem bei einem p_{LA} von 11 mHg auftrat, wenn bei den Tieren eine Plasmapherese zur 50%igen Reduzierung des Serumproteins durchgeführt worden war [47]. In einer späteren Studie fanden Harms et al., daß eine akute Halbierung des Serumproteins bei einem p_{LA} von 11 mm Hg den Lymphfluß erhöhte (d. h. erhöhter transvaskulärer Flüssigkeitsflux), aber der Lymphfluß kehrte innerhalb von 24–48 h um Ausgangswert zurück, trotz fortbestehender erniedrigter Proteinkonzentrationen im Serum und konstantem p_{LA} [53]. Dieser Befund konnte durch eine partielle Äquilibrierung von π_{int} mit π_{cap} erklärt werden, so daß der π_{cap}-π_{int}-Gradient sich den Ausgangswerten wieder annäherte. Aufgrund dieser Beobachtungen und da sich eine Hypoproteinämie bei Patienten in der Regel langsam entwickelt, bleibt unklar, in welchem Ausmaß eine Reduktion der osmotisch aktiven Proteinkonzentrationen den PCWP-Grenzwert für ein Lungenödem bei Patienten senkt. Nichtsdestoweniger läßt das Auftreten eines Lungenödems aufgrund einer Umkehrung des normalerweise positiven π_{cap}-PCWP-Gradienten vermuten, daß ein niedriger π_{cap} in einem gewissen Maß bestimmt, bei welchem PCWP ein Lungenödem auftreten wird [54].

Der PCWP ist ein Maß für den Druck in den Lungenvenen – nicht für den Druck in den Pulmonalkapillaren. Es ist aber hauptsächlich p_{cap}, der den Flüssigkeitsflux über die Kapillarmembranen bestimmt. p_{cap} kann den PCWP unter bestimmten Umständen deutlich übersteigen, so daß letzterer die Wahrscheinlichkeit eines Lungenödems unterschätzt [49]. Die Beziehung zwischen p_{cap} und PCWP wurde durch die Gleichung nach Gaar beschrieben [52]:

$$p_{cap} = PCWP + 0,4\,(p_{PA} - PCWP).$$

Die Gleichung basiert auf der Beobachtung, daß im Durchschnitt 60 % des pulmonalen Gefäßwiderstandes (PVR) auf den präkapillären venösen Widerstand (R_a) und 40 % des PVR auf den postkapillären venösen Widerstand (R_v) zurückzuführen sind [55, 56]. Als Faustregel gilt, daß der mittlere hydrostatische Filtrationsdruck den PCWP um ungefähr 40 % der Differenz zwischen p_{PA} und PCWP übersteigt. Wenn die Verteilung des PVR in seine prä- und postkapillären Komponenten von diesen üblichen Werten abweicht, so ist p_{cap} über die Gaar-Gleichung nicht akkurat zu bestimmen. In tierexperimentellen Untersuchungen erhöht Serotonin selektiv R_a, und Histamin erhöht überwiegend R_v. Tiere, die Serotonin zur Erhöhung des p_{PA} und PVR bei konstantem PCWP erhalten, zeigen nur geringe Veränderungen des p_{cap} [49, 59]. Im Gegensatz dazu wird ein ähnlicher Anstieg des p_{PA} und PVR durch Histamin (bei konstantem PCWP) p_{cap} signifikant erhöhen, da Histamin im wesentlichen R_v beeinflußt. Ein anderer Faktor, der den p_{cap}-PCWP-Gradienten erhöhen kann, ist ein Anstieg des HZV bei einem konstanten PVR, R_a und R_v.

Patienten mit einem normalen HZV und PVR weisen einen niedrigen Perfusionsdruck (p_{PA}-PCWP) entlang dem pulmonalkapillären Bett auf, und der p_{cap} liegt nur einige wenige mm Hg oberhalb des PCWP. Ein hoher p_{PA}-PCWP-Gradient (aufgrund eines erhöhten HZV, erhöhten PVR oder beidem) kann die Grundlage eines erheblichen Unterschiedes zwischen p_{cap} und PCWP sein. Obwohl häufig angenommen wird, daß der p_{cap} nur durch den PCWP bestimmt wird, ist der p_{cap} tatsächlich eine komplexe Funktion von HZV, p_{PA}, PCWP, R_a, R_v und PVR.

Bei einem erhöhten R_v wird der PCWP den p_{cap} deutlich unterschätzen. Dies tritt klinisch am deutlichsten bei einer pulmonalen venookklusiven Erkrankung auf. Es gibt jedoch auch andere, für die Intensivmedizin relevantere Konstellationen, bei denen R_v aufgrund von Pharmaka, Lungenerkrankungen oder ausgeprägter Aktivierung des sympathischen Nervensystems deutlich erhöht ist [49, 57–61]. Wenn die Erhöhung des R_v in Venen von kleiner bis mittlerer Größe lokalisiert ist, dann führt Balloninsufflation des PAK distal in einem kleinen Pulmonalarterienast zu einer Messung des PCWP, der dem p_{cap} besser entspricht, weil sich der j-Punkt (Abb. 6-7) zur kapillären Seite der venösen Obstruktion bewegen würde [62]. Das wiederholte Auffüllen des Ballons in kleinen PA-Ästen würde jedoch die Wahrscheinlichkeit einer Gefäßschädigung erhöhen.

Weiterhin kann es schwierig sein, eine Wedge-Position weit genug distal zu erreichen, um einen PCWP zu erhalten, der p_{cap} widerspiegelt, wenn der erhöhte venöse Widerstand in sehr kleinen Venen oder Venolen lokalisiert ist. Das heißt, andere Methoden zur akkuraten Messung des p_{cap} am Patientenbett sind notwendig.

Eine Technik zur Messung des p_{cap} durch Analyse des Druckabfalls zwischen p_{PA} und PCWP wurde in tierexperimentellen Untersuchungen und beim Menschen evaluiert [56, 57, 63]. Das Kapillarbett bildet die Grundlage für den größten Teil der Compliance der Pulmonalgefäße [49]. Wenn der Ballon des PAK den Blutfluß unterbricht, zeigt die Druckkurve einen initialen raschen Abfall, während sich der Druck an der Katheterspitze (die im arteriellen Bett mit niedriger Compliance liegt) mit dem Druck im kapillären Netzwerk äquilibriert. Diesem raschen Druckabfall folgt dann ein langsamerer Abfall des Druckes, der den Ausgleich des Druckgradienten zwischen dem Kapillarbett mit höherer Compliance und den Pulmonalvenen repräsentiert. Der Umschlagspunkt zwischen der schnellen und langsamen Komponente repräsentiert p_{cap} (Abb. 6-17) [49]. In früheren Studien wurde der Druckabfall graphisch auf kurvenlinearem Papier mit einer semilogarithmischen Skalierung angezeigt und sorgfältig analysiert [56]. Später wurde berichtet, daß bei auf der Intensivstation erhobenen Aufzeichnungen die Determinierung des Umschlagpunktes p_{cap}-Werte eine gute Übereinstimmung mit der früheren Methode ergab [49]. Der mit der Umschlagstechnik gemessene p_{cap} korreliert gut mit dem p_{cap}, der durch isogravimetrische oder doppelarteriovenöse Okklusion bei tierexperimentellen Untersuchungen gewonnen wurde [56, 63, 64].

Einige Untersucher scheinen von der Verläßlichkeit dieser Methode der p_{cap}-Messung überzeugt zu sein. Andere bleiben skeptisch, weil eine klare Trennung zwischen

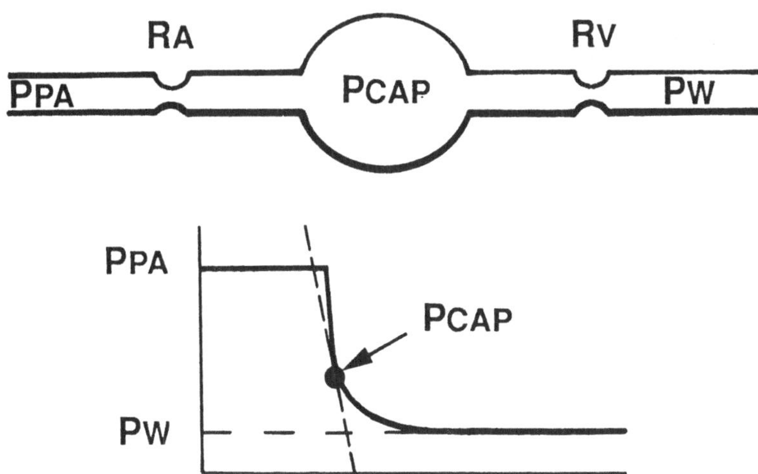

Abb. 6-17. Der pulmonale Gefäßwiderstand (PVR) wird durch den präkapillären arteriellen Widerstand (R_A) und den postkapillären venösen Widerstand (R_V) erzeugt. Normalerweise wird geschätzt, daß 60 % des PVR durch den R_A und 40 % durch den R_V hervorgerufen werden. Der Umschlagpunkt der Druckkurve beim Druckabfall während des Wechsels von der pulmonalarteriellen zur Wedgedruckkurve gibt ungefähr den p_{cap} wieder

schneller und langsamer Phase des Druckabfalls häufig schwierig zu determinieren ist [65]. Zumindestens darf diese Technik nicht durch das Auftreten von Respiratorartefakten während der Messung gestört sein. Auch dann kann nach unserer Erfahrung der p_{cap} häufig nicht zufriedenstellend definiert werden. Gegenwärtig ist diese Methode vermutlich nicht ausreichend validiert, um eine große Akzeptanz auf Intensivstationen zu verdienen. Jedoch ist das Prinzip, daß der p_{cap} nicht dem PCWP entspricht und daß erhebliche Diskrepanzen zwischen diesen beiden Werten existieren können, hinreichend gesichert. Es ist eine Herausforderung für die Zukunft, eine leicht durchführbare und akzeptable Methode zur Messung des p_{cap} zu finden und zu klären, ob Manipulationen des p_{cap} unabhängig vom PCWP durch Venokonstriktoren und Venodilatatoren zu klinisch relevanten Änderungen des Lungenwassers und des Gasaustauschs führen.

Obwohl p_{cap} und PCWP nicht identisch sind, existiert dennoch eine enge Korrelation zwischen beiden Drücken, und eine Reduktion des PCWP wird häufig angestrebt, um den Gasaustausch beim ARDS zu verbessern. Bei erhöhter Kapillarpermeabilität wird die Steigung der Beziehung zwischen Lungenwasser und PCWP sehr steil. Kleine Reduktionen des PCWP durch Diurese, Nachlastsenkung oder Ultrafiltration können das Lungenwasser deutlich reduzieren und die Oxygenierung verbessern [66]. Die Strategie, die beim ARDS verfolgt werden sollte, besteht darin, den niedrigsten PCWP zu bestimmen, der mit einem optimalen oder nahezu optimalen HZV und O_2-Transport vereinbar ist. Solange der O_2-Transport adäquat ist, gibt es keine untere Grenze des PCWP, unter dem eine weitere Abnahme des Blutvolumens absolut kontraindiziert wäre. Bei einem Patienten mit z.B. einem schweren ARDS und einem PCWP von 10 mm Hg, der eine hohe F_IO_2 und einen moderaten PEEP benötigt, könnte versuchsweise die Diurese gesteigert werden, solange Blutdruck, Nierenfunktion, HZV und Serumlaktat im Normbereich bleiben. Eine Diuresesteigerung sollte bei dem gleichen Patienten nicht erfolgen, falls klinische Anzeichen einer Hypoperfusion vorliegen. Die Reduktion eines PCWP zur Verbesserung des Gasaustausches erfolgt prinzipiell ähnlich wie eine Optimierung der Vorlast durch Anheben des PCWP mittels Volumengabe. In beiden Situationen sollte das Augenmerk nicht auf einen bestimmten PCWP-Wert per se gerichtet werden. Es sollte vielmehr darauf geachtet werden, wie der PCWP mit klinisch aussagekräftigen Parametern wie Blutdruck, HZV, Diurese und Gasaustausch korreliert.

Literatur

1. O'Quin R, Marini JJ (1983) Pulmonary artery occlusion pressure: clinical physiology, measurement and interpretation. Am Rev Respir Dis 128:319–326
2. Raper R, Sibbald WJ (1986) Misled by the wedge? The Swan-Ganz catheter and left ventricular preload. Chest 89:427–434
3. Morris AH, Chapman RH, Gardner RM (1984) Frequency of technical problems encountered in the measurement of pulmonary artery wedge pressure. Crit Care Med 12:164–170
4. Gardner RM, Chapman RH (1988) Trouble-shooting pressure monitoring systems: When do the numbers lie? In: Fallat RJ, Luce JM (eds) Cardiopulmonary Critical Care Management. Clinics in Critical Care Medicine 14:145–163
5. Civetta JM (1983) Pulmonary artery catheter insertion. In: Sprung CL (ed) The pulmonary artery catheter: Methodology and clinical applications. Aspen, Rockville, pp 22–33
6. Gardner RM (1981) Direct blood pressure measurement – dynamic response requirements. Anesthesiology 54:227–236
7. Russell RO, Wixson SE, Zisserman D, Rackley CE (1981) Measurement of intravascular pressure and cardiac output. In: Russell RO, Rackley CE (eds) Hemodynamic monitoring in a coronary intensive care unit, 2nd Edition. Futura, Mount Kisco, pp 59–91
8. Sharkey SW (1987) Beyond the wedge: Clinical physiology and the Swan-Ganz catheter. Am J Med 83:111–122
9. Pichard AD, Kay R, Smith H, Rentrop P, Holt J, Gorlin R (1982) Large v waves in the pulmonary wedge pressure tracing in the absence of mitral regurgitation. Am J Cardiol 50:1044–1050
10. Fuchs RM, Heuser RR, Yin FCP, Brinker JA (1982) Limitations of pulmonary wedge v-waves in diagnosing mitral regurgitation. Am J Coll Cardiol 49:849–54
11. Bethen CR, Peter RH, Behar VS, et al (1976) The hemodynamic simulation of mitral regurgitation in ventricular septal defect after myocardial infarction. Cathet Cardiovasc Diagn 2:97–104
12. Cohn JN, Gutha NH, Broder MI, Limas CJ (1974) Right ventricular infarction. Clinical and hemodynamic features. Am J Coll Cardiol 33:209–214
13. Dell'Italia LJ, Starling MR, O'Rourke RA (1983) Physical examination for exclusion of hemodynamically important right ventricular infarction. Ann Intern Med 99:608–611
14. Reddy PS, Curtiss EI, O'Toole JD, Shaver JA (1978) Cardiac tamponade: hemodynamic observations in man. Circulation 58:265–272
15. Antman EM, Cargill V, Grossman W (1979) Low-pressure cardiac tamponade. Ann Intern Med 91:403–406
16. Zapol WM, Snider MT, Rie MA, Frikker M, Quinn DA (1985) Pulmonary circulation during adult respiratory distress syndrome. In: Zapol WM, Falke KJ (eds) Acute Respiratory Failure. Marcel Dekker, Inc, New York, p 241
17. Sibbald WJ, Cunningham DR, Chin DN (1983) Non-cardiac or cardiac pulmonary edema? A practical approach to clinical differentiation in critically ill patients. Chest 84:452–461
18. Morris AH, Chapman RH (1985) Wedge pressure confirmation by aspiration of pulmonary capillary blood. Crit Care Med 13:756–759
19. Rapaport E, Dexter L (1958) Pulmonary "capillary" pressure. In: Warren JV (ed) Methods in Medical Research. Year Book Publishers, Chicago, pp 85–93
20. Suter PM, Lindauer JM, Fairley HB, et al (1975) Errors in data derived from pulmonary artery blood gas values. Crit Care Med 3:175–181
21. Schuster DP, Seeman MD (1983) Temporary muscle paralysis for accurate measurement of pulmonary artery occlusion pressure. Chest 84:593–597
22. West JB, Dollery CT, Naimark A (1964) Distribution of pulmonary blood flow in isolated lung: Relation to vascular and alveolar pressures. J Appl Physiol 19:713–724
23. Shasby DM, Dauber IM, Pfister S, Anderson JT, Carson SB, Manart F, Hyers TM (1981) Swan-Ganz catheter location and left atrial pressure determine the accuracy of the wedge pressure when positive end-expiratory pressure is used. Chest 80:666–670

24. Hasan FM, Weiss WB, Braman SS, Hoppin FG (1985) Influence of lung injury on pulmonary wedge-left atrial pressure correlation during positive end-expiratory pressure ventilation. Am Rev Respir Dis 131:246–250
25. Cassidy SS, Schweip F (1989) Cardiovascular effects of positive end-expiratory pressure. In: Scharf SM, Cassidy SS (eds) Heart-Lung Interactions in Health and Disease. Marcel Dekker, Inc, New York, p 463
26. Jardin F, Genevray B, Brun-Ney D, Bourdarias JP (1985) Influence of lung and chest wall compliances on transmission of airway pressure to the pleural space in critically ill patients. Chest 86:653–658
27. Cassidy SS, Robertson CH, Pierce AK, et al (1978) Cardiovascular effects of positive end-expiratory pressure in dogs. J Appl Physiol 44:743–750
28. Dhainaut JF, Devaux JY, Monsallier JF, Brunet F, Villemant D, Huyghebaert MF (1986) Mechanisms of decreased left ventricular preload during continuous positive pressure ventilation in ARDS. Chest 90:74–80
29. Maunder RJ, Shuman WP, McHugh JW, Marglin SI, Butler J (1986) Preservation of normal lung regions in the adult respiratory distress syndrome. Analysis by computed tomography. JAMA 255:2463–2465
30. Carter RS, Snyder JV, Pinsky MR (1985) Left ventricular filling pressure during PEEP measured by nadir wedge pressure after airway disconnection. Am J Physiol 249:H770–776
31. Pinsky M, Vincent J-L, DeSmet J-M (1991) Estimating left-ventricular filling pressure during positive end-expiratory pressure in humans. Am Rev Respir Dis 143:25–31
32. Pepe PE, Marini JJ (1982) Occult positive end-expiratory pressure in mechanically ventilated patients with airflow obstruction. Am Rev Respir Dis 126:166–170
33. Benson MS, Pierson DJ (1988) Auto-PEEP during mechanical ventilation of adults. Respir Care 33:557
34. Braunwald E, Ross J Jr (1979) Control of cardiac performance. In: Berne RM, Sperelakis N, Geiger SR (eds) Handbook of Physiology. Section 2, The Cardiovascular System. Vol I, The Heart. American Physiological Society, Bethesda, pp 533–573
35. Starling EH (1918) The Linacre lecture on the law of the heart. Longmans, Green, and Co, Ltd, London
36. Lappas D, Lell WA, Gabel JC, Civetta JM, Lowenstein E (1973) Indirect measurements of leftatrial pressure in surgical patients – pulmonary-capillary wedge and pulmonary-artery diastolic pressures compared with left atrial pressures. Anesthesiology 38:394–397
37. Longman J, Powers SR, Older T, et al (1974) Correlation of pulmonary wedge and left atrial pressures. Arch Surg 109:270–277
38. Rahimtoola SH, Ehsani A, Sinno MZ, et al (1975) Left atrial transport function in myocardial infarction. Importance of its booster pump function. Am J Med 59:686–694
39. Forrester JS, Diamond G, Chatterjee K (1976) Medical therapy of acute myocardial infarction by application of hemodynamic subsets. N Engl J Med 295:1356–1362
40. Crexells C, Chatterjee K, Forrester JS, et al (1973) Optimal level of filling pressure in the left side of the heart in acute myocardial infarction. N Engl J Med 289:1263–1266
41. Calvin JE, Driedger AA, Sibbald WJ (1981) Does the pulmonary capillary wedge pressure predict left ventricular preload in critically ill patients? Crit Care Med 9:437–443
42. Parker JO, Case R (1979) Normal left ventricular function. Circulation 60:4–12
43. Packman MI, Rackow EC (1983) Optimum left heart filling pressure during fluid resuscitation of patients with hypovolemic and septic shock. Crit Care Med 11:165–169
44. Thys DM, Hillel Z, Goldman ME, Mindich BP, Kaplan JA (1987) A comparison of hemodynamic indices derived by invasive monitoring and two-dimensional echocardiography. Anesthesiology 67:630–634
45. Sprung CL, Rackow EC, Fein IA, Jacob AI, Isikoff SK (1981) The spectrum of pulmonary edema: Differentiation of cardiogenic. Intermediate, and noncardiogenic forms of pulmonary edema. Am Rev Respir Dis 124:718–722
46. Connors AF, McCaffree DR, Gray BA (1983) Evaluation of right-heart catheterization in the critically ill patient without acute myocardial infarction. N Engl J Med 308:263–267

47. Guyton AC, Lindsey AW (1959) Effect of elevated left atrial pressure and decreased plasma protein concentration on the development of pulmonary edema. Circ Res 7:649–657

48. McHugh TJ, Forrester JS, Adler L, Zion D, Swan HJC (1972) Pulmonary vascular congestion in acute myocardial infarction: hemodynamic and radiologic correlations. Ann Intern Med 76:29–33

49. Taylor AE, Cope DK, Allison RC, Barman SA (1990) Capillary pressure measurement in human lungs. In: Zapol WM, Lemaire F (eds) Adult Respiratory Distress Syndrome. Marcel Dekker, New York

50. Clark LT, Garfein OB, Dwyer EM (1983) Acute pulmonary edema due to ischemic heart disease without accompanying myocardial infarction. Natural history and clinical profile. Am J Med 75:332–336

51. Sibbald WJ, Cunningham DR, Chin DN (1983) Non-cardiac or cardiac pulmonary edema? A practical approach to clinical differentiation in critically ill patients. Chest 84:452–461

52. Lamaire F, Teboul JL, Cinotti L, et al (1988) Acute left ventricular dysfunction during unsuccessful weaning from mechanical ventilation. Anesthesiology 69:171–179

53. Harms BA, Kramer GC, Bodai BI, Demling RH (1981) Effect of hypoproteinemia on pulmonary and soft tissue edema formation. Crit Care Med 9:503–508

54. Rackow EC, Fein IA, Siegel J (1982) The relationship of the colloid osmotic-pulmonary artery wedge pressure gradient to pulmonary edema and mortality in critically ill patients. Chest 82:433–437

55. Gaar KA, Taylor AE, Owens W, Guyton AC (1967) Pulmonary capillary pressure and filtration coefficient in the isolated perfused lung. Am J Physiol 213:910–914

56. Cope DK, Allison RC, Parmentier JL, Miller JN, Taylor AE (1986) Measurement of effective pulmonary capillary wedge pressure using the pressure profile after pulmonary artery occlusion. Crit Care Med 4:16–22

57. Collee GG, Lynch KE, Hill RD, Zapol WM (1987) Bedside measurement of pulmonary capillary pressure in patients with acute respiratory failure. Anesthesiology 66:614–620

58. Colice GL (1984) Neurogenic pulmonary edema. Am Rev Respir Dis 130:941–948

59. Theodore J, Robin ED (1976) Speculations on neurogenic pulmonary edema (NPE). Am Rev Respir Dis 113:405–411

60. Peterson BT, Grauer SE, Hyde RW, Ortiz C, Moosavi H, Utell MJ (1980) Response of pulmonary veins to increased intracranial pressure and pulmonary air embolization. J Appl Physiol 48:957–964

61. Dauber IM, Weil JV (1983) Lung injury edema in dogs: influence of sympathetic ablation. J Clin Invest 72:1977–1986

62. Zidulka A, Hakim TS (1985) Wedge pressure in large vs small pulmonary arteries to detect pulmonary venoconstriction. J Appl Physiol 59:1329–1332

63. Holloway H, Perry M, Downey J, Parker J, Taylor A (1983) Estimation of effective pulmonary capillary pressure in intact lungs. J Appl Physiol 54:846–851

64. Hakim TS, Maarek J-MI, Chang HK (1989) Estimation of pulmonary capillary pressure in intact dog lungs using the arterial occlusion technique. Am Rev Respir Dis 140:217–224

65. Oppenheimer L, Goldberg HS (1987) Pulmonary circulation and edema formation. In: Scharf SM, Cassidy JS (eds) Heart-Lung Intersection in Health and Disease. Marcel Dekker, Inc, New York, p 93

66. Wood LDH, Prewitt RM (1981) Cardiovascular management in acute hypoxemic respiratory failure. Am J Cardiol 47:963–972

67. Culver BH (1988) Hemodynamic monitoring: Physiologic problems in interpretation. In: Fallat RJ, Luce JM (eds) Cardiopulmonary critical care managment. Churchill Livingstone, New York, p 175

7 Messung des gemischtvenösen O_2-Gehalts

L. D. Nelson

Die Ergänzung der fiberoptischen Technologie zum Pulmonalarterienkatheter (PAK) ist möglicherweise der größte Fortschritt im kardiopulmonalen Monitoring seit der Einführung des Katheters in den frühen 70er Jahren. Die kontinuierliche gemischtvenöse Oxymetrie liefert fortlaufende Informationen, inwieweit das HZV in Relation zu dem globalen O_2-Bedarf des Patienten ausreichend ist. Diese Information kann dazu genutzt werden, bei kritisch kranken Patienten die zeitliche Abstimmung von geplanten Interventionen zur Verbesserung des systemischen O_2-Transportes zu optimieren.

Dieses Kapitel behandelt die Physiologie der gemischtvenösen O_2-Sättigung, die Entwicklung neuer Technologien und die Anwendung dieser Technik zur klinischen Entscheidungsfindung. Außerdem werden Kontroversen in bezug auf die gemischtvenöse Oxymetrie und die Entwicklung zukünftiger, auf diesem Monitoring basierender Anwendungen diskutiert.

7.1
Physiologie der gemischtvenösen Sauerstoffsättigung

Die gemischtvenöse O_2-Sättigung ($S_v O_2$) wird bestimmt durch das flußgewichtete Mittel der Sättigungen der venösen Abströme aller perfundierten Organe. Die $S_v O_2$ liefert keine Information darüber, ob – gemessen am regionalen O_2-Bedarf – die Durchblutung eines einzelnen Gefäßbettes ausreichend ist, sondern sie erlaubt vielmehr eine globale Beurteilung des Gleichgewichtes zwischen individuellem O_2-Verbrauch und O_2-Angebot [1].

Die gemischtvenöse O_2-Sättigung wird durch das erste Gesetz der Thermodynamik, nämlich dem Erhalt der Masse, bestimmt. Da annähernd der gesamte zirkulierende Sauerstoff an den Blutfarbstoff Hämoglobin gebunden ist ($> 98\%$), stellt die Oxyhämoglobinsättigung einen direkten Indikator für den O_2-Gehalt des Blutes dar. Die Fick-Gleichung beschreibt das Verhältnis zwischen O_2-Verbrauch, HZV und O_2-Extraktion (also der arteriovenösen O_2-Gehaltsdifferenz). Die verbrauchte O_2-Menge ist gleich der Differenz zwischen der vom Herzen systemisch verteilten O_2-Menge und der zum Herzen zurückkehrenden O_2-Menge. Das vom Herzen zur Verfügung gestellte O_2-Volumen entspricht dem Produkt aus dem arteriellen O_2-Gehalt ($C_a O_2$) und dem HZV ($\dot{Q}_T$). Das zum Herzen zurücktransportierte O_2-Volumen entspricht dem Produkt aus dem gemischtvenösen O_2-Gehalt ($C_v O_2$) und dem venösen Rückfluß. Der venöse Rückfluß wiederum muß dem HZV entsprechen, daher ist die zum Herzen zurücktransportierte O_2-Menge $DO_2 - VO_2 = C_v O_2 \cdot \dot{Q}_T$. Der systemische O_2-Verbrauch (VO_2) entspricht dem O_2-Angebot (DO_2) minus der venösen O_2-Menge und kann daher vereinfacht aus $VO_2 = (C_aO_2 - C_vO_2) \cdot \dot{Q}_T$ berechnet werden.

Da der O_2-Verbrauch auf zellulärer Ebene bestimmt wird, muß die gemischtvenöse O_2-Menge der Differenz von DO_2 und VO_2 entsprechen. Dies bedeutet, daß der O_2-Gehalt des venösen Blutes durch das Gleichgewicht zwischen DO_2 und VO_2 bestimmt wird. Da nahezu der gesamte venöse Sauerstoff an Hämoglobin gebunden ist, ist die S_vO_2 ein direkter Indikator für den O_2-Gehalt und damit für das Gleichgewicht zwischen O_2-Angebot und -Verbrauch [2].

Die gemischtvenöse O_2-Sättigung läßt sich aus der Fick-Gleichung ableiten [$VO_2 = (C_aO_2 - C_vO_2) \cdot \dot{Q}_T$]. Durch mathematische Umformung läßt sich zeigen, daß die S_vO_2 der Relation von O_2-Angebot und -Verbrauch proportional ist:

$$VO_2 = (C_aO_2 - C_vO_2) \cdot \dot{Q}_T$$
$$VO_2/Q_t = C_aO_2 - C_vO_2$$
$$VO_2/Q_t - C_aO_2 = -C_vO_2$$
$$C_vO_2 = C_aO_2 - (VO_2/Q_t)$$
$$C_vO_2/C_aO_2 = 1 - [(VO_2/Q_t) \cdot C_aO_2]$$

Wenn die S_aO_2 nahezu 100 % ist, dann gilt: $S_vO_2 = C_vO_2/C_aO_2$
$$S_vO_2 = 1 - [VO_2/(\dot{Q}_T \cdot C_aO_2)]$$
$$S_vO_2 = 1 - VO_2/DO_2$$
$$S_vO_2 = 1 - O_2\text{-ER} = S_aO_2 - (VO_2/1{,}36 \cdot Hb \cdot HI)$$

Wenn die arterielle O_2-Sättigung auf einem hohen Wert, also nahe einem Wert von 1, gehalten wird, dann gilt $S_vO_2 = 1 - O_2$-ER. Die S_vO_2 gibt dann die Relation von O_2-Verbrauch und -angebot wider. Dieser Quotient wird als O_2-Utilisationskoeffizient (engl. oxygen utilization coefficient, OUC), O_2–Utilisationsrate oder O_2-Extraktionsrate (O_2-ER) bezeichnet und beschreibt den prozentualen Anteil des angebotenen Sauerstoffes, der tatsächlich verbraucht wird. Bei einer hohen S_aO_2 (98 %) gilt die Beziehung $S_vO_2 = 1 - O_2$-ER. Auch bei einer Abnahme der S_aO_2 unter 98 % gibt die S_vO_2 weiterhin die Relation zwischen VO_2 und DO_2 an, sie wird aber den verbrauchten O_2-Anteil geringgradig überschätzen.

Eine Zunahme des O_2-Verbrauches oder eine Abnahme des O_2-Angebotes, die jeweils nicht durch entsprechende Änderungen einer anderen Variablen kompensiert werden, führen zu einer Abnahme der S_vO_2. Umgekehrt hat eine Abnahme des O_2-Verbrauches oder eine Zunahme des O_2-Angebotes ohne entsprechende Änderung einer anderen Variablen eine Abnahme der S_vO_2 zur Folge [3].

Da der gemischtvenöse O_2-Gehalt durch die Variablen der Fick-Gleichung bestimmt wird und da die S_vO_2 mehr als 99 % des venösen O_2-Gehaltes darstellt, wird die S_vO_2 auch von den o. g. physikalischen Gesetzen bestimmt. Daher wird der p_vO_2 zur abhängigen Variablen in der O_2-Bindungskurve des Hämoglobins. Das bedeutet, daß die S_vO_2 die primäre Determinante des p_vO_2 ist. Der p_vO_2 ist weiterhin abhängig von solchen Faktoren, welche zu Verschiebungen der O_2-Bindungskurve führen. Hierzu gehören u. a. Temperatur, pH-Wert, pCO_2 und 2,3-Diphosphoglyzeratgehalt. Der p_vO_2 wurde einige Jahre als ein Indikator für eine adäquate Gewebeoxygenierung benutzt. Da der p_vO_2 aber von der S_vO_2 abhängt, erscheint es logisch, daß die S_vO_2 ein besserer Indikator der Relation von globalem O_2-Angebot und O_2-Verbrauch als der p_vO_2 ist.

Tabelle 7-1. Determinanten der gemischtvenösen O_2-Sättigung. Änderungen der S_vO_2 sind durch Änderungen des O_2-Angebots-Verbrauchs-Quotienten (DO_2/VO_2) bedingt; ↑ Zunahme, ↓ Abnahme. (Mod. nach [40])

S_vO_2-Anstieg		S_vO_2-Abfall	
DO_2 ↑	VO_2 ↓	DO_2 ↓	VO_2 ↑
HZV ↑	Sedation, Narkose	HZV ↓	Physische, psychische Belastung
Hb-Konzentration ↑	Linksverschiebung der O_2-Bindungskurve	Hb-Konzentration ↓	Rechtsverschiebung der O_2-Bindungskurve
Arteriovenöser Shunt	Arterienverschluß	Arterielle O_2-Konzentration ↓	Reperfusion ischämischen Gewebes
Intrakardialer Links-rechts-Shunt	Mikrozirkulationsstörung (z. B. Sepsis) O_2-Verwertungsstörung der Zellen	Hypoventilation Intrapulmonaler Rechts-links-Shunt Intrakardialer Rechts-links-Shunt	

Zur Übersicht werden die Determinanten der gemischtvenösen O_2-Sättigung in der Tabelle 7-1 zusammengefaßt.

7.2
Technologische Entwicklung

Die derzeitige Technologie zur kontinuierlichen S_vO_2-Messung basiert auf dem Prinzip der Reflexionsspektrophotometrie (Abb. 7-1). Die Co-Oxymeter der meisten Laboratorien verwenden zur Messung der Oxyhämoglobinsättigung die Transmissions- oder Absorptionsspektrophotometrie. Diese Technik benutzt Licht verschiedener Wellenlängen, welches nach Durchstrahlung der Blutprobe die relativen Konzentrationen von Oxyhämoglobin und gesamtem Hämoglobin mißt. Zur Messung befindet sich ein für die jeweiligen Wellenlängen des Lichtes empfindlicher Photodetektor auf der gegenüberliegenden Seite der Blutprobe, so daß die relative Abschwächung der verschiedenen Wellenlängen zur Abschätzung des Oxyhämoglobinanteils am Gesamthämoglobin genutzt werden kann. Dieses Verhältnis ergibt die Hb-O_2-Sättigung [4].

Die Reflexionsspektrophotometrie ist der Transmissionsspektrophotometrie insofern ähnlich, als das Licht multipler Wellenlängen durch eine Blutprobe gesendet wird. Bei der Passage von Erythrozyten an der Lichtquelle wird ein Teil des Lichtes von diesen Zellen zu einem Photodetektor reflektiert, der unmittelbar neben der Lichtquelle liegt. Die relative Reflexion der zu Oxyhämoglobin und Gesamthämoglobin korrespondierenden Lichtwellenlängen kann zur Ableitung der O_2-Sättigung benutzt werden. Die fiberoptische Technologie erlaubt die Anwendung der Reflexionstechnik auch für den Pulmonalarterienkatheter, da Lichtquelle und Photodetektorsignale über den Katheter übertragen werden können. Dadurch wird die kontinuierliche on-line-Bestimmung der S_vO_2 ermöglicht [4].

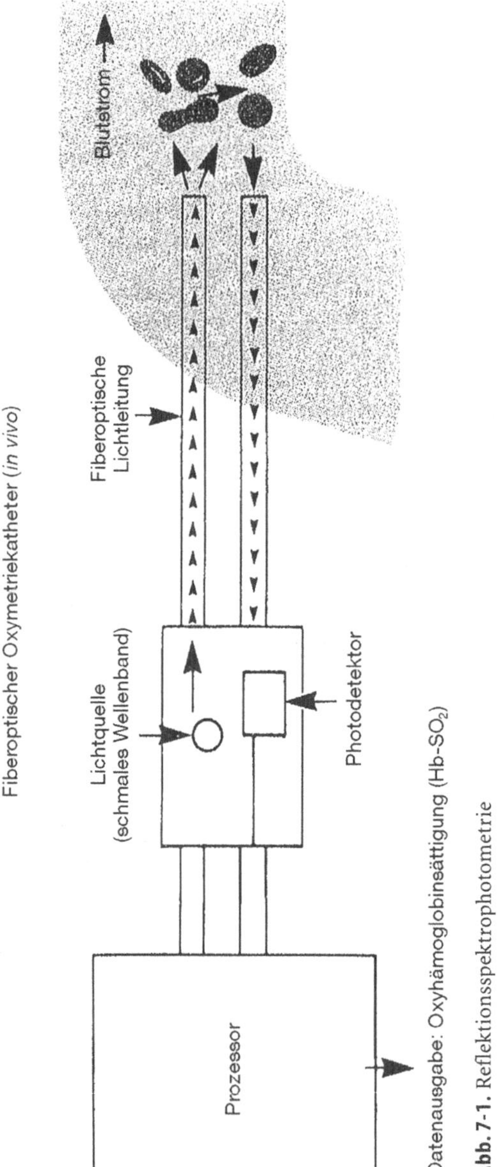

Abb. 7-1. Reflektionsspektrophotometrie

Obwohl die zur Entwicklung dieser Technologie notwendigen Konzepte seit den späten 40er Jahren bekannt sind, wurden sie bis zum Jahre 1977 nicht für eine In-vivo-Monitoringtechnik angewendet [5]. Im Jahre 1977 wurde ein 4 French Umbilikalarterienkatheter zur Bestimmung der arteriellen O$_2$-Sättigung bei Neugeborenen eingeführt. Kommerziell standen 1981 die ersten PAK als Einschwemmkatheter mit kontinuierlicher venöser Oxymetrie zur Verfügung. Die Genauigkeit dieses Systems wurde durch Baele u. McMichan im Jahre 1982 [6] bestätigt. Im selben Jahre wurden durch eine Änderung des Designs die Einschwemmeigenschaften des Katheters verbessert, so daß sich die klinische Akzeptanz verbesserte [7]. Die jetzige Generation der venösen Oxymetriekatheter verfügt über die meisten der klinischen Optionen anderer pulmonalarterieller Einschwemmkatheter. So besitzen z. B. einige Katheter neben den traditionellen Lumina zur Druckmessung in Pulmonalarterie und rechtem Atrium weitere zusätzliche großlumige Infusionsschenkel. Diese zusätzlichen Infusionsschenkel können zur Verabreichung von Infusionen oder Medikamenten benutzt werden. Es sind auch Katheter mit einer großkalibrigen Öffnung im rechten Ventrikel zur Einbringung eines bipolaren Schrittmacherkabels verfügbar.

In der Katheterwand eingebettete fiberoptische Zwillingsbündel erlauben die Aussendung und den Empfang schmalbandiger Lichtwellenlängen, die zur Bestimmung der Oxyhämoglobinsättigung eingesetzt werden. Diese fiberoptischen Bündel sind an ein optisches Modul angeschlossen, welches mit einer Rechnereinheit verbunden ist. Trendinformationen, S_vO_2 sowie intermittierend oder auch kontinuierlich bestimmtes HZV als auch abgeleitete O_2-Transportparameter und hämodynamische Variablen werden auf dem Bildschirm angezeigt [4, 8].

7.3
Korrelation mit anderen Sauerstofftransportvariablen

Initial wurde die gemischtvenöse Oxymetrie in der Hoffnung propagiert, daß sie einen kontinuierlichen mit Änderungen des HZV korrelierenden Indikator liefern würde. Denn es wurde vielfach angenommen, daß der O_2-Verbrauch bei kritisch kranken Patienten relativ stabil sei und daß sich unter dieser Annahme die S_vO_2 parallel zu Änderungen des HZV verhalten würde. Verschiedene Studien aus den frühen 80er Jahren zeigten allerdings, daß diese Korrelation in einigen Situationen gut [9–12], in anderen aber schlecht war [12–14].

Mitte der 80er Jahre wurde die Beziehung zwischen der mit der kontinuierlichen Technik bestimmten S_vO_2 und verschiedenen gemessenen und/oder durch traditionelle Blutgasanalysen berechneten O_2-Transportvariablen [15] untersucht. Für kontinuierliche in-vivo-Messungen und in-vitro-Labortechniken zur Messung der S_vO_2 ließ sich eine statistisch hochsignifikante Korrelation nachweisen. Im Vergleich der kontinuierlichen S_vO_2 mit den Determinanten des arteriellen O_2-Gehaltes (p_aO_2, S_aO_2, Hb-Konzentration) konnte keine Korrelation aufgezeigt werden (Abb. 7-2). In dieser Studie wurde ebenfalls die Beziehung zwischen S_vO_2 und anderen Indikatoren des O_2-Transportgleichgewichtes untersucht. Die S_vO_2 zeigt eine geringe, aber statistisch signifikante Korrelation mit dem HZV.

Allerdings gab es eine große Abweichung beider Variablen voneinander, der Wert für den Korrelationskoeffizienten beträgt nur r = 0,40. Das bedeutet, daß nur ungefähr 16 % der Schwankungen der S_vO_2 durch Änderungen des HZV erklärt werden können. Bei einem r-Wert von 0,49 zeigt auch das O_2-Angebot eine statistisch signifikante Korrelation mit der S_vO_2. Wiederum findet sich eine Abweichung von der Übereinstimmungslinie, und nur ca. 25 % der Schwankungen der S_vO_2 lassen sich durch eine Änderung des O_2-Angebotes erklären. Der O_2-Verbrauch hat keine statistische oder klinische Beziehung mit der S_vO_2. Im abschließenden Vergleich von O_2-ER und S_vO_2 ließ

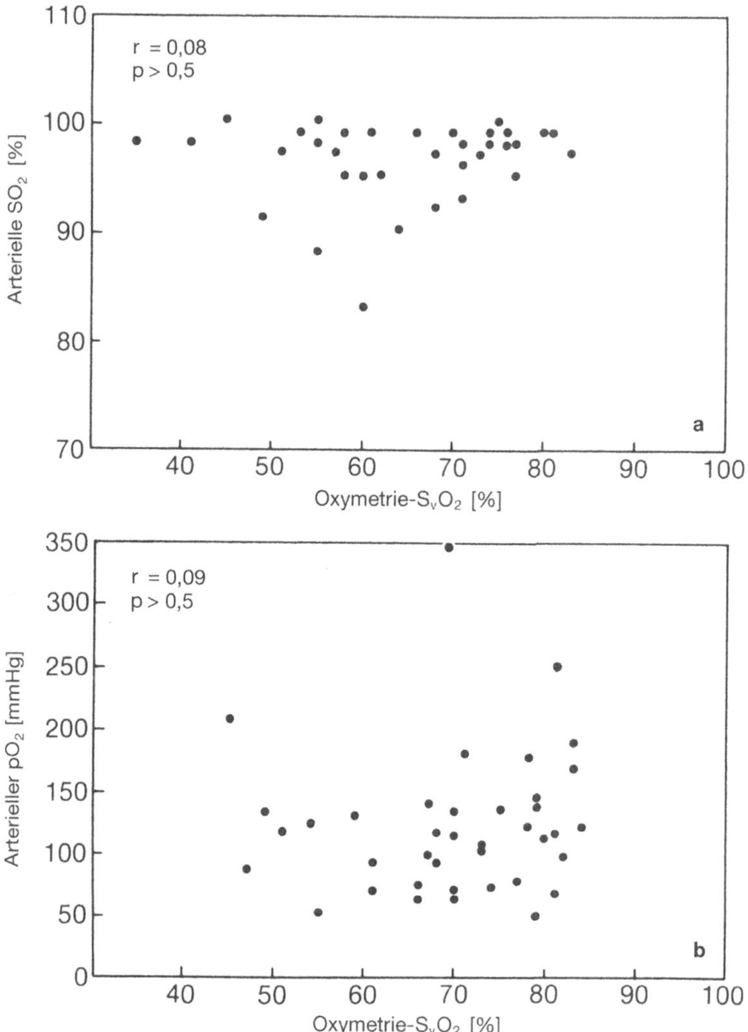

Abb. 7-2. Beziehung zwischen kontinuierlich in-vivo gemessener S_vO_2 und in-vitro-Laborbestimmungen von p_aO_2 und S_aO_2. (Nach [15])

sich eine hohes Maß an Korrelation mit sowohl statistischer als auch klinischer Signifikanz beobachten (Abb. 7-3).

Die Beziehung zwischen S_vO_2 und O_2-ER läßt sich durch Auflösung der Fick-Gleichung nach der S_vO_2 ableiten (s. oben). Wenn die arterielle Sättigung bei einem Wert nahe 100 % liegt, entspricht die S_vO_2 der Differenz aus 1 minus der O_2-ER. Diese klinische Studie bestätigte, daß diese Beziehung gültig ist, wenn die mittels kontinuierlicher in-vivo-Technik gemessene S_vO_2 mit der aus in-vitro-Laboranalysen (p_aO_2, S_aO_2,

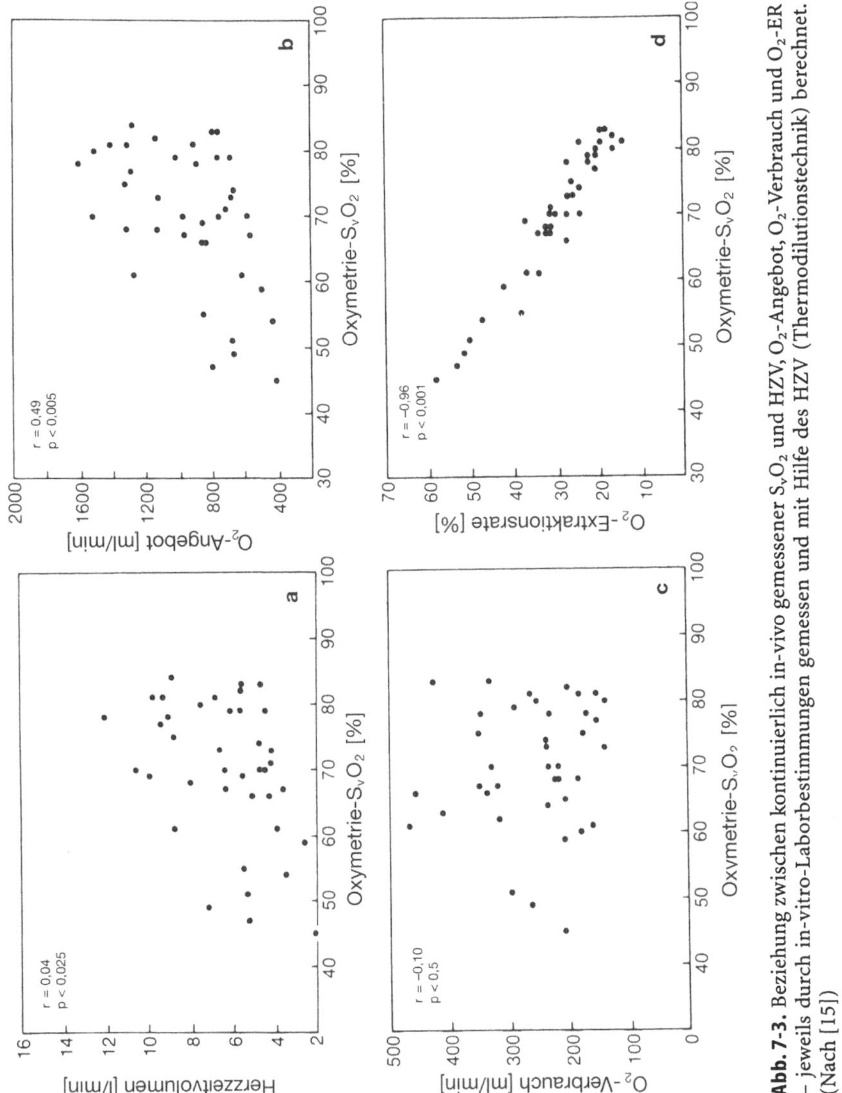

Abb. 7-3. Beziehung zwischen kontinuierlich in-vivo gemessener S_vO_2 und HZV, O_2-Angebot, O_2-Verbrauch und O_2-ER – jeweils durch in-vitro-Laborbestimmungen gemessen und mit Hilfe des HZV (Thermodilutionstechnik) berechnet. (Nach [15])

p_vO_2, S_vO_2), dem Thermodilutions-HZV und Hb-Konzentration berechneten O_2-ER verglichen wird. Ein weiteres Ergebnis der Studie war, daß obwohl im Einzelfall bei einigen Patienten eine Beziehung zwischen HZV bzw. DO_2 und der S_vO_2 existieren kann, die einzig wichtige Beziehung jedoch zwischen S_vO_2 und O_2-ER besteht. Mit anderen Worten: die S_vO_2 ist ein kontinuierlicher on-line-Indikator des relativen Gleichgewichtes zwischen O_2-Angebot und O_2-Verbrauch.

7.4
Klinische Anwendungen des S_vO_2-Monitorings

Die primäre Funktion des Herz-Kreislauf-Systems ist der Transport von Sauerstoff und anderen Substraten in die Gewebe. Da die S_vO_2 anzeigt, inwiefern ein relatives Gleichgewicht zwischen DO_2 und VO_2 besteht, ist die S_vO_2 zur Beurteilung, ob das HZV ausreichend ist, nützlich. So wie bei einem Flugzeug ein ausreichender Brennstoffvorrat nicht dadurch definiert ist, wieviel beim Start an Bord ist, sondern vielmehr, wieviel bei der Landung noch an Bord ist, wird ein zur Deckung des Gewebebedarfes ausreichendes DO_2 durch die zum Herzen zurückkehrende O_2-Menge bestimmt. Das kontinuierliche Monitoring der S_vO_2 wird klinisch benutzt:

1) zur Überprüfung eines adäquaten globalen Gleichgewichtes von O_2-Angebot und O_2-Bedarf,
2) als Frühwarnsystem für ein Mißverhältnis zwischen O_2-Angebot und O_2-Bedarf,
3) zur Abstimmung der Therapie zur Wiederherstellung des O_2-Transportgleichgewichtes.

7.4.1
Überwachung der hämodynamischen Stabilität

Bei einem klinisch unauffälligen Patienten zeigt eine stabile und normale S_vO_2, daß keine Störung des globalen Gleichgewichtes von O_2-Angebot und O_2-Bedarf vorliegt. Bei einem solchen Patienten mit einer unveränderten S_vO_2 besteht keine Notwendigkeit, weitere Informationen in bezug auf die Suffizienz des globalen O_2-Transportes einzuholen. Weitere Messungen von arteriellen und venösen Blutgasen, des HZV und die Berechnung abgeleiteter O_2-Transportvariablen sind dann unnötig [16] und bedeuten, wie Dr. Joseph Civetta es ausgedrückt hat, „Sicherheit auch ohne weitere Zahlen". Das S_vO_2-Monitoring spielt in dieser Situation eine wichtige Rolle und kann auch zu Kosteneinsparungen führen.

7.4.2
Frühwarnsystem

Wenn die S_vO_2 abfällt, so ist dies eine frühzeitige Warnung für ein globales Ungleichgewicht zwischen O_2-Angebot und O_2-Verbrauch [17]. Allerdings sind Änderungen der S_vO_2 zwar sensitiv, aber nicht spezifisch. Es ist aus der vorhergehenden Diskussion leicht ersichtlich, daß jeder Faktor, der das DO_2 senkt oder den VO_2 steigert, zu einem Abfall der S_vO_2 führt. Derartige Änderungen können aus einem Abfall der Hb-Konzentration, der S_aO_2, des HZV oder einer Zunahme der VO_2 resultieren. Da ein Abfall der S_vO_2 zwar sensitiv, aber nicht spezifisch ist, sollte die Gewinnung zusätzlicher Daten die folgerichtige Maßnahme sein. Der Patient sollte klinisch untersucht werden. Wenn kein offensichtlicher Grund für die Änderung der S_vO_2 gefunden wird, ist die Bestimmung von S_aO_2, Hb-Konzentration und HZV indiziert. Wenn all diese Faktoren innerhalb des Normalbereiches stabil sind, muß der Abfall der S_vO_2 auf einer Zunahme des VO_2 beruhen.

Eine Aufgabe des kontinuierlichen S_vO_2-Monitorings besteht also in der verbesserten zeitlichen Abstimmung („Timing") weiterer Messungen, um die Ätiologie einer Änderung im O_2-Transportgleichgewicht zu erfassen. Anders formuliert, das kontinuierliche Monitoring der S$_v$O$_2$ hilft uns, die Zahl unnötiger hämodynamischer Messungen zu minimieren, solange der Patient unauffällig ist. Sie macht uns aber auf die Notwendigkeit weiterer hämodynamischer Messungen aufmerksam, wenn sich der Status des Patienten ändert. Die S$_v$O$_2$ kann somit helfen, die Häufigkeit hämodynamischer Messungen einzuschränken, ohne daß man jedoch Verzögerungen von Therapiemaßnahmen aufgrund zu seltener Messungen hinnehmen muß.

7.4.3
Abstimmung von Therapiemaßnahmen

Die nächste Anwendung des S$_v$O$_2$-Monitorings bei klinischen Entscheidungsprozessen ist die Abstimmung der Therapiemaßnahmen mit dem Ziel der Wiederherstellung eines Gleichgewichtes zwischen O$_2$-Angebot und O$_2$-Bedarf [18–21]. Ein Abfall der S$_v$O$_2$ zwingt zur Suche nach der zugrundeliegenden physiologischen Ursache. Falls die Ätiologie des S$_v$O$_2$-Abfalls (beispielsweise ein reduziertes HZV) identifiziert worden ist, kann eine spezifische und zielorientierte Therapie zur Erreichung des gewünschten physiologischen Effektes titriert werden. Wenn das HZV niedrig ist, können geeignete Maßnahmen zur Steigerung des Schlagvolumens durch eine Vorlasterhöhung, Nachlastsenkung oder Kontraktilitätssteigerung ergriffen werden. Mit dem Beginn dieser Therapie wird die S$_v$O$_2$ zur Überprüfung der Wiederherstellung eines O$_2$-Transportgleichgewichtes überwacht. Wenn sich die S$_v$O$_2$ durch die gewählte Therapie bessert, lassen sich evtl. weitere Messungen der individuellen Hämodynamik und O$_2$-Transportparameter zur Normalisierung der S$_v$O$_2$ sparen. Zu diesem Zeitpunkt sollte dann ein hämodynamisches Profil erstellt werden, um das globale Gleichgewicht von Hämodynamik und O$_2$-Transport zu bestätigen.

Die Abstimmung der zielorientierten Therapie mittels einer kontinuierlichen Überwachung ermöglicht es, den physiologischen Endpunkt aggressiver und frühzeitiger zu erreichen. Häufigere Interventionen können ohne Verzögerungen durch Blutentnahmen oder Blutgasanalysen erfolgen. Bei Patienten, die während einer schweren respiratorischen Insuffizienz eine „differenzierte Therapie" erhalten, können multiple Interventionen in einem sehr kurzen zeitlichen Abstand durchgeführt werden, wodurch der therapeutische Endpunkt schneller und effizienter erreicht wird [15].

7.4.4
Fundamentale Fragen des Sauerstofftransportes

Das Monitoring der gemischtvenösen O$_2$-Sättigung hilft bei der Beantwortung verschiedener fundamentaler Fragen:
1) Ist das O$_2$-Angebot adäquat für den O$_2$-Verbrauch?
2) Ist das HZV adäquat für den O$_2$-Verbrauch?
3) Ist der O$_2$-Verbrauch adäquat für den O$_2$-Bedarf?
4) Ist das Ungleichgewicht im O$_2$-Transport primär durch hämodynamische oder pulmonale Faktoren verursacht?

1) Ist das O$_2$-Angebot adäquat für den O$_2$-Verbrauch?
   Ein grundlegendes Ziel in der Behandlung kritisch kranker Patienten ist es, sicherzustellen, daß das Angebot an Sauerstoff den Bedarf aller Gewebe deckt. Da es für

die vom Hämoglobin extrahierbare O_2-Menge physiologische Grenzen gibt, muß das Angebot den Verbrauch um den Faktor 3–4 übersteigen. Die O_2-ER beschreibt das relative Gleichgewicht zwischen O_2-Verbrauch und O_2-Angebot und gibt uns den Anteil des O_2-Angebotes an, der tatsächlich verbraucht wird. Sofern die arterielle O_2-Sättigung des Patienten nahe 100 % liegt, kann die S_vO_2 analog der O_2-ER zur Überprüfung verwendet werden, ob das DO_2 für den globalen O_2-Bedarf ausreichend ist.

2) Ist das HZV adäquat zur Aufrechterhaltung des O_2-Verbrauchs?
Das Verhältnis zwischen HZV und VO_2 ist durch die Fick-Gleichung definiert. Die arteriovenöse O_2-Gehaltsdifferenz (AVD) ist somit ein Indikator für das Gleichgewicht zwischen HZV und VO_2. Die S_vO_2 wird zur Berechnung der AVD benutzt. Fällt die S_vO_2 bei einer normalen AVD, so muß dies durch eine Veränderung im O_2-Verbrauch, der S_aO_2 oder der Hb-Konzentration bedingt sein. Da bei kritisch kranken Patienten in der Regel eine Überwachung der S_aO_2 in Form der Pulsoxymetrie erfolgt, bleibt allein die Frage, ob sich der VO_2 oder die Hb-Konzentration geändert hat. Der VO_2 läßt sich mit Hilfe der S_vO_2 in der Fick-Gleichung berechnen. Aufgrund einer endogenen oder exogenen Auffüllung des Plasmas erfolgen Änderungen der Hb-Konzentration stets relativ langsam, sogar beim akut blutenden Patienten. Daher beruht eine abrupte Änderung der S_vO_2 bei normaler S_aO_2 und AVD i. allg. auf einer Änderung des VO_2. Bei einem Abfall der S_vO_2 und einer Zunahme der AVD liegt das Problem dagegen in einem für den aktuellen O_2-Bedarf ungenügenden HZV.

3) Ist der O_2-Verbrauch ausreichend zur Deckung des O_2-Bedarfs der Gewebe?
Der O_2-Verbrauch beschreibt die Menge an Sauerstoff, die von den Geweben für eine aerobe Stoffwechselfunktion benötigt wird. Wenn der O_2-Bedarf ansteigt, nimmt normalerweise der O_2-Verbrauch zu, und zwar entweder durch eine erhöhte Extraktion (AVD) oder eine Zunahme des HZV. Wenn der Verbrauch nicht zur Deckung des Bedarfs auf zellulärer Ebene ansteigt, resultiert ein anaerober Metabolismus [22, 23]. Innerhalb einer kurzen Zeit wird sich der anaerobe Metabolismus in einer Laktazidose manifestieren. Daher kann uns die arterielle Laktatkonzentration einen Hinweis über das relative Gleichgewicht zwischen O_2-Verbrauch und O_2-Bedarf geben.
Während das S_vO_2-Monitoring nicht unmittelbar das Gleichgewicht zwischen O_2-Verbrauch und O_2-Bedarf wiedergibt, so erleichtert es doch die Interpretation eines erhöhten Laktatspiegels. Unter der Annahme eines normalen Laktatmetabolismus (normale Leberfunktion) kann ein erhöhter Laktatspiegel ein Hinweis darauf sein, daß der O_2-Bedarf den O_2-Verbrauch überschritten hat und ein anaerober Metabolismus aufgetreten ist. In dieser Situation zeigt eine normale S_vO_2 an, daß das DO_2 für den aktuellen O_2-Verbrauch ausreichend ist und die Laktazidose vielmehr das Resultat einer O_2-Schuld und nicht eines anhaltenden anaeroben Metabolismus war. Bei normalem Laktatmetabolismus läßt andererseits eine Laktazidose bei gleichzeitig niedriger S_vO_2 auf ein inadäquates DO_2 und einen fortwährenden anaeroben Metabolismus schließen.

4) Beruht das Ungleichgewicht im O_2-Transport primär auf einer hämodynamischen oder pulmonalen Problematik?
Die O_2-ER wird eine Verschlechterung der Relation von O_2-Angebot zu O_2-Verbrauch anzeigen. Da die S_vO_2 gleich $1 - O_2$-ER (falls S_aO_2 nahezu 100 %) ist, weist

eine Änderung der S_vO_2 auf ein Ungleichgewicht im O_2-Transport hin. Beruht die Störung primär auf einem niedrigen HZV, wird die AVD erhöht sein. Wenn die Störung primär pulmonal bedingt ist, also die Folge einer erhöhten venösen Beimischung sein sollte, so wird andererseits die Quantifizierung des Rechts-links-Shunts durch Berechnung des intrapulmonalen Shuntanteils ($\dot{Q}_S/\dot{Q}_T$) nützlich sein. Zur Berechnung von $\dot{Q}_S/\dot{Q}_T$ wird die S_vO_2 benötigt. Der p_vO_2 kann auf ungefähr 35 mm Hg geschätzt werden, da Änderungen über den physiologischen Bereich (20–50 mm Hg) hinaus die abgeleiteten O_2-Transportparameter einschließlich der $\dot{Q}_S/\dot{Q}_T$ nur um ca. 1–2 % beeinflussen. Da eine venöse Blutgasanalyse nicht benötigt wird, können durch die Verwendung der kontinuierlichen Technik mit der Möglichkeit zur intermittierenden Berechnung der $\dot{Q}_S/\dot{Q}_T$ Kosten gespart werden [15, 24].

7.5
Fallstricke und Probleme

Die S_vO_2-Monitoringsysteme der beiden Hauptanbieter weisen technische Unterschiede bezüglich der Kalibrierung und Genauigkeit der Systeme auf [25]. Das häufigste technische Problem mit Reflexionsphotometern besteht in der korrekten Plazierung des Katheters. Das Meßprinzip erfordert einen Blutstrom an der Fiberoptik des PAK. Eine Dislokation der Katheterspitze nach distal kann zu einem Kontakt mit einer Gefäßwand oder -abzweigung führen, wodurch der Blutstrom behindert und das reflektierte Signal verändert werden. Für eine exakte Messung der S_vO_2 ist daher eine proximale Lage in der Pulmonalarterie essentiell.

7.5.1
Kalibrierung der funktionellen Sättigung

Eine zweite technische Auflage ist eine genaue In-vivo-Kalibrierung des Systems. Der Monitor mißt die funktionelle Oxyhämoglobinsättigung (SO_2). Dieser Wert ist immer geringfügig größer als der mit der Co-Oxymetrie gemessene anteilige Wert.

$$\text{funktionelle } SO_2 \text{ (\%)} = \frac{\text{\% Oxyhämoglobin}}{100 - (\text{Carboxyhämoglobin \%} + \text{Methämoglobin \%})}$$

Wenn das System für das anteilige Oxyhämoglobin in vivo kalibriert ist, muß darauf geachtet werden, daß sichergestellt ist, daß alle abgeleiteten O_2-Transportvariablen mit den anteiligen Werten berechnet werden. Pulsoxymeter messen das funktionelle Oxyhämoglobin, so daß die S_aO_2 im Verhältnis zur S_vO_2 überschätzt wird. Dies führt zu einer falsch-hohen AVD und VO_2 sowie einem falsch-niedrigen $\dot{Q}_S/\dot{Q}_T$-Verhältnis.

7.5.2
Verhältnis zwischen S_vO_2 und Herzzeitvolumen

Eine große Kontroverse in der Literatur der letzten 10 Jahre betrifft die Korrelation zwischen dem HZV und der S_vO_2. Eine Vielzahl von Studien bestätigten [9–12] oder widerlegten [12–14] eine Korrelation zwischen dem HZV und der S_vO_2. Basierend auf dem Nachweis oder dem Fehlen einer Korrelation haben diese Studien die Benutzung des kontinuierlichen Monitorings der S_vO_2 bei kritisch kranken Patienten entweder befürwortet oder zurückgewiesen. Die Gründe für die Diskrepanzen dieser Studien dürften die Studienpopulation, Studienbedingungen und die Umsetzung der erhaltenen Informationen sein.

Wie bereits zuvor erwähnt, sollte keine hochsignifikante Beziehung zwischen S_vO_2 und HZV bei Patienten mit möglichen Änderungen von S_aO_2, Hb-Konzentration oder VO_2 erwartet werden. Wenn bei konstanten Werten für VO_2 und Hb-Konzentration die Pulsoxymetrie eine stabile S_aO_2 anzeigt, kann eine Korrelation zwischen der S_vO_2 und dem HZV erwartet werden. Die alltägliche Situation, in der es am ehesten ein hohes Maß an Korrelation zwischen S_vO_2 und HZV gibt, ist im Operationssaal gegeben, wenn sich der Patient in einer Vollnarkose befindet. Der O_2-Verbrauch wird nahezu auf Grundumsatzwerten und die S_aO_2 bei 100 % gehalten. Da Änderungen der Hb-Konzentration durch die Erfassung des Blutverlustes vorhersehbar sind, sollten Änderungen der S_vO_2 mit Änderungen des HZV hochgradig korrelieren. Leider treten auf der Intensivstation häufig Änderungen der VO_2 von oftmals großem Ausmaß auf. Somit kann hier keine Korrelation zwischen HZV und S_vO_2 erwartet werden.

7.5.3
Kopplung von Sauerstoffangebot und -verbrauch

Auch der Nutzen der S_vO_2-Messung in Situationen, in denen O_2-Angebot und O_2-Bedarf gekoppelt sind, ist Gegenstand von Kontroversen. Eine Anzahl von Studien legte für das ARDS [26], der Sepsis [27] und kritisch kranken Patienten im allgemeinen [28–32] eine Beziehung zwischen DO_2 und VO_2 nahe. Falls eine enge Abhängigkeit des VO_2 von dem DO_2 auftritt, sollte – auch bei gravierenden Änderungen des klinischen Zustandes des Patienten – keine Änderung der S_vO_2 erwartet werden. Dies trifft für Situationen zu, in denen das O_2-Angebot und der O_2-Bedarf sehr eng gekoppelt sind, was aber üblicherweise nur bei extrem kritisch kranken Patienten mit einem deutlich reduzierten DO_2 eintritt. An diesem Punkt ist die S_vO_2 zumeist deutlich erniedrigt und zeigt ein schweres Ungleichgewicht im O_2-Transport an. Wie auch für andere üblicherweise gemessene Parameter zutreffend, gilt allerdings bei einer niedrigen S_vO_2, daß das Ausbleiben von weiteren Änderungen nicht notwendigerweise eine Verbesserung oder Verschlechterung des ohnehin kritischen Zustands des Patienten anzeigt. Unter diesen Bedingungen sind zusätzliche Informationen, wie das HZV und die arterielle Blutgasanalyse, zur Vervollständigung der Bewertung des O_2-Transportes oftmals nützlich.

7.5.4
S_vO_2 bei Sepsis

Der nächste kontrovers diskutierte Punkt ist der Nutzen des S_vO_2-Monitorings bei septischen Patienten. Bei einer Sepsis ist die S_vO_2 aufgrund einer erniedrigten O_2-Extraktion im peripheren Gefäßbett durch einen physiologischen Links-rechts-Shunt, eine zelluläre O_2-Verwertungsstörung oder eine Gefäßdysregulation oftmals hoch. Bei einer hohen S_vO_2 (> 77 %) fällt die Interpretation schwer, und andere klinische Informationen werden benötigt. So kann ein weiterer Anstieg der S_vO_2 mit einer Verschlechterung der Sepsis (Zellatmungsfunktion) assoziiert sein, während ein Abfall der S_vO_2 mit einer Verschlechterung der Relation von O_2-Angebot und -Bedarf einhergehen kann. Die Interpretation von Änderungen der zumeist hohen S_vO_2 im Rahmen einer Sepsis ist also oftmals schwierig und nur im klinischen Kontext möglich, was eine sehr sorgfältige klinische Einschätzung erfordert [24, 33].

7.6
Neue Perspektiven

Zusätzliche Anwendungen des S_vO_2-Monitorings sind Gegenstand aktueller Untersuchungen. Das kontinuierliche Monitoring der S_vO_2 kann in die klinische Entscheidungsfindung einbezogen werden. Durch evtl. raschere Entscheidungen und frühzeitigere Interventionen bei einer geringeren Zahl an Laboruntersuchungen könnte dieses Monitoringverfahren kosteneffizient sein. Verschiedene Studien konnten zeigen, daß das kontinuierliche S_vO_2-Monitoring zur Reduktion der Zahl venöser Blutgasanalysen [15, 24], Messungen des HZV [15, 24] und arteriellen Blutgasbestimmungen führt und evtl. die zeitliche Abstimmung von Maßnahmen verbessert. Eine Kosteneffizienz wäre gegeben, wenn die durch Reduktion der Laborbestimmungen und frühzeitige Interventionen erzielte Kostenersparnis die erhöhten Kosten des teuren Fiberoptik-PAK überschreitet. Zum Vergleich, der Fiberoptikkatheter kostet ungefähr DM 200,— bis 250,— mehr als der konventionelle PAK.

In einer Studie, die die während des Monitorings kritisch kranker Patienten entstandenen Kosten untersuchte, überstieg eine durch die Reduktion der Hämodynamikmessungen und der venösen Blutgasanalysen erzielte Ersparnis die höheren Kosten für Katheter und Instandhaltung des Monitoringsystems [15]. Aufgrund der Schwierigkeiten bei der Ermittlung der tatsächlichen Krankenhauskosten von Messungen und Blutgasanalysen ist bisher keine aussagekräftige Studie zur Kosteneffizienz durchgeführt worden.

Eines der größten Probleme beim Nachweis der Kosteneffizienz ist der unbestimmte Effekt der verbesserten Effizienz der Patientenversorgung und der Rechtzeitigkeit der Maßnahmen durch das kontinuierliche Monitoringverfahren. Ohne Frage werden durch die Benutzung des kontinuierlichen statt der intermittierenden Überwachung Maßnahmen auf einer eher physiologischen Basis und zu einem früheren Zeitpunkt ergriffen.

7.6.1
Duale Oxymetrie

Rasanen und Downs et al. untersuchten den Nutzen der Kombination von kontinuierlichem S_vO_2-Monitoring mit der Pulsoxymetrie in der Benutzung eines Konzeptes der sog. „dualen Oxymetrie" [34, 35]. Die Kombination beider Monitoringverfahren in einem bettseitigen Computer erlaubt die kontinuierliche on-line-Bestimmung der O_2-ER (als einen Indikator für eine relative kardiopulmonale Stabilität) und des intrapulmonalen Shuntanteils (als einen Indikator für die Oxygenierungsfunktion der Lunge). Diese Technik verbesserte die Effizienz der Einstellung des kontinuierlichen positiven Atemwegsdrucks bei Patienten mit einem akuten respiratorischen Versagen [19, 34]. Da multiple Interventionen innerhalb einer kurzen Zeitspanne durchgeführt werden können und das relative Gleichgewicht zwischen O_2-Angebot und O_2-Bedarf auf einer kontinuierlichen Basis dokumentiert wird, werden Blutgasanalysen nicht benötigt, und die Abstimmung der Therapie kann rascher erfolgen, als wenn willkürliche Perioden für die Äquilibrierung zwischen den Respiratormanipulationen in Kauf genommen werden müssen.

Die duale Oxymetrie kann selbstverständlich ohne ein Computer-Interface durchgeführt werden [19]. Bei einem pulsoxymetrisch erniedrigten Wert der S$_a$O$_2$ zeigt eine Konvergenz zwischen S$_a$O$_2$ und S$_v$O$_2$ eine Verschlechterung des Rechts-links-Shunts an. Hingegen bedeutet die Divergenz von S$_a$O$_2$ und S$_v$O$_2$ eine Zunahme der peripheren O$_2$-Extraktion. Durch die Benutzung dieser Technik kann der Arzt rasch feststellen, ob Änderungen der S$_a$O$_2$ auf Veränderungen der kardialen Leistung oder der Lungenfunktion beruhen.

7.6.2
Kontinuierliche Messung des Herzzeitvolumens

Eine weitere Anwendung ist die Kombinination der dualen Oxymetrie mit der kontinuierlichen Messung der O$_2$-Aufnahme durch die Analyse der O$_2$-Konzentration von Ex- und Inspirationsluft. Dies erlaubt die kontinuierliche Berechnung des HZV auf der Grundlage des Fick-Prinzips. Davies hat den Nutzen dieser ziemlich komplexen Monitoringtechnik in Tierstudien gezeigt [36]. Weitere Untersuchungen beim Menschen sind wahrscheinlich aufgrund der aktuellen Betonung der indirekten Kalorimetrie als Teil der routinemäßigen Ernährungsbeurteilung gerechtfertigt. Falls Kosten und Komplexität dieser Instrumente gesenkt und ihre Zuverlässigkeit verbessert werden können, könnte die Technik als ein kontinuierliches Monitoring des HZV Anwendung finden.

7.7
Zusammenfassung

Die Benutzung der S$_v$O$_2$-Messung zur klinischen Überwachung wird allgemein eingesetzt. Das kontinuierliche Monitoringverfahren scheint kosteneffektiv zu sein, wenn die Daten für die klinische Entscheidungsfindung herangezogen werden. Trotz des bislang begrenzten Nachweises [37–39] schreibt man der kontinuierlichen venösen Oxymetrie eine Verbesserung der klinischen Entscheidungsfindung und Steigerung der Effizienz der klinischen Behandlung zu. Die Messung der S$_v$O$_2$ kann zur Festlegung der zeitlichen Abstimmung anderer hämodynamischer Messungen benutzt werden und dadurch zu seltene oder überflüssige Messungen zum O$_2$-Transportstatus des Patienten vermeiden.

Literatur

1. Nelson LD (1987) Mixed venous oximetry. In: Snyder JV, Pinsky MR (eds) Oxygen transport in the critically ill. Year Book Medical Publishers, Chicago, pp 235–248
2. Nelson LD (1988) Application of venous saturation monitoring. In: Civetta JM, Taylor RW, Kirby RR (eds) Critical Care. JB Lippincott Co, Philadelphia, pp 327–339
3. Nelson LD (1986) Continuous venous oximetry: Part I: Physiology and technical considerations. Curr Rev Resp Ther 8:99–103
4. Sperinde JM, Senelly KM (1985) The oximetrix opticath oximetry system: Theory and development. In: Fahey PJ (ed) Continuous measurement of blood oxygen saturation in the high risk patient: Theory and practice in monitoring mixed venous oxygen saturation, Vol. 2. Beach International, Inc, San Diego, pp 59–80
5. Schweiss JF (1983) Introduction and historical perspective. In: Schweiss JF (ed) Continuous measurement of blood oxygen saturation in the high risk patient, Volume 1. Beach International, Inc, San Diego, pp 1–12
6. Baele PL, McMichan JC, Marsh HM, et al (1982) Continuous monitoring of mixed venous oxygen saturation in critically ill patients. Anesth Analg 61:513–517
7. McMichan JC, Baele PL, Wignes MW (1984) Insertion of pulmonary artery catheters – a comparison of fiberoptic and nonfiberoptic catheters. Crit Care Med 12:517–519
8. Divertie MB, McMichan JC (1984) Continuous monitoring of mixed venous oxygen saturation. Chest 85:423–428
9. Waller JL, Kaplan JA, Bauman DI, Craver JM (1982) Clinical evaluation of a new fiberoptic catheter oximeter during cardiac surgery. Anesth Analg 61:676–679
10. Birman H, Haq A, Hew E, Aberman A (1984) Continuous monitoring of mixed venous oxygen saturation in hemodynamically unstable patients. Chest 86:753–756
11. Jamieson WRE, Turnbull KW, Larrieu AJ, et al (1982) Continuous monitoring of mixed venous oxygen saturation in cardiac surgery. Can J Surg 25:538–543
12. Shenaq SA, Casar G, Chelly JE, et al (1987) Continuous monitoring of mixed venous oxygen saturation during aortic surgery. Chest 92:796–799
13. Magilligan DJ, Teasdall R, Eisinminger R, Peterson E (1987) Mixed venous oxygen saturation as a predictor of cardiac output in the postoperative cardiac surgical patient. Ann Thorac Surg 44:260–262
14. Kyff JV, Vaughn S, Yang SC, et al (1989) Continuous monitoring of mixed venous oxygen saturation in patients with acute myocardial infarction. Chest 95:607–611
15. Nelson LD (1986) Continuous venous oximetry in surgical patients. Ann Surg 203:329–333
16. Nelson LD (1986) Continuous venous oximetry: Part II: Clinical applications and utility. Curr Rev Resp Ther 8:107–111
17. Watson CB (1983) The PA catheter as an early warning system. Anesth Rev 10:34–35
18. Hassan E, Green JA, Nara AR, et al (1989) Continuous monitoring of mixed venous oxygen saturation as an indicator of pharmacologic intervention. Chest 95:406–409
19. Carroll GC (1987) A continuous monitoring technique for management of acute pulmonary failure. Chest 92:467–469
20. Fahey PJ, Harris K, Vanderwarf C (1984) Clinical experience with continuous monitoring of mixed venous oxygen saturation in respiratory failure. Chest 86:748–752
21. Gore JM, Sloan K (1984) Use of continuous monitoring of mixed venous saturation in the coronary care unit. Chest 86:757–761
22. Kasnitz P, Druger GL, Yorra F, Simmons DH (1976) Mixed venous oxygen tension and hyperlactatemia: Survival in severe cardiopulmonary disease. JAMA 236:570–574
23. Kandel G, Aberman A (1983) Mixed venous oxygen saturation: Its role in the assessment of the critically ill patient. Arch Intern Med 143:1400–1402
24. Orlando R (1986) Continuous mixed venous oximetry in critically ill surgical patients. Arch Surg 121:470–471
25. Gettinger A, De Traglia MC, Glass DD (1987) In vivo comparison of two mixed venous saturation catheters. Anesthesiology 66:373–375

26. Danek SJ, Lynch JP, Weg JG, Dantzker DR (1980) The dependence of oxygen uptake on oxygen delivery in the adult respiratory distress syndrome. Am Rev Respir Dis 122:387–395
27. Astiz ME, Rackow EC, Falk JL, et al (1987) Oxygen delivery and consumption in patients with hyperdynamic septic shock. Crit Care Med : 15:26–28
28. Pepe PE, Culver BH (1985) Independently measured oxygen consumption during reduction of oxygen delivery by positive end expiratory pressure. Am Rev Respir Dis 132:788–792
29. Talhouk A, Nelson LD (1987) Independent relationship between oxygen consumption and delivery in critically ill patients with and without ARDS. Crit Care Med 15:394
30. Mohsenifar Z, Amin D, Jasper AC, et al (1987) Dependence of oxygen consumption on oxygen delivery in patients with chronic congestive heart failure. Chest 92:447–450
31. Shibutani K, Komatsu T, Kubal K, et al (1983) Critical level of oxygen delivery in anesthetized man. Crit Care Med 11:640–643
32. Gutierrez G, Pohil RJ (1986) Oxygen consumption is linearly related to O$_2$ supply in critically ill patients. J Crit Care 1:45–53
33. Heiselman D, Jones J, Cannon L (1986) Continuous monitoring of mixed venous oxygen saturation in septic shock. J Clin Monit 2:237–245
34. Rasanen J, Downs JB, DeHaven B (1987) Titration of continuous positive airway pressure by real-time dual oximetry. Chest 92:853–856
35. Rasanen J, Downs JB, Malec DJ, et al (1987) Estimation of oxygen utilization by dual oximetry. Ann Surg 206:621–623
36. Davies GG, Jebson PR, Glascow BM, et al (1986) Continuous Fick cardiac output compared to thermodiution cardiac output. Crit Care Med 14:881–885
37. Pearson KS, Gomez MN, Moyers JR, Carter JG, Tinker JH (1989) A cost/benefit analysis of randomized invasive monitoring for patients ungergoing cardiac surgery. Anesth Analg 69:336–341
38. Rajput MA, Richey HM, Bush BA, Glendening DL, Matthews JI (1989) A comparison between a conventional and a fiberoptic flow-directed thermal dilution pulmonary artery catheter in critically ill patients. Arch Intern Med 149:83–85
39. Vedrinne C, Bastien O, De Varax R, Blanc P, Durand P-G, Du Gres B, Bouvier H, Saroul C, Lehot J-J (1997) Predictive factors for usefulness of fiberoptic pulmonary artery catheter for continuous oxygen saturation in mixed venous blood monitoring in cardiac surgery. Anesth Analg 85:2–10
40. Wiesemes R, Peters J (1993) Stellenwert der gemischtvenösen O$_2$-Sättigung für die perioperative Überwachung und Therapie. Eine kritische Bestandsaufnahme. Anästhesiol Intensivmed Notfallmed Schmerzther 28:269—278

8 Potentielle Probleme und deren Lösung

C. M. Carpati, M. Astiz, E. Rackow

Die Plazierung eines Pulmonalarterienkatheters (PAK) und die Interpretation der gewonnenen Informationen sind wie jede andere Maßnahme mit potentiellen Risiken und Irrtümern verbunden. Um den größtmöglichen Nutzen aus dem Katheter ziehen zu können, sind Kenntnisse der potentiellen Probleme und ihrer Lösungen, von der Anlage des Katheters bis hin, zur Datengewinnung, erforderlich. An dieser Stelle sei diesbezüglich auch auf Kap. 3 (insbesondere die Tabellen 3-1 bis 3-3) hingewiesen.

8.1
Insertionsbezogene Probleme

Pulmonalarterienkatheter werden in der Regel über eine Schleuse eingeführt. Verschiedentlich, insbesondere bei der V. subclavia, trifft der Katheter auf einen Widerstand und läßt sich nicht mühelos durch die Schleuse vorschieben. Dies kann auf einer Gefäßobstruktion beruhen, ist aber häufiger Folge einer Abknickung der Schleuse oder einer an der Gefäßwand anliegenden Schleusenspitze. Diese Probleme lassen sich oft durch einen Rückzug der Schleuse um 1–2 cm korrigieren, was entweder den Knick beseitigt oder aber die Spitze der Schleuse von der Gefäßwand entfernt.

Kürzlich wurde die Verwendung des zweidimensionalen Ultraschalls als Instrument der Nadelführung bei der Punktion der V. jugularis interna beschrieben, wodurch sich die Anzahl der Versuche zur Lokalisation des Gefäßes verminderte [1]. Obwohl interessant, bleibt die Anwendbarkeit in der klinischen Routine zweifelhaft.

Gelegentlich kann ein retrograder Blutfluß im Katheter beobachtet werden. Ursache ist meist ein Druckabfall im Spülsystem oder eine lose Verbindung in der Druckleitung. Durch eine Inspektion des Spülsystems und der Druckleitungen lassen sich diese Probleme vermeiden.

8.2
Probleme bei der Plazierung des Katheters

Bei einem Patienten mit niedrigem HZV und Kardiomegalie kann sich der Katheter in der V. cava, dem rechten Vorhof oder dem rechten Ventrikel aufrollen. Diesem Problem läßt sich dadurch begegnen, daß der Katheter entsprechend seiner natürlichen Form ausgerichtet wird, um die Passage in die Pulmonalarterie zu erleichtern, sowie dadurch, daß die jeweils bereits eingeführte Länge des Katheters berücksichtigt wird. Tritt das Problem trotzdem auf, so kann eine Torquierung des Katheters notwendig sein, um eine günstige Ausrichtung für die Passage durch die Trikuspidal- oder Pulmonalklappe zu erzielen. Dieses Verfahren kann insbesondere dann wichtig sein, wenn die V. femoralis als Zugang gewählt wurde. Auch eine Versteifung des Katheters durch Einführung eines Führungsdrahtes in das zur distalen Öffnung führende Lumen kann hilfreich sein, jedoch besteht damit eher die Möglichkeit der Perforation einer größeren kardiovaskulären Struktur. Ein alternativer Ansatz zur Versteifung des Katheters ist die Spülung der Lumina mit eisgekühlter Kochsalzlösung. Sind wiederholte Versuche gescheitert, sollte der Gebrauch eines neuen Katheters in Erwägung gezogen werden, da sich unter dem Einfluß der Körpertemperatur die Kathetersteifheit vermindert und damit auch die Chancen einer optimalen Ausrichtung des Katheters für die Passage. Ferner ist eine Durchleuchtung hilfreich, falls die zuvor genannten Maßnahmen versagen.

Bei der Passage des Katheters durch den rechten Vorhof oder Ventrikel können atriale und ventrikuläre Arrhythmien sowie Schenkelblockbilder beobachtet werden. Typischerweise bilden sich diese Rhythmusstörungen bei Vorschub oder Rückzug des Katheters zurück und benötigen nur selten spezifische therapeutische Maßnahmen. Einige Autoren haben die prophylaktische Gabe von Lidocain bei der Plazierung eines PAK vorgeschlagen [2]. Dies ist sicherlich angesichts der geringen Häufigkeit bedeutsamer Arrhythmien in den jüngeren Untersuchungen in der Regel nicht notwendig [3]. Im Vergleich mit einer Trendelenburg-Position beobachteten andere Autoren bei Patienten mit elektiven koronarchirurgischen Eingriffen seltener Rhythmusstörungen, wenn sich die Patienten in einer Rechtsseitenlage mit leicht erhöhtem Oberkörper (5°) befanden [4].

Bei Patienten mit präexistentem oder neuem Linksschenkelblock kann als seltene Komplikation bei der Plazierung eines PAK ein Rechtsschenkelblock oder ein totaler AV-Block auftreten [5, 6]. Obwohl totale AV-Blockierungen sowohl in Zusammenhang mit einem neuen als auch einem vorbestehenden Linksschenkelblock auftreten können, sind diese Vorkommnisse extrem selten und größtenteils zeitlich von der Kathetereinführung unabhängig. Der Kenntnis dieser potentiellen Komplikation sollte durch einen einfachen Zugriff auf externe und temporäre Schrittmacher, für den Fall, daß diese benötigt werden, Rechnung getragen werden [7].

8.3
Probleme bei der Druckregistrierung

Die Funktionstüchtigkeit des Systems Katheter-Druckwandler-Monitor sollte vor der eigentlichen Einführung kontrolliert werden. Dies erfordert u. a. einen Nullabgleich und die Festlegung des Nullpunktes in der Mitte des Brustkorbes. Eine angemessene Schwingungskurve bei Bewegung des Katheters bestätigt die Funktionstüchtigkeit des Systems. Falls die Schwingungen eine verminderte Amplitude aufweisen, kann die Verstärkung erhöht werden. Können keine Oszillationen ausgelöst werden, sollte eine systematische Überprüfung der Ausrüstung erfolgen. Dabei ist zu kontrollieren, daß alle Dreiwegehähne in die korrekten Positionen gedreht, alle Leitungen, Druckwandler und Verstärkerverbindungen dicht sind und daß der Druckbeutel des Spülsystems mit einem Druck von 300 mm Hg aufgepumpt ist. Ferner sollte sich Blut über alle Lumina aspirieren lassen. Ein weiterer Schritt wäre ggfs. der Austausch des Druckwandlers und, falls ohne Erfolg, des Verstärkers.

Die meisten anderen Schwierigkeiten bei der Interpretation der Druckwellenkurven beruhen auf Problemen im Aufbau der Katheter-Druckwandler-Verstärkersysteme. Ein häufiges Problem ist die Verwendung von Daten eines falsch kalibrierten Systems, wobei dann kleine Irrtümer zu falschen klinischen Interventionen führen können (Abb. 8-1). Dies ist inbesondere bei pulmonalarteriellen Drücken wichtig, da kleine Änderungen in der Höhe des Druckwandlers extrem irreführende Meßwerte ergeben können. Ein Nullabgleich bzw. eine Kalibration des Systems sollten stets vor der Datenerhebung erfolgen. Werte, die sich nicht oder nur schwer mit dem klinischen Bild vereinbaren lassen, sollten nach Nullabgleich und Rekalibration des Systemes erneut gemessen werden.

Falls eine Wedge-Position nicht erhalten werden kann, sollte die Katheterposition mittels einer Röntgenaufnahme überprüft werden. Des weiteren sollte die Möglichkeit einer Ballonruptur mit in die Überlegungen einbezogen werden, insbesonders wenn der Stempel der Ballonspitze nicht passiv zurückgedrückt oder Blut aspiriert wird. Auch das Auftreten von v-Wellen kann fälschlich als Mißlingen des Erreichens einer Wedge-Position interpretiert werden.

$$P_{error} \approx 0{,}77 \ \frac{mm \ hg}{cm} \times H\ddot{o}he \ (cm)$$

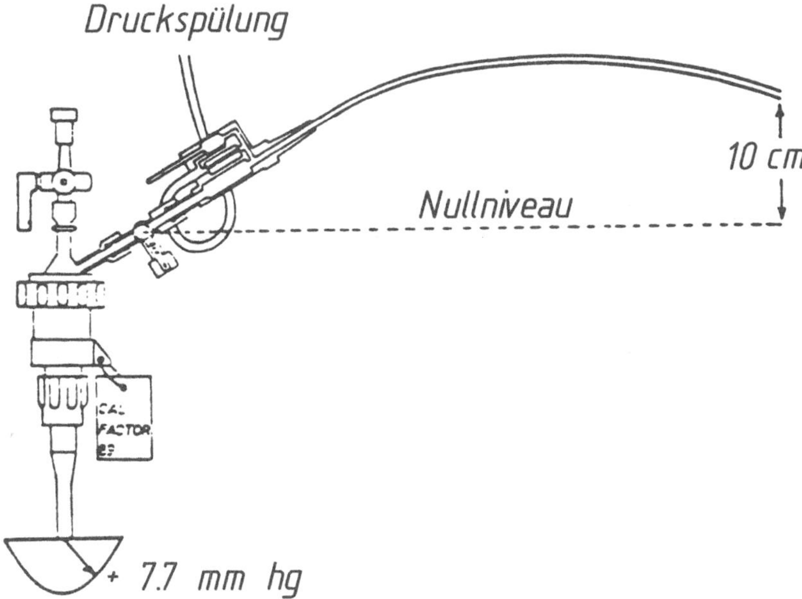

Abb. 8-1. Eine inkorrekte Kalibration kann zu erheblichen Fehlern bei der Interpretation von Druckwerten führen. Eine Änderung der Höhe des Druckwandlers von 10 cm kann die gemessenen Druckwerte um etwa 7,7 mm Hg verändern

Ein in der Wedge-Position fixierter Katheter sollte hinsichtlich der Integrität des Ballons (Entlastung des Ballons möglich?) überprüft werden; die Katheterposition sollte ferner mittels einer Röntgenaufnahme im Hinblick auf eine eventuelle Dislokation (nach distal) überprüft und der Katheter, falls erforderlich, zurückgezogen werden.

Typischerweise tritt eine Dämpfung der Druckkurven gewöhnlich dann auf, wenn Luft, die im Gegensatz zu Flüssigkeiten kompressibel ist, in die Druckleitungen oder den Druckwandler gelangt ist, wodurch sich die Amplitude der Druckkurven vermindert (Abb. 8-2; s. auch Kap. 6) [8, 9]. Die Dämpfung führt zu einer Reduktion des systolischen Drucks und einer Erhöhung des diastolischen Drucks, wenngleich der mittlere Druck gewöhnlich nicht verändert wird.

Eine Möglichkeit, das System bei einer möglichen Dämpfung zu überprüfen, ist die Spülung des Katheters: nach der Spülung sollte das Signal direkt zur Nullinie mit Darstellung einer akkuraten Druckwellenform zurückkehren [8, 9]. Ein gedämpftes Signal wird nur verzögert zur Nullinie zurückkehren, und die filigranen Elemente der Druckwellenform werden fehlen (s. Abb. 6-3). Die Druckleitungen sollten überprüft werden, um sicherzustellen, daß sich keine Luft in dem System befindet und alle Verbindungen dicht sind.

Eine Signaldämpfung kann auch darauf beruhen, daß die Katheterspitze während der Insertion gebogen oder abgeknickt wird. Ferner kann ein Katheter in der Pulmonalarterie umschlagen und mit der Spitze im rechten Ventrikel zu liegen kommen. Auch wenn sich der Katheter bereits eine gewisse Zeit in situ befand, kann eine Dämpfung aufgrund von Lufteinschlüssen in den Leitungen oder von Gerinnselformationen am distalen Lumen auftreten.

Falls sich Zweifel an der Katheterposition ergeben, sollte er in den rechten Vorhof oder rechten Ventrikel zurückgezogen werden, wo die Druckwellenform leicht identifizierbar ist, und ein erneuter Versuch der korrekten Positionierung unternommen werden. Außerdem können Lagerungen des Patienten und andere Manipulationen unbeabsichtigt zu einer Verschiebung der Katheterspitze in eine Wedge-Position oder gegen die Gefäßwand führen. Die Position der Katheterspitze sollte dann durch eine Röntgenaufnahme überprüft werden, um sicherzustellen, daß sich die Spitze nicht weiter in das Pulmonalgefäßsystem bewegt hat.

Die Katheterspitze kann in der Zone 1 oder 2 nach West zu liegen kommen, wo der Alveolardruck die Gefäßdrücke übersteigen und damit zu einer Dämpfung der Druck-

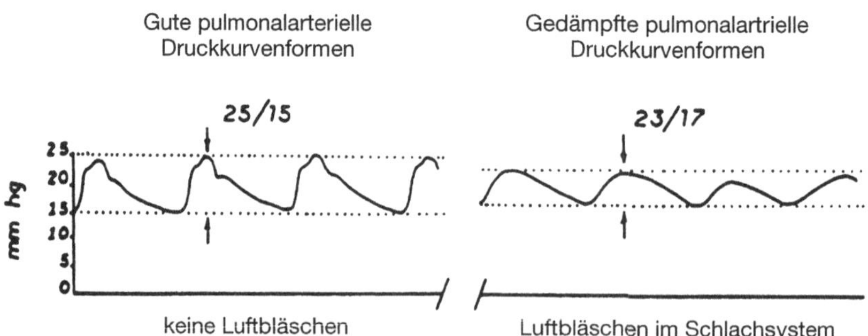

Abb. 8-2. Dämpfung von Druckwellenkurven

wellenkurven führen kann. Der beste Weg, um die diesbezügliche Katheterposition zu überprüfen, ist eine seitlich angestellte Röntgenaufnahme, mit der sich erkennen läßt, ob die Spitze des Katheters oberhalb des Niveaus des linken Vorhofes positioniert ist.

Das Gegenteil einer Dämpfung ist eine „Unterdämpfung" [8]. Diese tritt dann auf, wenn die natürliche Frequenz des Katheters, der Druckleitungen und der Flüssigkeiten sich der des Kreislaufsystems des Patienten annähert. Die natürliche Frequenz des Monitoringsystems wird durch die Länge, den Durchmesser und die Dehnbarkeit des Katheters und der Druckleitungen bestimmt. Da die Dehnbarkeit der Druckleitungen und die Durchmesser in der Regel nicht variieren, beruht eine Erniedrigung der natürlichen Frequenz des Systems gewöhnlich auf der Verwendung übermäßig langer Druckleitungen. Dies führt zu einer Verstärkung des Signals dergestalt, daß der systolische Druck erhöht und der diastolische Druck erniedrigt wird. Die mittleren Druckwerte werden dementsprechend unverändert bleiben. Eine verminderte Dämpfung ist dann zu vermuten, wenn bei einer Spülung des Systems die Druckaufzeichnung oszilliert und mehrere Schwingungen ausführt, bevor die Druckkurve aufgezeichnet wird (Abb. 8-3). Gewöhnlich läßt sich dies durch eine Verminderung der Leitungslänge korrigieren.

Sogenannte Peitschenartefakte entstehen durch die Schwingung der Katheterspitze während des Herzzyklus (s. auch Kap. 6). Dies kann insbesondere dann auftreten, wenn sich die Katheterspitze nahe der Pulmonalklappe befindet, und läßt sich durch Vorschub des Katheters beheben. Ferner kann dies bei hyperdynamen Kreislaufzuständen beobachtet werden. Obwohl Peitschenartefakte die Genauigkeit der Ablesung von systolischen und diastolischen Drücken vermindern, wird der Mitteldruck gewöhnlich weiter genau wiedergegeben. Viele Monitore filtern die hohen Frequenzen von Peitschenartefakten aus.

Prominente v-Wellen (Abb. 8-4) werden typischerweise bei einer Mitralinsuffizienz beobachtet, können jedoch ebenso bei Ischämien angetroffen werden. Die Interpretation von Wedge-Drücken wird am besten anhand eines Streifens (oder Monitorstandbildes) vorgenommen. Sowohl die mittleren als auch die niedrigen Druckwerte können Bedeutung für die Behandlung von Patienten mit großen v-Wellen haben. Die

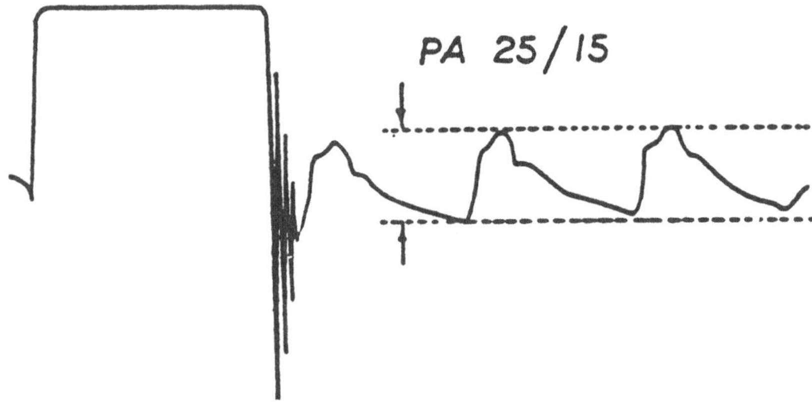

Abb. 8-3. Spültest zur Überprüfung der Dämpfungseigenschaften des Systems

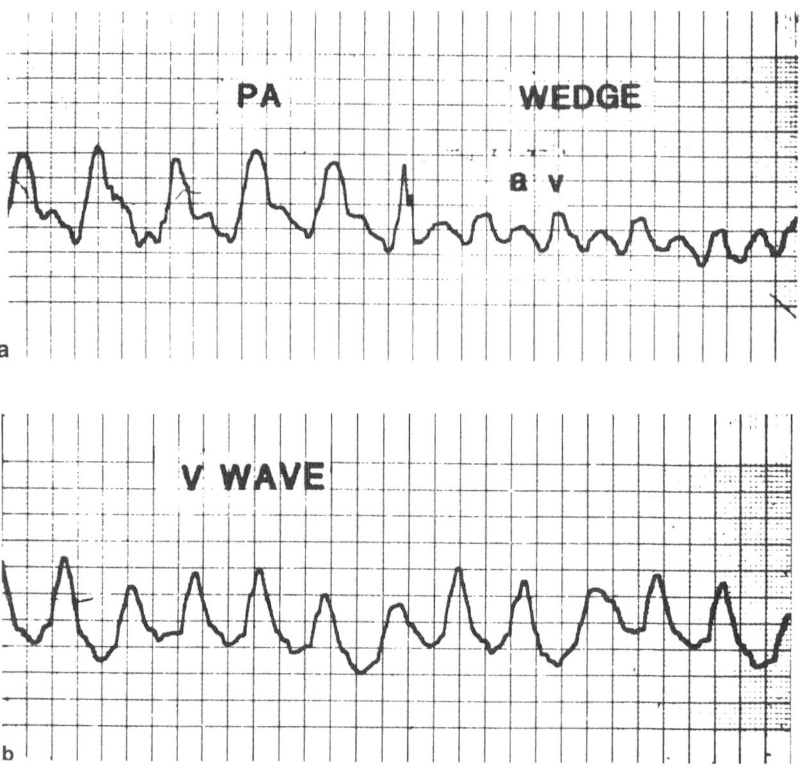

Abb. 8-4. a Normale Druckkurven bei Vorschieben des Katheters aus der Pulmonalarterie in eine Wedge-Position. **b** v-Wellen in Wedge-Position

Höhe der v-Welle zeigt die Spitzendrücke in der pulmonalen Mikrostrombahn und somit die Wahrscheinlichkeit für die Entwicklung eines Lungenödems. Die niedrigen Druckwerte entsprechen den linksventrikulären enddiastolischen Drücken und somit der Vorlast. Somit sollten bei Patienten mit großen v-Wellen sowohl die mittleren als auch die „diastolischen" Drücke aufgezeichnet und überwacht werden.

8.4
Einfluß der Atemmechanik auf das hämodynamische Monitoring

Ein Patient mit einer respiratorischen Insuffizienz oder unter mechanischer Ventilation mit positiven Atemwegsdrücken bereitet spezielle Probleme bei der Interpretation hämodynamischer Daten. Ein Patient mit respiratorischer Insuffizienz (z. B. Lungenödem), der seine akzessorischen Muskeln des Brustkorbes und Halses bei der Atmung einsetzt, generiert erhebliche repiratorische Schwankungen der Registrierung. Der pulmonalkapilläre Verschlußdruck wird am besten zu einem Zeitpunkt aufgezeichnet, zu dem die intrapleuralen Drücke so nah als möglich bei Null liegen, d. h. bei Endexspiration (Abb. 8-5). Verstärkte Inspirationsanstrengungen bei der Spontanatmung führen typischerweise zu einer ausgeprägten negativen Bewegung auf dem Druckstreifen; das Ende der Exspiration entspricht daher dem hohen Plateau der Aufzeichnung (Abb. 8-5a). Falls ein Druckstreifen nicht verfügbar ist, kann ersatzweise die Druckablesung „systolischer" Modus gewählt werden.

Ähnlich große respiratorische Schwankungen können bei einer Überdruckbeatmung beobachtet werden; die Inspiration führt typischerweise zu einer erheblichen positiven Ablenkung auf der Aufzeichnung, aber die intrapleuralen Drücke werden bei Endexspiration ebenso bei Null liegen (Abb. 8-5b). Unter diesen Umständen wird der Wedge-Druck am besten am niedrigen Plateau des Druckstreifens abgelesen oder im „diastolischen" Modus des Monitors. Irrtümer bei der Interpretation hämodynamischer Daten können dann auftreten, wenn die Einflüsse der Überdruckbeatmung auf die gemessenen Parameter vernachlässigt werden. Überdruckbeatmung und positiv endexspiratorischer Druck (PEEP) erhöhen die intrapleuralen Drücke und vergrößern die Zonen 1 und 2 (nach West) der Lunge zu Lasten von Arealen mit Zone-3-Bedingungen. Diese Effekte können zu einer Überschätzung des enddiastolischen Volumens anhand der Messungen des pulmonalarteriellen Verschlußdrucks führen [10]. PEEP-bedingte Anstiege des pulmonalarteriellen Verschlußdrucks sind bei PEEP-Werten ≤ 10 cm H_2O in der Regel statistisch nicht signifikant [11].

Formeln zur Berechnung des „wahren" pulmonalarteriellen Verschlußdrucks durch Subtraktion eines gewissen Anteils des PEEP-Drucks von dem gemessenen

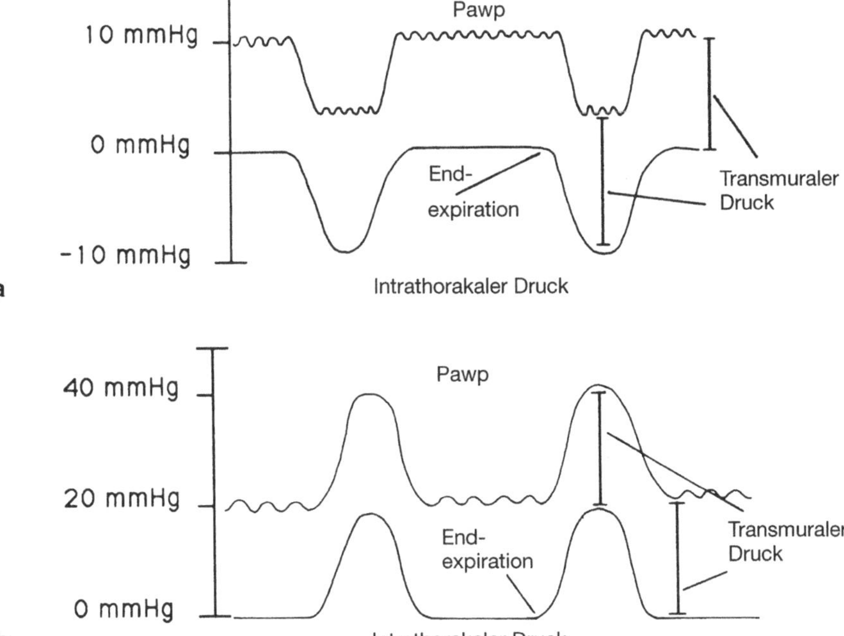

Abb. 8-5 a, b. Atemzyklus und korrespondierende Füllungsdrücke; **a** während eines Atemzyklus in Spontanatmung, **b** während eines Respiratorzyklus bei Überdruckbeatmung

Druck sind unzuverlässig. Der Anteil des auf die großen Gefäße und das Herz übertragenen intrapleuralen Drucks variiert in Abhängigkeit von der pulmonalen Compliance des individuellen Patienten: je dehnbarer die Lunge, desto größer ist der auf das Herz übertragenen Druck und dementsprechend der Anstieg des gemessenen pulmonalarteriellen Verschlußdrucks. Wenn der zusätzliche Anstieg des pulmonalarteriellen Verschlußdrucks größer ist als die Hälfte der Zunahme des PEEP-Drucks, so ist eine Positionierung der Katheterspitze in Bereiche mit Zone-1- bzw. -2-Bedingungen nach West zu vermuten, die resultierende Druckkurve läßt dann mehr alveoläre als linksatriale Drücke vermuten [12].

Patienten können auch vom Ventilator diskonnektiert werden, um hämodynamische Messungen unter der Annahme vorzunehmen, daß dies den Einfluß des PEEP auf die intrakardialen Drücke ausschaltet. Verschiedentlich kann die Bestätigung einer Hypovolämie und niedriger Füllungsdrücke bei Diskonnektion des Patienten von dem Ventilator hilfreich sein. Jedoch führt die Diskonnektion des Patienten von einer positiven Druckbeatmung zu einer Veränderung der hämodynamischen Bedingungen mit möglicher Zunahme der Vorlast und des HZV. Außerdem kann sich rasch eine schwere Hypoxämie entwickeln. Aus diesen Gründen wird eine Diskonnektion des Patienten von dem Ventilator nicht allgemein empfohlen.

8.5
Problemlösung bei der Bestimmung des Herzzeitvolumens mittels Thermodilution

Wie die Messung der intrakardialen Drücke muß auch die Bestimmung des Herzzeitvolumens mittels der Thermodilutionsmethode standardisiert werden. Folgende Variablen können die Ergebnisse beeinflussen: Die Temperatur und das Volumen des Injektates, Herzklappenerkrankungen oder intrakardiale Shunts, Meßzeitpunkt innerhalb des Atemzyklus, die Position des Patienten und die Meßtechnik.

Theoretisch gilt, daß je größer das Injektatvolumen und je niedriger die Temperatur (d. h. je größer der Signal-Rausch-Abstand), desto einfacher ist es für den Thermistor, Änderungen der Bluttemperatur zu erkennen, bzw. für den Computer, das HZV zu bestimmen. In der Praxis fand man nur geringe Differenzen hinsichtlich der Variabilität zwischen einem Injektatvolumen von 10 ml [13–15] und einem Injektatvolumen von 5 ml bei 0 °C. Bei Verwendung von Injektatlösungen mit Raumtemperatur zeigten Studien ein höhere Variabilität der Ergebnisse bei Verwendung von Volumina von 5 ml als solchen mit 10 ml [14–16]. Bei Patienten mit einem sehr niedrigem HZV kann die Verwendung eines Injektatvolumens von 10 ml und 0 °C Temperatur den Signal-Rausch-Abstand vergrößern und genauere Meßergebnisse liefern.

Vor der Messung des HZV muß eine spezifische Konstante in den HZV-Computer eingegeben werden. Diese Konstante hängt von dem Hersteller, der Kathetergröße, dem Injektatvolumen und der Temperatur ab. Die jeweiligen Konstanten für jede dieser Parameterkombinationen sollte in einer dem Computer beiliegenden Tabelle aufgelistet sein. Werden Änderungen der verschiedenen Parameter bei der Festlegung der Konstante nicht berücksichtigt, so wird dies zu fehlerhaften HZV-Messungen führen.

Bei Patienten mit einer Trikuspidalinsuffizienz auf dem Boden einer pulmonalen Hypertension, Endokarditis oder dilatativen Kardiomyopathie können Thermodilutionsmessungen unterschiedlich falsch-niedrige Werte des HZV ergeben. In einer

Arbeit wurde das HZV mittels Thermodilution im Mittel um 15% im Vergleich zur Methode nach Fick unterschätzt [17].

Der Einfluß der jeweiligen Phasen des Atemzyklus auf die HZV-Bestimmung wurde ebenfalls untersucht. Die Reproduzierbarkeit der HZV-Messungen wird vermindert, wenn die Bestimmungen im Vergleich zu zufällig ausgewählten Zeitpunkten des Atemzyklus an bestimmten Zeitpunkten, gewöhnlich endexspiratorisch oder früh inspiratorisch, vorgenommen werden [18–20]. Diese Variationen beruhen auf Fluktuationen des transpulmonalen Drucks, der pulmonalarteriellen Bluttemperatur und des Schlagvolumens, welche mit den verschiedenen Phasen des Atemzyklus auftreten. Akzeptable Bestimmungen sollten um 10% oder weniger variieren, ein Arbeitsprotokoll sollte daher vor Ort sein, damit jede Injektion zum gleichen Zeitpunkt innerhalb des Atemzyklus gestartet wird.

Obwohl die Verläßlichkeit von HZV-Bestimmungen nicht durch die Position des Patienten beeinflußt werden sollte, können – für einen bestimmten Patienten – Vergleiche mit früheren Werten aufgrund von lagebedingten Änderungen des HZV beeinflußt und erschwert werden. Dies gilt insbesondere für den Vergleich der in einer Rückenlage und in einer Postion nach Fowler erhobenen Meßwerte von Patienten, die hämodynamisch instabil sind oder mit Vasopressoren behandelt werden, es wurde aber ebenso auch für den Vergleich von Rücken- und Bauchlage gezeigt [21]. Dementsprechend werden HZV-Bestimmungen für einen bestimmten Patienten am besten stets in der gleichen Position vorgenommen. Verwirrung kann auch dadurch vermieden werden, daß die Position des Patienten für diese hämodynamischen Bestimmungen standardisiert wird.

Des weiteren können fehlerhafte Injektionstechniken die Qualität und Reproduzierbarkeit von HZV-Bestimmungen beeinflussen. Die Geschwindigkeit und die Gleichmäßigkeit der Injektion kann zwischen verschiedenen Ärzten variieren. Die Kontrolle der HZV-Kurven kann helfen, eine korrekte Injektion sicherzustellen. Wechselnde Injektattemperaturen können auf einer verzögerten Injektion beruhen und damit zu einer schlechteren Übereinstimmung von HZV-Messungen beitragen. Das letztere Problem läßt sich durch die Verwendung von Injektaten mit Raumtemperatur vermeiden.

Literatur

1. Mallory DL, McGee WT, Shawker TH, et al (1990) Ultrasound guidance improves the success rate of internal jugular vein cannulation. Chest : 98: 157–160
2. Sprung CL, Marcial EH, Garcia AA, Sequeira RF, Pozen RG (1983) Prophylactic use of lidocaine to prevent advanced ventricular arrhythmias during pulmonary artery catheterization. Am J Med 75:906–910
3. Iberti TJ, Benjamin E, Gruppi L, Raskin JM (1985) Ventricular arrhythmias during pulmonary artery catheterization in the intensive care unit. Am Med 78:451–454
4. Keusch DJ, Winters S, Thys DM (1989) The patient's position influences the incidence of dysrhythmias during pulmonary artery catheterization. Anesthesiology 70:582–584
5. Sprung CL, Elser B, Schein RM, Marcial EH, Schrager BR (1989) Risk of right bundle-branch block and complete heart block during pulmonary artery catheterization. Crit Care Med 17:1–3
6. Morris D, Mulvihill D, Lew WY (1987) Risk of developing complete heart block during bedside pulmonary artery catheterization in patients with left bundle-branch block. Arch Int Med 147:2005–2010

7. Lavie CJ, Gersh BJ (1988) Pacing in left bundle-branch block during Swan-Ganz catheterization (letter). Arch Intern Med 148:981–984

8. Gardner RM, Hollingsworth KW (1986) Optimizing the electrocardiogram and pressure monitoring. Crit Care Med 14:651–658

9. Gardner RM (1981) Direct blood pressure measurement-dynamic response requirements. Anesthesiology 54:227–236

10. O'Quin R, Marini JJ (1983) Pulmonary artery occlusion pressure: Clinical physiology, measurement and interpretation. Am Rev Resp Dis 128:319–326

11. Davison R, Parker M, Harrison RA (1978) The validity of determinations of pulmonary wedge pressure during mechanical ventilation. Chest 73:352–355

12. Quinn K, Quebbeman J (1981) Pulmonary artery pressure monitoring in the surgical intensive care unit. Arch Surg 116:872–876

13. Nelson LD, Anderson HB (1985) Patient selection for iced versus room temperature injectate for thermodilution cardiac output determinations. Crit Care Med 13:182–184

14. Elkayam U, Berkley R, Azen S, et al (1983) Cardiac output by thermodilution technique. Effect of injectate's volume and temperature on accuracy and reproducibility in the critically ill patient. Chest 84:418–422

15. Pearl RG, Rosenthal MH, Nielson L, Ashton JPA, Brown BW (1986) Effect of injectate volume and temperature on thermodilution cardiac output determination. Anesthesiology 64:798–801

16. Shellock FG, Riedinger MS, Bateman TM, Gray RJ (1983) Thermodilution cardiac output determination in hypothermic postcardiac surgery patients: Room vs ice temperature injectate. Crit Care Med 11:668–680

17. Cigarroa RG, Lange RA, Williams RH, Bedotto JB, Hillis LD (1989) Underestimation of cardiac output by thermodilution in patients with tricuspid regurgitation. Am J Med 86:417–420

18. Jansen JRC, Schreuder JJ, Bogaard JM, van Rooyen W, Versprille A (1981) Thermodilution technique for measurement of cardiac output during artificial ventilation. J Appl Physiol 51:584–591

19. Stevens JH, Raffin TA, Mihm FG, Rosenthal MH, Stetz CW (1985) Thermodilution cardiac output measurement. Effects of the respiratory cycle on its reproducibility. JAMA 253:2240–2242

20. Okamoto K, Komatsu T, Kumar V, et al (1986) Effects of intermittent positive-pressure ventilation on cardiac output measurements by thermodilution. Crit Care Med 14:977–980

21. Riedinger MS, Shellock FG (1984) Technical aspects of the thermodilution method for measuring cardiac output. Heart Lung 13:215–222

9 Der extravaskuläre Lungenwasserkatheter

S. G. Sakka

Das Lungenödem ist als eine pathologische Zunahme des extravaskulären Lungenwassers definiert. Es tritt auf, wenn der Flüssigkeitsstrom vom Intravasalraum in das Interstitium und die Alveolarräume die normale Kapazität des lymphatischen Systems, welches die interstitiellen Räume drainiert, überschreitet.

Die Pathogenese des Lungenödems wird i. allg. unter 2 Gesichtspunkten betrachtet:
1) ein erhöhter hydrostatischer pulmonalkapillärer Druck,
2) eine erhöhte Kapillarpermeabilität.

Eine dritte Kategorie, nämlich die Einschränkung der Lymphfunktion, bleibt theoretisch, da dieser Zustand bislang nicht unter klinischen Bedingungen gezeigt werden konnte.

Das Management des Lungenödems beinhaltet allgemeine symptomatische Maßnahmen (Oberkörperhochlagerung, Sedierung, O_2-Insufflation, Sekretabsaugung, Negativbilanzierung, CPAP, ggfs. Beatmung mit PEEP) und die Therapie der zugrundeliegenden Ursache. So beruht das hydrostatische Lungenödem gewöhnlich auf einer kardialen Dysfunktion oder einer Volumenüberladung. Hingegen kann das permeabilitätsbedingte Lungenödem infolge einer Vielzahl von pulmonalen oder extrapulmonalen Erkrankungen auftreten.

Die Diagnose eines permeabilitätsbedingten Lungenödems oder ARDS zwingt zur Abklärung der zugrundeliegenden Ursache und spezifischen Therapie. Techniken wie die Messung des extravaskulären Lungenwassers (EVLW), welche die Differenzierung der Genese eines Lungenödems, die Bestimmung des Schweregrades oder die Überwachung des Therapieerfolges ermöglichen, können daher für das Patientenmanagement potentiell hilfreich sein.

Das EVLW kann durch verschiedene Methoden, die in aktuellen Übersichtsarbeiten und Konsensuskonferenzen behandelt wurden [1], gemessen werden. Die Mehrzahl dieser Methoden sind entweder unter klinischen Bedingungen schwer durchführbar, teuer oder experimentell. Das am weitesten verbreitete und benutzte Verfahren ist das Standardröntgenbild des Thorax. Ein Nachteil ist die fehlende Sensitivität für geringe Anstiege und Änderungen des EVLW.

Die Doppelindikatordilutionsmethode steht seit vielen Jahren zur Bestimmung des EVLW zur Verfügung [2]. Die Methode fand nie eine breite klinische Anwendung, gleichwohl sie in klinischen und experimentellen Forschungsprojekten verwendet wurde. Als Konsequenz hatte ein großer nordamerikanischer Hersteller von Lungenwasserkathetern die Produktion sogar zeitweise eingestellt. Erst in letzter Zeit erfährt diese zum Pulmonalarterienkatheter alternative Methode eine zunehmende klinische Anwendung [34, 35]. Grundsätzlich muß für jede Technik neben dem Nachweis der Genauigkeit der Beweis dafür erbracht werden können, daß sich die Information selbst vorteilhaft für das Patientenmanagement oder zumindest für wissenschaftliche Fragestellungen erweist (s. Kap. 1) [3]. Sibbald et al. haben kürzlich in einem Übersichtsartikel die verfügbaren Methoden für die Bewertung und Einführung von (neuen) Technologien in die Intensivmedizin dargestellt [3]. Diese Vorgehensweise ist notwendig, um sicherzustellen, daß die verfrühte Einführung von Methoden, deren Effizienz nicht belegt ist, nicht zu medizinischen Risiken bzw. finanziellen Belastungen für die Patienten und das Gesundheitswesen führt. Die Farbstoff-Kälte-Methode als Technik zur Messung des EVLW wurde bislang nicht einer derartigen Bewertung unterzogen. Es ist daher noch verfrüht, eine endgültige Bewertung bezüglich des Nutzens dieser Technik im klinischen Management von kritisch kranken Patienten mit einem Lungenödem abzugeben. Daher soll dieses Kapitel einen Überblick über die publizierten Erfahrungen mit der Farbstoff-Kälte-Methode zur klinischen EVLW-Bestimmung geben. Dabei soll insbesondere untersucht werden, inwieweit eine klinische Relevanz aufgezeigt werden konnte.

9.1
Technologie

Die Farbstoff-Kälte-Methode ist eine Doppelindikatordilutionsmethode, bei der der eine Indikator (Temperatur) frei diffusibel für das extravaskuläre Kompartiment ist, während der zweite (eiweißgebundene) Indikator (Indocyaningrün) auf den Gefäßraum beschränkt bleibt. Von der Theorie her entspricht das EVLW einfach der Differenz zwischen den für den pulmonalen Kreislauf gemessenen Verteilungsvolumina (V_D) der beiden Indikatoren. In der Praxis werden beide Indikatoren simultan injiziert, indem der Farbstoff, nachdem er in 5%iger Glukoselösung aufgelöst und auf eine bestimmte Injektionstemperatur gekühlt worden ist, via einen zentralvenösen Zugang verabreicht wird. Da es nicht praktikabel ist, eine Pulmonalvene oder das linke Herz zu kanülieren, wird der Lungenwasserkatheter zur Erfassung der Thermo- und Farbstoffdilutionskurve in der Praxis mittels einer 4-French-Schleuse in der Femoralarterie plaziert. Der Katheter verfügt über einen Thermistor zur Messung der Thermoverdünnungskurve, während die Farbstoffkonzentration heutzutage kontinuierlich durch eine integrierte Fiberoptik spektrophotometrisch gemessen wird. Das V_D steht in Beziehung zum HZV, das von der Thermodilutionskurve und der mittleren Passagezeit des Indocyaningrünfarbstoffes abgeleitet wird. Das EVLW wird somit aus dem Produkt des HZV und der Differenz der Passagezeiten beider Indikatoren berechnet.

Die klinische Nutzung der Doppelindikatormethoden basiert auf verschiedenen Annahmen. Erstens, die Indikatoren müssen ihr jeweiliges Kompartiment zuverlässig markieren. Dies trifft für Indocyaningrün zu, weil es an Plasmaproteine gebunden und anschließend in der Leber eliminiert wird, so daß es während der für die Messung des EVLW benötigten Zeitspanne zu keinem Verlust aus dem Gefäßraum kommt. Der zweite Indikator, die Temperatur, muß in der Lage sein, das gesamte extravaskuläre Kompartiment der Lunge zu erreichen. Dies wird jedoch für Lungenareale, die nur schlecht perfundiert sind, oder bei einem besonders großen extravaskulären Volumen nicht oder nur bedingt zutreffen [24]. Eine weitere Voraussetzung ist, daß es im System keinen Verlust des Indikators zwischen dem Injektions- und Bestimmungsort gibt. Da das gleichzeitig in der Pulmonal- und Femoralarterie gemessene Thermoherzzeitvolumen eine gute Übereinstimmung aufweist, tritt offenbar kein signifikanter Temperaturverlust in den großen Gefäßen, dem Herz oder Abdomen auf. Schließlich diffundiert die Temperatur als Funktion von jeweiliger spezifischer Wärme und Gewicht in das extravaskuläre Gewebe. Da sich diese Gewebe aus dem extravaskulären Wasser und dem Trockengewicht zusammensetzen, ist zur Beschreibung dessen, was gemessen wird, der Begriff der extravaskulären Thermomasse (EVTM) vielleicht präziser als das EVLW. Zwar betreffen Änderungen im EVLW primär den interstitiellen und den alveolären Raum, doch beinhaltet die extravaskuläre Thermomasse auch das intrazelluläre Kompartiment. Allerdings sind jegliche Änderungen des Gewebetrockengewichtes und der intrazellulären Volumina in Relation zum interstitiellen Raum geringfügig, so daß das EVLW konzeptionell und praktisch einen akzeptablen Begriff darstellt. Dennoch mag der Begriff EVTM als Erinnerung an die Limitierungen der Methode dienen.

Trotz der o. g. theoretischen Bedenken bezüglich der Fähigkeit der Farbstoff-Kälte-Methode zur Messung des EVLW unter klinischen Bedingungen haben verschiedene tierexperimentelle Studien die EVTM mit postmortalen gravimetrischen Naß- und Trockengewichten bei einer Vielzahl von Krankheitsbildern verglichen [24]. Bei diesem Ansatz zur Bestimmung der Beziehung zwischen den Methoden zur Messung desselben Parameters erwarten wir das Auftreten einer signifikanten Korrelation. In der Tat ist der mittlere Korrelationskoeffizient in diesen Studien r = 0,97, was für eine gute Übereinstimmung ausreichend hoch ist. Ermittelt man die Korrelation zwischen der EVTM und entweder dem extravaskulären Lungenwasser oder der Masse, so liegen die Steigungen der Regressionsgeraden in einem Bereich von 0,9–1,1, was bestätigt, daß der Beitrag der Trockengewebe für die Thermomasse vernachlässigt werden kann.

Trotz der vorhergehenden Daten, die eine gute Übereinstimung zwischen dem „Goldstandard" – dem Verhältnis aus Naß- und Trockengewicht – und der EVTM vermuten lassen, wurden zahlreiche Faktoren angegeben, die von klinischer Relevanz sind und die Einfluß auf die Genauigkeit der Ergebnisse der EVTM-Messung haben [24].

Situationen, bei denen die Diffusionsfähigkeit des Indikators in dem entsprechenden Kompartiment limitiert ist, stellen die größten Bedenken dar. Es wurde beschrieben, daß ein erniedrigtes HZV und ein exzessives Lungenödem die EVTM artifiziell erhöhen, große Perfusionsdefekte die EVTM erniedrigen und die Beatmung mit PEEP je nach zugrundeliegender Pathologie einen wechselhaften Einfluß hat. Eine besonders schwache Korrelation (r = 0,42) wurde jedoch nur in einer tierexperimentellen Studie angegeben, in der durch ein chemisch (Ölsäure) induziertes Ödem und anschließende Mikroembolien (Glasperlen) gleichzeitig Lungenschäden gesetzt wurden [37]. Die genannten verschiedenen Einflußgrößen sind vermutlich also nur dann von signifikantem Einfluß, wenn sie in einer extremen Weise auftreten. Sie sollten jedoch im Rahmen der Messung der EVTM berücksichtigt werden.

Zusammengefaßt scheint das EVLW unter Laborbedingungen durch die Farbstoff-Kälte-Methode zuverlässig gemessen zu werden, und einige Berichte zeigten tierexperimentell eine gute Korrelation zwischen der EVTM und dem postmortalen Verhältnis aus Naß- und Trockengewicht. Wie für jeden diagnostischen Test gibt es allerdings eine Reihe von Faktoren, welche die Wahrscheinlichkeit von fehlerhaften Messungen erhöhen und deswegen in die Interpretation der Ergebnisse mit einbezogen werden müssen.

9.2
Diagnostische Genauigkeit

Erlaubt die Messung der EVTM mit Hilfe des extravaskulären Lungenwasserkatheters eine zuverlässigere Erfassung des Lungenödems bei kritisch kranken Patienten? Die durch diese Technik gelieferten Informationen könnten potentiell die Diagnose und die Festlegung des Schweregrades des Lungenödems, die Differenzierung zwischen den verschiedenen Ätiologien eines Lungenödems und das Monitoring von Befundänderungen infolge der Therapie verbessern. Am besten lassen sich diese Punkte durch die Ermittlung von Sensitivität und Spezifität dieser Methode im Vergleich zu einem „Goldstandard" klären. Darüber hinaus ist die Wertigkeit einer Technik für die Diagnostik von der Prävalenz einer Krankheit in der Population, die untersucht wird, abhängig.

Aufgrund des Fehlens eines geeigneten Goldstandards existieren keine Daten zu Sensitivität, Spezifität, positivem und negativem Vorhersagewert. Auf einem Workshop wurden die verschiedenen klinischen Methoden zur Erfassung eines Lungenödems von Experten anhand einer Skala von 0–4 bewertet. Dabei wurde die Sensitivität der Messung des extravaskulären Lungenwassers mit Hilfe der Doppelindikatordilutionsmethode zur Erfassung eines Lungenödems übereinstimmend mit 2,7/4 (67,5 %) beurteilt, während – zum Vergleich – die Sensitivität des Standard-Röntgenthoraxbildes mit 2,5/4 (62,5 %) bewertet wurde [1]. Allerdings geben diese Zahlen eine willkürliche Einteilung wider, die von der subjektiven Einordnung der verschiedenen verfügbaren Technologien durch die Teilnehmer abgeleitet wurde. Die Auffassung der Teilnehmer dieses Workshops und anderer Autoren [6, 7] war, daß ein Standard-Röntgenthoraxbild als das diagnostische Verfahren der Wahl zur Beurteilung von Änderungen des totalen Lungenwassers anzusehen wäre.

In einer Studie mit 174 Patienten bestätigten Sibbald et al., daß die Messung der EVTM durch die Farbstoff-Kälte-Methode Patientengruppen mit bzw. ohne den radiologischen Nachweis eines Lungenödems voneinander unterscheiden konnte [8]. Die typischerweise benutzten Methoden zur Differenzierung von kardialen und nichtkardialen Ursachen eines Lungenödems sind in der Abb. 9-1 aufgeführt. Die EVTM erlaubte die Unterscheidung der beiden Typen des Lungenödems. Es konnte gezeigt werden, daß – sogar nach Einteilung gemäß einem radiologischen Ödemscore (Abb. 9-2) oder dem PAOP [9] (s. Abb. 9-3) – Patienten mit einem nichtkardialen Lungenödem eine größere EVTM hatten als solche mit einem kardialen Lungenödem. Patienten mit einem normalen Thoraxröntgenbild, aber akutem Entzündungszustand und einem erhöhten Risiko für ein ARDS, hatten sehr variable EVTM-Messungen. Im Mittel war die EVTM erhöht, aber dieser Unterschied war statistisch nicht signifikant. Diese Beobachtungen legen nahe, daß das EVTM zur Quantifizierung des Lungenödems überlegen ist und daß die Farbstoff-Kälte-Methode eine höhere Sensitivität für die Erfassung geringer Zunahmen des Lungenwassers als das a.p.-Thoraxröntgenbild am liegenden Patienten hat.

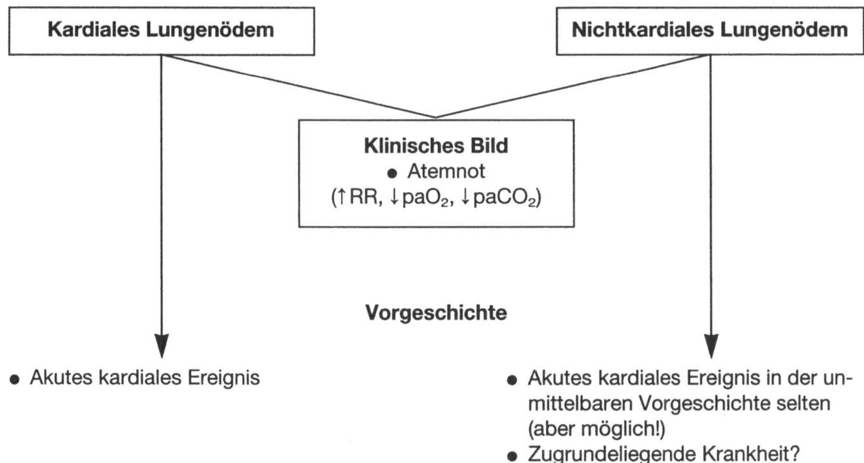

Vorgeschichte

● Akutes kardiales Ereignis

● Akutes kardiales Ereignis in der unmittelbaren Vorgeschichte selten (aber möglich!)
● Zugrundeliegende Krankheit?

Klinische Untersuchung

● Niedriges HZV = kühle Peripherie
● S_3-Galopp/Kardiomegalie
● Halsvenenstauung
● Feuchte Rasselgeräusche

● Normalerweise hohes HZV = warme Peripherie
● Tastbare Pulse
● Kein Galopp
● Keine Halsvenenstauung
● Trockene Rasselgeräusche
● Nachweis der zugrundeliegenden Krankheit (z. B. Peritonitis)

Laborergebnisse

● EKG: Ischämie/Infarkt?
● Thoraxröntgen: perihiläre Gefäßdichte
● Herzenzyme (Troponin T, CK-MB) möglicherweise erhöht $\uparrow$
● PCWP > 18 mm Hg
● $\dot{Q}_S/\dot{Q}_T$: gering $\uparrow$
● Proteingehalt: Ödemflüssigkeit/Serum < 0,5

● EKG in der Regel normal
● Thoraxröntgen: periphere Gefäßdichte
● Herzenzyme in der Regel normal
● PCWP < 18 mm Hg
● $\dot{Q}_S/\dot{Q}_T$: stark $\uparrow\uparrow$
● Proteingehalt: Ödemflüssigkeit/Serumprotein > 0,7

Abb. 9-1. Zur Unterscheidung der Ursachen eines kardialen und nichtkardialen Lungenödems. (Nach [9])

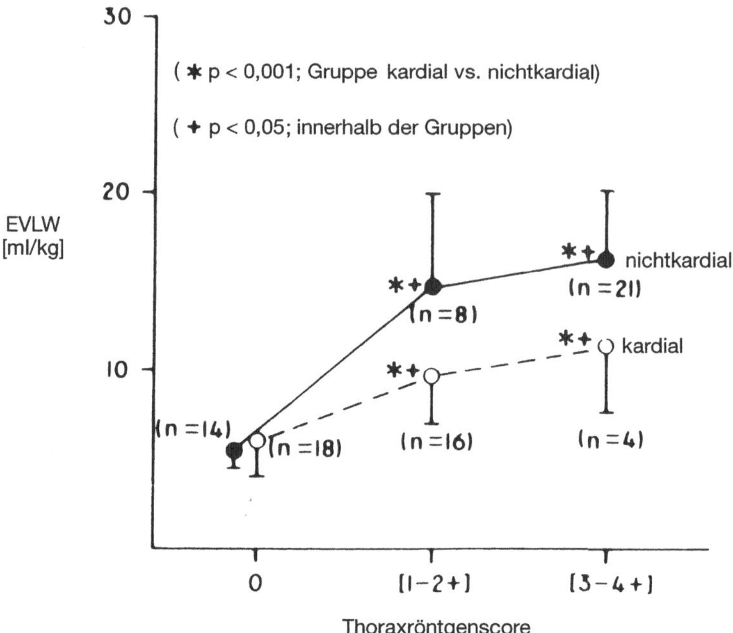

Abb. 9-2. Korrelation zwischen dem extravaskulären Lungenwasser und dem Thoraxröntgenbild. Das EVLW wurde mit der Farbstoff-Kälte-Methode gemessen, während das Thoraxröntgenbild zum gleichem Zeitpunkt angefertigt und das Ausmaß des Lungenödems unabhängig in einer Skala von 0–4 eingestuft wurde. Die Klassifikation der Patienten erfolgte im Hinblick auf die Ätiologie des Lungenödems nach klinischer Einschätzung als kardial oder nichtkardial. Die Daten zeigen, daß innerhalb jeder der beiden Gruppen eine Korrelation zwischen dem EVTM und dem radiologischen Score besteht. Es fällt auf, daß bei den Patienten mit einem nichtkardialen Lungenödem der zu jedem Röntgenbildscore gehörende Wert der EVTM höher ist

Sibbald et al. [10] (Abb. 9-2) und Baudendistel et al. [11] haben eine, wenn auch nur schwache, Korrelation zwischen der EVTM und dem radiologischen Ödemscore gezeigt. Wie bereits zuvor erwähnt, sollte man in der Regressionsanalyse ein signifikantes Ergebnis erwarten, da man aufgrund der Messung desselben Parameters mit einer gewissen Übereinstimmung zwischen den beiden Methoden rechnet. Die Sensitivität der radiologischen Lungenödemerkennung ist dadurch limitiert, daß sie eine Zunahme des EVLW von mindestens 35 % erfordert. Pistolesi et al. [6] wiesen darauf hin, daß diese Beobachtung tierexperimentell bei Hunden gemacht wurde, wobei die Erfassung eines Lungenödems beim Menschen aufgrund der besser entwickelten Intralobularsepten bei niedrigeren Werten einfacher wird.

Pistolesi et al. haben zusätzlich ein krankheitsspezifisches radiologisches Scoringsystem zur Quantifizierung des Ödems vorgeschlagen [6]. Durch dieses System konnten sie die Beziehung zwischen einem radiologischen kardialen Lungenödemscore und dem PCWP sowie einem ARDS-Score und der Gasaustauschstörung untersuchen. Unter Zuhilfenahme einer detaillierten radiologischen Tabelle und einer Diskriminanzanalyse gelang es ihnen darüber hinaus, eine Diagnose (kardiales, renales Lun-

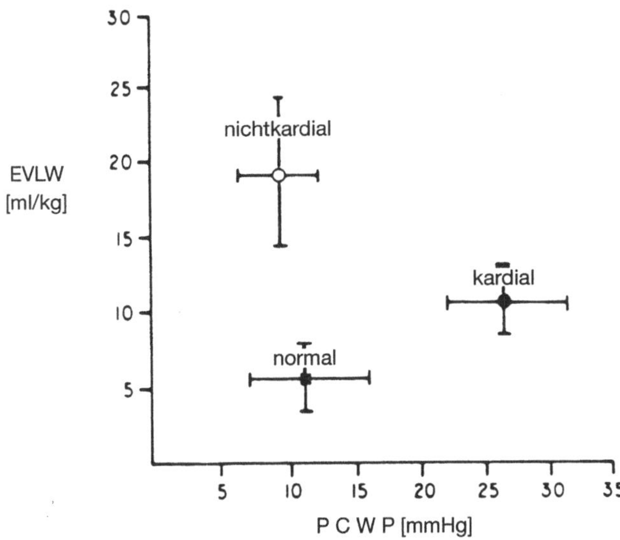

Abb. 9-3. Extravaskuläres Lungenwasser bei einem kardialen und nichtkardialen Lungenödem. Diese Daten zeigen, daß Patienten mit der klinischen Diagnose eines nichtkardialen Lungenödems größere Zunahmen der extravaskulären Thermomasse haben als Patienten mit einem kardialen Lungenödem, obwohl in der ersten Patientengruppe die Werte für den PCWP sogar im Normbereich lagen. (Mod. nach [40])

genödem oder ARDS) auf dem Boden des Erscheinungsbildes im Thoraxröntgenbild korrekt zuzuweisen. Dieser Ansatz wurde bisher nicht prospektiv untersucht, wie es für die Bestimmung der Sensitivität und Spezifität gefordert wird. Obwohl in dieser Studie die Messungen bei einem Teil der Patienten wiederholt wurden, wurde keine Aussage zur Fähigkeit in der Erfassung quantitativer Änderungen gemacht. In einer anderen, bereits erwähnten Studie [8] korrelierten in seriellen Messungen die Änderungen der EVTM zwar mit Änderungen des PCWP, nicht aber mit Oxygenierungsindizes.

Zusammengefaßt läßt sich festhalten, daß Thoraxröntgenbilder – wenn sie mit einem Scoringsystem interpretiert werden – und die EVTM eine gleichwertige quantitative und diagnostische Information liefern können. Allerdings sind die Sensitivität, Spezifität und Vorhersagewert beider Methoden nicht genau bekannt.

Ob diese Information für das Patientenmanagement von Nutzen ist, soll Gegenstand des nächsten Abschnittes sein.

9.3
Klinische Anwendung

Erhöht die Farbstoff-Kälte-Methode unsere Fähigkeit, ein Lungenödem zu diagnostizieren, ändert sie unsere therapeutischen Entscheidungen oder verbessert sie die Prognose des Patienten? Die Rolle der Messung der EVTM liegt möglicherweise in der Option, eine Therapiesteuerung und quantitative, bei Bedarf wiederholbare, Informationen zu bieten. Abgesehen von einer möglicherweise geringfügig höheren Sensiti-

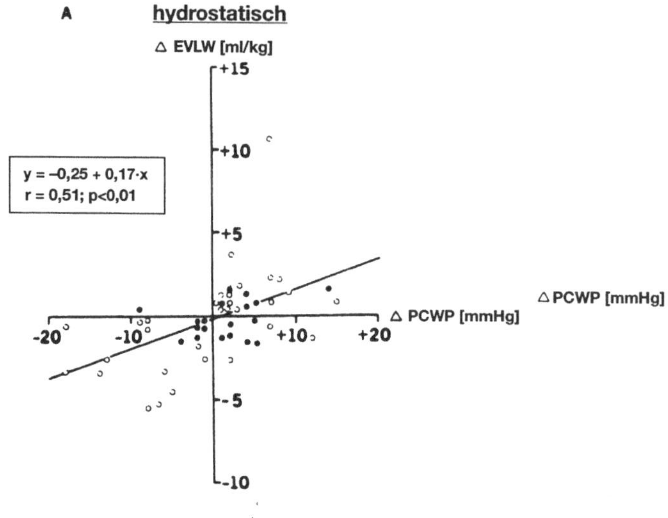

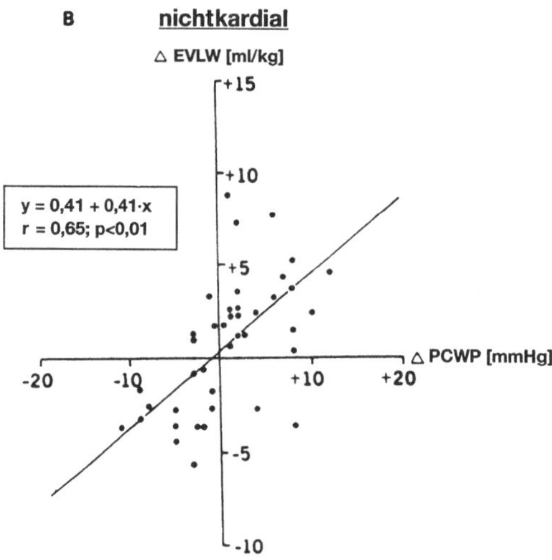

Abb. 9-4. Korrelation von Änderungen im extravaskulären Lungenwasser (EVLW) mit Änderungen des pulmonalarteriellen Verschlußdrucks (PCWP). Bei wiederholten Messungen von EVTM und hydrostatischem Druck findet sich eine lineare Korrelation. Allerdings ist die Steigung dieser Beziehung größer bei Patienten mit einem klinisch diagnostizierten nichtkardialen Lungenödem im Vergleich zu einem Lungenödem hydrostatischer Genese. Somit ist bei einem nichtkardialen Lungenödem eine größere Änderung des extravaskulären Lungenwassers für eine vergleichbare Änderung des hydrostatischen Drucks zu verzeichnen. (Mod. nach [41])

vität der EVLW-Messung wird ein Lungenödem und dessen Ursachen (kardial bzw. nichtkardial) an vielen Zentren unverändert mit klinischen Routineverfahren diagnostiziert (Anamnese, körperliche Untersuchung, Thoraxröntgenbild, PAOP etc.; Abb. 9-1). Bei der Behandlung des ARDS existiert allerdings ein Widerspruch, da sowohl eine Flüssigkeitsrestriktion als auch Volumengabe propagiert werden.

Sibbald et al. konnten zeigen, daß die EVTM bei Fällen von kardialen und nichtkardialen Lungenödemen linear mit dem PCWP korreliert, obwohl letztere bei vergleichbarem PCWP vielfach eine höhere EVTM aufwiesen. Durch wiederholte Messungen über einen Zeitraum von 1–3 Tagen war ebenso nachweisbar, daß die EVTM die Änderungen im PCWP widergab, wobei jedoch Patienten mit einem nichtkardialen Lungenödem eine größere Zunahme für jeden mm Hg des PAOP aufwiesen [8] (Abb. 9-4). Wie zu erwarten war, bedeutet dies eine positive Interaktion zwischen dem Vorliegen einer erhöhten Kapillarpermeabilität und dem hydrostatischen Druck auf die Zunahme des EVLW.

Zwei kürzlich publizierte Studien [12, 13] ergaben, daß eine Flüssigkeitsrestriktion bei Patienten mit einem ARDS mit einer Verbesserung der Überlebensrate verbunden war. Eindeutige Schlußfolgerungen können aus diesen Studien nicht gezogen werden, da es sich um eine retrospektive Studie handelte und das Management des Volumenstatus der Patienten nicht spezifisch ausgerichtet war. So könnte beispielsweise in einer der Studien [12] der Blutdruck eine unkontrollierte Variable gewesen sein. Überlebende hatten einen höheren arteriellen Mitteldruck, was für den geringeren Volumenbedarf und eine höhere Überlebensrate verantwortlich gewesen sein könnte. Diese Studien legen jedoch nahe, daß klinische Studien mit der Zielsetzung einer negativen Flüssigkeitsbilanz bei Patienten mit ARDS im Hinblick auf eine Verbesserung der Frühmortalität durchgeführt werden sollten.

Bei Patienten mit einem ARDS konnte aber auch gezeigt werden, daß eine Abhängigkeit vom O_2-Angebot existiert [14, 15]. Unterstützt durch die Ergebnisse verschiedener Studien beinhalten derzeitige therapeutische Zielsetzungen die Aufrechterhaltung des systemischen O_2-Angebotes durch eine aggressive Volumentherapie in Kombination mit Inotropika und Vasopressoren [15]. Der Effekt eines solchen therapeutischen Vorgehens auf das EVLW ist nicht unmittelbar untersucht worden, aber andere Indikatoren der Lungenfunktion oder Oxygenation scheinen nicht nachteilig beeinflußt zu werden. Daher ist es denkbar, daß eine Abnahme des PCWP durch Flüssigkeitsrestriktion und Diurese zwar das EVLW bei Patienten mit ARDS reduziert, diese Therapie aber gleichzeitig zu einer Abnahme des systemischen O_2-Transports und O_2-Verbrauchs führt.

Eisenberg et al. [30] gingen dieser Fragestellung in einer prospektiven, randomisierten Studie nach, in welcher die Standardtherapie (PAK) mit einer gemäß den EVTM-Meßwerten gesteuerten Therapie verglichen wurde. Jedoch war die Aussagekraft („power") der Studie gering (Wahrscheinlichkeit eines β-Fehlers = 0,72). Das heißt, es bestand eine 28%ige Wahrscheinlichkeit, einen tatsächlichen Unterschied nicht zu erfassen. Zur Analyse der Daten teilten die Autoren die insgesamt 48 Patienten in Untergruppen ein, wodurch die jeweilige Patientenzahl noch geringer wurde. Die klinische Indikation zur Messung der EVTM war eine Hypotonie und nicht das Lungenödem. Der Ausgangswert der EVTM zwischen der Protokollgruppe (EVTM) und der Kontrollgruppe (PCWP) innerhalb der Subgruppen war allerdings unterschiedlich. Die Autoren zeigten jedoch nur in der Untergruppe mit einem initial hohen

PCWP und EVLW (kardiales Lungenödem) eine klinische und statistisch signifikante Abnahme der EVTM zugunsten der EVTM-protokollgeführten Therapie. Überraschenderweise war diese Subgruppe diejenige, welche in beiden Studienarmen gleichermaßen behandelt wurde und ähnliche Flüssigkeitsmengen erhalten hatte. Eine niedrigere Mortalität durch die Therapiesteuerung nach EVTM war in der Subgruppe mit einer hohen EVTM ($>$ 7 ml/kg) und einem niedrigen Wedge-Druck ($<$ 18 mm Hg) nachzuweisen (3 von 9 vs. 6 von 6 Patienten). Bei diesen Patienten (überwiegend Sepsis oder ARDS) war jedoch der Probenumfang zu klein, so daß in jeder Gruppe eine Änderung des Krankheitsverlaufes eines einzigen Patienten die statistische Signifikanz veränderte. In dieser Subgruppe führte die Therapie gemäß den EVTM-Meßwerten zu einer geringeren Flüssigkeitszufuhr während der ersten 24 h, es fand sich aber kein Unterschied hinsichtlich der EVTM im Vergleich zur Kontrollgruppe. Die Diskrepanz zwischen den Flüssigkeitsbilanzen und der EVTM wurde möglicherweise durch Unterschiede der Lymphdrainage hervorgerufen, zumal gezeigt werden konnte, daß die pulmonale Gefäßpermeabilität auch ohne eine gleichzeitige Änderung der EVTM signifikant zunehmen kann [17, 18]. Zusammengefaßt gelang es dieser Studie nicht, eine eindeutige Beziehung zwischen dem Krankheitsverlauf und den EVTM-Meßwerten bzw. einen günstigen Effekt einer EVTM-gestützten Therapie aufzuzeigen. Da diese Studie keine spezifischen therapeutischen Zielparameter bezüglich HZV, O_2-Angebot und O_2-Verbrauch beinhaltete, bedarf es weiterer Studien für den Nachweis, ob Patienten mit einem Lungenödem nichtkardialer Genese wirklich von dieser Art des Managements profitieren.

Obwohl klinische und tierexperimentelle Studien zeigen konnten, daß die EVTM ein zuverlässiger Parameter für die Erfassung des interstitiellen Ödems sein kann, leitet sich derzeit für Diagnose oder Therapie kein eindeutiger Vorteil gegenüber den konventionellen Methoden ab. Schließlich könnte sich die Methode für die Abschätzung der Patientenprognose als nützlich erweisen, vorausgesetzt, eine Korrelation zwischen extravaskulärem Lungenwasser und dem Krankheitsverlauf ließe sich nachweisen.

Brigham et al. konnten bei Patienten mit ARDS unter Verwendung radioaktiver Marker zeigen, daß Oxygenierungsdefekte mit dem Gefäßpermeabilitäts-Oberflächen-Produkt, nicht aber dem EVLW korrelierten [19]. Eine multizentrische Studie fand unter Verwendung derselben Methodik ähnliche Ergebnisse [20]. Ein niedriges Gefäßpermeabilitäts-Oberflächen-Produkt impliziert, daß eine hinreichende pulmonale Gefäßreaktivität besteht, um ein hohes Maß an Ausgewogenheit des Ventilations-Perfusions-Verhältnisses aufrechterhalten zu können. Das Vorhandensein einer gewissen Gefäßreaktivität mag auch erklären, warum Parameter des Gasaustausches mit dem Krankheitsverlauf [21], aber nicht dem EVLW [20, 21] assoziiert sind. Eine kürzlich veröffentlichte Studie bei Intensivpatienten zeigte, daß die EVTM als Entscheidungshilfe bei der Wahl des geeigneten Beatmungsverfahrens (assistiert vs. kontrolliert) dienen kann [45]. Dies ist zwar eine interessante Beobachtung im Hinblick auf die Lungenphysiologie, der klinische Nutzen erscheint aber gering, da Patienten in dieser Situation gewöhnlich kein derartiges invasives Monitoring benötigen. Insgesamt kann die EVTM zum jetzigen Zeitpunkt nur einen begrenzten Beitrag zur Bestimmung der Prognose leisten.

9.4
Vergleich zu anderen invasiven Monitoringverfahren

Sowohl beim PAK als auch dem extravaskulären Lungenwasserkatheter wird das HZV in der Regel mit Hilfe der Thermodilutionsmethode bestimmt. Die Zuverlässigkeit der arteriellen HZV-Messung gilt der pulmonalarteriellen zumindest als gleichwertig [33]. Obwohl im Vergleich zum Pulmonalarterienkatheter noch keine Erfahrungen in ähnlichem Umfang vorliegen, entfallen doch die typischen PAK-assoziierten Komplikationen (Arrhythmien, Endokard- und Klappenläsionen, Pulmonalarterienruptur etc.). Als mögliche Komplikationen der arteriellen Punktion sind ein retroperitoneales Hämatom, die Gefahr eines Gefäßverschlusses oder der Ausbildung einer arteriovenösen Fistel zu nennen. Die Rate an Komplikationen kann aber insgesamt als sehr gering bezeichnet werden [31]. Die transpulmonale Doppelindikatorverdünnungsmethode ist damit als weniger invasiv und komplikationsträchtig als der PAK zu betrachten. Das verwendete Indocyaningrün ist eine nebenwirkungsarme Substanz [27]. Allerdings bietet dieses Monitoring derzeit keine kontinuierliche Messung des HZV. Ferner entfällt bei einem Monitoring mittels Doppelindikatormethode die Option zur Messung der S_vO_2 und damit des systemischen O_2-Verbrauchs, zumal die Aussagekraft zentralvenöser Blutgasanalysen im Hinblick auf die gemischtvenösen Blutgasparameter beschränkt ist [38]. Im Gegensatz dazu erlaubt der PAK heutzutage die kontinuierliche Messung von HZV und gemischtvenöser O_2-Sättigung [25, 44].

In der Vergangenheit wurde die Doppelindikatorverdünnungsmethode überwiegend zur Messung des extravaskulären Lungenwassers im Rahmen von wissenschaftlichen Untersuchungen eingesetzt [26, 28, 42, 43]. Die Doppelindikatormethode liefert aber neben der EVTM bei kritisch kranken Patienten noch weitere, wichtige diagnostische Parameter wie z. B. das intrathorakale Blutvolumen (ITBV). Das ITBV kann anstelle des PCWP zur Abschätzung des Volumenstatus herangezogen werden. Zwar korrelieren der PCWP und der linksventrikuläre enddiastolische Druck recht gut bei gesunden Probanden [29], jedoch trifft dies u. a. bei Änderungen der myokardialen Compliance nicht mehr zu [32]. Erste klinische Untersuchungen konnten Vorteile der Beurteilung des Volumenstatus anhand der transpulmonalen Doppelindikatorverdünnungsmethode gegenüber der indirekten Abschätzung anhand von Füllungsdrücken aufzeigen. Die Bestimmung des Volumenstatus mit Hilfe des ITBV bei kritisch kranken Patienten unter dem Einfluß einer Beatmung mit unterschiedlichen endexspiratorischen Drücken erwies sich im Vergleich zu ZVD und PCWP als überlegen [35]. Bei kardiochirurgischen Patienten stellte sich das ITBV in der unmittelbaren postoperativen Phase, die durch Änderungen der myokardialen Compliance gekennzeichnet ist, als der aussagekräftigere Vorlastparameter heraus [34].

9.5
Zusammenfassung

Die Farbstoff-Kälte-Methode ist eine zuverlässige Methode zur Messung des EVLW und in der Erfassung geringer Zunahmen des EVLW offenbar sensitiver als das Thoraxröntgenbild. Die Technik liefert quantitative Informationen mit der Möglichkeit zur Wiederholung der Messung in kurzen Intervallen. Trotz der zunehmenden Anwendung für das Management von kardiochirurgischen und kritisch kranken Patienten konnte bislang kein definitiver Vorteil in Bezug auf das „Outcome" im Vergleich zum PAK oder dem Basismonitoring nachgewiesen werden. Mit Bezug auf die Studie von Eisenberg et al. [30] wären für die Zukunft besser vergleichbare Patientengruppen und die Vorgabe von therapeutischen Zielgrößen zu fordern. Ein mögliches Einsatzgebiet der EVLW-Messung sind Patienten in der Spätphase eines ARDS, da bei diesen die Unterscheidung zwischen Lungenfibrose und -ödem erschwert ist [23].

Es gibt Hinweise, daß bei Patienten mit ARDS eine anhand des extravaskulären Lungenwassers geführte, restriktivere Volumentherapie Vorteile gegenüber der Therapiesteuerung mit Hilfe des PAK bietet. In einer einzigen Studie konnte von Mitchell et al. [36] gezeigt werden, daß Intensivpatienten eine kürzere Beatmungsdauer und einen kürzeren Aufenthalt auf der Intensivtherapiestation hatten, wenn die Volumen- bzw. Kreislauftherapie anhand des EVLW in Vergleich zum PCWP gesteuert wurde. Bei den Patienten mit einem Lungenwasserkatheter zeigte sich eine tendenziell häufigere und längere Anwendung von Vasopressoren und Inotropika. Unterschiede in der Letalität zwischen den beiden Gruppen fanden sich jedoch nicht. Die gleiche Arbeitsgruppe [39] hatte zuvor gezeigt, daß eine positive Flüssigkeitsbilanz in diesem Patientengut ein unabhängiger Prädiktor für eine schlechte Prognose ist. In der Zukunft bedarf es geeigneter klinischer Studien, um den Stellenwert und die Indikationen für den Einsatz des extravaskulären Lungenwasserkatheters zu definieren.

Literatur

1. Staub NC (1986) Clinical use of lung water measurements. Chest 90:588–594
2. Chinard FP (1975) Estimation of extravascular lung water by indicator-dilution techniques. Circ Res 37:137–145
3. Sibbald WJ, Escaf M, Calvin JE (1990) How can new technology be introduced, evaluated, and financed in critical care? Clin Chem 36:1604–1611
4. Allison RC, Carlile PV Jr, Gray BA (1985) Thermodilution measurement of lung water. Clin Chest Med 6:439–457
5. Oppenheimer L, Elings VB, Lewis FR (1979) Thermal-dye lung water measurements: effects of edema and embolization. J Surg Res 26:504–512
6. Pistolesi M, Miniati M, Milne ENC, Giuntini C (1985) The chest roentgenogram in pulmonary edema. Clin Chest Med 6:314–344
7. Cutillo AG (1987) The clinical assessment of lung water. Chest 92:319–325
8. Sibbald WJ, Short AK, Warshawski FJ, Cunningham DG, Cheung H (1985) Thermal dye measurements of extravascular lung water in critically ill patients. Chest 87:585–592
9. Sibbald WJ, Cunningham DR, Chin DN (1983) Non-cardiac or cardiac pulmonary edema? Chest 84:452–461
10. Sibbald WJ, Warshawski FJ, Short AK, Harris J, Lefcoe MS, Holliday RL (1983) Clinical studies of measuring extravascular lung water by the thermal dye technique in critically ill patients. Chest 83:725–731
11. Baudendistel L, Shields JB, Kaminski DL (1982) Comparison of double indicator thermodilution measurements of extravascular lung water (EVLW) with radiographic estimation of lung water in trauma patients. J Trauma 22:983–988
12. Simmons RS, Gilbert GB, Seindenfeld JJ, Prihoda TJ, Harris GD, Smith JD et al (1987) Fluid balance and the adult respiratory distress syndrome. Am Rev Respir Dis 135:924–929
13. Humphrey H, Hall J, Sznajder I, Silverstein M, Wood L (1990) Improved survival in ARDS patients associated with a reduction in pulmonary capillary wedge pressure. Chest 97:1176–1180

14. Schumacher PT, Samsel RW (1989) Oxygen delivery and uptake by peripheral tissues: physiology and pathophysiology. Crit Care Clin 5:255–269
15. Vincent JL, DeBacker D (1989) Initial management of circulatory shock as prevention of MSOF. Crit Care Clin 5:369–378
16. Eisenberg PR, Hansbrough JR, Anderson D, Schuster DP (1987) A prospective study of lung water measurements during patient management in an intensive care unit. Am Rev Respir Dis 136:662–668
17. Putensen Ch, Neumann M, Himmer G, Mutz N, Fill H (1989) Radioisotope investigation of lung vascular permeability compared to extravascular lung water in severe acute lung failure. Chest 96:137S
18. Demling RH (1987) Pulmonary edema: current concepts of pathophysiology, clinical significance, and methods of measurement. World J Surg 11:147–153
19. Brigham KL, Kariman K, Harris TR, Snapper JR, Bernard GR, Young SL (1983) Correlation of oxygenation with vascular permeability-surface area but not with lung water in humans with acute respiratory failure and pulmonary edema. J Clin Invest 72:339–349
20. Harris Tr, Bernard GR, Brigham KL, et al (1990) Lung microvascular transport properties measured by multiple indicator dilution methods in patients with adult respiratory distress syndrome. Am Rev Respir Dis 141:272–279
21. Bone RC, Maunder R, Slotman G, et al (1989) An early test of survival in patients with the adult respiratory distress syndrome. Chest 96:849–851
22. Zeravik J, Borg U, Pfeiffer UJ (1990) Efficacy of pressure support ventilation dependent on extravascular lung water. Chest 97:1412–1419
23. Demling RH (1990) Current concepts on the adult respiratory distress syndrome. Circ shock 30:297–309
24. Allison RC, Carlile PV, Jr, Gray BA (1985) Thermodilution measurement of lung water. Clin Chest Med 6:439–457
25. Baele PL, McMichan JC, Marsh HM, Sill JC, Southorn PA (1982) Continuous monitoring of mixed venous oxygen saturation in critically ill patients. Anesth Analg 61:513–517
26. Baudendistel L, Shields JB, Kaminski DL (1982) Comparison of double indicator thermodilution measurements of extravascular lung water (EVLW) with radiographic estimation of lung water in trauma patients. J Trauma 22:983–988
27. Benya R, Quintana J, Brundage B (1989) Adverse reactions to indocyanine green: a case report and a review of the literature. Cath Cardiovasc Diag 17:231–233
28. Bongard FS, Matthay M, Mackersie RC, Lewis FR (1984) Morphologic and physiologic correlates of increased extravascular lung water. Surgery 96:395–403
29. Buchbinder N, Ganz W (1976) Hemodynamic monitoring: invasive techniques. Anesthesiology 45:146–155
30. Eisenberg PR, Hansbrough JR, Anderson D, Schuster DP (1987) A prospective study of lung water measurement during patient management in an intensive care unit. Am Rev Respir Dis 136:662–668
31. Gurman GM, Kriemerman S (1985) Cannulation of big arteries in critically ill patients. Crit Care Med 13:217–220
32. Hansen RM, Viquera CE, Matthay MA, Wiener-Kronish JP, DeMarco T, Bahtia S, Marks JD, Bosvinick EH, Chatterjee K (1986) Poor correlation between pulmonary arterial wedge pressure and left enddiastolic volume after coronary artery bypass graft surgery. Anesthesiology 64:764–770
33. Hoeft A (1995) Transpulmonary indicator dilution: an alternative approach for hemodynamic monitoring. Vincent J-L (Ed) Yearbook of Intensive Care and Emergency Medicine 1995. Berlin–Heidelberg–New York, p 593–605
34. Hoeft A, Schorn B, Weyland A, Scholz M, Buhre W, Stepanek E, Allen SJ, Sonntag H (1994) Bedside assessment of intravascular volume status in patients undergoing coronary bypass surgery. Anesthesiology 81:76–86
35. Lichtwarck-Aschoff M, Zeravik J, Pfeiffer UJ (1992) Intrathoracic blood volume accurately reflects circulatory volume status in critically ill patients with mechanical ventilation. Intensive Care Med 18:142–147

36. Mitchell JP, Schuller D, Calandrino FS, Schuster DP (1992) Improved outcome based on fluid management in critically ill patients requiring pulmonary artery catheterization. Am Rev Respir Dis 145:990–998
37. Oppenheimer L, Elings VB, Lewis FR (1979) Thermal-dye lung water measurements: effects of edema and embolization. J Surg Res 26:504–512
38. Reinhart K, Rudolph T, Bredle DL, Hanneman L, Cain SM (1989) Comparison supply/demand. Chest 95:1216–1221
39. Schuller D, Mitchell JP, Calandrino FS, Schuster DP (1991) Fluid balance during pulmonary edema. Is fluid gain a marker or a cause of poor outcome? Chest 100:1068–1075
40. Sibbald WJ, Cunningham DG, Chin DN (1983) Non-cardiac or cardiac pulmonary edema? A practical approach to clinical differentiation in critically ill patients. Chest 84:452–461
41. Sibbald WJ, Short AK, Warshawski FJ, Cunningham DG, Cheung H (1985) Thermal dye measurements of extravascular lung water in critically ill patients. Intravascular Starling forces and extravascular lung water in the adult respiratory distress syndrome. Chest 87:585–592
42. Sibbald WJ, Warshawski FJ, Short AK, Harris J, Lefcoe MS, Holliday RL (1983) Clinical studies of measuring extravascular lung water by the thermyl dye technique in critically ill patients. Chest 83:725–731
43. Wickerts C-J, Jakobsson J, Frostell C, Hedenstierna G (1990) Measurement of extravascular lung water by thermal-dye technique: mechanisms of cardiac output dependence. Intensive Care Med 16:115–120
44. Yelderman ML, Ramsey MA, Quinn MD, Paulsen AW, McKown RC, Gillman PH (1992) Continuous thermodilution cardiac output measurements in intensive care unit patients. J Cardiothorac Vasc Anesth 6:270–274
45. Zeravik J, Borg U, Pfeiffer UJ (1990) Efficacy of pressure support ventilation dependent on extravascular lung water. Chest 97:1412–1419

10 Messung der rechtsventrikulären Ejektionsfraktion

J.-L. Vincent

Die Bedeutung der Funktion des rechten Ventrikels wurde in den letzten Jahren besonders herausgestellt. Die Rolle des rechten Ventrikels in der Aufrechterhaltung der globalen Hämodynamik erlangt nicht nur bei einer pulmonalen Hypertension Bedeutung, sondern auch bei Patienten mit Herzinsuffizienz [1] oder systemischer Hypertension [2]. Bei Patienten mit chronischer Herzinsuffizienz ist die rechtsventrikuläre (RV) Ejektionsfraktion (EF) besser zur Abschätzung der Belastungskapazität geeignet als die linksventrikuläre (LV) EF [3]. Die hämodynamische Wirksamkeit von Vasodilatatoren wird bei diesen Patienten durch die Messung der RV-Volumina besser vorhergesagt als durch die LV-Volumina [4]. Die RVEF hat zusätzlich prognostische Implikationen bei Patienten mit einer durch eine ischämische Herzerkrankung veränderte LV-Funktion [5, 6].

Die Bedeutung der RV-Funktion wurde insbesondere in der Intensivmedizin erkannt [7–9]. Eine RV-myokardiale Depression kann entweder durch regionale Veränderungen aufgrund einer koronaren Herzkrankheit oder einer Myokardkontusion oder häufiger durch eine akute pulmonale Hypertension aufgrund verschiedener Erkrankungen hervorgerufen sein. Diese unterschiedlichen Bedingungen werden in Abschn. 10.4 diskutiert.

Das jüngste Interesse an der RV-Funktion ist teilweise auf die Schwierigkeiten in der Beurteilung der RV-Funktion zurückzuführen. Während der linke Ventrikel eine regelmäßige Form und Struktur besitzt, hat der rechte Ventrikel eine komplexe Struktur und Geometrie. Kombinierte Messungen der rechts- und linksseitigen Füllungsdrücke (rechter Vorhofdruck bzw. pulmonalarterieller Verschlußdruck) unter Anwendung des Pulmonalarterienkatheters (PAK) haben zu einem besseren Verständnis der RV-Funktion und im besonderen der Auswirkungen der pulmonalen Hypertension, der Bedeutung der RV Koronarperfusion und der Probleme der ventrikulären Interdependenz beigetragen. Messungen der kardialen Füllungsdrücke spiegeln jedoch die ventrikulären Volumina nicht notwendigerweise akkurat wider [10, 11].

RV-Volumina können durch verschiedenste Techniken bestimmt werden [9]. Radiologische Untersuchungen, die Kontrastmittelgabe erfordern, sind am Krankenbett nicht einfach durchführbar und daher für den Intensivpatienten nicht praktikabel. Radionuklidangiographische Methoden haben den Vorteil, daß sie Veränderung des ventrikulären Volumens während des Herzzyklus messen können, so daß sie weniger von der geometrischen Komplexität des rechten Ventrikels abhängen. Aus diesem Grund werden sie als der Goldstandard für die Messung der RVEF angesehen. Sie besitzen den offentsichtlichen Vorteil, nichtinvasiv zu sein. Radionuklidtechniken können durch mobile Gamma-Kameras am Patientenbett eingesetzt werden, aber diese Ausrüstung ist sehr sperrig, teuer und die Bedienung erfordert ausgebildetes Personal. Außerdem erfordert diese Methode die Applikation von radioaktivem Material, so daß serielle Messungen unpraktikabel sind. Aus diesen Gründen behält die Methode ihren Wert in der wissenschaftliche Anwendung, nicht aber in der Routineanwendung auf der Intensivstation.

Echokardiographische Techniken lassen sich leichter am Bett wiederholt anwenden, wenngleich auch sie den Einsatz einer sperrigen Ausrüstung erfordern. Diese Techniken besitzen 3 wichtige Limitierungen.
1. Die Bewertung der RV-Volumina durch diese Techniken setzt verschiedene Vereinfachungen bezüglich der RV-Geometrie voraus.
2. Die Bildqualität ist bei Intensivpatienten, die nicht wie gewünscht gelagert werden können, Drainagen oder Verbände im Thoraxbereich (oder sogar ein subkutanes Emphysem) haben können und häufig mechanisch beatmet sind, nicht selten eingeschränkt. Diese Probleme können teilweise durch die Anwendung der transösophagealen Echokardiographie gelöst werden, eine Technik, die jedoch etwas komplexer in der Anwendung ist.
3. Sie setzen seitens des Untersuchers Erfahrung und Ausbildung voraus.

Die letzte Methode, die Thermodilutionstechnik, wird in diesem Kapitel diskutiert. Die RVEF-Thermodilutionsmessung kann als Zusatz zum invasiven hämodynamischen Monitoring gesehen werden. Mit anderen Worten, die Anlage eines PAK nur zur Messung des Thermodilutions-RVEF macht keinen Sinn.

Unter der Voraussetzung, daß ohnehin ein PAK benötigt wird, weist die RVEF-Thermodilutionstechnik folgende Vorteile auf:
1. leicht am Patientenbett durchführbar,
2. serielle Untersuchungen (Trendbeurteilung) möglich,
3. keine Nebenwirkungen,
4. bezüglich der RVEF-Messung einfach, erfordert keine Erfahrung,
5. keine Nullpunktreferenz oder Kalibrierung notwendig,
6. preiswert,
7. gleichzeitige Messung der PA-Drücke und des rechten Vorhofdruckes,
8. sofortige Berechnung des RV-enddiastolischen und endsystolischen Volumens.

10.1
Prinzip der Messung

Die Messung der RVEF durch die Thermodilutionstechnik basiert auf der Konservierung thermaler Energie über einige aufeinanderfolgende Herzschläge. Das Prinzip der Technik ist in Abb. 10-1 dargestellt. Die Injektion eines Kaltwasserbolus in den rechten Vorhof induziert einen temporären Abfall der Bluttemperatur. Der Einsatz eines Thermistors, der auch schnelle Veränderungen registrieren kann, erlaubt die Erkennung mehrerer Plateaus in der Thermodilutionskurve während der Wiederaufwärmungsphase, die durch die pulsatile Ejektion des Blutes durch den rechten Ventrikel hervorgerufen werden. Zu jeder Zeit ist die Wärmeenergie des rechten Ventrikels eine Funktion der Temperatur (T) und seines Volumens (V) entsprechend der Gleichung:

$$\text{Wärmeenergie} = C \cdot T \cdot V,$$

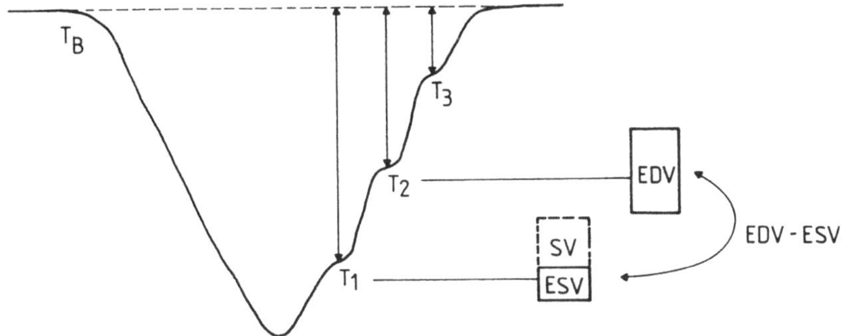

$$T_1 \cdot ESV \cdot C + T_B \cdot (EDV - ESV) \cdot C = T_2 \cdot EDV \cdot C$$

Abb. 10-1. Prinzip der Thermodilutionstechnik zur Messung der RVEF

wobei C ein konstanter Wert ist, der die spezifische Dichte und die Wärmekapazität des Blutes widerspiegelt. Natürlich ist die Wiederaufwärmungsphase der Kurve assoziiert mit dem Rückstrom venösen Blutes mit der Ausgangskörpertemperatur (T_B) in das rechte Herz. Das heißt, während der Wiederaufwärmungsphase ist die Wärmeenergie im Ventrikel kurz vor der Systole (während des enddiastolischen Volumens EDV) gleich der Wärmeenergie am Ende der vorhergegangenen Systole (während des endsystolischen Volumens, ESV) plus der Wärmeenergie des Blutes, das den Ventrikel während der Diastole erreicht hat (entspricht dem enddiastolischen minus dem endsystolischen Volumen). Das heißt, die folgende Gleichung kann formuliert werden:

$$T_1 \cdot ESV \cdot C + T_B \cdot (EDV - ESV) \cdot C = T_2 \cdot EDV \cdot C,$$

wobei T_1 und T_2 die Temperaturen im rechten Ventrikel während zwei aufeinanderfolgenden Systolen repräsentieren.

Diese Gleichung läßt sich durch die Eliminierung des konstanten Wertes C mathematisch vereinfachen, so daß Folgendes resultiert:

$$T_1 \cdot ESV + T_B \cdot EDV = T_2 \cdot EDV + T_B \cdot ESV \quad \text{oder:}$$

$$ESV\,(T_1 - T_B) = EDV\,(T_2 - T_B)$$

$$\frac{ESV}{EDV} = \frac{T_2 - T_B}{T_2 - T_B}$$

$$RVEF = \frac{EDV - ESV}{EDV} = 1 - \frac{T_2 - T_B}{T_2 - T_B}$$

Die Erkennung der aufeinanderfolgenden Plateaus der Thermodilutionskurve kann besonders bei eingeschränkter Herzfunktion schwierig sein. Moderne computerisierte Algorithmen basieren auf dem Prinzip, daß die Elimination eines bolusinjizierten Indikators von einer pulsatilen Kammer einem exponentiellen Abfall folgen muß. Das genaue Monitoring einer R-Zacke auf dem EKG-Monitor ist daher ausreichend genug, die aufeinanderfolgenden Systolen zu erkennen und sie einer exponentiellen Kurve erster Ordnung anzupassen. Von jeder Thermodilutionskurve können mehrere RVEF berechnet und ein Mittelwert gebildet werden. Diese Methode gibt eine exzellente Korrelation mit der theoretischen „Plateaumethode" [12, 13]. Zuerst waren die RVEF-Werte, die durch die Thermodilutionstechnik erhoben wurden, niedriger als erwartet. Maruschak u. Schauble [14] zeigten, daß dies durch eine Dämpfung durch den Katheter selbst hervorgerufen wurde.

Die kalorische Trägheit des Katheters verzögert die Wärmeäquilibrierung. Dies erforderte eine Angleichung des Algorithmus. Unter Anwendung eines neuen Algorithmus liegt der Normalwert der RVEF zwischen 45 und 50 %, und die Variabilität der Messung beträgt weniger als 8 % [12, 13], ein Wert kaum größer als für die HZV-Messung.

In der Praxis wird die RVEF-Messung in ähnlicher Weise wie die HZV-Messung durchgeführt. Aus einem geschlossenen System werden 3–5 Boli zu je 10 ml einer kalten Glukoselösung appliziert. Der Computer berechnet das HZV und die RVEF aus der gleichen Thermodilutionskurve. Man sollte sich vor Augen führen, daß die Methodik zur Berechnung des HZV und der RVEF unterschiedlich sind (s. HZV-Messung in Kap. 3). Das heißt, die gleiche Messung erlaubt die Berechnung des Schlagvolumens sowie der RVEF und daraus des RVEDV.

Die Interpretation der RVEF erlaubt eine bessere Differenzierung der 3 Faktoren, die das Schlagvolumen beeinflussen: Vorlast, Nachlast und Kontraktilität. Wie oben schon erwähnt, kann der RVEDVI leicht bestimmt werden und spiegelt einen besseren Index der RV-Vorlast wider als der rechte Vorhofdruck [11, 15]. Die RV-Funktion wird durch die RV-Nachlast deutlich beeinflußt, so daß ein Anstieg im PA-Druck oder im pulmonalvaskulären Widerstand von einem Anstieg des RVEDV und einer Reduktion der RVEF begleitet wird [16, 17]. Daher kann die Kontraktilität beurteilt werden, indem die RVEF zu einem Index der Nachlast in Beziehung gesetzt wird.

Bei Patienten ohne eine bedeutende myokardiale Erkrankung besteht eine strenge inverse Beziehung zwischen der RVEF und dem totalen pulmonalarteriellen Widerstand (das Verhältnis des mittleren PA-Drucks zum HZV; Abb. 10-2). Diese Beziehung ist für die Interpretation der RVEF hilfreich. Als Alternative kann eine endsystolische Druck-Volumen-Beziehung für den rechten Ventrikel erstellt werden. Eine solche Grafik sollte jedoch idealerweise mehrere Punkte beinhalten, was in der Praxis gegenwärtig kaum erreicht werden kann.

10.2
Limitierungen

Das Prinzip der RVEF-Messung mittels der Thermodilution ist recht einfach. Wie für jede Methode gibt es jedoch einige wichtige Limitierungen.

1. Die Technik erfordert die genaue Messung von Veränderungen der Bluttemperaturen im rechten Ventrikel. Der PAK muß daher mit einem schnell reagierenden Thermistor ausgerüstet sein. Die Thermistoren der modifizierten RVEF-Katheter, die z. Z zur Verfügung stehen, haben eine Reaktionszeit von weniger als 100 ms.

2. Die Technik benötigt eine adäquate Mischung des kalten Flüssigkeitsbolus im rechten Herzen. Dabei ist der Injektionsort des Kältebolus Gegenstand von Bedenken gewesen. Ein RV-Lumen könnte zu einer inkompletten Mischung führen, während eine Öffnung im rechten Vorhof eine exzessive Verdünnung des kalten Indikators

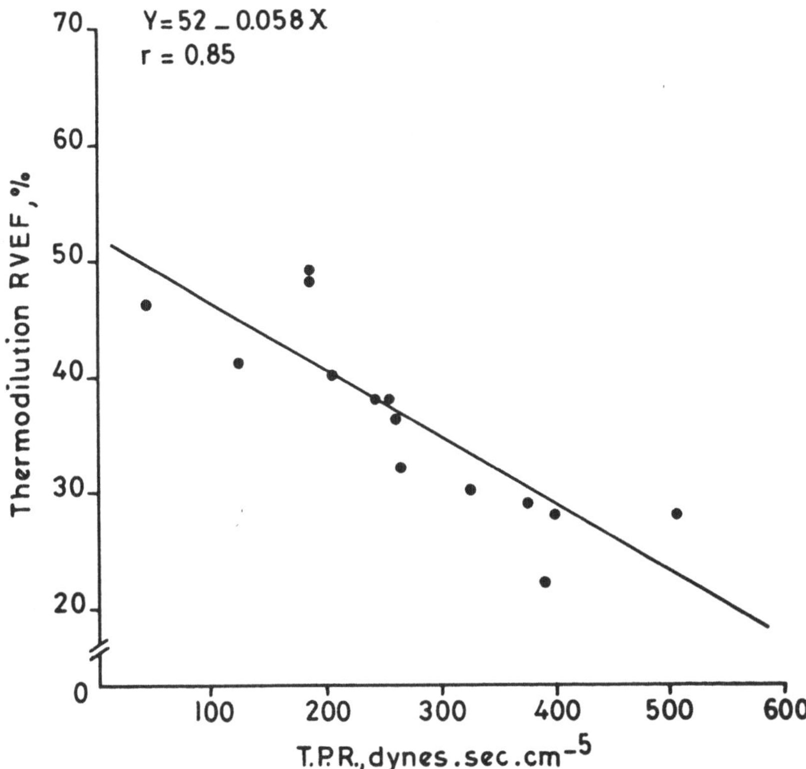

Abb. 10-2. Beziehung zwischen der Thermodilution-RVEF und dem totalen pulmonalen Gefäß-widerstand bei 14 Patienten ohne kardiale Einschränkung. Die Korrelation ist definiert durch die Gleichung $y = 52 - 0,058\,x$; $r = 0,85$. (Nach [12])

zur Folge haben könnte. Eine rechtsatriale Öffnung, ungefähr 2 cm proximal der Trikuspidalklappe, wird als optimaler Kompromiß angesehen [18]. Um eine Mischung des kalten Indikates zu erleichtern, ist der Katheter mit einem modifizierten proximalen Lumen ausgerüstet, das wie bei einer Dusche in 3 Öffnungen mit verschiedenen Austrittswinkeln endet.

3. Eine inkomplette vorwärtsgerichtete Ejektion des kalten Indikators kann die Messung verfälschen. Die Technik kann daher bei trikuspidalen Regurgitationen oder intrakardialen Shunts ungenau sein. Die Thermodilations-RVEF ist bei einer trikuspidalen Regurgitation bedeutend niedriger als die Radionuklid-RVEF. Eine solche Diskrepanz zwischen der Thermodilutions- und Radionuklid-RVEF hat tatsächlich verschiedentlich zur Diagnose einer Trikuspidalinsuffizienz beigetragen [19]. Morrison et al. [20] beobachteten, daß die inverse Beziehung zwischen der RVEF und dem pulmonalarteriellen Druck besser war, wenn Patienten mit einer Trikuspidalinsuffizienz ausgeschlossen wurden. Eine Trikuspidalinsuffizienz ist relativ häufig bei kritisch kranken Patienten, besonders bei Vorliegen einer pulmonalen Hypertension [20].

4. Die Genauigkeit der Technik nimmt bei einer ausgeprägten Tachykardie ab, so daß die Messung bei Herzfrequenzen über 120/min ungenau werden kann [21]. Bei Arrhythmien im allgemeinen und bei Vorhofflimmern im besonderen ist die Messung der RVEF natürlich von begrenzter Bedeutung. Dies stellt jedoch keine Komplikation der Methode dar, sondern eine echte physiologische Variation der RV-Volumina. Ein schrittmacherinduzierter Anstieg der HF ist mit einer Verminderung der ventrikulären EF assoziiert [22]. Daher müssen eventuelle Veränderungen der HF bei der Interpretation von Änderungen der RVEF berücksichtigt werden [23].

5. Die RVEF kann durch den Atemzyklus deutlich beeinflußt werden, insbesondere bei Patienten unter mechanischer Beatmung. Verschiedene Faktoren können dafür verantwortlich gemacht werden: z. B. Veränderungen im venösen Rückstrom, im pulmonalarteriellen Druck, des pulmonalarteriellen Gefäßwiderstands und möglicherweise eine funktionelle trikuspidale Regurgitation [24]. Bei Patienten mit einer dekompensierten chronisch obstruktiven Lungenerkrankung kann die Variabilität der RVEF 18 % erreichen [17]. Es ist daher wichtig, die Messung mit dem Atemzyklus zu koordinieren. Wir beginnen die Bolusinjektion am Ende der Inspiration, um eine Messung gegen Ende der Exspiration zu erreichen [25]. Die RVEF kann ebenso während einer kurzen Apnoephase gemessen werden [26], es bestehen aber Bedenken, daß die unter veränderten Beatmungsbedingungen gemessene RVEF artifiziell sein könnte. Die Interpretation von Veränderungen der RVEF muß mögliche Änderungen der Beatmungseinstellungen ebenfalls in Betracht ziehen [24].

10.3
Validierung

10.3.1
Vergleich mit Radionuklidtechniken

Mehrere Forschungsgruppen haben die RVEF-Messung mittels Thermodilution mit den Radionuklidtechniken als Goldstandard für die RVEF-Messung korreliert [12, 13, 18, 27]. Die erste Studie von Kay et al. [18] berichtete bei Verwendung der Plateauanalyse bei 8 Patienten einen recht hohen Korrelationskoeffizienten von 0,9. Nachfolgende Studien von Vincent et al. [12], Dhainaut et al. [13] und Morrisson et al. [27], die entweder First-pass- oder Gated-first-Techniken anwendeten, ermittelten Korrelationskoeffizienten zwischen 0,67 und 0,92. In diesen Studien waren die Thermodilution-RVEF-Werte etwas niedriger als die Radionuklid-RVEF-Werte. Diese Unterschiede können teilweise durch die Tatsache erklärt werden, daß die Thermodilutionstechnik nur den vorwärtsgerichteten Blutfluß berücksichtigt, während die Radionuklidtechniken globale Veränderungen im ventrikulären Volumen erfassen. Daher könnte eine geringgradige trikuspidale Regurgitation, die relativ häufig bei kritisch kranken Patienten auftritt [20], eine Rolle spielen.

10.3.2
Vergleich mit anderen Techniken

Urban et al. [28] und Voelker et al. [29] beobachteten beim Vergleich der RVEF-Messung mittels Thermodilution mit der biplanen Angiographie einen Korrelationskoeffizienten von 0,83 bzw. 0,80. Eine kürzlich durchgeführte experimentelle Studie an

Schweinen zeigte ebenfalls eine gute Korrelation zwischen der Thermodilutionstechnik und der biplanen Angiographie [30]. Bei Vergleich der RVEF-Messung durch die Thermodilution mit der 2D-Echokardiographie beobachteten Jardin et al. [31] einen Korrelationskoeffizienten von 0,74.

10.4
Anwendungen

Die meisten Studien, die die Thermodilutionstechnik zur Überwachung der RV-Funktion anwendeten, sind in der klinischen Forschung vorgenommen worden und haben zum besseren Verständnis der RV-Funktion beigetragen. Klinische Anwendungen sind jedoch auch im Sinne therapeutischer und prognostischer Implikationen bei kritisch kranken Patienten entstanden.

10.4.1
Akute Ateminsuffizienz

Die Beurteilung der RV-Funktion während akuter respiratorischer Insuffizienz ist häufig schwierig, weil die Anwendung einer maschinellen Beatmung mit positiv endexspiratorischem Druck (PEEP) die Ablesung kardiovaskulärer Drücke erschwert [32]. Thermodilutionsmessungen hingegen sind unabhängig von einer Nullpunktreferenz. Bei Patienten, die wegen eines „adult respiratory distress syndrom" (ARDS) mit PEEP behandelt werden, benutzten Martin et al. [33] die Thermodilutionstechnik, um die Auswirkungen des PEEP auf die RV-Funktion zu untersuchen. Diese Messungen erlauben die Trennung der hämodynamischen Folgen des PEEP aufgrund einer Reduktion der RV-Vorlast von den durch einen Anstieg der RV-Nachlast und/oder eine Reduktion der myokardialen Kontraktilität hervorgerufenen. Diese Beobachtungen können bedeutende therapeutische Implikationen in Hinblick auf die Flüssigkeitstherapie oder Gabe inotroper Substanzen haben.

Schulman et al. [34] untersuchten die Auswirkungen des PEEP auf die RV-Funktion bei 36 Patienten mit verschiedenen Ausprägungen einer Rechtsherzinsuffizienz. Bei Patienten mit deutlich eingeschränkter RV-Funktion induziert der PEEP eine Reduktion der myokardialen Kontraktilität, was durch einen Anstieg der RVEDV und des RVESV sowie eine Abnahme der Steigung der endsystolischen Druck-Volumen-Beziehungen angezeigt wurde. Solche Auswirkungen wurden bei Patienten mit initial normaler RV-Funktion nicht beobachtet. Unter Benutzung der gleichen Thermodilutionstechnik in einem experimentellen Hundemodell beobachteten die gleichen Untersucher [35], daß PEEP die RV-Funktion nachteilig beeinflußte, wenn der rechte koronare Blutfluß limitiert war.

Diese Daten bestätigen eine kürzlich durchgeführte klinische Studie, die anzeigte, daß PEEP nach kardiopulmonalem Bypass zu einer Veränderung der RV-Funktion bei Patienten mit einer Stenose der rechten Koronararterie führt [36].

10.4.2
Polytrauma

Eddy et al. [37] zeigten, daß die Thermodilutions-RVEF mit dem Überleben nach Polytrauma korreliert. Bei 17 polytraumatisierten Patienten, die eine mechanische

Beatmung benötigten, beobachteten sie eine frühe RV-Depression, die bei den 5 Überlebenden, nicht aber bei den 12 gestorbenen Patienten, in den folgenden Stunden reversibel war. Die RV-Depression bei diesen Patienten beruhte vorrangig auf einer akuten pulmonalen Hypertension, die bei den gestorbenen Patienten ausgeprägter war.

10.4.3
Septischer Schock

Eine sepsisinduzierte myokardiale Depression konnte sowohl experimentell als auch klinisch gut nachgewiesen werden. Es wurde bereits mehrfach gezeigt, daß die myokardiale Kontraktilität reduziert sein kann, auch wenn das HZV normal oder hoch ist. Messungen der RVEF wie auch der LVEF sind zum Nachweis der myokardialen Depression eingesetzt worden [38, 39]. Interessanterweise zeigte sich, daß die RVEF bei den nichtüberlebenden Patienten signifikant niedriger war als bei den Überlebenden des septischen Schocks (Abb. 10-3), was bedeutet, daß dieser Messung eine wichtige prognostische Bedeutung zukommt [39, 40].

Durch Untersuchungen der endsystolischen Druck-Volumen-Beziehung bei mittels einer Antischockhose hervorgerufenen Veränderung der ventrikulären Vorlast beobachteten Dhainaut et al. [41] einen progressiven Abfall der Kontraktilität bei den Nichtüberlebenden des septischen Schocks.

Interessanterweise konnten diese Unterschiede beim linken Ventrikel nicht gefunden werden, wahrscheinlich weil die gewöhnlich bei nichtüberlebenden Patienten auftretende ausgeprägtere periphere Vasodilatation den depressiven Effekten einer Myokarddepression auf die LV-Funktion entgegenstehen [42]. Beim septischen Schock kann die RV-Koronarperfusion durch die Koexistenz einer arteriellen Hypotension und pulmonalen Hypertension bedroht sein, so daß Vasokonstriktoren indiziert sein können, um die RV-Funktion zu verbessern. Diese Behandlung ist auch potentiell gefährlich, da eine Substanz wie Noradrenalin die RV-O_2-Angebot-Bedarfsbeziehung verbessern mag, gleichzeitig aber auch die RV-Nachlast erhöht [43]. Daher kann es wichtig sein, die RV-Funktion unter diesen Bedingungen sorgfältig zu überwachen.

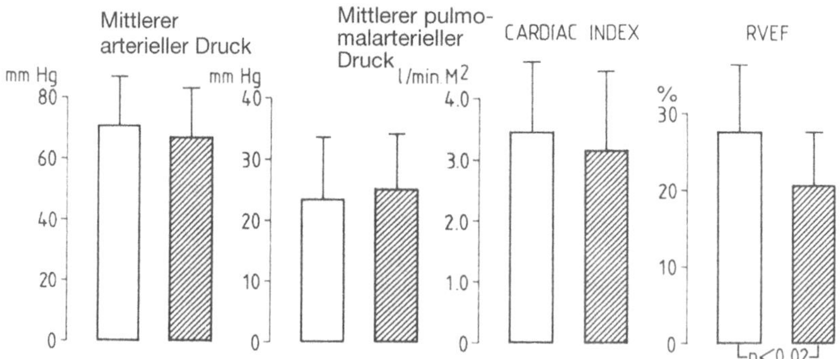

Abb. 10-3. Initiale Werte des mittleren arteriellen Blutdrucks, des mittleren pulmonalarteriellen Drucks, des Herzindex und der RVEF bei 34 Patienten mit septischem Schock einschließlich 11 Überlebenden (*offene Balken*) und 23 Verstorbenen (*schattierte Balken*). (Nach [39])

10.4.4
Akute pulmonale Hypertonie

Wie oben bereits angeführt, kann die pulmonale Hypertension gleichzeitig den RV-O_2-Bedarf erhöhen (durch Erhöhung der Nachlast) und das O_2-Angebot reduzieren (durch Reduktion des aortalen-rechtsventrikulären Druckgradienten). Bei einem experimentellen Modell eines obstruktiven Schocks durch eine Lungenembolie bei Hunden zeigten Ghignone [44], daß Noradrenalin günstigere kardiovaskuläre Auswirkungen besaß als eine Flüssigkeitstherapie oder die Gabe anderer adrenerger Substanzen. Unter Benutzung der Thermodilutionstechnik zur Überwachung der RVEF in einem ähnlichen tierexperimentellen Modell bei Ziegen zeigten Mathru et al. [45], daß eine aggressive Flüssigkeitstherapie dem Noradrenalin überlegen war. Isoprotorenol führte zu einem Abfall der RVEF, weil es einen Anstieg der Herzfrequenz induzierte. Bei Patienten mit einer moderaten pulmonalen Hypertension, aber ohne signifikante arterielle Hypotension, ist die Thermodilutions-RVEF bei mit Dobutamin behandelten Patienten in der Regel höher als bei Patienten mit Dopamin [46].

10.4.5
Akuter Myokardinfarkt

Ein RV-Myokardinfarkt ist ein relativ häufiges Krankheitsbild. Bei hämodynamisch instabilen Patienten wird die Volumengabe als eine nützliche therapeutische Option angesehen, obwohl Studien gezeigt haben, daß diese Behandlung nicht immer effektiv ist. [47]. Bei 20 Patienten mit einem RV-Infarkt konnten Dhainaut et al. [48] kürzlich zeigen, daß eine Volumentherapie zur Erhöhung des HZV und der RVEF in der Regel weniger effektiv war als die Applikation von Dobutamin.

10.4.6
Herzchirurgie

Gewöhnlich ist die Thermodilutions-RVEF in den ersten Stunden nach einem koronararteriellen Bypass vermindert [49]. Dafür kann es mehrere Gründe geben: z. B. ein RV-Infarkt, eine unbehandelte KHK sowie eine RV-Überdehnung oder -Schädigung. Eine inadäquate Protektion des rechten Ventrikels kann ebenfalls eine wichtige Rolle spielen [50]. Boldt et al. haben extensive Studien zur Überwachung der RVEF bei Patienten nach kardiochirurgischen Eingriffen durchgeführt. Sie berichteten, daß ein Abfall der RVEF eine ansonsten nicht diagnostizierte Einschränkung der RV-Funktion aufdecken kann. Dies trat besonders häufig bei Patienten mit einer höhergradigen Stenose der rechten Koronararterie auf, bei denen ein weiterer Abfall des HZV und der RVEF nach Volumengabe beobachtet wurde. Die gleichen Autoren berichteten, daß die Anwendung von PEEP deletäre Auswirkungen auf die RV-Funktion bei Patienten mit einer ausgeprägten Stenose der rechten Koronararterien haben kann [36].

10.4.7
Sonstige chirurgische Eingriffe

Die Überwachung der RV-Funktion während chirurgischer Eingriffe war besonders schwierig, da der Einsatz mobiler Gamma-Kameras in einem Operationssaal kaum vorstellbar ist. Bei Patienten mit Eingriffen an der abdominalen Aorta erlaubte der Einsatz der Thermodilutionstechnik die Dokumentation einer plötzlichen Reduktion in der RV-Vorlast infolge der aortalen Abklemmung [52]. Unter Berücksichtigung des gleichzeitigen Anstieges der linksventrikulären Nachlast läßt die Messung der kardialen Füllungsdrücke ein solches Phänomen nicht vermuten.

10.4.8
Verbrennungen

Thermodilution-RVEF-Messungen haben auch dazu beigetragen, die verschiedenen Formen der RV-Funktion bei Patienten mit Verbrennungen zu identifizieren. Patienten mit einer pulmonalen Hypertension und RV-Dysfunktion sind älter und haben großflächigere Verbrennungen, so daß die RV-Funktion die Auswirkungen der Volumentherapie auf das HZV bei diesen Patienten limitieren kann [15, 53].

10.4.9
Therapeutische Studien

Die Thermodilutionstechniken sind auch eingesetzt worden, die Auswirkungen verschiedener therapeutischer Interventionen auf den rechten Ventrikel zu untersuchen, um myokarddepressive Wirkungen bestimmter Substanzen entweder auszuschließen [54] oder zu belegen [55]. Sie sind ebenfalls dazu verwandt worden, die Auswirkungen adrenerger Substanzen auf die RV-Funktion zu vergleichen [46]. Wie bereits ausgeführt, können Messungen der RVEF und der RVEDV die Steuerung der Volumentherapie unterstützen. Bei einigen Patienten, die wahrscheinlich eine hohe ventrikuläre Compliance haben, kann man einen vergrößerten rechten Ventrikel bei relativ normalen kardialen Füllungsdrücken beobachten. Bei diesen Patienten erhöht eine Volumenangabe das HZV in der Regel nicht [11].

10.5
Zusammenfassung

Thermodilutionstechniken zur Messung der RVEF repräsentieren einen praktischen, sicheren und relativ preiswerten Zusatz zum invasiven hämodynamischen Monitoring. Die Methoden sind gut validiert, so daß sie nicht nur als ein wissenschaftliches Instrument, sondern auch als nützlicher Indikator am Patientenbett eingesetzt werden können. Kombinierte Messungen des Schlagvolumens und der RVEF erlauben dem Arzt, die verschiedenen Determinanten der Herzfunktion besser zu definieren: Vorlast, Nachlast und Kontraktilität. Diese Messungen können daher die Therapie des kritisch kranken Patienten steuern und auch manchmal dazu beitragen, die Prognose besser zu definieren. Serielle Messungen der RVEF können besonders hilfreich sein, Veränderungen der RV-Funktionen über die Zeit zu erfassen.

Literatur

1. Oakley C (1988) Importance of right ventricular function in congestive heart failure. Am J Cardiol 62:14A–19A
2. Chakko S, de Marchena E, Kessler KM, Materson BJ, Myerburg RJ (1990) Right ventricular diastolic function in systemic hypertension. Am J Cardiol 65:1117–1120
3. Baker BJ, Wilen MM, Boyd CM, Dinh H, Franciosa JA (1984) Relation of right ventricular ejection fraction to exercise capacity in chronic left ventricular failure. Am J Cardiol 54: 596–599
4. Konstam MA, Weiland DS, Conlon TP, Martin TT, Cohen SR, Eichhorn EJ, Isner JM, Zile MR, Salem DN (1987) Hemodynamic correlates of left ventricular versus right ventricular radionuclide volumetric responses to vasodilator therapy in congestive heart failure secondary to ischemic or dilated cardiomyopathy. Am J Cardiol 59:1131–1137
5. Shah P, Maddahi J, Staniloff HM, Ellrodt AG, Pichler M, Swan HJC, Berman DS (1986) Variable spectrum and prognostic implications of left and right ventricular ejection fractions in patients with and without clinical heart failure after acute myocardial infarction. Am J Cardiol 58:387–393
6. Polak JF, Holman BL, Wynne J, Colucci WS (1983) Right ventricular ejection fraction: an indicator of increased mortality in patients with congestive heart failure associated with coronary artery disease. JACC 2:217–224
7. Oliphant LD, Sibbald WJ (1987) Right ventricular performance in the adult respiratory distress syndrome. In: Update in Intensive Care and Emergency Medicine (Springer-Verlag) 2: 25–37
8. Hurford WE, Zapol WM (1988) The right ventricle and critical illness: a review of anatomy, physiology, and clinical evaluation of its function. Intensive Care Med 14:448–457
9. Vincent JL, Lenaers A (1989) Right heart function and its evaluation. Perspect Crit Care 2: 141–156
10. Calvin JE, Driedger AA, Sibbald WJ (1981) Does the pulmonary capillary wedge pressure predict left ventricular preload in critically ill patients? Crit Care Med 9:437–443
11. Reuse C, Vincent JL, Pinsky MR (1990) Measurements of right ventricular volumes during fluid challenge. Chest 98:1450–1454
12. Vincent JL, Thirion M, Brimioulle S, Lejeune Ph, Kahn RJ (1986) Thermodilution measurement of right ventricular ejection fraction with a modified pulmonary artery catheter. Intensive Care Med 12:33–38
13. Dhainaut JF, Brunet F, Monsallier JF, Villemant D, Devaux JY, Konno M, De Gournay JM, Armaganidis A, Iotti G, Huyghebaert MF, Lanore JJ (1987) Bedside evaluation of right ventricular performance using a rapid computerized thermodilution method. Crit Care Med 15: 148–152
14. Matuschak GF, Schauble JF (1985) Limitations of thermodilution ejection fraction: Degradation of frequency response by catheter mounting of fast-response thermistors. Crit Care Med 13:679–682
15. Martyn JAJ, Snider MT, Farago LF, Burke JF (1981) Thermodilution right ventricular volume: A novel and better predictor of volume replacement in acute thermal injury. J Trauma 21: 619–624
16. Sibbald WJ, Dreiger AA, Myers ML, Shork AIK, Wells GA (1983) Biventricular function in the adult respiratory distress syndrome. Hemodynamic and radionuclide assessment with special emphasis on right ventricular function. Chest 84:126–134
17. Brunet F, Dhainaut JF, Devaux JY, Huyghebaert MF, Villemant D, Monsallier JF (1988) Right ventricular performance in patients with acute respiratory failure. Intensive Care Med 14: 474–477
18. Kay HR, Afshari M, Barash P, Webler W, Iskandrian A, Bemis C, Hakki AH, Mundth ED (1983) Measurement of ejection fraction by thermal dilution techniques. J Surg Res 34:337–346
19. Vincent JL, Thirion M, Melot C, Leeman M, Reuse C, Lenaers A (1986) Discrepancy between thermodilution and radionuclear RVEF measurements: another sign of tricuspid regurgitation. Acute Care 12:49–51

20. Morrison DA, Ovitt T, Hammermeister KE, Stovall JR (1988) Functional tricuspid regurgitation and right ventricular dysfunction in pulmonary hypertension. Am J Cardiol 62: 108–112
21. European Society of Intensive Care Medicine (1991) Consensus report on the use of the pulmonary artery catheter. Intensive Care Med 17:I–VIII
22. Bristow JD, Ferguson RE, Mintz F, Rapaport E (1963) The influence of heart rate on left ventricular volume in dogs. J Clin Invest 42:649–655
23. Schrijen F, Henriquez A, Renondo J, Poincelot F, Pichene M (1990) Inter- and intrasubject variability of the thermodilution measurement of right ventricular ejection fraction and volume in patients with chronic obstructive pulmonary disease. Cardiovasc Res 24:33–36
24. Caplin JL, Flatman WD, Dyke L, Wiseman MN, Dymond DS (1989) Influence of respiratory variations on right ventricular function. Br Heart J 62:253–259
25. Vincent JL (1988) Timing of injection right ventricular ejection fraction. Intensive Care Med (letter) 14:447
26. Assmann R, Falke KJ (1988) Pressure and volume assessment of right ventricular function during mechanical ventilation. Intensive Care Med 14:467–470
27. Morrison DA, Stovall R, Senecqua J, Friefeld G (1987) Thermodilution measurement of the right ventricular ejection fraction. Cathet Cardiovasc Diagn 13:167
28. Urban P, Scheidegger D, Gabathuler J, Rutishauser W (1987) Thermodilution determination of right ventricular volume and ejection fraction: A comparison with biplane angiography. Crit Care Med 15:652–655
29. Voelker W, Gruber HP, Ickrath O, Unterberg R, Karsch KR (1988) Determination of right ventricular ejection fraction by thermodilution technique – a comparison to biplane cineventriculography. Intensive Care Med 14:461–466
30. Spinale FG, Smith AC, Carabello BA, Crawford FA (1990) Right ventricular function computed by thermodilution and ventriculography. J Thorac Cardiovasc Surg 99:141–152
31. Jardin F, Gueret P, Dubourg O, Farcot JC, Margairaz A, Bourdarias JP (1985) Right ventricular volumes by thermodilution in the adult respiratory distress syndrome: A comparative study using two-dimensional echocardiography as a reference method. Chest 88:34–39
32. Sibbald WJ, Driedger AA, Cunningham DG, Cheung H (1986) Right and left ventricular performance in acute hypoxemic respiratory failure. Crit Care Med 14:852–857
33. Martin C, Saux P, Albanese J, Bonneru JJ, Gouin F (1987) Right ventricular function during positive end-expiratory pressure. Chest 92:999–1004
34. Schulman DS, Biondi JW, Matthay RA, Barash PG, Zaret BL, Soufer R (1988) Effect of positive end-expiratory pressure on right ventriuclar performance. Am J Med 84:57–67
35. Schulman DS, Biondi JW, Zohgbi S, Zaret BL, Soufer R (1990) Coronary now limits right ventricular performance during positive end-expiratory pressure. Am Rev Respir Dis 141: 1531–1537
36. Boldt J, Kling D, Bormann B, Scheld H, Hempelmann G (1988) Influence of PEEP ventilation immediately after cardiopulmonary bypass on right ventricular function. Chest 94:566–571
37. Eddy AC, Rice CL, Anardi DM (1988) Right ventricular dysfunction in multiple trauma victims. Am J Surg 155:712–715
38. Parker MM, Shelhamer JH, Bacharach SL, Green MV, Natanson C, Frederick TM, Damske BA, Parrillo JE (1984) Profound but reversible myocardial depression in patients with septic shock. Ann Intern Med 100:483–490
39. Vincent JL, Reuse C, Frank N, Contempre B, Kahn RJ (1989) Right ventricular dysfunction in septic shock: Assessment by measurement of right ventricular ejection fraction using the thermodilution technique. Acta Anaesth Scand 33:34–38
40. Vincent JL, Gris P, Coffernils M, Leon M, Pinsky M, Reuse C, Kahn RJ. Myocardial depression and decreased vascular tone characterize fatal course from septic shock. Surgery (in press)
41. Dhainaut JF, Catoire P, Brunet F, Huyghebaert MF, Dallava J, Monsallier JF (1988) Evaluation of right ventricular contractile function using end-systolic pressure volume relationships in patients with septic shock. Am Rev Respir Dis 137:A114
42. Vincent JL (1989) The role of cardiovascular failure in Multiple Organ Failure. In: Bihari D, Cerra F (eds) New Horizons, Society of Critical Care Medicine. Fullerton, CA, pp 241–252

43. Schreuder WO, Schneider AJ, Groeneveld ABJ, Thijs LG (1989) Effect of dopamine vs norepi-
    nephrine on hemodynamics in septic shock. Chest 95:1282–1288
44. Ghignone M, Girling L, Prewitt RM (1984) Volume expansion versus norepinephrine in
    treatment of a low cardiac output complicating an acute increase in right ventricular after-
    load in dogs. Anesthesiology 60:132–135
45. Mathru M, Venus B, Smith RA, Shirakawa Y, Sugiura A (1986) Treatment of low cardiac out-
    put complicating acute pulmonary hypertension in normovolemic goats. Crit Care Med 14:
    120–124
46. Vincent JL, Reuse C, Kahn RJ (1988) Effects on right ventricular function of a change from
    dopamine to dobutamine in critically ill patients. Crit Care Med 16:659–662
47. Dell'Italia LJ, Starling MR, Blumhardt R, Lasher JC, O'Rourke RA (1985) Comparative effects
    of volume loading, dobutamine and nitroprusside in patients with predominant right ven-
    tricular infarction. Circulation 72:1327–1335
48. Dhainaut JF, Ghannad E, Villemant D, Brunet F, Devaux JY, Schremmer B, Squara P, Weber S,
    Monsallier JF (1990) Role of tricuspid regurgitation and left ventricular infarction in the
    treatment of right ventricular infarction-induced low-cardiac output syndrome. Am J Car-
    diol 66:289–295
49. Bastien O, Durand PG, George M, Gurbala A, Estanove S (1988) Evolution of right ventricu-
    lar performance after CABG. Intensive Care Med 14:499–502
50. Boldt J, Kling D, Hempelmann G (1988) Right ventricular function and cardiac surgery. Int
    Care Med 14:496–498
51. Boldt J, Kling D, Moosdorf R, Hempelmann G (1989) Influence of acute volume loading on
    right ventricular function after cardiopulmonary bypass. Crit Care Med 17:518–522
52. Van der Linden P, Gilbart E, Engelman E, de Rood M, Vincent JL (1989) Determination of
    right ventricular volumes during aortic surgery. J Cardiothor Anesth 3:280–285
53. Martyn JAJ, Snider MT, Szyfelbein SK, Burke JF, Laver MB (1990) Right ventricular dysfunc-
    tion in acute thermal injury. Ann Surg 191:330–335
54. Hines RL, Barash PG (1986) Protamine: Does it alter right ventricular function? Anesth
    Analg 65:1271–1274
55. Martin C, Saux P, Albanese J, Eon B, Gouin F (1988) Right ventricular end-systolic pressure-
    volume relation during propofol infusion. Anesthesiology 89:A14

11 Transösophageale Echokardiographie vs. Pulmonalarterienkatheter

E. Hüttemann

Mit der transösophagealen Echokardiographie (TEE) wurde in den letzten zwei Jahrzehnten eine semiinvasive Technik entwickelt, die sowohl funktionelle als auch anatomische Informationen liefert. Technische Fortschritte wie verbesserte Auflösung, Doppler- und Farbdopplerfunktionen, multiplane Sonden (frei wählbare Beschallungsebenen) und miniaturisierte Schallköpfe haben der TEE neue Anwendungsfelder erschlossen. Die Komplikationsraten der Methode sind, auch wenn die Sonde über viele Stunden eingesetzt wird, sehr gering. In einer Multicenterstudie mit 10 419 Untersuchungen wurden bei 0,18 % der Patienten Komplikationen (Bronchospasmus, Hypoxämie, Arrhythmien, Angina pectoris, AV-Block III. Grades sowie oropharyngeale Blutungen) beobachtet [1]. Eine tödliche Komplikation resultierte aus einer Perforation mit konsekutiver Mediastinitis bei einem pulmonalen Malignom mit ösophagealer Infiltration. Zu Perforationen des Hypopharynx (Sinus piriformis) und Mallory-Weiss-Läsionen liegen kasuistische Mitteilungen vor [2, 3, 4]. Ösophageale Erkrankungen (Ösophagitis mit und ohne Strikturen, Raumforderungen, Varizen, Divertikel) stellen, zumindest ohne vorausgehende genaue Diagnostik, daher eine Kontraindikation für die Methode dar.

In diesem Kapitel werden PAK und TEE bezüglich der hämodynamischen Informationen verglichen und die Limitationen der Verfahren diskutiert.

11.1
Untersuchung der Hämodynamik

11.1.1
Vorlast

Allgemein ist die Vorlast als die Faserspannung eines Muskels im Ausgangs-(Ruhe-)-zustand definiert. Beim Herz entspricht die Vorlast der enddiastolischen Faserspannung bzw. beim intakten Ventrikel dem enddiastolischen Volumen. Der Wert des pulmonalkapillären Verschlußdrucks als Vorlastparameter hängt damit entscheidend davon ab, inwieweit er ein Maß für das linksventrikuläre enddiastolische Volumen (LVEDV) sein kann. Wie an anderer Stelle bereits erörtert, können zum einen zwischen PCWP und p_{LA} bzw. LVEDP erhebliche Differenzen auftreten (z. B. bei venookklusiven Erkrankungen, Vitien, Tachykardien etc.), zum anderen kann die Beziehung zwischen linksventrikulärem enddiastolischem Druck und enddiastolischem

Volumen, also die linksventrikuläre Dehnbarkeit (Compliance), verändert sein (Hypertrophie, Ischämie, konstriktive Perikarditis, mechanische Ventilation etc.) oder sich innerhalb des Untersuchungszeitraums ändern. Auch bei Applikation eines positiv endexspiratorischen Drucks (PEEP) kann eine diskordante Beziehung von Druck und Volumen resultieren. Letztendlich bedeutet dies, daß bei einem bestimmten enddiastolischen Volumen – in Abhängigkeit von der Compliance – unterschiedliche Füllungsdrücke bzw. PCWP-Werte gemessen werden können. Umgekehrt ist z. B. ein PCWP von 20 mm Hg bei einer ausgeprägten Linksherzhypertrophie oder hypertrophen Kardiomyopathie anders zu bewerten als bei einem herzgesunden Patienten. Was in dem erstgenannten Fall eine ausreichende Vorlast darstellt, bedeutet für ein normales Herz bereits eine Dilatation. Daher kann der pulmonalarterielle Verschlußdruck (als Absolutwert) bei einer Vielzahl von Patienten kein verläßlicher Parameter der linksventrikulären Vorlast sein. Nur anhand wiederholter Messungen, ggfs. – so vertretbar – kombiniert mit einer Volumengabe („volume challenge"), läßt sich anhand einer „Starling-Kurve" (SV vs. PCWP) eine Aussage zur Vorlast anhand des PCWP treffen.

Änderungen der linksventrikulären Vorlast werden mittels TEE verläßlicher wiedergegeben als anhand von Füllungsdrücken. Als Vorlastparameter wird üblicherweise die enddiastolische Querschnittsfläche (EDA, „enddiastolic area") in Höhe der mittleren Papillarmuskeln verwandt. Da 80 % des Schlagvolumens durch die (zentrische) Kontraktion in Höhe der Papillarmuskeln ausgeworfen wird, bietet sich die Verwendung der Querschnittsfläche anstelle des Volumens an. Ein weiterer Grund ist die gute intra- und interindividuelle Reproduzierbarkeit der midpapillären Querschnittsfläche. Dagegen ist die Ausmessung des Ventrikelvolumens anhand des sog. 4-Kammerblickes insofern problematisch, als daß die Längsachse oft verkürzt dargestellt und somit ein falsch-niedriges Volumen ermittelt wird.

Für die enddiastolische Querschnittsfläche konnte eine gute Korrelation mit dem nuklearmedizinisch bestimmtem Ventrikelvolumen gezeigt werden [5]. In einer Untersuchung bei 30 Patienten mit geplantem koronarchirurgischem Eingriff entnahmen Cheung et al. 15 % des Blutvolumens des Patienten (in 6 Portionen) im Rahmen der Eigenblutspende vor Anschluß an die Herz-Lungen-Maschine [6]. Die TEE zeigt einen signifikanten Abfall der enddiastolischen Querschnittsfläche nach Entfernung des ersten Aliquots (2,5 % des geschätzten zirkulierenden Blutvolumens bzw. etwa 200 ml) und einen linearen Abfall mit den folgenden Aliquots; nach Abnahme aller 6 Aliquots hatte die enddiastolische Querschnittsfläche um 27 % bei Patienten mit normaler linksventrikulärer Funktion und 21 % bei den Patienten mit eingeschränkter linksventrikulärer Funktion abgenommen. Der pulmonalarterielle Verschlußdruck und der zentralvenöse Druck nahmen ebenso ab, korrelierten jedoch nur schlecht mit der enddiastolischen Querschnittsfläche als Ausdruck deutlicher Unterschiede in der linksventrikulären Dehnbarkeit.

In einer Untersuchung von Patienten, die sich einer Resektion eines abdominalen Aortenaneurysmas unterzogen, wurden echokardiographische Parameter, pulmonalarterielle Druckwerte und nuklearmedizinisch bestimmte Ventrikelvolumina simultan erfaßt. Die Korrelation zwischen echokardiographisch und nuklearmedizinisch bestimmten Volumina sowie Ejektionsfraktionen war ausgezeichnet, wohingegen zwischen den Daten dieser beiden Verfahren und den diastolischen pulmonalarteriellen Drücken fast keine Korrelation bestand [7].

In einer eigenen Untersuchung an kritisch kranken, mechanisch ventilierten Patienten einer operativen Intensivstation (septischer Schock, ARDS) fand sich eine gute Korrelation zwischen Änderungen des Schlagvolumenindex (SVI) und Änderungen des enddiastolischen Querschnittsflächenindex (EDAI) (r = 0,84) sowie Änderungen des mittels Doppelindikatormethode gemessenen intrathorakalen Blutvolumenindex (ITBVI) (r = 0,68), dagegen aber nur eine schwache Korrelation mit Änderungen des PCWP [8]. In Situationen, in denen es zu einer Änderung der linksventrikulären Compliance kommt, kann daher die TEE die einzig klinisch durchführbare Methode zur genauen Erfassung der Vorlast darstellen.

11.1.2
Linksventrikuläre Füllungsdrücke

Interessanterweise bietet die TEE auch Möglichkeiten zur Abschätzung der linksventrikulären Füllungsdrücke. Eine Option besteht in der Erfassung des pulmonalvenösen Flußprofils (in Ergänzung des transmitralen Einstromprofils) mittels der Dopplertechnik („pulsed wave" – Doppler). Allerdings wird das diastolische Füllungsverhalten von einer ganzen Reihe von Faktoren wie Druck, Volumengrößen, Compliance, linksventrikulärer Funktion, Lastverhältnisse, Sympathikotonus, Rhythmus oder Klappenfunktion (z. B. Mitralinsuffizienz) in unterschiedlicher Weise beeinflußt, was diese Anwendung der TEE limitiert und die z. T. widersprüchlichen Daten erklärt. So fanden Castello et al. [9] eine positive Korrelation (r = 0,69, p = 0,003) zwischen PCWP und dem systolischen Flußanteil des pulmonalvenösen Flußprofils bei Patienten mit einem Herzindex (HI) > 2,2 l/min/m², dagegen bei Patienten mit einem HI < 2,2 l/min/m² eine negative Korrelation (r = − 0,58, p < 0,001). Ähnliche Befunde wurden tierexperimentell erhoben [10].

Insofern sind die Ergebnisse einer Studie von Kücherer et al. [11], nämlich daß ein systolischer Flußanteil von weniger als 40–50 % ein spezifischer und sensitiver Hinweis auf einen linksatrialen Füllungsdruck von mehr als 15 mm Hg darstellt, zu relativieren. Vermutlich wurden hier überwiegend Patienten mit niedrigem HZV untersucht, diesbezügliche Daten wurden allerdings nicht angegeben. In einer weiteren Untersuchung waren die linksatrialen Drücke normal oder niedrig, wenn die maximale systolische pulmonalvenöse Flußgeschwindigkeit die maximale diastolische übertraf; verhielt es sich umgekehrt, so war der linksatriale Druck hoch [12]. Schließlich erlaubt auch das transmitrale Flußprofil selbst Rückschlüsse auf den linksatrialen Druck. In einer Untersuchung an kritisch Kranken wurden für verschiedene Parameter des transmitralen Flußprofils folgende Korrelationen beschrieben: 0,75 (E/A-Relation), 0,55 (isovolumetrische Relaxationszeit), 0,65 (atriale Flußfraktion) und 0,5 (Dezelerationszeit) [13].

Alternativ läßt sich mittels der TEE anhand von Änderungen der Kurvatur des Vorhofseptums der linksatriale Druck abschätzen. So wird bei niedrigen oder normalen linksatrialen Drücken das Vorhofseptum kurzzeitig seine rechtskonvexe Biegung während der Exspirationsphase der Überdruckventilation (da der rechtsatriale den linksatrialen Druck in diesem Moment übersteigt) umkehren – das Fehlen dieser Bewegung des Vorhofseptums hat einen positiv prädiktiven Wert von 0,97 für einen linksatrialen Druck von mehr als 15 mm Hg [14]. Nach dem Gesagten erlauben die komplexen Interaktionen der verschiedenen das diastolische Füllungsverhalten bestimmenden Faktoren keine quantitative Bestimmung des Füllungsdrucks mittels der TEE, klinisch relevante Erhöhungen lassen sich aber bei den meisten Patienten recht verläßlich feststellen.

11.1.3
Kontraktilität

In der klinischen Routine wird die Kontraktilität anhand von systolischen Zeitintervallen, Ejektionsfraktion (EF) bzw. Flächenverkürzungfraktion („fractional area change"; FAC) oder Schlagvolumen (SV) bzw. Herzzeitvolumen (HZV) beschrieben. Aufgrund der Abhängigkeit dieser Indices von Vor- und Nachlast müssen die Lastbedingungen bei der Interpretation unbedingt berücksichtigt werden, wenn fundierte Aussagen zur systolischen Funktion gemacht werden sollen. Diese Problematik gilt auch für den linksventrikulären Schlagarbeitsindex (LVSWI).

Eine weitgehend vor- und nachlastunabhängige Bestimmung der Kontraktilität ist zwar mittels sog. Druck-Volumen-Schleifen, also der endsystolischen Druck-Volumen-Beziehung, möglich. Bisher wurden diese Verfahren aber nur für Studienzwecke eingesetzt [15].

11.1.3.1
Herzzeitvolumen

Messungen des HZV können sowohl anhand des PAK als auch der TEE vorgenommen werden. Bei dem PAK basieren die Messungen auf dem Thermodilutionsprinzip, wobei im Falle von intrakardialen Shunts oder einer höhergradigen Trikuspidalinsuffizienz Meßfehler resultieren können. Die TEE erlaubt die Bestimmung des HZV anhand von Messungen der Volumina

$$HZV = SV \cdot Frequenz; \quad SV = EDV - ESV$$

als auch mittels der Dopplertechnik. Echtzeitdarstellungen (transgastrische kurze Achse) der linksventrikulären Füllungen und Kontraktion erlauben eine sofortige qualitative Erkennung von ausgeprägten Änderungen des HZV. Die quantitative Analyse wird je nach der gewählten Schnittebene durch verschiedene Faktoren limitiert: Qualität der Darstellung, insbesondere der Endokardlinien als Grundlage der korrekten Ermittlung des Cavums, vereinfachende Annahmen bezüglich einer idealen Geometrie, keine apikale Schnittführung (tangentiale Schnittführung).

In einer Untersuchung an Patienten mit guter LV-Funktion korrelierte das anhand von EDV und ESV bestimmte Schlagvolumen gut mit der Thermodilutionstechnik [16]. Darüber hinaus erlaubt die TEE die Bestimmung des HZV mittels Dopplertechnik durch Messung der Blutflußgeschwindigkeiten an einer Klappe oder einem großen Gefäß in Verbindung mit der zweidimensionalen Darstellung der Klappenöffnungsfläche bzw. der Gefäßquerschnittsfläche. Das Produkt dieser Messungen (Schlagvolumen · Herzfrequenz) entspricht dem HZV. Potentielle Limitationen sind ein nicht laminarer Blutfluß, ein Winkel zwischen Dopplerstrahl und Blutflußrichtung sowie eine variable Klappenöffnungs- bzw. Gefäßquerschnittsfläche. Aktuelle Untersuchungen zeigen, daß in 95 % eine akkurat durchgeführte TEE-Bestimmung des HZV innerhalb von ± 1 l/min des Thermodilutionswertes liegt [17–20]. Nichtsdestoweniger sind jedoch adäquate Doppleruntersuchungen nicht immer möglich und benötigen, auch wenn sie durchführbar sind, 3–5 min zu ihrer Durchführung.

11.1.3.2
Ejektionsfraktion

Üblicherweise wird die sog. Ejektionsfraktion (EF) als Index der Kontraktilität verwandt. Während die linksventrikuläre EF nicht mit dem Pulmonalarterienkatheter bestimmt werden kann, ist die Erfassung der rechtsventrikulären EF (RVEF) bei Verwendung des entsprechenden Katheters (RVEF-PAK) möglich.

$$EF\,[\%] = EDV - ESV/EDV \cdot 100$$

Die akkurate Bestimmung der EF mittels der TEE ist im Vergleich zur transthorakalen Echokardiographie aufgrund der bereits erwähnten Gründe (s. Abschn. 11.1.2) oft technisch schwieriger. Steht eine bi- oder multiplane Sonde zur Verfügung, so bietet sich die Verwendung des transgastrischen Längsschnittes zur präziseren Erfassung des linksventrikulären Cavums an. Die Flächenverkürzungsfraktion (engl. FAC „fractional area change" oder synonym SAAC „short axis area change"), die im mittpapillären Querschnitt der kurzen Achse gemessen wird, stellt eine akzeptable Näherung der linksventrikulären Ejektionsfraktion dar [21]. In verschiedenen Studien konnte eine gute Korrelation zwischen FAC und EF gezeigt werden. Als Normbereich werden für die FAC 0,50–0,75 angegeben [22]. Es sei nochmals betont, daß die EF nachlastabhängig ist und daher nur mit Vorsicht als ein Index der globalen linksventrikulären Funktion verwertet werden sollte. Jedoch ist die linksventrikuläre Ejektionsfraktion u. a. ein exzellenter Prädiktor des Überlebens bei Patienten mit koronarer Herzkrankheit und besitzt auch bei der präoperativen Evaluierung von Hochrisikopatienten einen hohen Stellenwert.

Eine neue Perspektive eröffnet die sog. automatische Konturerkennung, d. h. die automatische Erfassung der Endokardgrenzen. Diese Technologie erlaubt in Echtzeit die Erfassung von EDA, ESA und FAC bei Beschallung der kurzen (transgastrischen) Achse. Im Vergleich zur manuellen Off-line-Auswertung durch erfahrene Untersucher ergaben sich hohe Korrelationen (p > 0,89) [23]. Einschränkend muß allerdings ergänzt werden, daß dabei der Bildeinstellung – insbesondere der Verstärkung („gain"), der Bildqualität („lateral gain compensation") und der Konstanz des Bildausschnittes (problematisch z. B. unter Beatmung) – besondere Beachtung geschenkt werden muß. Bei einer unkritischen Anwendung dieser Technologie, die entsprechende Erfahrung voraussetzt, können ansonsten leicht fehlerhafte Daten erhoben werden. Gorscan et al. verwandten die automatische Konturerkennung zur Ermittlung von nachlastunabhängigen Kontraktilitätsindices anhand von Druck-Flächen-Diagrammen [15].

11.1.4
Nachlast

Unter der Nachlast versteht man die der Kontraktion (d. h. der Faserverkürzung) entgegenstehenden Kräfte. Sie resultiert sowohl aus den peripheren Ladungsbedingungen, wie sie von dem systemvaskulären Widerstand (SVR) wiedergegeben werden, als auch aus internen Faktoren wie der Ventrikelgröße und der Wanddicke. Die Berechnung des SVR basiert auf der (vereinfachenden) Annahme eines nicht pulsatilen Flusses

$$SVR = \frac{(MAD - ZVD) \cdot 79{,}9}{HZV}$$

und stellt daher nur eine grobe Näherung der tatsächlichen linksventrikulären Nachlast dar. Die „Wandspannung" gibt diese Faktoren besser wieder und stellt daher einen besseren Parameter der Nachlast als der systemvaskuläre Widerstand (SVR) dar [24]. Die Wandspannung, genauer die endsystolische Wandspannung, leitet sich aus dem Laplace-Gesetz ab:

$$Wandspannung = \frac{Endsystolischer\ Innendurchmesser \cdot Systolischer\ Druck}{Wanddicke}$$

und kann echokardiographisch mittels der TEE gemessen werden.

11.1.5
Diastolische Funktion

Nicht nur die systolische, sondern auch die diastolische Funktion (also das Füllungsverhalten des Ventrikels) trägt endscheidend zu der kardialen Pumpfunktion bei. Ohne hier auf Einzelheiten eingehen zu können, bietet die Dopplerechokardiographie die Möglichkeit, anhand der transmitralen und pulmonalvenösen Flußprofile die diastolische Funktion zu beschreiben. Die Flußmuster gestatten die Zuordnung zu einer normalen linksventrikulären Füllung, gestörten Relaxation, reduzierten Compliance und einem (additiv) erhöhtem Füllungsdruck. Damit kann die Echokardiographie auch wesentliche Zusatzinformationen für die Interpretation des mittels Pulmonalarterienkatheters gemessenen pulmonalarteriellen Verschlußdrucks liefern. Bleibt unklar, wie PCWP-Werte bei einem Patienten bezüglich der Vorlast zu bewerten sind, so kann die TEE nicht nur aufgrund der Bestimmung des linksventrikulären enddiastolischen Volumens oder der enddiastolischen Querschnittsfläche, sondern auch anhand der Analyse der diastolischen Funktion einen Beitrag zur korrekten Bewertung und damit auch zu den richtigen therapeutischen Schlußfolgerungen leisten.

11.2
Diagnostik

11.2.1
Akute Hypotension

Beim Auftreten einer akuten Hypotension können qualitative Einschätzungen der linksventrikulären Füllungen und Auswurfleistung als ein praktischer Maßstab für die Administration von Volumen und inotropen Substanzen dienen. Einige Ultraschallgeräte erlauben die Aufzeichnung von Herzzyklen auf digitaler Basis, so daß Zyklen zu verschiedenen Zeitpunkten, z. B. während eines Eingriffs, verglichen werden können (Cine-loop-Verfahren). Mit dieser Technik kann ein erfahrener Untersucher nachweislich eine Abnahme der Vorlast erkennen, bevor ein merklicher Abfall des Blutdrucks resultiert [25]. Diese Technologie erleichtert ebenso die prompte Differentialdiagnose von Zuständen einer akuten Hypotension. Eine schwere Hypovolämie ist z. B. anhand einer deutlichen Abnahme der linksventrikulären enddiastolischen Herzgröße und einer deutlichen Steigerung der linksventrikulären EF leicht zu erkennen. Obwohl eine arterielle Vasodilatation (z. B. Sepsis) und Vitien (schwere Aorteninsuffizienz, Mitralinsuffizienz oder Ventrikelseptumdefekt) zu dem gleichen linksventrikulären Füllungs-und Auswurfmuster in Höhe der midpapillären Kurzachse führen können, ist die Unterscheidung dieser Ätiologien einer Hypotension bei Berücksichtigung weiterer Ebenen und des Farbdopplers nicht schwierig. Die echokardiographischen Charakteristika der häufigsten Ursachen einer Hypotension sind in Tabelle 11-1 summarisch dargestellt.

Tabelle 11-1. Differentialdiagnose einer akuten Hypotension mittels TEE (⇑ Anstieg, ⇓ Abfall, ≈ keine Änderung)

Ätiologie	LVEDA	FAC	Doppler	RVEDA	Sonstiges
Hypovolämie	⇓⇓	⇑⇑		⇓⇓	
Linksherzinsuffizienz	⇑–⇑⇑	⇓–⇓⇓	°, MI	⇔–⇑	Regionale/diffuse Kinetikstörungen
Vasodilatation (SVR ⇓) z. B. septischer Schock, Anaphylaxie etc.	⇓ (⇓)	⇑–⇑⇑	°		
Vitium (schwere (akute) MI oder AI oder VSD)	⇔–⇑	⇑–⇑⇑	MI, AI, VSD		Klappenmorphologie
Lungenembolie	⇔–⇓	⇔–⇑	TI, PI, *	⇑⇑ (>0,6 LVEDA)	ggf. Nachweis von Thromben
Rechtsherzinsuffizienz	⇓≈⇑	⇓≈⇑	TI, *	⇑ (>0,6 LVEDA)	
Perikardtamponade	⇓≈⇑	⇓≈⇑		#	Perikarderguß

Erläuterungen:

LVEDA	Linksventrikuläre enddiastolische Fläche in Höhe der midpapillären kurzen Achse.
FAC	Flächenverkürzungsfraktion (≈ entspricht EF).
RVEDA	Rechtsventrikuläre enddiastolische Fläche.
SVR	Systemischer Gefäßwiderstand.
Doppler	pw-, cw- und Farbdoppler.
MI	Mitralinsuffizienz.
TI	Trikuspidalinsuffizienz.
AI	Aorteninsuffizienz.
VSD	Ventrikelseptumdefekt.
*	Charakteristische Änderung des pulmonalarteriellen Dopplersignals (Akzelerationszeit/Ejektionszeit ⇓, dikrotes Profil); systolischer pulmonalarterieller Druck anhand einer Trikuspidalinsuffizienz abschätzbar (PAPsyst = Gradient + ZVD).
#	Frühdiastolischer Kollaps der freien rechtsatrialen- bzw. ventrikulären Wand (hochsensitives und -spezifisches Kriterium für die hämodynamische Wirksamkeit eines Ergusses).
°	Beurteilung der diastolischen Funktion (Relaxation, Compliance).

Tabelle 11-2. Differentialdiagnose des Low-output-Syndroms mittels PAK ($P_{AP(d)}$ Diastolischer Pulmonalarteriendruck, ⇑ Anstieg, ⇓ Abfall, ⇒ keine Änderung, ≈ normale Differenz, > erhöhte Differenz)

	ZVD	PCWP	$P_{AP(d)} > $ PCWP
Hypovolämie	⇓	⇓	≈
Linksherzinsuffizienz	⇒–⇑	⇑	≈
Rechtsherzinsuffizienz	⇑	⇒–⇓	(≈)
Lungenembolie	⇑	⇒–⇓	>
Pulmonale Hypertonie	⇑	⇒–(⇑)	>
Perikardtamponade	⇑	⇑	≈

Auch anhand des Pulmonalaterienkatheters ist eine Differenzierung von Low-output-Syndromen möglich (Tabelle 11-2). Jedoch müssen eine ganze Reihe von Limitierungen beachtet werden, beispielsweise bei der Diagnose einer Hypovolämie bei einer Linksherzhypertrophie, die an anderer Stelle des Buches bereits erörtert wurden.

In einer Untersuchung zur Wertigkeit der TEE bei hypotensiven Patienten wurden 60 konsekutive Patienten mit schwerer persistierender Hypotension nach kardiochirurgischen Eingriffen trotz intensivmedizinischer Maßnahmen auf dem Boden invasiven Monitorings untersucht [26]. Nur bei 30 dieser Patienten bestätigte die TEE die angenommene Ursache der Hypotension. Bei 3 Patienten deckte die TEE eine nicht vermutete Perikardtamponade und bei 6 Patienten eine Hypovolämie auf. Bei 5 Patienten, bei denen die hämodynamischen Daten auf eine Tamponade deuteten, ließen sich aufgrund des Ausschlusses einer Tamponade mittels TEE überflüssige Reoperationen vermeiden.

In einer weiteren Untersuchung an instabilen kardiochirurgischen Patienten im OP (n = 57) und der Intensivstation (n = 83) führte die notfallmäßig durchgeführte TEE-Untersuchung bei 22 dieser Patienten zu einer dringlichen chirurgischen Intervention [27]. Die durchschnittliche Zeit zur Diagnosestellung betrug 11 min. Darüber hinaus hatte die TEE eine prognostische Bedeutung bei hypotensiven kritisch kranken Patienten: Bei Nachweis einer nichtmyokardialen Ursache der Hypotension (d. h. bei valvulärer oder perikardialer Genese) hatten die Patienten eine mehr als doppelt so hohe Chance zu überleben wie Patienten mit anderen Ursachen der Hypotension.

Zusammenfassend ist die Echokardiographie im allgemeinen und die TEE bei beatmeten Patienten im besonderen als Methode der Wahl zur Differentialdiagnose akuter hämodynamischer Instabilitäten anzusehen.

11.2.2
Ischämiedetektion

In einer Vielzahl von Untersuchungen wurde gezeigt, daß ischämische Myokardsegmente während der Systole keine normale lumenwärtsgerichtete Bewegung oder Zunahme der Wanddicke zeigen. Während einer akuten Myokardischämie können regionale Wandbewegungsstörungen ST-Streckenänderungen im EKG vorausgehen oder sogar ohne diese auftreten. In einer Untersuchung an 50 Patienten, die sich einem koronarchirurgischen oder größeren gefäßchirurgischen Eingriff unterziehen mußten, traten intraoperativ bei 94 Patienten neue Kontraktionsstörungen im Sinne einer Myokardischämie auf, ischämische ST-Streckenveränderungen dagegen nur bei 6 Patienten [28]. Die regionalen Kinetikstörungen traten bei 3 dieser 6 Patienten Minuten vor Einsetzen der EKG-Veränderungen auf, und vor dem Auftreten oder ohne neue regionale Kinetikstörung wurde keine ST-Streckenveränderung beobachtet. 3 Patienten, die intraoperativ einen Myokardinfarkt entwickelten, wiesen regionale Kontraktionsstörungen in den entsprechenden Myokardsegmenten auf, welche bis zum Ende des Eingriffs persistierten, aber nur einer von diesen 3 Pateinten bot intraoperativ ischämische ST-Streckenveränderungen. Bei den Patienten, deren Koronaranatomie angiographisch bestimmt worden war, traten alle neuen Wandbewegungsstörungen in Gebieten auf, die durch stenosierte Koronargefäße versorgt waren, niemals in „risikofreiem" Myokard. Bei den 10 Studienpatienten ohne koronare Herzkrankheit (KHK) traten weder regionale Kinetikstörungen noch ST-Streckenveränderungen auf. Spätere Studien an vergleichbaren Patientenkollektiven (d. h. Patienten, die sich einem koronarchirurgischen Eingriff unterzogen) bestätigten diese Daten [29, 30].

In einer Untersuchung an Patienten, die sich einem nichtkoronarchirurgischen Eingriff unterzogen und Risikofaktoren für das Vorliegen einer KHK aufwiesen, fand sich dagegen beim Vergleich von TEE, 2-Kanal-Holter-EKG und 12-Kanal-EKG-Monitoring, daß das 2-Kanal-Holter-Monitoring beinahe doppelt soviele ischämische Episoden wie das 12-Kanal-EKG oder die TEE zeigte [31]. Die Übereinstimmung bezüglich der Diagnose einer Myokardischämie war mit einer Übereinstimmung von nur 10 % für alle 3 Monitoringverfahren, einer Übereinstimmung von 16 % von TEE und 2-Kanal-Holter-EKG oder 12-Kanal-EKG und 37 % zwischen 2-Kanal-Holter-EKG und 12-Kanal-EKG ausgesprochen schlecht. Die offensichtlich höhere Sensitivität des 2-Kanal-Holter-EKG und die größere Übereinstimmung zwischen den beiden EKG-Ableitungen beruhte möglicherweise auf Unterschieden zwischen den TEE- und EKG-Protokollen sowie der Patientenpopulation. So wurde das 2-Kanal-Holter- und das 12-Kanal-EKG kontinuierlich abgeleitet, wohingegen die TEE-Untersuchung lediglich intermittierend erfolgte, außerdem wurden die TEE-Bilder anhand von Videoaufzeichnungen analysiert und nicht anhand der verläßlicheren Technik der Bildschleifenanalyse. Außerdem wiesen nur etwa die Hälfte dieser Patienten eine gesicherte KHK auf – ein ganz wesentlicher Faktor bei der Interpretation dieser Ergebnisse, da bei abnehmender Prävalenz einer Erkrankung in einer Population das Risiko falschpositiver Befunde ansteigt. So zeigt z. B. eine 2-Kanal-Holter-EKG-Ableitung bei 7 % gesunder, junger Erwachsener eine Veränderung im Sinne einer Myokardischämie, bei einer Digitalismedikation sogar bei 26 % [32]. 13 % der Patienten in dieser vorgenannten Untersuchung erhielten Digitalis.

Die Grenzen der TEE für die Ischämiedetektion sollten stets Beachtung finden. Auch wenn ein Myokardabschnitt gut einsehbar ist, kann die Bewertung der segmentalen Kontraktion durch die Rotation des Herzens während der Systole deutlich erschwert werden, ebenso bei einem abnormen Kontraktionsmuster aufgrund eines Schenkelblocks oder eines Schrittmacherrhythmus. Als Konsequenz muß ein verläßliches System für die Bewertung von regionalen Wandbewegungsstörungen die natürliche Bewegung des Herzens (d. h. Verwendung eines beweglichen Referenzrahmens), die regionale Wandbewegung und auch die Myokardverdickung berücksichtigen. Für die Diagnose einer Ischämie ist eine Abnahme der segmentalen Wandbewegungen und Wandverdickungen (ohne daß ähnliche globale Veränderungen vorliegen) von

Tabelle 11-3. Definition von Kinetikstörungen anhand von Wandverdickung und Radiusänderung

Bewegungsmuster	Wandverdickung	Radiusänderung (ΔR)
1. Normal	Deutlich	$\downarrow$ > 30%
2. Leichte Hypokinesie	Moderat	$\downarrow$ 10 $\leq$ ΔR $\leq$ 30%
3. Schwere Hypokinesie	Minimal	$\downarrow$ 0 < ΔR < 10%
4. Akinesie	Keine	$\leftrightarrow$ Keine
5. Dyskinesie	Ausdünnung	$\uparrow$ Paradoxe Bewegung

wenigstens 2 Stufen zu fordern, weniger ausgeprägte Veränderungen werden nämlich auch von Experten nicht übereinstimmend zugeordnet. Tabelle 11-3 erläutert die Definition der verschiedenen Schweregrade von Kontraktionsstörungen. Eine Radiusänderung bezieht sich auf die systolische Abnahme eines imaginären Radius von der Endokardgrenze zum Zentrum des linksventrikulärem Cavums in der midpapillären Schnittebene.

11.3
Zusammenfassung

Mit der TEE wurde die Behandlung kritisch kranker Patienten um ein wesentliches diagnostisches Instrument bereichert. Zum gegenwärtigen Zeitpunkt sind die transösophageale Echokardiographie und der Pulmonalarterienkatheter oder das Doppelindikatorverfahren als komplementäre Methoden zu verstehen. Ist ein hämodynamisches Monitoring nur für einen kürzeren Zeitraum (von Stunden) notwendig, z. B. intraoperativ, so stellt die TEE – in Abhängigkeit von den apparativen und personellen Resourcen einer Klinik – bereits heute eine Alternative zum Pulmonalarterienkatheter oder dem Doppelindikatorverfahren dar.

Auch ein sequentieller Einsatz bietet sich an: Primär die TEE, insbesondere zur Differentialdiagnose einer akuten Instabilität, und in Abhängigkeit von dem Befund dann, so erforderlich, die Entscheidung über das weitere hämodynamische Monitoring, also PAK (bzw. Art des PAK, z. B. CCO-PAK, RVEF-PAK) oder Doppelindikatormethode. Durch neue Entwicklungen (dreidimensionale Echokardiographie, nasale TEE-Sonden) wird die TEE als Monitoringverfahren weiter an Bedeutung gewinnen.

Literatur

1. Daniel WG et al (1991) Safety of transesophageal echocardiography. A multicenter survey of 10419 examinations. Circulation 83:817–821
2. Spahn DR, Schmid S, Carrel.T, Pasch T, Schmid ER (1995) Hypopharynx perforation by a transesophageal echocardiography probe. Anesthesiology. 82/2:581–583
3. Savino JS, Hanson CW 3rd, Bigelow DC, Cheung AT, Weiss SJ (1994) Oropharyngeal injury after transesophageal echocardiography. J Cardiothorac Vasc Anesth 8/1:76–78
4. Dewhirst WE, Stragand JJ, Fleming BM (1990) Mallory-Weiss tear complicating intraoperative transesophageal echocardiography in a patient undergoing aortic valve replacement. Anesthesiology 73/4:777–778
5. Clements FM, Harpole DH, Quill T, Jones RH, McCann RL (1990) Estimation of left ventricular volume and ejection fraction by two-dimensional transoesophageal echocardiography: comparison of short axis imaging and simultaneous radionuclide angiography. Br J Anaesth 64/3:331–336
6. Cheung AT, Savino JS, Weiss SJ, Aukburg SJ, Berlin JA (1994) Echocardiographic and hemodynamic indexes of left ventricular preload in patients with normal and abnormal ventricular function. Anesthesiology 81/2:376–387
7. Harpole DH, Clements FM, Quill T, Wolfe WG, Jones RH, McCann RL (1989) Right and left ventricular performance during and after abdominal aortic aneurysm repair. Ann Surg 209/3:356–62
8. Huettemann E (1996) Intrathoracic blood volume vs. echocardiographic parameters. Clin. Int Care 7 (Suppl 1):20
9. Castello R, Vaughn M, Dressler FA et al (1995) Relation between pulmonary venous flow and pulmonary wedge pressure: influence of cardiac output. Am Heart J 130/1:127–134
10. Hoit BD, Shao Y, Gabel M, Walsh RA (1992) Influence of loading conditions and contractile state on pulmonary venous flow. Validation of Doppler velocimetry. Circulation 86/2:651–659
11. Kuecherer HF, Muhiudeen IA, Kusumoto FM et al (1990) Estimation of mean left atrial pressure from transesophageal pulsed Doppler echocardiography of pulmonary venous flow. Circulation 82/4:1127–1139
12. Hofmann T et al (1995) Simultaneous measurement of pulmonary venous flow by intravascular catheter Doppler velocimetry and transesophageal Doppler echocardiography: relation to left atrial pressure and left atrial and left ventricular function. J Am Coll Cardiol 26:239–249
13. Nagueh SF, Kopelen HA, Zoghbi WA (1995) Feasibility and accuracy of Doppler echocardiographic estimation of pulmonary artery occlusive pressure in the intensive care unit. Am J Cardiol 75/17:1256–1262
14. Kusumoto FM, Muhiudeen IA, Kuecherer HF, Cahalan MK, Schiller NB (1993) Response of the interatrial septum to transatrial pressure gradients and its potential for predicting pulmonary capillary wedge pressure: an intraoperative study using transesophageal echocardiography in patients during mechanical ventilation. J Am Coll Cardiol 21/3:721–728
15. Gorscan Jr et al (1994) Assessment of the immediate effects of cardiopulmonary bypass on left ventricular performance by online pressure-area relations. Circulation 89:180–190
16. Thys DM, Hillel Z, Goldman ME, Mindich BP, Kaplan JA (1987) A comparison of hemodynamic indices derived by invasive monitoring and two-dimensional echocardiography. Anesthesiology 67/5:630–634
17. Feinberg MS, Hopkins WE, Davila Roman VG, Barzilai B (1995) Multiplane transesophageal echocardiographic doppler imaging accurately determines cardiac output measurements in critically ill patients. Chest 107/3:769–773
18. Pu M, Griffin BP, Vandervoort PM(1995) Intraoperative validation of mitral inflow determination by transesophageal echocardiography: comparison of single-plane, biplane and thermodilution techniques. J Am Coll Cardiol 26/4:1047–1053
19. Darmon PL, Hillel Z, Mogtader A, Mindich B, Thys (1994) D Cardiac output by transesophageal echocardiography using continuous-wave Doppler across the aortic valve. Anesthesiology 80/4:796–805; discussion 25 A

20. Savino et al (1991) Measurement o pulmonary blood flow with transesophageal two dimensional and Doppler echocardiography. Anesthesiology 75:445–451

21. Clements FM, Harpole DH, Quill T, Jones RH, McCann RL(1990) Estimation of left ventricular volume and ejection fraction by two-dimensional transoesophageal echocardiography: comparison of short axis imaging and simultaneous radionuclide angiography. Br J Anaesth 64/3:331–336

22. Drexler M, Erbel R, Muller U, Wittlich N, Mohr Kahaly S, Meyer J (1990) Measurement of intracardiac dimensions and structures in normal young adult subjects by transesophageal echocardiography. Am J Cardiol 65/22:1491–1496

23. Perrino AC Jr, Luther MA, O'Connor TZ, Cohen IS (1995) Automated echocardiographic analysis. Examination of serial intraoperative measurements. Anesthesiology 83/2:285–292

24. Lang RM, Borow KM, Neumann A, Janzen D (1986) Systemic vascular resistance: an unreliable index of left ventricular afterload. Circulation 74/5:1114–1123

25. Reich DL, Konstadt SN, Nejat M, Abrams HP, Bucek J (1993) Intraoperative transesophageal echocardiography for the detection of cardiac preload changes induced by transfusion and phlebotomy in pediatric patients. Anesthesiology 79/1:10–5

26. Reichert CL, Visser CA, Koolen JJ et al (1992) Transesophageal echocardiography in hypotensive patients after cardiac operations. Comparison with hemodynamic parameters. J Thorac Cardiovasc Surg 104/2:321–326

27. Heidenreich PA, Stainback RF, Redberg RF et al (1995) Transesophageal echocardiography predicts mortality in critically ill patients with unexplained hypotension [see comments]. J Am Coll Cardiol 26/1:152–158

28. Smith JS, Cahalan MK, Benefiel DJ et al (1985) Intraoperative detection of myocardial ischemia in high-risk patients: electrocardiography vs. two-dimensional transesophageal echocardiography. Circulation 72/5:1015–1021

29. Leung JM, O'Kelly B, Browner WS et al (1989) Prognostic importance of postbypass regional wall-motion abnormalities in patients undergoing coronary artery bypass graft surgery. SPI Research Group. Anesthesiology 71/1:16–25

30. Van Daele ME; Sutherland GR, Mitchell-MM (1990) Do changes in pulmonary capillary wedge pressure adequately reflect myocardial ischemia during anesthesia? A correlative preoperative hemodynamic, electrocardiographic, and transesophageal echocardiographic study. Circulation 81/3:865–871

31. Eisenberg MJ et al (1992) Monitoring for myocardial ischemia during noncardiac surgery. A technology assessment of tranesophageal echocardiography and 12-lead electrocardiography. The Study of Perioperative Ischemia Research Group. JAMA 268:210–216

32. Voller H (1992) Transient ST segment depression during Holter monitoring: how to avoid false positve findings. Am Heart J 124:622–629

12 Klinische Fallstudien mit Anwendung des Pulmonalarterienkatheters

C. Putterman, C. L. Sprung, J. M. Phelan, J. E. Parrillo, C. M. Carpati, M. E. Astiz,
E. C. Rackow, L. D. Nelson, T. J. Iberti, J. H. Silverstein, B. Drenger, D. G. Geber,
J. J. Marini, C. M. Martin, W. J. Sibbald, J.-L. Vincent

12.1 Pneumonie vs. kongestives Herzversagen

C. Putterman, C. L. Sprung

Eine 22jährige Frau mit einem systemischen Lupus erythematodes (SLE) wird in der 21. Schwangerschaftswoche (SSW) zur Abklärung einer Anämie, Proteinurie und peripheren Ödemen stationär aufgenommen. Die Diagnose des SLE war 2 Jahre zuvor auf dem Boden von Fieber, Lymphadenopathie, Arthralgien, Panzytopenie und eines charakteristischen Exanthems in Verbindung mit positiven antinukleären Faktoren und hohen Titern an anti-DNS-Antikörpern gestellt worden. Eine Exazerbation ihrer Krankheit vor einem Jahr sprach auf eine kurzzeitige intravenöse Therapie mit Hydrokortison an, und die Patientin war in letzter Zeit mit einer täglichen Dosis von 15 mg Prednison recht gut eingestellt gewesen.

Während des ersten Drittels ihrer Schwangerschaft entwickelte die Patientin Fieber, und es kam zu einem Abfall der Hämoglobinkonzentration von 11,0 auf 9,0 g/dl. Zur klinischen Abklärung wurde sie auf der Hochrisikoschwangerenstation aufgenommen. Trotz einer Erhöhung der täglichen Dosis Prednison auf 20 mg und nachfolgend auf 60 mg nahm die Hb-Konzentration auf 6,9 g/dl ab. Der direkte Coombs-Test wurde positiv, und es kam zu einem Anstieg der Laktatdehydrogenase im Serum. Die Patientin wurde auf die internistische Station verlegt, nachdem sie eine Hyperkaliämie, schwere Proteinurie mit Hypalbuminämie und Abnahme der Kreatininclearance entwickelt hatte.

Bei der klinischen Untersuchung fand sich ein Blutdruck von 105/70 mmHg, ein Puls von 76 Schlägen/min, eine Atemfrequenz von 20/min mit einer leichten Dyspnoe und eine normale Körpertemperatur. Der einzige auffällige körperliche Befund waren eine geringe Blässe der Haut und Konjunktiven, milde periphere Ödeme und ein nicht fortgeleitetes 2/6-Systolikum am linken Sternumrand.

Die Laboruntersuchung erbrachte folgende Resultate: Leukozyten 3200/µl, davon 66 % Neutrophile, Hkt 21 %, Thrombozyten 115 000/µl. Die Gerinnungsanalysen waren normal. Als pathologisch fanden sich folgende Laborwerte: Gesamtprotein von 5,0 g/dl, Albumin 2,7 g/dl, Harnstoff im Serum 34 mg/dl, Kreatinin 1,3 mg/dl, Komplementfaktor C_4 14 mg/dl (normal 20–50 mg/dl) und C_3 16 mg/dl (normal 50–120 mg/dl). Die Cardiolipin-Antikörper waren negativ, Autoantikörper anti-SS-A negativ, antinukleäre Faktoren hoch ($+4/+4$), anti-DNS 15,2 µg/ml (normal 0–1,5 µg/ml) und

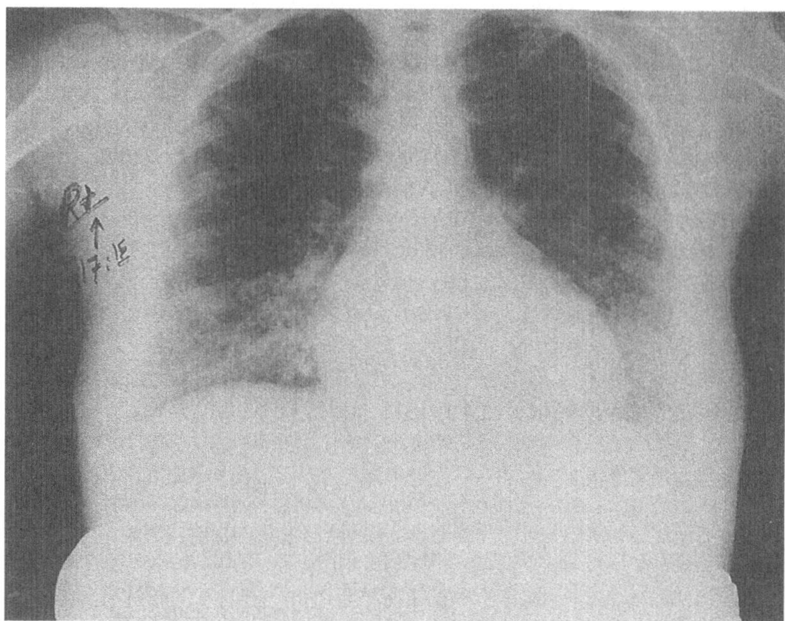

Abb. 12-1. Das Thoraxröntgenbild zeigt eine grenzwertige Verbreiterung des Herzschattens und bilaterale diffuse Infiltrate. Zur Differenzierung zwischen einer Pneumonie und einem kongestiven Herzversagen als Ätiologie wurde eine Pulmonalarterienkatheterisierung vorgenommen

anti-Sm positiv. Der Urinalbumingehalt war 2 g/dl bei einer täglichen Urinmenge von 800–1000 ml. Die Kreatininclearance betrug 88 ml/min. Das Röntgenbild der Lunge war normal, im EKG fand sich eine Sinustachykardie. Die gynäkologische Ultraschalluntersuchung zeigte ein dem Gestationsalter entsprechendes vitales Kind, das keine offensichtlichen anatomischen Abnormalitäten aufwies.

Basierend auf der hämolytischen Anämie, der Leuko- und Thrombozytopenie, dem nephrotischen Syndrom und dem eindrucksvollen laborchemischen Nachweis der Krankheitsaktivität wurde die Diagnose einer schwangerschaftsinduzierten Exazerbation des SLE gestellt.

Eine intravenöse Hochdosistherapie mit Hydrokortison in Kombination mit Azathioprin wurde begonnen. Die Therapie beinhaltete Diuretika und intravenöse Gaben von Albumin. Im Verlauf des folgenden Monats stabilisierte sich der nephrologische Zustand der Patientin schrittweise. Es konnte eine Abnahme der Albuminausscheidung im Urin sowie der Serumwerte für Harnstoff und Kreatinin erreicht werden. Nach einem insgesamt zweimonatigen Krankenhausaufenthalt begann die Patientin über Dyspnoe zu klagen, und die Körpertemperatur stieg auf 40,5 °C an.

Bei der körperlichen Untersuchung hatte die Patientin eine moderate bis schwere Atemnot. Der Blutdruck war 160/90 mmHg, der Puls regelmäßig mit 140 Schlägen/min, die Atemfrequenz betrug 50/min. Die Jugularvenen waren trotz Vorliegen einer Anasarka nicht gestaut. Bei der Auskultation der Lungen fand sich diffus ein rauhes Pleurareibegeräusch während der In- und Exspiration. Ein Summationsgalopp war bei der Auskultation des Herzens zu hören. Das Abdomen war weich, der Fundus uteri war auf Höhe des Nabels tastbar. Die peripheren Pulse waren tastbar und das Homan-Zeichen negativ.

Das Röntgenbild des Thorax legte eine grenzwertige Kardiomegalie offen, es fanden sich Zeichen diffuser beidseitiger Infiltrate (Abb. 12-1). Die arterielle Blutgasanalyse unter Raumluftbedingungen lautete: pH 7,46, p_aO_2 59 mm Hg, S_aO_2 92 %, p_aCO_2 28 mm Hg. Die Patientin wurde auf die Intensivstation verlegt.

Trotz hoher O_2-Konzentrationen via Maske und Nasensonde verbesserten sich die arteriellen Blutgase nur geringfügig. Aufgrund der Hypoxämie, Tachypnoe und der Notwendigkeit einer diagnostischen Bronchoskopie wurde die Patientin intubiert und die mechanische Beatmung begonnen. Als mögliche Ursache für die diffusen pulmonalen Infiltrate wurden ein kongestives Herzversagen (im Rahmen einer Lupusmyokarditis, Schwangerschaftstoxinämie oder peripartalen Kardiomyopathie), eine Überwässerung (aufgrund der Glukokortikoidtherapie oder des niedrigen Serumproteingehalts und damit kolloidosmotischen Drucks) und eine voranschreitende Pneumonie bei immunkompromittierter Abwehrlage diskutiert. Da die Differentialdiagnose mit klinischen Mitteln nicht hinreichend geklärt werden konnte, wurde ein PAK plaziert. Der ZVD betrug 6 mm Hg, der pulmonalarterielle Druck 20/12 mm Hg und der PAOP 8 mm Hg. Das HZV lag bei 12,5 l/min und der daraus abgeleitete HI bei 7,2 l/min/m². Eine bettseitige Bronchoskopie erbrachte keinen Nachweis für eine bakterielle, virale, mykotische oder parasitäre Infektion. Da die genaue mikrobiologische Diagnose bei dieser immunkompromittierten Patientin als essentiell erachtet wurde, erfolgte eine offene Lungenbiopsie.

12.1.1
Diskussion

Oftmals ist zur genauen Differenzierung einer kardialen von einer nichtkardialen Ätiologie eines Atemnotsyndroms und bilateralen diffusen pulmonalen Infiltraten die bettseitige Pulmonalarterienkatheterisierung mit einem Einschwemmballonkatheter unverzichtbar. Herzversagen und Lungenödem sind häufige Situationen in der täglichen Praxis. Die meisten Kliniker vertrauen auf ihre diagnostischen Fähigkeiten, eine Herzinsuffizienz genau festzustellen und angemessen quantifizieren zu können. Überraschenderweise konnte gezeigt werden, daß bei kritisch kranken Patienten nichtinvasive Techniken zur Vorhersage der kardiovaskulären Funktion und korrekten Differenzierung zwischen einem kardialen oder nichtkardialen Lungenödem eindeutig unzureichend sind. Bayliss et al. [1] untersuchten prospektiv 55 Patienten auf einer kardiologischen Station und bestimmten die Genauigkeit der klinischen Beurteilung im Verhältnis zu den durch das hämodynamische Monitoring gewonnenen „harten" Daten.

Während die Ärzte das HZV in 71 % und den PCWP in 62 % korrekt voraussagten, traf dies für die gesamte Hämodynamik in nur 55 % der Fälle zu. Fein et al. [2] untersuchten die ärztliche Fähigkeit zur Differenzierung eines kardialen von einem nichtkardialen (permeabilitätsbedingten) Lungenödem auf der Basis von klinischen und radiologischen Kriterien bei 70 intensivtherapiepflichtigen Patienten mit einem Lungenödem. Die klinische Bewertung des permeabilitätsbedingten Lungenödems war bei 17 von 20 Patienten (85 %) zutreffend. Jedoch wurden nur 31 der 50 Patienten

(62 %) mit dem initialen Verdacht auf eine kardiale Genese des Lungenödems richtig klassifiziert. In jüngster Zeit dokumentierten Stevenson u. Perloff [3] gerade bei Patienten mit einer bekannten chronischen Herzinsuffizienz eine eingeschränkte Zuverlässigkeit der klinischen Zeichen zur Abschätzung der Hämodynamik. Rasselgeräusche, Ödeme oder ein erhöhter mittlerer Jugularvenendruck waren bei 18 der 43 Patienten mit einem PCWP ≥ 22 mm Hg nicht vorhanden. Stevenson u. Perloff schlossen aus ihrer Untersuchung, daß das alleinige Verlassen auf klinische Zeichen zur Diagnose eines erhöhten ventrikulären Füllungsdrucks zu einer inadäquaten Therapie führen kann.

Das Auftreten einer pulmonalen Beteiligung mit bilateralen Infiltraten ist eine bekannte und beunruhigende Manifestation des SLE. Die Differentialdiagnose ist breit und umfaßt:
– pulmonale Einblutungen,
– Lupuspneumonie,
– Urämie,
– Medikamentenreaktionen,
– kongestive Herzinsuffizienz [4].

Eine Herzinsuffizienz bei Patienten mit einem SLE kann wiederum multifaktoriell bedingt sein. Eine Reihe verschiedener Mechanismen einer Herzbeteiligung beim SLE ist bekannt, sie wurden in einer kürzlich veröffentlichten Übersichtsarbeit von Doherty u. Siegel [5] zusammengefaßt. Eine Lupuskardiomyopathie [6], eine Herzklappenerkrankung [7], eine frühzeitige koronare Herzerkrankung [8] und eine Myokarditis [9] können alle zu einer Abnahme der Myokardfunktion führen und das klinische Syndrom einer kongestiven Herzinsuffzienz verursachen.

In letzter Zeit wurde noch eine Ursache für eine respiratorische Insuffizienz bei Patienten mit einem schweren SLE beschrieben, speziell bei denjenigen mit einer hochdosierten Kortikosteroidtherapie. In der Studie von Andonopolous [10] starben 7 der 46 sämtlich weiblichen SLE-Patienten mit dem klinischen, radiologischen, physiologischen und pathologischen Bild eines ARDS. Die Gesamtmortalität der Patientenpopulation war in der Tat durch die Prävalenz des ARDS gekennzeichnet. Bei den meisten SLE-Patienten mit einem ARDS wurde eine Infektion als mögliche Verbindung zwischen beiden Syndromen nachgewiesen. Allerdings trat ein ARDS auch primär bei SLE-Patienten, bei denen kein infektiöser Prozeß gefunden werden konnte [10–12], auf.

Welche vom PAK abgeleiteten Parameter können bei der Differenzierung zwischen einer kardialen und pulmonalen Ätiologie von Lungeninfiltraten hilfreich sein? Der Patient mit einer kongestiven Herzinsuffizienz hat typischerweise ein niedriges HZV und einen erhöhten ZVD und PCWP. Im Gegensatz dazu hat der Patient mit einer pulmonalen Störung ein normales oder erhöhtes HZV, einen normalen oder niedrigen PCWP und einen ZVD, der erhöht sein kann. Ein weiterer vom PAK abgeleiteter hilfreicher Parameter stellt der Gradient zwischen dem diastolischen pulmonalarteriellen Druck und dem PCWP dar. Üblicherweise ist dieser Gradient bei einer kardialen Erkrankung normal, bei einer primär pulmonalen Ursache kann er aber erhöht sein. Rahimtoola et al. [13] untersuchten die Beziehung zwischen dem pulmonalarteriellen diastolischen Druck ($P_{AP(d)}$) und dem linksventrikulären diastolischen Druck bei Patienten mit einem akuten Myokardinfarkt. Bei den Patienten ohne einen wesentlich erhöhten pulmonalen Gefäßwiderstand (PVR) bestanden keine signifikanten Differenzen zwischen dem $P_{AP(d)}$ und dem mittleren PCWP. Mit einer Ausnahme wiesen alle übrigen Patienten mit einem $P_{AP(d)} > 15$ mm Hg einen PCWP > 12 mm Hg und alle außer einem Patienten mit einem mittleren PCWP > 12 mm Hg einen $P_{AP(d)} > 15$ mm Hg auf. Bei einem erhöhten PVR bestand jedoch ein mittlerer Gradient von 6,7 mm Hg zwischen $P_{AP(d)}$ und PCWP. An einem kardiochirurgischen Patientengut fanden Lappas et al. [14] in 161 simultanen Messungen eine gute Korrelation sowohl zwischen dem linksatrialen Druck (P_{LA}) und PAOP als auch P_{LA} und $P_{AP(d)}$.

Gabriel et al. [15] untersuchten die Differenz zwischen $P_{AP(d)}$ und mittlerem PCWP mit Hinblick auf den PVR bei 24 Patienten mit einer chronischen Lungenerkrankung. Patienten mit einem normalen PVR wiesen über einen weiten Bereich von PCWP-Werten (6–27 mm Hg) keine signifikante Druckdifferenz weder in Ruhe noch unter Belastung auf. Im Gegensatz dazu ließ sich bei Patienten mit einem erhöhten PVR eine signifikante Druckdifferenz nachweisen. Ein Gradient von 4–5 mm Hg erlaubte eine Differenzierung zwischen einem normalen und einem erhöhten PVR. Verschiedene Studien haben gezeigt, daß ein erhöhter Gradient ebenfalls mit dem Vorliegen einer pulmonalen Hypertonie korreliert und prädiktiv für eine erhöhte Mortalität sein kann [16, 17].

Sibbald et al. [18] beschrieben eine praktische Vorgehensweise, um bei kritisch kranken Patienten zwischen einem kardialen und nichtkardialen Lungenödem zu unterscheiden. Eine definitive Unterscheidung zwischen diesen beiden Haupttypen des Lungenödems bedarf des Nachweises einer erhöhten mikrovaskulären Gefäßpermeabilität, wie sie für ein nichtkardiales Lungenödem charakteristisch ist. Dieser läßt sich jedoch nur mit aufwendigen nuklearmedizinischen Verfahren führen, die abgesehen von Forschungszwecken nicht allgemein verfügbar sind. In den meisten klinischen Situationen ermöglicht der Nachweis eines anhaltend erhöhten extravaskulären Lungenwassers – entweder direkt bestimmt (s. Kap. 9) oder indirekt vom Thoraxröntgenbild abgeleitet – in Verbindung mit der Messung des mikrovaskulären hydrostatischen Drucks durch den PAK die genaue Diagnosestellung der Genese des Lungenödems.

Traditionell wird in den operativen und nichtoperativen Fächern ein invasives hämodynamisches Monitoring üblicherweise bei Patienten mit komplizierten Krankheitsverläufen mit einer Multiorgandysfunktion, entweder aufgrund des aktuellen Krankheitsprozesses oder des prämorbiden Gesundheitszustandes des Patienten, eingesetzt. Die Erfahrungen der letzten Jahre unterstrichen auch die wichtige Rolle des PAK für einige Indikationen in der Geburtshilfe und Gynäkologie, insbesondere während einer komplizierten Schwangerschaft.

Größere Veränderungen der hämodynamischen Verhältnisse treten bei Schwangeren auch ohne eine kardiovaskuläre Erkrankung auf. Wichtige Faktoren sind eine erhöhte Uterusdurchblutung, der Plazentakreislauf und die Kompression der V. cava inferior. Das HZV nimmt bis zur 28.–32. SSW um nahezu 40 % zu, während der Systemische Gefäßwiderstand eine abnehmende Tendenz zeigt. Zusätzliche Änderungen hämodynamischer Parameter während der Wehen und im Rahmen der Entbindung erhöhen die Notwendigkeit für eine sorgfältige Beobachtung gynäkologischer Patienten mit komplizierter Schwangerschaft [19].

In der nahen Vergangenheit wurden verschiedene spezifische Anwendungen des PAK bei kritisch kranken gynäkologischen Patienten diskutiert [20–23]. Eine Präeklampsie (Toxinämie) kann mit erheblichen Kreislaufveränderungen einhergehen, die für ein Lungenödem prädisponierend sein können. Die Feststellung des genauen Mechanismus eines Lungenödems ist allerdings für eine korrekte Therapie unverzichtbar. In dieser klinischen Konstellation kann ein kardiogenes Lungenödem aufgrund eines deutlich erhöhten systemischen Gefäßwiderstandes auftreten, was zu einer Verschlechterung der linksventrikulären Funktion und einer kongestiven Herzinsuffizienz führt. In diesem Fall wäre die primäre Therapie eine aggressive Nachlastsenkung und eine strenge Kontrolle der Hypertonie.

Andererseits kann ein Lungenödem auch durch Abnahme des kolloidosmotischen Drucks, wie er bei Patienten mit einer schweren Eklampsie auftreten kann, oder durch Zunahme der pulmonalen Kapillarpermeabilität bedingt sein. Neben der gleichzeitigen Behandlung der verantwortlichen Ursache besteht das Management des nichtkardialen Lungenödems in der Senkung des PCWP durch eine Flüssigkeitsrestriktion und Diuretikatherapie, und zwar auf das niedrigste mit einer ausreichenden peripheren Perfusion zu vereinbarende Niveau.

Der einzige zuverlässige Weg zur Differenzierung zwischen den kardiogenen und nichtkardiogenen Mechanismen eines Lungenödems bei Frauen mit einer Präeklampsie ist der Einsatz des PAK oder der Doppelindikatorverfahren (s. Kap. 9). In der Tat können beide zuvor genannten Mechanismen gleichzeitig zutreffen, und die Erfassung ihres relativen Beitrags zur klinischen Situation ist nur durch ein invasives Monitoring möglich.

Clark u. Cotton [21] legten nahe, daß das PAK-Monitoring auch bei Patienten mit einer Präeklampsie und schwerer, therapierefraktärer Hypertonie oder einer nicht durch Volumenzufuhr behebbaren Oligurie zur sicheren Narkoseeinleitung indiziert ist. Viele Indikationen für die pulmonalarterielle Katheterisierung in der Gynäkologie und Geburtshilfe sind denen anderer Gebiete der Medizin vergleichbar. Hierzu zählen eine radikale Chirurgie, der septische Schock und der akute Myokardinfarkt [22]. Spezifische Indikationen beinhalten die Präeklampsie und die rheumatische Herzerkrankung in der Schwangerschaft. Obwohl auf der Grundlage einer retrospektiven Zusammenfassung erstellt, betonen Clark et al. [22] den Stellenwert des PAK bei kritisch kranken gynäkologischen und geburtshilflichen Patienten, um für Mutter und Fetus einen günstigen Krankheitsverlauf sicherzustellen.

Mikrovaskuläre Funktionsstörungen des pulmonalen Gefäßsystems, wie eine Fruchtwasserembolie, Fettembolie und Lymphangiosis carcinomatosa, sind oftmals eine diagnostische Herausforderung für den Kliniker. Die Differentialdiagnose des respiratorischen Versagens und pulmonaler Infiltrate kann, wie es bei unserer Patientin der Fall war, umfangreich sein und invasive Untersuchungen erforderlich machen. In einigen Fällen gelingt es jedoch zu Lebzeiten nicht, eine Diagnose zu stellen, und erst die Autopsie bringt Gewißheit. Im Jahre 1985 stellten Masson u. Ruggieri [24] die Hypothese auf, daß fetale Plattenepithelzellen, Lipidtröpfchen oder maligne Zellen im Blut der Mikrozirkulation des pulmonalen Kreislaufs, welches durch das distale Lumen des PAK in der Wedge-Position aspiriert werden kann, nachgewiesen werden könnten. Daß dieses so gewonnene Blut aus der Mikrozirkulation stammt, wird dadurch anzeigt, daß nahezu gleichbleibend Megakaryozyten und megakaryozytäre Zellkerne enthalten sind, wie sie in hoher Zahl v. a. im pulmonalen Kapillarbett vorhanden sind. In vorläufigen Studien [24, 25] konnten fetale Plattenepithelzellen in Fruchtwasserembolien und Fettröpfchen in Fettembolien durch zytologische Untersuchungen einfach nachgewiesen werden, wobei die Befunde wichtige Informationen zur Bestätigung der Diagnose lieferten.

Die Information ist bei denjenigen Patienten ohne Risiko erhältlich, bei denen ein PAK bereits zum hämodynamischen Monitoring in situ ist. In einer kürzlich publizierten Arbeit bestimmten Masson et al. [26] die Technik der zytologischen Blutanalyse aus dem in Wedge-Position befindlichen PAK bei 8 Patienten mit einer Lymphangiosis carcinomatosa, welche später durch andere diagnostische Verfahren bestätigt wurde. Maligne Zellen wurden bei 7 der 8 Patienten gefunden. Unauffällige zytologische Befunde fanden sich bei 16 der 17 Patienten mit einem Tumorleiden ohne Lungenmetastasen und bei 22 von 23 Patienten mit einer nichtmalignen Lungenerkrankung. Masson et al. schlußfolgerten, daß die Zytologie aus der pulmonalen Mikrozirkulation zur Diagnosestellung besonders bei Patienten mit einem unklaren respiratorischen Versagen von Wert sei. Dies gilt v. a. dann, wenn die Lungenbiopsie abgelehnt oder als zu gefährlich eingestuft wird oder wenn ein PAK aus anderen Gründen in situ ist. Obwohl die Prognose von Tumorpatienten mit einer derartig ausgedehnten Streuung generell infaust ist, kann dadurch eine bessere Planung des sich anschließenden Managements ermöglicht werden.

Nach der vorausgehenden Diskussion hatte die hier besprochene Patientin aufgrund der raschen Verschlechterung ihres respiratorischen Zustandes verschiedene Indikationen für den Einsatz des PAK. Die Ätiologie der diffusen pulmonalen Infiltrate war unklar, und man war der Meinung, daß eine weitere Verzögerung der Diagnostik von Nachteil für die Patientin sei.

Der jeweilige Beitrag von Schwangerschaft, SLE oder therapieassoziierten Komplikationen konnte nicht ermittelt werden. Ebenso konnte die primäre Frage, ob die Infiltrate auf einer kardialen oder pulmonalen Ätiologie beruhen, nicht geklärt werden. Wie an den initialen hämodynamischen Daten ersichtlich ist, waren der PCWP, der HI und der SVR niedrig, es lag keine kardiale Dysfunktion infolge Schwangerschaft oder einer systemischen Vaskulitis vor.

Das HZV war für die metabolischen Bedürfnisse von Mutter und Fetus ausreichend. Die zentrale diagnostische Überlegung an dieser Stelle umfaßte eine Lupuspneumonie, eine infektiöse Pneumonie aufgrund der Immunsuppression oder ein ARDS. Das routinemäßige mikrobiologische Monitoring und eine bronchoalveoläre Lavage konnten keinen definitiven Krankheitserreger nachweisen, so daß eine offene Lungenbiopsie vorgenommen wurde. Die histologische Untersuchung zeigte eine schwere interstitielle Entzündung. In den Alveolarräumen fanden sich hauptsächlich amorphe, nekrotische Infiltrate, in denen kleine korpuskuläre Elemente zu sehen waren.

Durch eine Silberfärbung konnte die Diagnose einer Pneumocystis carinii-Pneumonie bestätigt werden. Eine Hochdosistherapie mit Cotrimoxazol wurde begonnen. Zwei Wochen später kam es zum spontanen Sprung der Fruchtwasserblase, und die Patientin brachte einen 900 g schweren, gesunden Jungen zur Welt.

Nach einem langem und wechselhaften Krankheitsverlauf besserte sich der Zustand der Patientin langsam. Sie konnte erfolgreich vom Respirator entwöhnt und von der Intensivstation verlegt werden und wurde schließlich wieder nach Hause entlassen.

12.2
Myokardinfarkt mit kardiogenem Schock

J. M. Phelan, J. E. Parillo

Ein 54jähriger Mann mit einer Anamnese eines nichtinsulinpflichtigen Diabetes und einer Hypercholesterinämie kam zur Notaufnahme. Der Patient war kaltschweißig und klagte über seit 1 h anhaltende Schmerzen im linken Arm assoziiert mit Dyspnoe und Übelkeit. Er verspürte außerdem Herzklopfen und Schwindelgefühl. Sofort nach Ankunft erhielt er Sauerstoff über eine Nasensonde und wurde an einen EKG-Monitor angeschlossen. Seine Medikation beinhaltete Glyburid[1] und den Lipidsenker Lovastatin.

Bei der körperlichen Untersuchung wurde folgendes bemerkt: Kaltschweißige Haut bei einem Blutdruck von 105/60 mm Hg, ein unregelmäßiger Puls mit 115 Schlägen/min, eine Atemfrequenz von 22/min. Die Lungenauskultation ergab beidseits basal Rasselgeräusche. Palpatorisch bestand eine normale Lage des Herzspitzenstoßes. Auskultatorisch fand sich ein normaler 1. und 2. Herzton sowie ein 4. Herzton. Die Untersuchung des Abdomens und der Extremitäten waren unauffällig.

Die Laborwerte waren wie folgt: Hämoglobin 13 g/dl, Leukozyten 10 000/mm³, Hämatokrit 39 %, arterielle Blutgasanalyse (mit 2 l Sauerstoff), pH 7,46, pO_2 86 mm Hg, pCO_2 34 mm Hg, Harnstoff 17 mg/l, Kreatinin 0,9 mg/dl und CK 200. Das Thoraxröntgenbild zeigte keine Anzeichen einer Herzinsuffizienz oder Kardiomegalie. Das EKG ergab eine 8 mm-ST-Elevation in den Ableitung V_2–V_6 sowie in aVL und I (Abb. 12-2).

12.2.1
Krankheitsverlauf

Die sublinguale Gabe von Nitroglyzerin führte zu keiner Besserung der Beschwerden. Schließlich wurde Morphin gegeben, um die Schmerzen zu lindern. Eine thrombolytische Therapie mit intravenöser t-PA wurde eingeleitet und Heparin mit einer Bolusgabe von 5000 IE i.v. gefolgt von einer kontinuierlichen Infusion (1000 IE/h) begonnen. Es wurden 160 mg Aspirin p.o. gegeben. Wegen häufiger Episoden ventrikulärer Tachykardien wurde eine Lidocaintherapie eingeleitet. Der Patient hatte eine persistierende Tachykardie von 115–120 Schlägen/min, so daß 3mal 5 mg Metoprolol i.v. appliziert wurde.

Die Beschwerden des Patienten konnten während der nächsten 3 h nicht beeinflußt werden. Zusätzlich fiel der Blutdruck bei einem Puls von 100 Schlägen/min auf 75/40 mm Hg ab. Eine Therapie mit Dopamin wurde begonnen, und der Patient wurde in das Herzkatheterlabor überführt, wo ein Pulmonalarterienkatheter eingeschwemmt wurde. Es zeigte sich das in Tabelle 12.2-1, #1, dargestellte hämodynamische Profil.

Aufgrund dieser Daten wurde eine intraaortale Ballonpumpe eingesetzt und eine Dobutamininfusion begonnen (#2). Es wurde rasch eine Koronarangiographie durchgeführt, die einen 100 %igen Verschluß des proximalen Anteils des R. interventricularis anterior (RIVA) ergab.

---

[1] Orales Antidiabetikum (Sulfonylharnstoff), *Anm. des Übersetzers.*

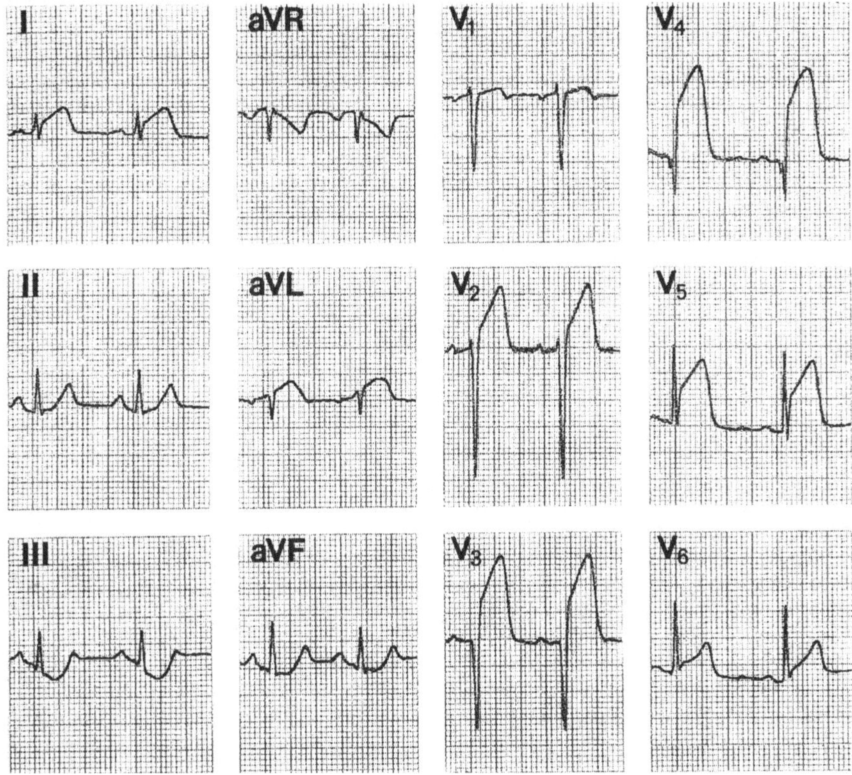

Abb. 12-2. EKG des zweiten Patienten. (Nach [81])

Auf der Basis dieses hämodynamischen Profils und der koronaren Anatomie wurde entschieden, eine notfallmäßige Angioplastie durchzuführen. Diese wurde erfolgreich durchgeführt und der Patient auf die Intensivstation zurückverlegt. Mit Hilfe des erweiterten hämodynamischen Monitorings konnten PCWP und HZV optimiert werden, so daß die inotrope Unterstützung nach 2 Tagen ausgeschlichen werden konnte (#3).

12.2.2
Diskussion

Der klinische Verlauf des Patienten demonstriert die Mortalitätssenkung [27] bei Patienten mit kardiogenem Schock und reflektiert unsere Meinung, daß ein beginnender kardiogener Schock infolge eines akuten Myokardinfarkts (AMI) aggressiv mit einer frühzeitigen Revaskularisierung therapiert werden sollte. Frühere Ansätze [28], die Überlebensraten basierend auf klinischen Untersuchungen zu klassifizieren, zeigten wie z. B. in der Killip-Klassifikation dargestellt (Tabelle 12.2-2), eine hohe Mortalität.

Tabelle 12.2-1. Hämodynamisches Profil eines Patienten mit kompliziertem Myokardinfarkt

	Messung #1	Messung #2	Messung #3
HZV	3,0	4,0	4,2
Systolischer Blutdruck	80	95	105
Diastolischer Blutdruck	55	65	70
Arterieller Mitteldruck	65	75	82
Herzfrequenz	90	96	84
Mittlerer rechter Vorhofdruck	9	7	8
Mittlerer pulmonalarterieller Druck	24	22	21
PCWP	18	14	15
Herzindex	1,8	2,4	2,5
Systemischer Gefäßwiderstand	1498	1360	1409
F_IO_2	0,4	0,4	2 l O_2/min
p_aO_2	64	72	88
p_aCO_2	34	38	41
S_aO_2	0,91	0,93	0,94
S_vO_2 (rechter Vorhof)	0,54	0,68	—
S_vO_2 (rechter Ventrikel)	0,55	—	—
S_vO_2 (Pulmonalarterie)	0,51	0,66	0,70
Dopamin (µg/kg/min)	15	15	—
Dobutamin (µg/kg/min)	—	5	—
Intraaortale Ballonpumpe	—	1:1	1:4

Die Inzidenz des kardiogenen Schocks betrug in den 70er Jahren 10–20 %, und die Mortalität war hoch, wahrscheinlich, weil die Pharmakotherapie allein lediglich unterstützenden Charakter besaß. Wie Tabelle 12.2-3 zeigt, haben Forster et al. [29] die klinischen Befunde mit den hämodynamischen Parametern des Pulmonalarterienkatheters korreliert. Während diese hämodynamischen Subgruppen den körperlichen Untersuchungsbefunden weitgehend entsprechen, findet sich bei ungefähr 20–30 % der Patienten eine derart große Divergenz, daß der Einsatz eines PAK gerechtfertigt ist. Tatsächlich wird der PAK benötigt, um Volumengabe und pharmakologische Therapie zu optimieren. Crexell et al. [30] haben gezeigt, daß Patienten mit einer systolischen LV-Dysfunktion von einer Volumentherapie profitieren, wenn der PCWP < 14 mm Hg ist. In dieser Studie ergaben optimale Füllungsdrücke von 14–18 mm Hg eine signifikante Verbesserung im HZV und arteriellen Mitteldruck. Dies ist Folge einer ischämiebedingten reduzierten linksventrikulären Compliance. Sogar höhere

Tabelle 12.2-2. Korrelation der klinischen Befunde mit der Hämodynamik (RG Rasselgeräusche, HT Herzton)

Klasse	Klinischer Befund	Mortalität [%]
I	Keine RG, kein 3. HT	8
II	RG < 50 % über dem hinteren Thoraxbereich oder 3. HT auskultierbar	30
III	RG > 50 %	44
IV	Schock	80–100

Tabelle 12.2-3. Hämodynamische Unterteilung

Klasse	Herzindex	PCWP	Mortalität
I. Normal	$2,7 \pm 0,5$	12 ± 7	$2,2\%$
II. Pulmonale Stauung	$2,3 \pm 0,4$	23 ± 5	10%
III. Periphere Hypoperfusion	$1,9 \pm 0,4$	12 ± 5	22%
IV. Hypoperfusion und pulmonale Stauung	$1,6 \pm 0,6$	27 ± 8	56%

Drücke können toleriert werden, solange eine respiratorische Störung verhindert wird. Füllungsdrücke jenseits dieses Niveaus führen in der Regel zu einer weiteren Verschlechterung der Herzleistung.

Ein intelligenter Einsatz des PAK im kardiogenen Schock bedarf eines soliden Verständnisses der zugrundeliegenden Pathogenese dieser Schockform (Abb. 12.3). Wenn die Myokardnekrose 40 % der linksventrikulären myokardialen Masse übersteigt, entwickelt sich ein kardiogener Schock. Dies kann als Folge eines einzelnen großen Infarktes, einer Infarktausdehnung oder eines kleinen Infarktes nach vorangegangener Schädigung sein. Ein rechtsventrikulärer Infarkt kann ebenfalls einen kardiogenen Schock hervorrufen, und mechanische Komplikationen eines Infarkts sollten bei jedem Patienten ausgeschlosssen werden, der einen kardiogenen Schock entwickelt: d.h. der Arzt sollte stets an die Möglichkeit eines akuten Ventrikelseptumdefektes (VSD), Papillarmuskelruptur oder -dysfunktion oder einer freien Wandruptur denken. Bei der Anlage eines PAK im Rahmen eines kardiogenen Schocks sollten Blutgasanalysen aus dem rechten Vorhof, dem rechten Ventrikel und der Pulmonalarterie gewonnen werden. Generell zeigt ein Anstieg der O_2-Sättigung von über 5 % einen Links-rechts-Shunt als Charakteristikum eines VSD an. Eine große v-Welle (10 mm Hg oder mehr über dem PCWP) kann Hinweis auf eine Mitralinsuffizienz sein. Da andere Situationen (s. Kap. 2) zu ähnlichen Befunde führen können, sollte das Vorliegen

Abb. 12-3. Pathogenese des kardiogenen Schocks. (Nach [82])

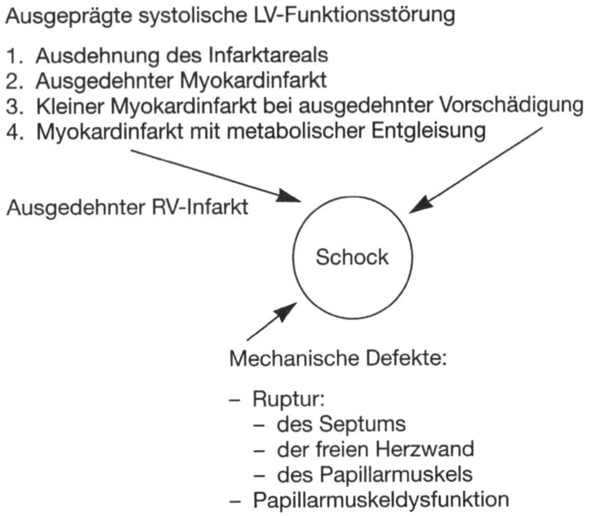

einer Mitralinsuffizienz mit Hilfe der Echokardiographie oder einer Ventrikulographie bestätigt werden.

In der Ära der thrombolytischen Therapie ist die Inzidenz des kardiogenen Schocks deutlich auf ca. 5 % gefallen. Diese Reduktion liegt wahrscheinlich in dem therapeutischen Prinzip begründet, daß der myokardiale Blutfluß zur Rettung des Myokards und zur Verhinderung eines weiteren Pumpversagens wiederhergestellt werden muß. Dies muß früh erreicht werden, bevor sich eine Organmanifestation des Pumpversagens entwickelt (z. B. akutes Nierenversagen, Schockleber). Wie bereits oben erwähnt, hat eine supportive Therapie allein (z. B. Inotropika, Vasopressren, Vasodilatatoren, Diuretika) wenig Einfluß auf das Überleben im kardiogenen Schock. Der Einsatz einer intraaortalen Ballonpumpe hat die Mortalität bei Patienten mit kardiogenem Schock insofern verbessert, als sie eine Stabilisierung des Patienten vor invasiveren therapeutischen Maßmahmen ermöglicht, um den koronaren Blutfluß wiederherzustellen. Wird die Ballonpumpe jedoch als Unterstützung ohne Revaskularisation eingesetzt, bleibt die Prognose schlecht.

Wie de Wood et al. [32] demonstrierten, haben Patienten mit kardiogenem Schock nach Myokardinfarkt mit chirurgischer Revaskularisierung eine verbesserte Überlebenschance. In dieser Studie wurden 2 Gruppen von Patienten mit kardiogenem Schock nach Myokardinfarkt verglichen. Diejenigen, die die intraaortale Ballonpumpe kombiniert mit einer pharmakologischen Therapie erhielten, hatten eine Langzeitmortalität von 71 %. Solche Patienten hingegen, die in Verbindung mit einer intraaortalen Ballonpumpe einer frühzeitigen chirurgischen Revaskularisierung zugeführt wurden, wiesen eine niedrigere Mortalität auf. Obwohl diese Art der Behandlung des kardiogenen Schocks eine signifikant höhere Überlebenswahrscheinlichkeit bewirkte, können nicht alle Krankenhäuser eine schnelle chirurgische Versorgung gewährleisten.

Während die Thrombolysetherapie die Inzidenz des kardiogenen Schocks reduziert hat, haben große klinische Studien wie die GISSI-Studie [33] nicht demonstrieren können, daß eine Thrombolyse bei Patienten im kardiogenen Schock nach einem Vorderwandinfarkt die Mortalität senkt. Die perkutane transluminale Koronarangioplastie (PTCA) hingegen zeigte eine verringerte Mortalität bei Patienten mit kardiogenem Schock als Komplikation eines Vorderwandinfarkts. Diese Therapieoption hat den Vorteil, daß sie schneller und weniger invasiv ist als ein operativer Eingriff. Außerdem ist die Reperfusionsrate bei der direkten PTCA höher als bei der Thrombolyse, und es wird eine niedrigere Rate an Reststenosen beobachtet.

In einer retrospektiven Studie zeigten Lee et al. [34] einen beeindruckenden Überlebensvorteil (50 % vs. 17 %) bei den Patienten, die einer notfallmäßigen PTCA unterzogen wurden, gegenüber Patienten mit konventioneller Therapie. Diese Studie war retrospektiv und die Kontrollgruppe nicht vollständig vergleichbar mit der Angioplastiegruppe; dennoch präsentiert dieser Versuch die momentan beste Datenlage. Unsere Herangehensweise an Patienten mit kardiogenem Schock ist daher zunächst die hämodynamische Stabilisierung mittels pharmakologischer Unterstützung sowie der intraaortalen Ballonpumpe und anschließender Weiterbehandlung im Katheterlabor.

Die Pharmakotherapie ist beim kardiogenen Schock von besonderer Bedeutung, um eine Stabilisierung des Patienten vor der definitiven Widerherstellung des koronaren Blutflusses zu erreichen. In dieser klinischen Situation besteht das Ziel in der Optimierung der kardialen O_2-Versorgung und der Minimierung des O_2-Verbrauchs.

Bei Patienten mit einer isolierten Lungenstauung besteht die Therapie hauptsächlich aus Diuretika und antiischämischen Substanzen. Diese Patientengruppe benötigt keine notfallmäßige Intervention, es sei denn, es werden erneut pektanginöse Beschwerden beobachtet. Jüngere Daten zeigten ein Benefit der ACE-Inhibitoren auf das Überleben von Patienten mit chronischer Herzinsuffizienz [35].

Eine andere Arbeit [36] läßt vermuten, daß die Behandlung mit Captopril nach einem Myokardinfarkt bei der Nachuntersuchung nach einem Jahr zu einem niedrigeren linksventrikulären Füllungsdruck und einem niedrigeren enddiastolischen Volumen führt. Zusätzlich scheint sich die Belastungsfähigkeit zu verbessern. Ob die beiden letzteren Effekte zu einer höheren Überlebenswahrscheinllichkeit führen, bleibt noch zu beweisen.

Bei Patienten mit einer peripheren Hypoperfusion ohne pulmonale Stauung (Forrester-Klasse III) wird versucht, eine optimale Kombination aus PCWP und HZV in Form der klinischen Anwendung des Frank-Starling-Mechanismus zu finden. Wie schon an anderer Stelle erwähnt wurde, ist dies in der Regel bei einem PCWP zwischen 14 und 18 mm Hg der Fall. Oberhalb dieses Bereichs führt eine weitere Volumenbelastung gewöhnlich zu einer kardiopulmonalen Dekompensation. Bleibt der Patient trotz Volumentherapie hypotensiv, so ist eine inotrope Therapie mit Substanzen wie Dobutamin oder Dopamin induziert. Vasopressortherapie und inotrope Unterstützung haben vielfältige Auswirkungen auf die myokardiale O_2-Versorgung und den O_2-Bedarf. Der O_2-Bedarf ist durch Erhöhung von Kontraktilität und Herzfrequenz vermehrt, während die Erhöhung des diastolischen Drucks in der Aorta die O_2-Versorgung verbessert.

Der Nettoeffekt ist ein erhöhter O_2-Bedarf, der weitere Ischämiephasen bewirken kann. Einige Patienten reagieren gut auf eine inotrope Therapie mit Dobutamin, und bei einem vertretbaren systolischen Blutdruck (>100 mm Hg) kann eine Nachlastsenkung mit Nitroprussid-Natrium zur Verbesserung der peripheren Perfusion eingeleitet werden. Für die meisten Klasse-III-Patienten, die eine Vasopressortherapie benötigen, bleibt eine schlechte Prognose, und die klinische Strategie sollte eine frühe definitive Revaskularisierung des gefährdeten, jedoch noch vitalen Myokards zum Ziel haben. Dieser Punkt kann nicht genug betont werden, denn der Überlebensvorteil bei alleiniger Pharmakotherapie ist wie bereits erwähnt nur gering.

In dem oben angeführten Fallbeispiel wurde der kardiogene Schock diagnostiziert, als die PAK-Anlage einen HI von 1,8 l/min/m^2 und einen PCWP von 18 mm Hg sowie eine gemischtvenöse Sättigung von 51 % bei einem mittleren arteriellen Druck von 65 mm Hg aufzeigte. Für diesen Patienten wurde Dobutamin wegen seiner fast ausschließlich positiv inotropen Eigenschaften ausgewählt. Dopamin hingegen, das ebenfalls in Frage kommt, wirkt in der Regel auch positiv chronotrop, was sich auf die Balance zwischen myokardialem O_2-Bedarf und O_2–Angebot fatal auswirken kann.

Wie dieses Fallbeispiel zeigt, reagierte der Patient gut auf die Gabe von Dobutamin und die Anlage einer intraaortalen Ballonpumpe. Dies manifestierte sich in einem Anstieg des HI auf 2,4 l/min/m^2, den Abfall des PCWP auf 14 mm Hg, der Steigerung des mitteleren arteriellen Blutdrucks auf 75 mm Hg und dem Anstieg der gemischtvenösen O_2-Sättigung auf 66 %. Während des Krankenhausaufenthalts erreichte die Kreatinkinase Spitzenwerte von 4800 IE mit einem Anteil der CK-MB von 20 %. Obwohl es keine perfekte Korrelation gibt, zeigen CK-Erhöhungen dieses Ausmaßes gewöhnlich ausgeprägte myokardiale Nekrosen und die Möglichkeit eines Pumpversagens an.

12.3
Ventrikelseptumruptur

J. M. Phelan, J. E. Parillo

Eine 54jährige Patientin mit Hypertonus und einem nichtinsulinabhängigen Diabetes wurde mit Brustschmerzen in der Notaufnahme vorstellig. Sie beschrieb ein seit 4 h bestehendes substernales Druckgefühl, das in ihren Rücken und die linke Schulter austrahlte. Die Patientin war kaltschweißig, und ihr war übel. Das EKG zeigte eine ST-Streckenhebung von 3 mm in V_2–V_4 und eine ST-Streckensenkung in den Ableitungen II, III und aVF. Die Untersuchung ergab einen Puls von 110 Schlägen/min und einen Blutdruck von 150/90 mm Hg. Es waren keine Gefäßgeräusche zu hören, und die Halsvenen waren nicht gestaut. Die Lungen waren frei. Die Auskultation des Herzens ergab einen normalen 1. und 2. Herzton bei prominentem 4. Herzton. Es waren keine Herzgeräusche zu hören. Die distalen Pulse waren palpabel und die übrige Untersuchung unauffällig. Die Röntgenuntersuchung des Thorax war ohne Befund. Es wurde eine Therapie mit oraler Acetylsalicylsäure, intravenösem Metoprolol, Nitroglyerin, Heparin und t-PA eingeleitet.

Während der ersten 5 Tage ging es der Patientin bemerkenswert gut, ohne daß eine Herzinsuffizienz, Hypotension, ventrikuläre Rhythmusstörungen oder weitere pektanginöse Beschwerden auftraten. Am 6. Tag klagte sie über Dyspnoe und Schwächegefühl. Die Untersuchung ergab einen Blutdruck von 90/60 mm Hg mit einem Puls von 95 Schlägen/min. Über beiden Lungen wurden basal Rasselgeräusche auskultiert. Die kardiale Auskultation ergab einen neuen 3. Herzton und ein Herzgeräusch mit einem Punctum maximum im 5. Interkostalraum parasternal links. Die Röntgenthoraxaufnahme zeigte eine pulmonalvenöse Stauung, und die Patientin wurde zurück auf die Intensivstation verlegt.

Ein Pulmonalkatheter wurde über die rechte V. jugularis interna gelegt und die in Tabelle 12.3-1 gezeigten hämodynamische Parameter erhoben. Diese Daten zeigen einen deutlichen Anstieg der O_2-Sättigung vom rechten Vorhof (60 %) zum rechten Ventrikel (82 %). Dies ist typisch für einen Links-rechts-Shunt durch eine akute Ventrikelseptumruptur.

Der Links-rechts-Shunt $\dot{Q}_P/\dot{Q}_S$ kann als Quotient aus der systemischen und pulmonalen O_2-Gehaltsdifferenz (AVD) berechnet werden:

$$\dot{Q}_P/\dot{Q}_S = \frac{\text{AVD (systemisch)}}{\text{AVD (pulmonal)}} = \frac{(0{,}93 - 0{,}60) \cdot 12{,}9 \cdot 1{,}36}{(0{,}93 - 0{,}80) \cdot 12{,}9 \cdot 1{,}36} = \frac{2{,}5}{1} \, .$$

Diese Berechnung zeigt, daß der pulmonale Blutfluß 2,5mal so hoch ist wie der systemische Blutfluß. Bei dieser Patientin wurde das Thermodilutions-HZV mit 5,5 l/min bestimmt, d. h. es ergibt sich ein systemischer Blutfluß von 2,2 l/min (5,5/2,5).

Bei diesen hämodynamischen Parametern wurde eine Therapie mit Natrium-Nitroprussid und Dobutamin begonnen. Die Wiederholung der Hämodynamik und der Oxymetriedaten mehrere Stunden nach Therapiebeginn ist in Tabelle 12.3-2 aufgeführt. Diese hämodynamischen Daten nach Therapie mit Dobutamin und Natrium-Nitroprussid zeigen einen weniger ausgeprägten Anstieg der O_2-Sättigung vom rechten Vorhof (66 %) zum rechten Ventrikel (74 %), was eine Verminderung des Links-

Tabelle 12.3-1. Hämodynamische Ausgangsparameter

Entnahmeort	O$_2$-Sättigung [%]	Druck [mm Hg]
V. cava superior	62	
Rechter Vorhof	60	13 (Mittelwert)
Rechter Ventrikel	82	55/10
A. pulmonalis	80	55/24
PCWP	92	26 (Mittelwert) v-Welle = 49
Arteriell Hb: 12,9 g/dl	93	

Tabelle 12.3-2. Hämodynamische Parameter nach Einleitung der Therapie

Entnahmeort	O$_2$-Sättigung [%]	Druck [mm Hg]
Rechter Vorhof	66	10 (Mittelwert)
Rechter Ventrikel	74	38/10
A. pulmonalis	73	38/18
PCWP	92	19 (Mittelwert) v-Welle = 30
Arteriell Hb: 12,9 g/dl $\dot{Q}_P/\dot{Q}_T = 1,3:1,0$ Systemischer Blutfluß $= 6,2/1,3 = 4,1$ l/min	94	105/60 CO $= 6,2$ l/min

rechts-Shunts entspricht. Dies wurde durch die Shunt-Berechnung (Q_P/Q_S) bestätigt, die ein Q_P/Q_S von 1,3:1 nach Therapie im Vergleich zu einem Q_P/Q_S von 2,5:1 vor Therapiebeginn ergab. Das HZV stieg von 5,5 l/min auf 6,2 l/min an, wobei sich der effektive systemische Blutfluß von 2,2 l/min auf 4,1 l/min nach Therapie erhöhte.

Im weiteren Verlauf blieb die Patientin stabil und wurde am folgenden Tag im Herzkatheterlabor untersucht. Dort ergab die Koronarangiographie eine 90 %ige Stenose des R. interventricularis anterior, eine proximale 70 %ige Stenose der A. circumflexa und eine distale 60 %ige Stenose der rechten Koronararterie. Die Ventrikulographie zeigte eine schwere anterolaterale und apikale Hypokinesie des linken Ventrikels mit einer LVEF von 38 %. Außerdem bestanden Hinweise auf einen interventrikulären Septumdefekt. Bei der Patientin wurde ein operativer Verschluß des Ventrikelseptumdefekts mit einem Dacron-Patch vorgenommen sowie ein 3facher ACVB angelegt. Ein Jahr später ging es der Patientin subjektiv gut, und sie war an ihren Computerarbeitsplatz zurückgekehrt. Funktionell bestand eine Herzinsuffizienz NYHA II.

12.3.1
Diskussion

Dieser Fall weist eine Vielzahl von Symptomen auf, die bei einer akuten Ruptur eines Ventrikelseptums(VSD) nach Myokardinfarkt gefunden werden können [37]. Diese Komplikation tritt bei ca. 2 % aller Patienten mit Herzinfarkt auf und ist bei Vorderwandinfarkten häufiger. Wenn unter diesen Umständen ein VSD auftritt, so ist in der Regel das apikale Septum betroffen. Im Gegensatz dazu ist bei einem Hinterwandinfarkt die Ruptur des basalen Septums wahrscheinlicher. Klinisch findet man gewöhnlich ein ausgeprägtes schwirrendes holosystolisches Herzgeräusch im unteren Bereich parasternal links. Es entwickelt sich dann in der Regel über Stunden eine biventrikuläre Herzinsuffizienz. Das Überleben scheint teilweise von der Leistungsfähigkeit des rechten Ventrikels abzuhängen. Patienten mit einem ausgedehnten Rechtsherzinfarkt (oder mit Rechtsherzinsuffizienz) haben eine deutlich verringerte Überlebenswahrscheinlichkeit. Eine konservative Behandlung verbietet sich, da die Mortalität 90 % übersteigt. Eine sofortige operative Versorgung reduziert die Mortalität auf 50 %, so daß der chirurgische Eingriff nicht hinausgezögert werden darf.

Die Auswertung des geschilderten Falls demonstriert die wichtige Rolle des PAK bei der Diagnosestellung. Das Vorliegen eines deutlichen Anstiegs der Oxygenierung zwischen rechtem Vorhof und rechtem Ventrikel führte zur Diagnose eines VSD. Die großen v-Wellen (23 mm Hg über dem mittleren PCWP) deuteten auch auf die Möglichkeit einer akuten Mitralinsuffizienz hin. Die Spezifität und Sensitivität dieses Befundes ist als suboptimal beschrieben worden. Ein Bericht zeigte, daß große v-Wellen nur bei 33 % der Patienten mit Mitralinsuffizienz vorlagen [38]. Andererseits weisen 18 % der Patienten mit großen v-Wellen keine Mitralinsuffizienz auf. Andere Gründe einer prominenten v-Welle sind:
1. Mitralinsuffizienz/Stenose,
2. Aorteninsuffizienz,
3. Aortenstenose,
4. kombinierte Klappenfehler,
5. Kardiomyopathie (dilatativ und hypertroph),
6. Ventrikelseptumdefekt,
7. pulmonale Hypertension,
8. Pericarditis constrictiva,
9. ASD.

Die v-Welle dieser Patientin war eindeutlich nicht Folge einer Mitralinsuffizienz, da die linksseitige Ventrikulographie nur einen geringen Rückstrom zeigte. Die wahrscheinlichste Erklärung für die prominente v-Welle in diesem Beispiel ist das Vorliegen eines akuten VSD bei eingeschränkter Compliance des linken Vorhofs.

12.4
Herztamponade

J. M. Phelan, J. E. Parillo

Bei einem 37 Jahre alten Mann war 4 Wochen zuvor ein koronararterieller Bypass angelegt worden. Er suchte seinen Hausarzt wegen Leistungsschwäche und Schwindelgefühl auf. Seine Angehörigen hatten bemerkt, daß er zeitweise verwirrt war.

Die körperliche Untersuchung ergab einen Blutdruck von 85/55 mm Hg bei einem Pulsus paradoxus von 20 mm Hg. Die Herzfrequenz betrug 125 Schläge/min und die Temperatur 38,0 °C. Eine jugularvenöse Distension bestand bis 8 cm oberhalb der Clavicula. Die Lunge war bis auf ein vermindertes Atemgeräusch links basal unauffällig,

Tabelle 12.4-1. Hämodyna-	Ort	Druck [mm Hg]
misches Profil bei Aufnahme		
	Rechter Vorhof	22 (Mittelwert)
	Rechter Ventrikel	42/24
	Pulmonalarterie	40/22
	PCWP	23
	HI = 1,8 l/min/m²	

und die Auskultation des Herzens ergab einen normalen 1. und 2. Herzton ohne Geräusche, Gallopprhythmen oder Reibegeräusche. Die restliche Untersuchung zeigte außer diskreten prätibialen Ödemen keinen auffälligen Befund.

Das EKG zeigte eine Sinustachykardie mit unspezifischen t-Wellenveränderungen, und die Röntgenthoraxaufnahme ergab eine deutliche Kardiomegalie mit einem kleinen linksseitigen Pleuraerguß.

Der Patient wurde über die Notaufnahme in das Krankenhaus einwiesen, wo ein Versuch, den Blutdruck durch Volumengabe anzuheben, erfolglos blieb; daraufhin wurde eine Dopamintherapie begonnen. Der Patient entwickelte eine Tachypnoe, und die arterielle Blutgasanalyse unter Raumluft ergab: pH 7,47, pO_2 54 mm Hg mit einer Sättigung von 87 % und pCO_2 von 28 mm Hg. Nach Verlegung auf die Intensivstation zur Anlage eines Pulmonalarterienkatheters wurden die in Tabelle 12.4-1 aufgeführten Daten gewonnen.

Hier ist eine Angleichung der diastolischen Druckwerte klar demonstriert. Es wurde daher ein Echokardiogramm durchgeführt, das einen großen Perikarderguß mit einem diastolischen Kollaps des rechten Ventrikels zeigte. Der Patient wurde sofort in den Operationssaal überführt und eine Perikarddrainage angelegt. Damit verbesserte sich der Blutdruck, und die Vasopressoruntertützung wurde ausgeschlichen.

12.4.1
Diskussion

Diese Fallbeschreibung zeigt deutlich den Nutzen des PAK für die Sicherung der Diagnose. Die Diagnosestellung der Herztamponade auf klinischer Basis ist schwierig. Das deutlichste klinische Zeichen ist die jugularvenöse Distension. Tachypnoe, Tachykardie und ein Pulsus paradoxus können bei 80 % der Patienten beobachtet werden. Das hämodynamische Monitoring zeigt typischerweise eine Erhöhung und Angleichung aller diastolischen Druckwerte. Die rechtsatriale Druckkurve zeigt eine charakteristische prominente x-Senkung bei fehlender y-Senkung. Der rechtsventrikuläre enddiastolische Druck ist erhöht und gleich dem rechten Vorhofdruck, diastolischen Pulmonalarteriendruck und dem PCWP. Die für eine konstriktive Perikarditis charakteristische Kurvenform wurde nicht beobachtet.

Diese Befunde werden durch die Tatsache erklärt, daß der intraperikardiale Druck erhöht und gleich dem rechten Vorhofdruck ist, so daß der resultierende transmurale Druck 0 ist (Abb. 12-4 a). Das heißt, die schnelle diastolische Entleerung des rechten Vorhofs (korrespondierend zu der y-Senkung) ist behindert. Mit Kompression des Herzens fällt das Schlagvolumen, was einen Anstieg im adrenergen Tonus mit Tachykardie und erhöhter Ejektionsfraktion zur Folge hat, um das HZV zu erhalten. Der

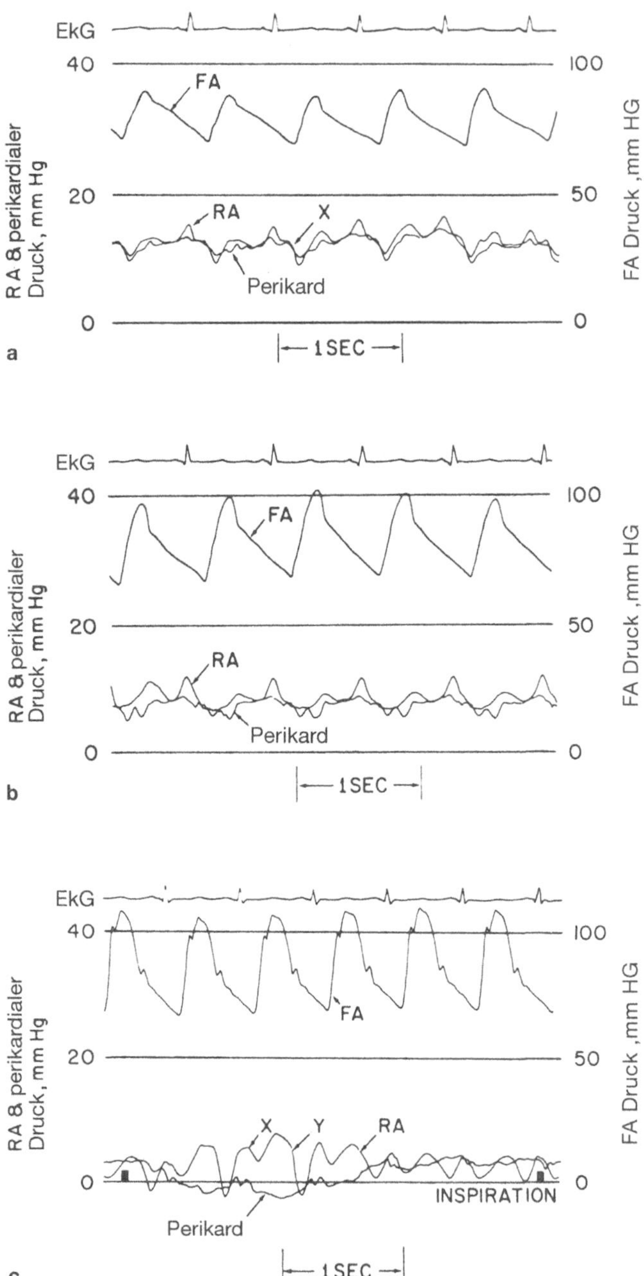

Abb. 12-4 a–c. Intraperikardiale, rechtsatriale und femoralarterielle Drücke bei Perikardtamponade. **a** charakteristische x-Senkung bei fehlender y-Senkung und erhöhten rechtsatrialen und perikardialen Drücken, **b** niedrigere Drücke nach Durchführung der Perikardiozentese, **c** normale Drücke mit Wiederauftreten der y-Senkung. (Aus [83])

systemische Gefäßwiderstand steigt ebenfalls, um den Blutdruck aufrecht zu erhalten. Die initiale Behandlung der Herztamponade beinhaltet Volumentherapie und, falls nötig, eine inotrope Therapie, z. B. mit Dobutamin. Eine Drainage sollte rasch erfolgen.

Mit Durchführung der Perikardiozentese beginnen der rechtsatriale und intraperikardiale Druck zu fallen (Abb. 12-4b), und wenn eine genügende Menge an Flüssigkeit drainiert wurde (Abb. 12-4c), kehren alle Drücke in den Normalbereich zurück, und die y-Senkung erscheint wieder.

Bei einer postoperativen kardiochirurgischen Tamponade sollte die Perikardiozentese nur als temporäre Maßnahme durchgeführt werden, um den Patienten vor der operativen Revision zu stabilisieren. Die Perikardiozentese kann bei Patienten mit einem Perikarderguß als Folge eines malignen Leidens, einer rheumatischen Erkrankung oder einer entzündlichen Perikarditis als definitive Behandlung eingesetzt werden.

Schließlich kann die Diagnose der Perikardtamponade auch anhand der EKG-Beurteilung vermutet werden. Diese Methode allein kann im Einzelfall bei hypotensiven Patienten, bei denen eine Volumen- und Vasopressortherapie erfolglos bleibt, eine notfallmäßige Perikarddrainage rechtfertigen. Wir glauben allerdings, daß in der Mehrzahl der Fälle die Diagnose über einen PAK gesichert werden sollte. Diese kritisch kranken Patienten weisen häufig Nebenerkrankungen (z. B. Linksherzinsuffizienz, Sepsis) auf, die die Auswirkungen der Perikardtamponade verschleiern können. Unserer Meinung nach bieten hämodynamische Ausgangsparameter einen wichtigen Referenzpunkt für das intensivmedizinische Management dieser Patienten.

12.5
Vasodilatatortherapie

C. M. Carpati, M. E. Astiz, E. C. Rackow

Ein 71jähriger Mann mit einer koronaren Herzerkrankung wurde mit einem Vorderwandinfarkt eingewiesen. Er war in einem relativ schlechten Allgemeinzustand, Blutdruck 132/82 mmHg, Puls 116 Schläge/min und Atemfrequenz 28/min. Es bestand eine jugularvenöse Stauung. Die pulmonale Auskultation ergab Rasselgeräusche bis in die Lungenspitzen. Der Herzspitzenstoß ließ sich im 5. Interkostalraum in der vorderen Axillarlinie tasten. Kardial ließ sich sowohl ein 3. und 4. Herzton als auch ein scharfes holosystolisches Geräusch 3–4/6. Grades, das in die Achsel ausstrahlte, auskultieren. Die Lebergröße betrug 13 cm, und es waren Ödeme an den unteren Extremitäten sichtbar. Die Laboruntersuchungen ergaben ein Natrium von 132 mmol/l, Harnstoff 31 mg/dl und Kreatinin 1,0 mg/dl. Das EKG zeigte ST-Hebungen in den anterioren Ableitungen und die Röntgenthoraxaufnahme eine Kardiomegalie mit einem Lungenödem.

Der Patient wurde auf die Intensivstation verlegt und ein Pulmonalarterienkatheter (PAK) zur Optimierung der kardialen Situation plaziert. Die initiale Hämodynamik ist in Tabelle 12.5-1, Profil 1, dargestellt. Das Profil 2 zeigt die Hämodynamik, nachdem Nitroprussid so titriert wurde, daß eine Senkung des Mitteldrucks um 10 mmHg erreicht wurde.

Ein 42jähriger Mann mit einer schlecht eingestellten essentiellen Hypertonie wurde mit progredienter Dyspnoe vergesellschaftet mit Kopfschmerzen und Visusein-

Tabelle 12.5-1. Hämodynamisches Profil

Parameter	Profil 1	Profil 2
Herzminutenvolumen	3,4	4,7
Systolischer Blutdruck	132	121
Diastolischer Blutdruck	82	70
Mittlerer arterieller Blutdruck	99	87
Herzfrequenz	116	104
Zentralvenöser Druck	17	11
Mittlerer pulmonalarterieller Druck	32	27
Pulmonalkapillärer Verschlußdruck	25	18
Herzindex	1,9	2,6
Schlagvolumenindex	17	25
Systemischer Gefäßwiderstand	1929	1294
Pulmonaler Gefäßwiderstand	188	153
Linksventrikuläre Schlagarbeit	17	23
Rechtsventrikuläre Schlagarbeit	4	5
Hb	14,2	14,4
p_aCO_2	34	37
p_aO_2	71	77
S_aO_2	94,4	95,3
p_vO_2	26	35
S_vO_2	61,4	70,6
C_aO_2	18,1	18,6
C_vO_2	11,8	13,6
AVD	6,3	5,0
DO_2	615	874
VO_2	214	235
O_2-Extraktion	0,35	0,24
Nitroprussid	0	60 µg/min

schränkungen in das Krankenhaus eingewiesen. Während der körperlichen Untersuchung war er sehr kurzatmig, Blutdruck 244/178 mm Hg, Puls 104 Schläge/min, Atemfrequenz 36/min. Die Spiegelung des Augenhintergrunds ergab ein Papillenödem. Eine jugularvenöse Distension war bis zum Kiefergelenk sichtbar. Die pulmonale Auskultation ergab Rasselgeräusche beidseits basal. Der Herzspitzenstoß war im 6. Interkostalraum in der Medioklavikularlinie tastbar und ein 3. Herzton auskultierbar. Die abdominelle Untersuchung ergab paradoxe inspiratorische Exkursionen. Es waren Ödeme an den unteren Extremitäten sichtbar. Das EKG zeigte eine Sinustachykardie mit einer linksventrikulären Hypertrophie. Im Röntgenthorax kam ein deutlich vergrößerter Herzschatten und eine Lungenstauung zur Darstellung. Der Hämatokrit betrug 30,4 %. Die Elektrolyte waren im Normbereich. Der Harnstoff betrug 52 mg/dl und das Kreatinin 4,8 mg/dl. In der Urinanalyse war Hämoglobin ohne Nachweis von Erythrozyten auffällig. Die arterielle Blutgasanalyse zeigte bei einer F_IO_2 von 100 %: pH 7,30, pO_2 57 mm Hg, pCO_2 51 mm Hg.

Der Patient wurde intubiert und auf die Intensivstation verlegt, wo ein PAK eingeschwemmt wurde. Das initiale hämodynamische Profil ist in Tabelle 12.5-2, Profil 1, dargestellt. Eine intravenöse Therapie mit Nitroprussid wurde begonnen, wobei der Patient auf dieses Medikament sehr empfindlich reagierte, wie das Profil 2 zeigt. Das Profil 3 demonstriert die Hämodynamik nach Volumentherapie.

Tabelle 12.5-2. Hämodynamisches Profil

Parameter	Profil 1	Profil 2	Profil 3
Herzminutenvolumen	2,6	3,1	4,8
Systolischer Blutdruck	246	110	178
Diastolischer Blutdruck	164	75	133
Mittlerer arterieller Blutdruck	191	87	148
Herzfrequenz	120	156	110
Zentralvenöser Druck	5	2	7
Mittlerer pulmonalarterieller Druck	22	17	25
Pulmonalkapillärer Verschlußdruck	11	8	15
Herzindex	1,3	1,6	2,4
Schlagvolumenindex	11	7	22
Systemischer Gefäwiderstand	5723	1883	2350
Pulmonaler Gefäßwiderstand	338	387	167
Linksventrikuläre Schlagarbeit	27	8	40
Rechtsventrikuläre Schlagarbeit	3	1	5
Hb	12,0	12,0	12,0
p_aCO_2	25	21	30
p_aO_2	64	65	71
S_aO_2	91,5	91,5	94,7
p_vO_2	20	25	35
S_vO_2	49,6	54,5	72,2
C_aO_2	14,9	14,9	15,4
C_vO_2	8,1	8,8	11,7
AVD	6,8	6,1	3,7
DO_2	387	462	739
VO_2	177	189	178
O_2-Extraktion	0,46	0,41	0,24
Nitroprussid	0	40 µg/min	20 µg/min 1000 ml Kristalloide

12.5.1
Diskussion

Die Behandlung der akuten und chronischen Herzinsuffizienz hat sich durch das verbesserte Verständnis der pathophysiologischen Beteiligung des endokrinen Systems und des Nervensystems an dieser Erkrankung über die letzten 10 Jahre kontinuierlich weiterentwickelt. Zusätzlich zu dem besseren Verständnis der Vorteile von Digitalis und Diuretika ist die Vasodilatatortherapie in den Vordergrund der Behandlung dieser Erkrankung getreten.

Klinisch manifestiert sich die Herzinsuffizienz in einer eingeschränkten Belastbarkeit, Dyspnoe und Ödemen unterschiedlicher Ausprägung sowie Symptomen wie Rasselgeräuschen, Galopprhythmen und erhöhten venösen Drücken. Die hämodynamischen Zeichen einer Herzinsuffizienz beinhalten ein niedriges HZV, das durch das Unvermögen des Ventrikels hervorgerufen wird, ein adäquates Schlagvolumen zu erzeugen. Das Absinken des wirksamen zirkulierenden Blutvolumens triggert die Freisetzung von Katecholaminen über das sympathische Nervensystem und eine Aktivierung des Renin-Angiotensin-Aldosteron-Systems sowie die Freisetzung des antidiuretischen Hormons (ADH).

Katecholamine und Angiotensin II sind potente Vasokonstriktoren. Obwohl sie für die Aufrechterhaltung des Blutdrucks von Bedeutung sind, erhöhen sie die kardiale Nachlast und können die Perfusion des Gefäßbetts verschlechtern, was zu einer Fehlfunktion der Organe beitragen kann. Aldosteron und ADH bewirken eine renale Retention von Salz und Wasser, ein Effekt der durch eine renale Vasokonstriktion noch verschärft werden kann. Diese Mechanismen bedingen einen Teufelskreis. Derzeitige Behandlungsverfahren beruhen auf der Beeinflussung von Kontraktilität, Vorlast und Nachlast.

Obwohl starke intravenöse Inotropika zur Erhöhung der Kontraktilität (Dobutamin, Amrinon, Dopamin) verfügbar sind, ist ihr Einsatz durch das Fehlen entsprechender oraler Substanzen limitiert. Von den oralen Inotropika konnte nur für Digoxin ein positiver Langzeiteffekt gezeigt werden [39]. Es wurde darauf hingewiesen, daß Digoxin jedoch die Belastungsfähigkeit weniger wirksam als Vasodilatatoren verbessert [40].

Wirkmechanismen von Vasodilatatoren:
- Venöse Dilatation
  - Diuretika,
  - Nitrate (niedrige Dosierung).
- Arterielle Dilatation
  - Hydralazin,
  - Diazoxid,
  - Minoxidil,
  - Nifedipin.
- Venöse und arterielle Dilatation
  - ACE-Hemmer,
  - Nitroprussid,
  - Nitrate (hohe Dosierung),
  - Prazosin,
  - Phentolamin.

Substanzen, die die Kapazität des venösen Systems erhöhen, können bei der Herzinsuffizienz durch eine Verringerung der Vorlast und der Wandspannung wirken. Eine arterielle Vasodilatation vermindert die Nachlast, z. B. den Widerstand für die linksventrikuläre Ejektion, und bewirkt dadurch eine Erhöhung des Schlagvolumens und des HZV. Vasodilatatoren können dadurch allerdings auch entweder durch eine ausgeprägte Reduktion des venösen Rückstromes oder durch einen exzessiven Abfall des arteriellen Widerstands eine Hypotension und Tachykardie hervorrufen.

Patienten mit einer akuten Herzinsuffizienz weisen ein niedriges HZV, hohe Füllungsdrücke (z. B. PCWP) und einen hohen systemischen Gefäßwiderstand auf. In der Akutphase empfiehlt sich ein parenteraler Vasodilatator mit kurzer Halbwertszeit, der leicht titriert werden kann.

Diese Therapie sollte nur auf einer Intensivstation erfolgen, wo eine kontinuierliche Überwachung des Blutdrucks möglich ist. Die Nebenwirkung von Nitroprussid besteht in der Regel aus einer Reflextachykardie und der Toxizität des Abbauprodukts Thiozyanat. Beim Rückwärtsversagen mit systolischer Dysfunktion sind die Füllungsdrücke hoch, und eine Vasodilatation wird zu einem Abfall der Nachlast und des enddiastolischen Volumens mit Abnahme des PCWP führen. Therapieziel sollte die Reduktion der Füllungsdrücke und Anhebung des HZV ohne einen wirksamen Blutdruckabfall sein. Dies kann man bei dem Patienten in Tabelle 12.5-1 sehen.

Es ist zu beachten, daß die Füllungsdrücke bei einer hypertensiven Krise niedrig sein können. Eine Vasodilatation kann dann zu einem ausgeprägten Blutdruckabfall führen, der durch eine Dosissenkung des Vasodilatators behandelt werden sollte; ein in diesem Zusammenhang labiler Blutdruck kann eine Flüssigkeitstherapie nötig machen. Dies wird bei dem Patienten in Tabelle 12.5-2 dargestellt. Die Behandlung mit Nitroprussid bewirkte einen Abfall der Füllungsdrücke, einen Anstieg des HZV und eine Reduzierung des systemischen Gefäßwiderstands. Der Abfall von Blutdruck und Nachlast war jedoch so ausgeprägt, daß eine schwere Tachykardie auftrat. Eine Verminderung der Nitroprussidzufuhr und eine Volumentherapie führte zu einer moderateren Senkung des Blutdrucks und Widerstands, einem höheren HZV, Schlag-volumenindex, Schlagarbeit, gemischtvenösen O_2-Sättigung und O_2-Angebot sowie einer niedrigeren arteriovenösen O_2-Differenz und O_2-Extraktion. Wie bereits erwähnt, erfolgt die Dosisoptimierung bei Hypertension durch sequentielle Messung des HZV, Schlagvolumens oder Schlagarbeit bei verschieden eingestellten Blut-drücken; andere Indizes der Perfusion wie die gemischtvenöse O_2-Sättigung und arterielle Laktatkonzentrationen können ebenfalls hilfreich sein. Anschließend kann die Umstellung auf eine orale Therapie unter Auschleichen der intravenösen Behandlung erfolgen.

Andere intravenöse Substanzen wie z. B. Hydralazin (direkter arterieller Vasodilatator) und Phentolamin (α-Blocker) sind im Vergleich zu Nitroprussid wegen ihrer längeren Halbwertszeit, schlechten Titrierbarkeit und wegen des Preises in der Akutbehandlung eher ungünstig. Intravenöses Nitroglycerin kann mit ähnlicher Zielsetzung wie Nitroprussid eingesetzt werden, bewirkt jedoch in niedriger Dosierung eher eine venöse Vasodilatation.

Gegenwärtig sind Angiotensin-converting-Enzyme(ACE)-Inhibitoren oder die Kombination von Isosorbiddinitrat und Hydralazin die am häufigsten benutzten oralen Substanzen zur Vasodilatation. Studien haben die günstigen Langzeitwirkungen dieser Substanzen in bezug auf eine höhere Lebenserwartung bei chronischer Herzinsuffizienz gezeigt [41, 42]. Sowohl ACE-Hemmer als auch Hydralazin/Isosorbid-dinitrat bewirken einen langanhaltenden Anstieg der kardialen Ejektionsfraktion. Captopril ist assoziiert mit einer prolongierten Erhöhung der Belastungsfähigkeit bei Patienten mit Herzinsuffizienz [43]. Die Kombination Hydralazin/Isosorbiddinitrat geht im Vergleich zu Captopril bei der chronischen Herzinsuffizienz mit niedrigeren Noradrenalinkonzentrationen einher [44]. ACE-Inhibitoren können Leber- und Nierenfunktion ungünstig beeinflussen sowie eine Leukopenie hervorrufen. Hydralazin kann eine Reflextachykardie und ein lupusartiges Syndrom auslösen. Andere orale Vasodilatatoren wie Nifedipin (Kalziumantagonist) haben die Mortalität nicht verringert, obwohl sie in der Akutphase potentiell nützlich sind. Sowohl Nifedipin als auch Minoxidil (direkter Dilatator der Arteriolen) sind mit einer deutlichen renalen Wasser-Natrium-Retention vergesellschaftet. Obwohl die kurzfristige Wirkung von Prazosin (α_1-Antagonist) der anderer Vasodilatatoren entspricht, spricht die Entwicklung einer Tachyphylaxie wahrscheinlich als Folge einer Abnahme der α_1-Rezeptorendichte gegen einen langfristigen Einsatz.

12.6
Präoperative kardiopulmonale Beurteilung

L. D. Nelson

Ein 63jähriger Mann mit einer koronaren Herzerkrankung wurde zur präoperativen kardiopulmonalen Beurteilung vor einer elektiven Resektion eines Bauchaorten- aneurysmas auf die chirugische Intensivstation verlegt. Anamnestisch war ein Myo- kardinfarkt und ein Hypertonus, der mit Methyldopa und Hydrochlorothiazid einge- stellt war, auffällig. Er war seit 45 Jahren Raucher und klagte über Thoraxschmerzen bei Belastung. Bei Bedarf nahm er Nitroglycerin ein.

Bei Aufnahme auf die Intensivstation betrug der Blutdruck 165/95 mm Hg und der Puls 90 Schläge/min. Die kardiale Untersuchung zeigte weder eine venöse Distension noch konnten Herzgeräusche oder Gallopprhythmen festgestellt werden. Die Bauch- decke war leicht adipös und straff. Es war eine 10 cm große pulsierende Resistenz im mittleren Abdomen palpabel. Die Pulse an den oberen Extremitäten waren unauffäl- lig, während die Pulse an den unteren Extremitäten an der A. tibialis posterior beid- seits vermindert und an der A. dorsalis pedis tastbar waren. Die Pulse der A. poplitea und A. femoralis waren normal. Eine präoperative arterielle Blutgasanalyse des Raum- luft atmenden Patienten zeigte einen pH von 7,42, einen pO_2 von 70 mm Hg und einen pCO_2 von 38 mm Hg. Sein Hb betrug 12,5 g/dl. Die Elektrolyte, Leberfunktion und Ge- rinnungswerte waren im Normbereich. Ein arterieller Katheter wurde perkutan in die rechte A. radialis plaziert, und ein fiberoptischer Pulmonalarterienkatheter (PAK) für die kontinuierliche Messung der gemischtvenösen O_2-Sättigung wurde über die rech- te V. subclavia eingeführt. Der Patient war 183 cm groß, wog 82 kg, und die berechne- te KOF betrug 2,03 m^2. Die Ergebnisse des initialen kardiopulmonalen Profils werden in Tabelle 12.6-1, Profil 12-4, #1, gezeigt.

12.6.1
Diskussion

Der gemischtvenöse O_2-Gehalt (C_vO_2) wird zur Berechnung der arteriovenösen O_2- Gehaltsdifferenz (AVD) benutzt. Im venösen Blut ist mehr als 99 % des Sauerstoffs an Hämoglobin gebunden ($Hb \cdot S_vO_2 \cdot 1,34$). Aus praktischen Gründen wird die kleine Menge (< 1 %) des im Plasma gelösten Sauerstoffs ignoriert. Für eine bessere Ge- nauigkeit der Berechnung kann jedoch eine gemischtvenöse O_2-Spannung (p_vO_2) im mittleren physiologischen Bereich (35 mm Hg) angenommen werden. Wenn die S_vO_2 genau bestimmt wird, resultiert aus einer Schätzung des p_vO_2 ein maximaler theoreti- scher Fehler der berechneten Parameter von nur etwa 1–2 % und bewirkt eine bedeu- tende Kostenersparnis, indem man nicht für jede Berechnung des O_2-Transports und O_2-Verbrauchs den p_vO_2 bestimmt.

Wegen des grenzwertigen O_2-Transports (DO$_2$ = 645, VO$_2$ = 231, O_2E = 0,33, AVD = 5,5, S_vO_2 = 0,63) wurde dem Patienten eine Antischockhose („medical anti- shock trousers", MAST) angelegt, um eine reversible Volumenbelastung des zentralen Gefäßsystems zu erzeugen. Die MAST wurde schrittweise auf einen Druck von 30 mm Hg aufgeblasen, um den PCWP um 5 mm Hg ansteigen zu lassen. Dies ergab die hämodynamischen Daten der 2. Messung in Tabelle 12.6-1. Die MAST wurde

Tabelle 12.6-1. Profil 12-4

Parameter	#1	#2	#3	#4	#5	#6
Herzzeitvolumen	4,2	4,5	4,8	4,8	5,6	6,1
Mittlerer arterieller Druck	118	124	124	125	123	118
Herzfrequenz	90	100	98	90	80	75
Zentralvenöser Druck	5	10	12	8	10	10
Mittlerer Pulmonalarterien-Druck	20	22	26	20	28	30
PCWP	8	14	18	12	14	16
HI	2,1	2,2	2,4	2,4	2,8	3,0
SVR	2159	2021	1861	1956	1619	1421
PVR	229	142	133	133	200	184
LVSWI	35	33	35	41	51	56
p_aO_2	70	—	72	—	—	85
p_aCO_2	38	—	35	—	—	36
pHa	7,42	—	7,45	—	—	7,43
S_aO_2	0,94	0,94	0,95	0,95	0,96	0,96
S_vO_2	0,63	0,65	0,70	0,70	0,73	0,75
(p_vO_2; geschätzter Wert)	(35)	(35)	(35)	(35)	(35)	(35)
DO_2	695	745	803	803	947	1034
VO_2	231	232	214	214	230	232
O_2-E	0,33	0,31	0,27	0,27	0,24	0,22
$\dot{Q}_P/\dot{Q}_S$	0,17	0,18	0,18	0,18	0,16	0,17
AVD	5,5	5,1	4,5	4,5	4,1	3,8

weiter aufgeblasen, um einen erneuten Anstieg des PCWP um weitere 5 mm Hg zu erreichen, und das kardiopulmonale Profil einschließlich Blutgasanalysen ist in Messung 3 dargestellt. Da der Patient durch die Vermehrung des zentralen Blutvolumens über die Anwendung der MAST mit einem Anstieg des O_2-Angebots und einem Abfall der O_2-Extraktion zu reagieren schien, wurde ein Flüssigkeitsbolus von 500 ml appliziert und die kardiopulmonale Messung #4 wurde durchgeführt. Bei wiederum günstigen Auswirkungen wurden nochmals 500 ml Flüssigkeit infundiert und die Daten der 5. Messung erhoben. Schließlich wurde ein 3. Flüssigkeitsbolus gegeben und die Daten der Messung #6 bestimmt.

Die Kombination der kontinuierlichen Messung der gemischtvenösen O_2-Sättigung mit der intermittierenden Messung des HZV erlaubte eine schnelle Beurteilung der relativen Balance von O_2-Angebot und O_2-Bedarf. Damit gibt sie einen Hinweis, welche Schritte eingeleitet werden können, um den hämodynamischen Status am effizientesten zu verbessern.

Die initialen O_2-Transportdaten zeigten ein niedriges VO_2 und ein niedriges DO_2 bei hoher O_2-Extraktionsrate (O_2-ER). Die hohe O_2-ER impliziert, daß ein größerer Anteil als normal des an das Gewebe transportierten Sauerstoffs extrahiert wurde. Da der Verbrauch (VO_2) eher niedrig als hoch war, war es naheliegend zu vermuten, daß ein Anstieg des O_2-Angebots den O_2-Verbrauch des Gewebes günstig beeinflussen würde.

Die beste Art und Weise, das O_2-Angebot zu erhöhen, wird durch die hämodynamische Komponente des kardiopulmonalen Profils bestimmt. Da der HI niedrig war und das C_aO_2 (S_aO_2 und Hb-Konzentration) normal, konzentrierten sich die Bemühungen auf eine Erhöhung des HI. Bei normaler Herzfrequenz und niedrigem Schlagvolumenindex sollte das Schlagvolumen erhöht werden. Wenn die Füllungsdrücke (ZVD und PCWP) niedrig sind, kann vermutet werden, daß eine Volumenbelastung die Vorlast der Ventrikel verbessern kann und sekundär die Möglichkeit einer Erniedrigung der Nachlast über eine Verminderung des sympathikusvermittelten Anstiegs des SVR besteht.

In diesem klinischen Beispiel schien das Problem eine relative Hypovolämie zu sein, die eine schlechte linksventrikuläre Funktion durch niedrige Füllungsdrücke und hohe systemische Gefäßwiderstände weiter ungünstig beeinflußte. Nach Erhöhung der Füllungsdrücke durch Einsatz der MAST oder Flüssigkeitsboli stieg das HZV an, und der systemische Gefäßwiderstand fiel ab. Der Anstieg des HI resultierte in einem verbesserten O_2-Angebot und einer verminderten O_2-ER, was mit einer verbesserten S_vO_2 einherging.

12.7
Intraoperatives Monitoring

T. J. Iberti, J. H. Silverstein

Ein 63jähriger Mann mit einem insulinpflichtigen Diabetes mellitus, einer arteriellen Hypertonie und einem unkomplizierten Vorderwandinfarkt vor 8 Monaten in der Krankengeschichte stellte sich zur elektiven Resektion eines 6,3 cm großen abdominellen Aortenaneurysmas in der Klinik vor. In der Anamnese findet sich eine Belastungstoleranz für das Gehen um 3–4 Wohnblöcke oder das Treppensteigen von 2 Etagen. Er verneinte jegliche Brustschmerzen nach dem kürzlich erlittenen Herzinfarkt. Die tägliche Medikation beinhaltete NPH Insulin 26 IE morgens, Nifedipin 3mal 80 mg, Captopril 3mal 25 mg und Furosemid 40 mg.

Bei der körperlichen Untersuchung der Vitalparameter fiel lediglich ein Blutdruck von 180/80 mm Hg auf. Die Untersuchung von Kopf und Hals war ohne Auffälligkeiten. Kardial fand sich ein regelmäßiger Rhythmus ohne Galopp. Ein 2/6-Systolikum mit Ausstrahlung in beide Karotiden und Axillae war über dem linken Sternumrand zu auskultieren. Die abdominelle Untersuchung zeigte eine pulsierende Resistenz wie bei einem Aortenaneurysma, es fanden sich aber keine anderen Organvergrößerungen. Die Extremitäten waren bei peripher gut tastbaren Pulsen kühl. Eine am Nachmittag vor der Operation durchgeführte Echokardiographie bestätigte eine mittelgradige Aortenstenose mit einer geschätzten Klappenöffnungsfläche von 1,3 cm².

Der Patient wurde einen Tag vor der Operation auf die Intensivstation verlegt, um präoperativ für das erweiterte hämodynamische Monitoring einen Pulmonalarterienkatheter zu plazieren. Alle routinemäßigen Laborparameter einschließlich Blutbild, Elektrolyte, Blutzucker und Blutgase waren im Normbereich. Das EKG war vereinbar mit einem früheren Anteroseptalinfarkt. Die ersten Parameter nach Anlage einer arteriellen Kanüle in der A. axillaris und eines über die rechte V. jugularis interna plazierten PAK sind im Profil 12-5 #1, ersichtlich (Tabelle 12.7-1). Eine Volumenbelastung mit 250 ml isotoner Kristalloidlösung führte zu den unter #2 aufgeführten Parametern. In der Spalte #3 sind die Werte nach einer anschließenden Bolusgabe von 500 ml Kristalloid über 20 min zu sehen. Es wurde dann eine Infusion von Nitroprussidnatrium mit 0,6 µg/kg KG/min begonnen. Die durch dieses Manöver resultierenden Kreislaufver-

Tabelle 12.7-1. Profil 12-5

	#1	#2	#3	#4	#5	#6	#7	#8	#9	#10	#11	#12
HZV [l/min]	3,4	3,6	3,7	4,7	5,5	5,7	5,3	4,2	5,1	3,1	6,1	5,1
RR [mmHg]	182/94	190/86	206/98	150/78	138/80	118/65	95/52	110/64	140/90	90/40	118/68	120/70
MAP [mmHg]	123	121	134	102	99	83	66	79	107	57	85	87
HF [1/min]	93	90	83	86	76	82	75	89	103	92	85	82
ZVD [mmHg]	9	10	8	4	11	9	10	13	13	5	15	10
PAP [mmHg]	28/14	29/14	28/12	25/10	25/11	22/8	20/9	27/15	32/18	20/9	26/12	25/12
$P_{AP(m)}$ [mmHg]	19	19	17	12	16	13	13	19	23	13	17	15
PCWP [mmHg]	10	9	11	5	11	9	11	16	15	4	18	12
pH_a [ ]	7,41				7,42		7,39		7,45	7,31		7,42
p_aO_2 [mmHg]	87				93		285		104	108		99
p_aCO_2 [mmHg]	42				40		38		36	32		41
S_aO_2 [%]	93				94		100		98	98		98
p_vO_2 [mmHg]	32				40		43		41	30		39
S_vO_2 [%]	61				75		76		75	60		73
Hb [g/dl]	10,2				10,0		9,2		8,9	9,6		9,0
SV [ml]	37	40	45	55	72	70	71	47	50	34	72	62
SVR [dyn·s·cm^{-5}]	2682	2467	2724	1668	1208	1038	845	1257	1475	1341	918	1209
DO_2 [ml/min]	441				708		699		612	401		618
VO_2 [ml/min]	387				269		285		344	241		292

hältnisse sind in der Spalte #4 aufgeführt. Eine dritte Volumengabe von 500 ml Infusionsflüssigkeit wurde vorgenommen, die Auswirkungen auf die Hämodynamik sind unter #5 zusammengestellt. Es wurde eine Dauerinfusion mit 100 ml/h einer balancierten Elektrolytlösung begonnen, bis der Patient in den Operationssaal gebracht wurde, wo ein nahezu identisches hämodynamisches Profil wie bei #5 gesehen wurde.

Das Anästhesieteam wählte eine Kombination aus epiduraler und allgemeiner Anästhesie. Zusätzlich zur arteriellen Kanüle und dem PAK beinhaltete das Monitoring die EKG-Ableitungen II und V_5, eine Pulsoxymetrie, einen Harnblasenkatheter und die massenspektrometrische Gasanalyse der Exspirationsluft. Der Meßkopf an der Spitze des PAK wurde zur Messung der Körpertemperatur während der Operation benutzt. Im Anschluß an die epidurale Anästhesie mit einem Niveau ab Th 6 wurde die Nitroprussidinfusion beendet. Das Profil zu diesem Zeitpunkt ist bei #6 widergegeben. Während der Intubation zeigte die Wedge-Druckkurve v-Wellen. Nach Überprüfung der korrekten Tubuslage und Gabe von 0,3 % Isofluran kehrte die ursprüngliche Form des Druckkurvenverlaufes wieder zurück. Die Flüssigkeitsgabe betrug 150 ml/h, wurde dann für 40 min auf 50 ml/h reduziert. Nach 50 min wurde die Therapie mit Nitroglycerin begonnen, nach 55 min wurde die Aorta unterhalb der Nierenarterien abgeklemmt. Die hämodynamischen Parameter unmittelbar vor und 10 min nach dem Abklemmen sind unter #7 und #8 aufgeführt. Nach 1 h 20 min wurde ein Volumenbolus von 500 ml verabreicht, 5 min später wurde das Nitroglycerin im Rahmen der Vorbereitungen zur Wiedereröffnung der Aorta abgestellt. Nach 1 h 33 min wurde die Aortenklemme entfernt. Der Patient wurde komplikationslos im Operationssaal extubiert. Der Blutverlust wurde mit 400 ml beziffert. Die Gesamtinfusionsmenge an Kristalloiden betrug 2600 ml. Die Körperkerntemperatur bei Rückkehr auf die Intensivstation war 36,2 °C.

Spalte #9 gibt die Hämodynamikparameter nach 30 min auf der Intensivstation wider. Eine Infusion mit 0,125 %iger Bupivacainlösung mit 4 µg/ml Fentanyl wurde mit einer Rate von 10 ml/h via Periduralkatheter kontinuierlich verabreicht.

Fünf Stunden später veranlaßte die Intensivschwester aufgrund eines arteriellen Mitteldrucks von 57 mm Hg die Erstellung eines hämodynamischen Profils. Die Parameter zu diesem Zeitpunkt sind in der Spalte #10 angegeben. Die Therapie bestand in einer Volumengabe von 250 ml Kolloid und Erhöhung der Infusionsrate des Kristalloids von 100 ml/h auf 200 ml/h. Am folgenden Morgen berichtete die Assistenzärztin der Nachtschicht, daß aufgrund ihrer Messung um Mitternacht (Spalte #11) die hohe intravenöse Infusionsrate nicht länger notwendig war und sie die Rate auf 10 ml/h reduzierte. Das hämodynamische Profil vor der Morgenvisite ist unter #12 aufgeführt.

12.7.1
Diskussion

Dieser 63jährige Mann mit einem Myokardinfarkt 8 Monate vor der Aneurysmaresektion ist repräsentativ für die Koronarpatienten mit einer geplanten, nicht herzchirurgischen Operation, die von einem invasiven hämodynamischen Monitoring profitieren können. Obwohl die meisten Experten eine Pulmonalarterienkatheterisierung für diesen Patiententyp empfehlen, gibt es nur wenige Daten zu Morbidität und Mortalität, die diese Position unterstützen. Dieser Umstand, der für alle Formen des perioperativen Monitorings zutrifft [46], hat jedoch nicht den Enthusiasmus für das physiologische Monitoring gemindert. Es existieren nur wenige auf die Patientenprognose bezogene Studien. Die von Rao et al. 1984 publizierte Studie [47] erbrachte Hinweise, daß das Monitoring physiologischer Daten zur Erfassung und Beherrschung bedeutsamer physiologischer Abweichungen zu einer Senkung der Rate an perioperativen Myokardinfarkten und Mortalität führte.

Die präoperative Aufnahme auf der Intensivstation zur Untersuchung des Patienten und Verbesserung der Kreislaufsituation wurde von einer Vielzahl von Autoren vorgeschlagen [48–50]. Unsere Vorgehensweise bei diesem Patienten beinhaltete eine Volumenbelastung und die Reduktion einer persistierenden hohen kardialen Nachlast. Das erste Profil des Patienten mit einem HZV von 3,4 l/min und einem PCWP von 10 mm Hg (#1) mag adäquat erscheinen. Die gemischtvenöse Blutgasanalyse jedoch legte nahe, daß der Patient aufgrund einer recht hohen O_2-Extraktionsrate kompensiert war. Aufgrund dieser Tatsache wurde zweimal bolusartig Flüssigkeit mit aber nur minimalem Effekt infundiert. Der Einsatz von Nitroprussid reduzierte sowohl den arteriellen Druck als auch die ventrikulären Füllungsdrücke, so daß es nach einer dritten Volumengabe zu einer Zunahme des Schlagvolumens und einer Verbesserung der gemischtvenösen Sättigung kam (#5).

Die Verwendung von Nitroprussidnatrium, das primär als systemischer Vasodilatator und sekundär auf die Kapazitätsgefäße wirkt, ist, obwohl in diesem Fall wirksam, mit verschiedenen potentiellen Poblemen verbunden. Nitroprussidnatrium kann ungünstige Effekte auf die Ventilations-/Perfusionsverhältnisse innerhalb der Lunge haben und die Serumwerte von Renin und Angiotensin erhöhen, was eine erschwerte Blutdruckkontrolle zur Folge haben kann. Es wurden ebenfalls dahingehend Bedenken geäußert, daß Nitroprussidnatrium ein koronares Steal-Phänomen und dadurch eine regionale Myokardischämie auslöse [51]. Einige Autoren versuchen, den pulmonalkapillären Verschlußdruck solange zu erhöhen, bis keine weitere Zunahme des HZV erreicht werden kann [52].

Die körperliche Untersuchung dieses Patienten erbrachte ein Herzgeräusch wie bei Aortenstenose, was durch eine nachfolgende Echokardiographie bestätigt werden konnte. Dieser Befund macht die Aufrechterhaltung adäquater linksventrikulärer Füllungsdrücke notwendig und ist also für das Patientenmanagement durchaus relevant. Es gibt aber keine Befundkonstellation bei der Pulmonalarterienkatheterisierung, die diese Diagnose vermuten ließe. Insofern bleibt die körperliche Untersuchung des Patienten von essentieller Bedeutung für die Behandlung, unabhängig von der Art des durchgeführten Überwachungsverfahrens.

Wiederholte Messungen des hämodynamischen Status des Patienten sollten nicht nur das HZV und den PCWP, sondern auch die Erfassung des O_2-Angebotes einschließen. Die letztlich wichtigste Aufgabe des HZV ist der O_2-Transport zu den peripheren Geweben. Die Beurteilung, ob ein gegebenes HZV ausreichend ist, läßt sich nur durch die Erfassung der Oxygenierungsparameter vornehmen. Das erste hämodynamische Profil dieses Patienten legte in der gemischtvenösen Blutgasanalyse eine beträchtliche venöse Entsättigung offen, so daß das initiale HZV von 3,4 l/min als nur grenzwertig ausreichend einzustufen war. Die unmittelbar vor der Operation durchgeführte Bestimmung zeigte eine deutliche Verbesserung.

Das Auftreten einer v-Welle während der Intubation wies auf eine Myokardischämie hin [53]. Die Veränderung war spontan reversibel, führte aber sicherlich zu einer erhöhten Aufmerksamkeit im Hinblick auf weitere mögliche Zwischenfälle. Der PAK gilt i. allg nur als aussageschwaches Monitoringverfahren zur Ischämiedetektion, auftretende v-Wellen sollte aber Beachtung finden.

Während das Abklemmen der unteren abdominellen Aorta zu einem Anstieg von systemischem Blutdruck und Gefäßwiderstand und konsekutiver Abnahme des HZV [54] führen kann, haben einige Autoren mitgeteilt, daß diese Veränderungen weniger dramatisch sein können [55]. Diese Arbeitsgruppe berichtete, daß das Ausmaß der hämodynamischen Veränderungen nach Wiedereröffnung der Aorta minimiert werden kann, indem man vor Reperfusionsbeginn balancierte Elektrolytlösungen in einer zur Anhebung der linksventrikulären Füllungsdrücke ausreichenden Menge infundiert [55].

Die Benutzung des PAK in der postoperativen Periode ermöglichte die Erkennung und frühzeitige Intervention in einer Situation mit Änderung der Vorlast (#10), die vermutlich durch die Wiedererwärmung des Patienten bedingt war. Zu keinem Zeitpunkt fiel die Vorlast unter ein Niveau, bei dem die Aortenstenose des Patienten zu einem größeren klinischen Problem wurde, und die Erkennung einer zunehmenden Vorlast im Verlauf des Abends war einfach möglich.

Zusammengefaßt läßt sich festhalten, daß der Arzt beim Einsatz des Katheters für das perioperative Monitoring kontinuierlich die Daten bei jeder Zustandsänderung des Patienten überprüfen muß, Probleme bei der Dateninterpretation kennen und stets die Daten mit dem klinischen Zustand des Patienten in Beziehung setzen muß.

12.8
Intraoperatives Monitoring während schwieriger thorakoabdomineller Aortenaneurysmaoperation

B. Drenger

Ein 67 Jahre alter Mann mit Zustand nach Resektion eines abdominellen Aortenaneurysmas und bilateralen iliakalen Aneurysmen in der Vorgeschichte stand zur Resektion eines thorakoabdominellen Aortenaneurysmas (TAAA) an. Der Patient war zur Abklärung von rezidivierenden Episoden von Klaudikatiobeschwerden, Rückenschmerzen und einer von der Taille bis zu den Zehen reichenden Gefühllosigkeit eingewiesen worden. Weitere medizinische Probleme waren ein mit oralen Antidiabetika behandelter, nicht insulinpflichtiger Diabetes mellitus, eine arterielle Hypertonie, paroxysmale supraventrikuläre Tachykardien und Asthma bronchiale.

Bei der körperlichen Untersuchung des adipösen, 117 kg schweren Mannes fand sich an beiden Armen gleicher Blutdruck von 190/100 mm Hg. Der Puls betrug 77 Schläge/min, und die Atemfrequenz war 18/min. Weder über den Karotiden, dem unteren Hals oder oberen Mediastinum war ein Schwirren auskultierbar. Eine abdominelle Aortenpulsation wurde nicht gefunden. Die femoralen und peripheren Pulse waren beidseits nicht tastbar. Die apparative Diagnostik zeigte ein unauffälliges EKG und ein vergrößertes Mediastinum mit einem prominenten Aortenbogen im Thoraxröntgenbild. Die Laborergebnisse betrugen im einzelnen: Hämatokrit 38,3 %, Hb-Konzentration 13,0 g/dl, Leukozyten 10600/μl, Thrombozyten 150000/μl, Harnstoff im Serum 33 mg/dl, Kreatinin 2,2 mg/dl und der Blutzucker 100 mg/dl. Angiographisch fand sich ein beidseitiger Verschluß der Iliakalarterien und eine mäßig- bis hochgradige aneurysmatische Dilatation von der proximalen thorakalen Aorta bis zur Prothesenanastomose in der abdominellen Aorta. Eine selektive interkostale Angiographie konnte nicht den Abgang der Spinalarterie aus einer der Interkostalarterien identifizieren. Eine Magnetresonanztomographie bestätigte das Vorliegen einer Dissektion der mittleren thorakalen Aorta.

12.8.1
Operatives Management

Am Abend vor der Operation wurde für das intraoperative Monitoring der spinal evozierten Potentiale eine intrathekale Stimulationselektrode unter Durchleuchtungskontrolle plaziert. Im Rahmen des intraoperativen Monitorings wurden periphere somatosensorisch evozierte Potentiale nach Stimulation des N. tibialis posterior aufgezeichnet [56].

Im Operationssaal wurde dann ein Katheter in den Subarachnoidalraum zum kontinuierlichen Monitoring des Liquordruckes und zur Entnahme von Liquor während der Operation, falls notwendig, plaziert. Neben der Liquordrainage über den Spinalkatheter wurde Papaverinhydrochlorid als spinaler Gefäßdilatator intrathekal zur Rückenmarkprotektion verabreicht. Beide Techniken dienen der Verbesserung der Durchblutung des Rückenmarks während einer proximalen Aortenabklemmung [57].

Der Blutdruck wurde kontinuierlich über einen radialen und femoralen Katheter überwacht. Zwei großlumige intravenöse Zugänge wurden gelegt, darüber hinaus ein zentralvenöser Katheter und ein PAK.

Nach Einleitung der Vollnarkose wurde ein Doppellumentubus unter fiberoptischer Führung eingebracht und eine transösophageale Echokardiographie (TEE)-Sonde bis in den mittleren Ösophagus, also unmittelbar hinter dem Herzen liegend, vorgeschoben. Während der Operation wurde die Narkose durch wiederholte Gaben von Midazolam, Sufentanil und Pancuronium aufrechterhalten. Der Patient wurde mit 100% Sauerstoff und bis zu 1% Enfluran beatmet. Der Eingriff wurde ohne einen partiellen Bypass oder Shunt durchgeführt, da der Gewinn dieser Methoden zur Verbesserung der gefährdeten Rückenmarkdurchblutung kontrovers eingestuft wird [58].

Die erste Messung der Hämodynamik (Profil 12-6, #1; Tabelle 12.8-1) wurde vorgenommen, als der Patient bereits in Narkose war, und zwar nach einer angemessenen Flüssigkeitsgabe und einer kontinuierlichen Infusion von Nitroprussidnatrium (NPN). Die Umlagerung des Patienten auf die Seite (#2) und eine Vertiefung der Narkose führten zu einer Abnahme der kardialen Funktion. Eine Verschlechterung der Herzfunktion größeren Ausmaßes wurde nach Abklemmung der Aorta beobachtet (#3), was den Einfluß einer sehr proximalen Okklusion der thorakalen Aorta widerspiegelt. Im Verlaufe einer 20 min nach Aortenklemmung eingetretenen massiven Blutung (#4) wurden für einen kurzen Zeitraum ischämische Myokardveränderungen bemerkt. Das Ausmaß der kardialen Funktionsstörung wurde durch den drastischen Abfall der folgenden hämodynamischen Parameter wiedergegeben: HZV 0,7 l/min, I 0,3 l/min/m^2, SV 8 ml, SVR 4019 dyn·s·cm^{-5} und PVR 893 dyn·s·cm^{-5}. Die Hb-Konzentration fiel von 11,5 g/dl auf 10,3 g/dl, die arteriellen Blutgase (F_IO_2 100%) ergaben: pH 7,08, p_aO_2 433 mm Hg, p_aCO_2 53 mm Hg und HCO_3^- 16 mval/l. Durch eine aggressive Blutsubstitution, Gabe von Bikarbonat und Inotropika konnte diese schwierige Situation überwunden werden. Für die restliche Zeit der Aortenabklemmung (#5) wurden die Blutdruckwerte auf dem höchsten für das Herz tolerablen Niveau gehal-

Tabelle 12.8-1. Profil 12-6

	#1 Nach Einleitung	#2 Vor Abklemmung	#3 1 min nach Abklemmung	#4 20 min nach Abklemmung	#5 40 min nach Abklemmung	#6 Wiedereröffnung	#7 Ende der Operation
HZV [l/min]	8,7	8,4	3,3	0,7	4,5	8,4	5,9
SBP [mmHg]	140	100	165	90	140	90	140
MAP [mmHg]	80	70	104	45	100	55	80
HF [1/min]	78	80	64	92	88	100	100
RAP [mmHg]	13	17	10	9	11	11	15
$P_{AP(m)}$ [mmHg]	24	30	17	15	24	34	30
PCWP [mmHg]	16	20	10	7	11	12	20
HI [l/min/m^2]	3,6	3,5	1,4	0,3	1,9	3,5	2,5
SVI [ml/m^2]	46,3	43,8	21,3	3,3	21,3	35,0	24,6
SVR [dyn·s·cm^{-5}]	619	507	2282	4019	1572	419	879
PVR [dyn·s·cm^{-5}]	74	96	170	893	230	210	135
LVSWI [g·m/m^2]	40,2	29,6	27,4	1,7	25,9	20,4	20,1
Medikation							
Nitroprussidnatrium [µg/kg/min]	0,5	0,8	1,0	0,4			
Nitroglycerin [µg/kg/min]			0,4				
Dopamin [µg/kg/min]	3,0	3,0	3,0	3,0	3,0	10,0	10,0
Phenylephrin [µg/min]					50	50	30
Adrenalin [µg/min]						25	40
Enfluran [Vol.-%]	0,5	1,0	1,0				

ten, zum Monitoring der Nachlast (Wandspannung) und Kontrolle des Aortenklappenschlusses wurde die TEE eingesetzt. Dabei wurde der Blutdruck in einem Bereich gehalten, der eine störungsfreie Operation ohne exzessive Blutung im Operationsgebiet erlaubte.

Bei Wiederfreigabe der Klemme (#6) wurde ein Blutdruckabfall bis auf 90 mm Hg systolisch beobachtet, die arterielle Blutgasanalyse ($F_IO_2 = 100\%$) ergab: pH 7,19, p_aCO_2 52 mm Hg, p_aO_2 219 mm Hg und HCO_3^- 20 mval/l. Durch wiederholte Gaben von Bikarbonat, Bluttransfusionen und Katecholaminen stabilisierte sich der Kreislaufzustand des Patienten. Das Profil 12-6 #6 zeigt die hämodynamischen Daten am Ende der Operation. In den folgenden 24 h konnte der Patient von der inotropen Unterstützung entwöhnt werden, er konnte innerhalb von 2 Wochen in einem insgesamt guten Zustand aus dem Krankenhaus entlassen werden.

12.8.2
Diskussion

Die proximale Abklemmung der Aorta während einer thorakoabdominellen Aneurysmaresektion ist ein hämodynamisch kritischer Moment. Im Rahmen größerer chirurgischer Eingriffe ist sie oftmals mit einem größeren Blutverlust und Ischämien vitaler Organe vergesellschaftet. Eine angemessene Therapie setzt Kenntnisse der in Herz, Nieren, Rückenmark und peripherer Zirkulation auftretenden physiologischen und metabolischen Veränderungen voraus. Die Abklemmung der Aorta führt zu einem abrupten Anstieg des systemischen Gefäßwiderstandes und Blutdrucks sowie zu einer Abnahme von Schlagvolumen und HZV [59]. Das oft auftretende Phänomen einer Aortenklappeninsuffizienz stellt darüber hinaus eine wichtige Indikation für die intraoperative Benutzung der TEE dar. Durch den Einsatz von PAK und TEE kann man den Blutdruck oberhalb der Aortenabklemmung optimieren, gewöhnlich entsprechend dem Ausgangswert oder nahe einem arteriellen Mitteldruck von 100 mm Hg. Die zugrundeliegende Absicht ist, die proximale Durchblutung des Rückenmarks über den Vertebraliskreislauf zu verbessern.

Eine Dilatation des linken Ventrikels, die eine Mitralinsuffizienz zur Folge hat, kann durch das Auftreten von v-Wellen in der Aufzeichnung des pulmonalarteriellen Verschlußdrucks (PCWP) und der Druckwerte diagnostiziert werden. Die Dilatation des Aortenklappenringes mit konsekutiver Aortenklappeninsuffizienz hingegen kann jedoch nur mit Hilfe der TEE erkannt werden. Beide Verfahren werden die Entwicklung einer linksventrikulären Dysfunktion aufdecken. Die Abnahme der Compliance und eine sich entwickelnde Myokardischämie können mit dem PAK durch eine Zunahme des PAOP und eine Abnahme des HZV erkennbar sein. Die TEE wird eine Abnahme der Wandbewegungen und Wanddickenzunahme sowie eine Zunahme des Ventrikelvolumens zeigen.

Der NO-Donor Nitroprussidnatrium (NPN) ist eine wichtige Substanz im Management des Blutdrucks und der kardialen Nachlast während der Aortenabklemmung. Gelman et al. [60] vertreten allerdings die Hypothese, daß wenn die Organdurchblutung unterhalb der Okklusion druckabhängig ist, NPN zu einer weiteren Abnahme der Organdurchblutung führt und dadurch zum postoperativen Nierenversagen und spinaler Dysfunktion beiträgt. Daher gilt die allgemeine Empfehlung, NPN mit Vorsicht einzusetzen und eine Applikation nur auf die Periode der Aortenabklemmung zu beschränken. Der hier erwähnte Patient wurde in der Tat durch eine Erhöhung der NPN-Infusionsrate und Vertiefung der Narkose auf die Aortenabklemmung vorbereitet. Dadurch wurde das Risiko einer irreversiblen Schädigung der Gefäßwand durch die Abklemmung der kalzifizierten Aorta reduziert, und die akute Widerstandszunahme und der gleichzeitige Blutdruckanstieg machten eine kardiale Dekompensation weniger wahrscheinlich. Während dieser Schritte stieg der systolische Blutdruck auf 165 mm Hg und der SVR auf 2282 $dyn \cdot s \cdot cm^{-5}$ an, das HZV fiel auf 3,3 l/min ab (#3). Trotz aggressiver pharmakologischer Interventionen entwickelte der Patient Zeichen einer Myokardischämie, die durch eine akute Blutung im Operationsgebiet aggraviert wurden und zu einer Beeinträchtigung der Herzfunktion (#4) führten. Nach aggressivem Blutersatz sowie Inotropika besserte sich die Situation rasch (#5).

Die Wiedereröffnung der Klemme auf der Höhe der thorakalen Aorta kann zu einem plötzlichen Kreislaufzusammenbruch führen. Die Anhäufung von Metaboliten und das Fehlen der Durchblutung der unteren Extremitäten bedingen eine Vasodilatation, Vasomotorparalyse und Sequestration von Blut in dilatierten Venen und dem Splanchnikuskreislauf. Die Abnahme des SVR, des venösen Rückstroms und die ausgeprägte metabolische Azidose tragen zu der für diese Operationsphase charakteristischen Kreislaufinstabilität bei. Der Patient sollte für die Wiedereröffnung der Aorta vorbereitet werden, und zwar durch Volumengabe mit Erzielung eines über dem Ausgangsniveau liegenden PCWP und pharmakologische inotrope Unterstützung. Die prophylaktische Verabreichung von Bikarbonat wird empfohlen, um eine schwere Laktazidose zu verhindern. Der beobachtete akute Anstieg des p_aCO_2 rührt von einer endogenen Bikarbonatpufferung organischer Säuren und einer plötzlichen Zunahme der aerob arbeitenden Gewebe her.

Die Kombination aus metabolischer und respiratorischer Azidose kann einen gleichzeitigen Anstieg des pulmonalen Gefäßwiderstandes induzieren. In der sofort nach Entfernung der Aortenklemme gemessenen Hämodynamik zeigte sich eine laktazidosebedingte periphere Vasodilatation und eine akute Abnahme der kardialen Nachlast als ein direktes Resultat der Reperfusion. In Gegenwart einer massiven Blutung im Operationsgebiet kann die Situation noch weiter verschlimmert werden. Die häufige Erstellung hämodynamischer Profile ist unter diesen Bedingungen notwendig, um blutungsbedingte hypotensive Episoden von einer myokardialen Dekompensation aufgrund einer Ischämie oder massiven Volumenüberladung zu differenzieren.

Der PAK ist auch in der postoperativen Phase unverzichtbar, da hypotensive Episoden bei diesen Patienten häufig sind (s. 12.7) und bei vorbestehender grenzwertiger Funktion und Perfusion vitaler Organe wie des Rückenmarks und der Nieren besonders schädlich sind.

12.9
Septischer Schock

D. G. Geber, C. L. Sprung

Eine 52 Jahre alte Frau stellte sich mit Schüttelfrost, Fieber, Verwirrtheit, rezidivierendem Erbrechen und einer Oligurie vor. Drei Tage zuvor war eine komplikationslose elektive extrakorporale Stoßwellenlithotripsie durchgeführt worden. In der Krankengeschichte findet sich bei Nephrolithiasis ein nichtinsulinpflichtiger Diabetes mellitus und wiederholte Harnwegsinfekte.

Die körperliche Untersuchung zeigte eine Patientin im Schock mit einem Blutdruck von 100/45 mm Hg, einem Puls von 120 Schlägen/min, einer Atemfrequenz von 40/min und einer Temperatur von 39 °C. Die Blutlaborwerte waren wie folgt: Hb-Konzentration 8 mg/dl, Leukozyten 13 100/µl, Thrombozyten 133 000/µl, Natrium 138 mmol/l, Kalium 5,1 mmol/l, Harnstoff 44 mg/dl, Glukose 180 mg/dl, Kreatinin 2,5 mg/dl. Das Thoraxröntgenbild war unauffällig, im EKG fand sich eine Sinustachykardie. Es wurden Blutkulturen entnommen und die Antibiose mit Mezlocillin und Gentamicin begonnen.

Am Tag nach der Aufnahme entwickelte die Patientin einen Abfall des systolischen Blutdrucks auf 70 mm Hg, die arterielle Blutgasanalyse bei einer F_IO_2 von 60 % lautete: pH 7,38, p_aO_2 42 mm Hg, p_aCO_2 49 mm Hg, S_aO_2 75 %. Ein erneutes Thoraxröntgenbild zeigte beidseits diffuse Lungeninfiltrate. Die Patientin wurde auf die Intensivstation verlegt, wo nach Volumensubstitution und endotrachealer Intubation eine Therapie mit Inotropika und Vasopressoren begonnen wurde. Es wurde ein Pulmonalarterienkatheter gelegt, das erste hämodynamische Profil ist unter 12-7 #1 aufgeführt (Tabelle 12.9-1). In den bei Aufnahme entnommenen Blutkulturen wurde E. coli angezüchtet. Die Patientin erhielt im Rahmen einer klinischen Forschungsstudie zusätzlich monoklonale Antikörper gegen Endotoxin (HA-1 A). Die Patientin blieb oligurisch und urämisch, so daß eine Hämodialyse begonnen wurde. Die mechanische Beatmung wurde mit einer hohen F_IO_2 und hohen PEEP-Werten fortgeführt. Das hämodynamische Profil des Folgetages, an dem die Patientin 12 µg/kg/min Dopamin, 10 µg/kg/min

Tabelle 12.9-1. Profil 12-7

	#1	#2	#3
HZV [l/min]	9,3	8,7	6,5
RR [mm Hg]	80/40	84/50	117/80
HF [1/min]	142	139	87
ZVD [mm Hg]	10	8	9
PAP [mm Hg]	34/23	28/10	26/13
PCWP [mm Hg]	5	6	8
F_IO_2 [%]	60	80	40
p_aO_2 [mm Hg]	52	75	95
p_aCO_2 [mm Hg]	49	40	38
S_aO_2 [%]	83	95	99
p_vO_2 [mm Hg]	39	40	43
S_vO_2 [%]	68	72	73
Hb [g/dl]	8,0	10,5	11,0
HI [l/min/m^2]	5,5	5,1	3,8
SVI [ml/m^2]	38,6	36,9	44,1
SVR [dyn·s·cm^{-5}]	373	490	1023
PVR [dyn·s·cm^{-5}]	186	92	113
AVD [ml/dl]	1,6	3,3	4,0
DO_2 [ml/min]	497	698	571
VO_2 [ml/min]	90,5	171,0	153,0
O_2-ER [%]	18	25	27
$\dot{Q}_P/\dot{Q}_T$ [%]	37,0	29,0	10,2

Dobutamin und 3 µg/kg/min Noradrenalin erhielt, ist in #2 dargestellt. Vier Tage nach der Aufnahme auf der Intensivstation und aggressiver Volumen- und Katecholamintherapie, Antibiotikabehandlung, Transfusion von Blutkomponenten, totaler parenteraler Ernährung und Hämodialyse stabilisierte sich ihr Zustand. Die Noradrenalinzufuhr konnte beendet, die Dosen von Dopamin und Dobutamin auf 3 µg/kg/min bzw. 5 µg/kg/min reduziert werden (#3).

Zwei Tage später wurde die Patientin erfolgreich vom Respirator entwöhnt. Sie hatte kein Fieber und eine gute Eigendiurese, so daß eine weitere Hämodialyse nicht notwendig war. Neun Tage nach der Krankenhausaufnahme wurde die Patientin auf die Normalstation verlegt, von wo aus sie wieder nach Hause entlassen werden konnte.

12.9.1
Diskussion

Der septische Schock ist ein gravierendes medizinisches Problem, dessen Inzidenz in den letzten Jahren angestiegen ist [61]. Der septische Schock ist heute die häufigste Todesursache auf der Intensivstation [62]. Die hohe Inzidenz der Sepsis geht einher mit Fortschritten in der modernen medizinischen Technologie, einem steigenden Patientenalter, dem Auftreten einer größeren Zahl immunkompromittierter Patienten infolge Zytostatikatherapie und Bestrahlung, der zunehmenden Verbreitung invasiver Techniken und Meßvorrichtungen wie Kathetern sowie der Entstehung antibiotikaresistenter Mikroorganismen [61, 62]. Trotz aller medizinischen Fortschritte birgt der septische Schock eine unakzeptabel hohe Mortalität in sich. Aus diesem Grund ergibt sich die Forderung, die Pathophysiologie der Sepsis und des septischen Schocks aufzuklären, um unseren Patienten eine bessere Therapie und Prognose gewährleisten zu können.

Obwohl sich eine Sepsis auch infolge einer Gram-positiven Infektion entwickeln kann, stellen Gram-negative Bakterien die häufigsten Keime in der Entstehung einer Sepsis dar [62]. Man vermutet, daß viele der im septischen Schock auftretenden drastischen hämodynamischen Veränderungen auf der Endotoxinfreisetzung aus Mikroorganismen beruhen. Diese führt zu einer Aktivierung weiterer Mediatoren wie Zytokinen, Interleukinen, dem Tumornekrosefaktor, myokarddepressiven Substanzen u. a. Der letztgenannte Faktor scheint direkte Effekte auf das Myokard auszuüben, die z. T. für die im septischen Schock beobachtete Myokarddysfunktion verantwortlich sind [63]. Die Wirkung der Endotoxine bei septischen Patienten besteht in einer Verschlechterung der Vasomotorkontrolle [64]. Der Verlust des Gefäßtonus führt zur Abnahme des systemischen Gefäßwiderstandes (SVR) mit Hypotonie und Schock. Über einen Barorezeptorreflex nimmt das HZV zu, es ergibt sich ein hyperdynamer Kreislaufzustand mit einem erhöhten Herzindex [64, 65].

Die Ventrikelfunktion ist pathologisch im Sinne einer reduzierten rechts- und linksventrikulären Ejektionsfraktion [61–64, 66]. Folglich tritt eine Zunahme der systolischen und diastolischen Volumina ein, es kommt zu einer Dilatation des Ventrikels [63]. Trotz der erniedrigten Ejektionsfraktion bleibt das HZV aufgrund der Herzfrequenzzunahme erhöht. Da ein angemessen gesteigertes HZV nicht erzielt werden kann, kommt es zu einer Hypotonie, welche die Schocksymptomatik in Kombination mit dem erniedrigten SVR weiter verschlimmert. Im septischen Schock findet sich eine Zunahme der mikrozirkulären Gefäßpermeabilität, die zur Extravasation von Albumin und Flüssigkeit aus dem Intravasalraum mit der Folge generalisierter Gewebeödeme führt. Dieses Ödem verschlechtert zusätzlich die Mikrozirkulation, zumal diese durch die verminderte Durchblutung beeinträchtigt ist [64].

Patienten mit einem septischen Schock verfügen nur über eine reduzierte O_2-Extraktion und sind zur Aufrechterhaltung des O_2-Verbrauchs (VO_2) und eines aeroben Stoffwechsels hochgradig vom O_2-Angebot (DO_2) abhängig [67, 68]. Die Maldistribution der Perfusion, periphere arteriovenöse Shunts, der Zellschaden und das Gewebeödem werden als kausale Faktoren der ineffizienten O_2-Extraktion angesehen [66]. Die eingeschränkte Fähigkeit zum O_2-abhängigen Stoffwechsel bedingt eine hohe gemischtvenöse Sättigung und eine geringe arteriovenöse O_2-Gehaltsdifferenz (AVD) [66, 67]. Auf der anderen Seite haben die Patienten aber aufgrund des hyperdynamen Zustandes einen erhöhten O_2-Bedarf. Wenn das O_2-Angebot, obwohl schon höher als normal, nicht zur Aufrechterhaltung eines aeroben Stoffwechsels ausreicht, wird die O_2-Extraktion durch periphere Gewebe mangelhaft sein und die Laktatkonzentration im Blut ansteigen [68]. Sollte die Relation zwischen O_2-Angebot und -Bedarf nicht rasch wiederhergestellt und der Schockzustand nicht adäquat therapiert werden, resultieren irreversible Zellschäden in multiplen Organen. Ein Multiorganversagen ist die häufigste Komplikation bei septischen Patienten und verschlechtert die klinische Situation und Prognose.

Über die Laktazidose hinaus treten weitere metabolische Störungen auf, zu denen Hypoxämie, Hyperglykämie, Hyperurikämie, Hypokalzämie und eine respiratorische Alkalose zählen [62, 66].

Das erfolgreiche Management des septischen Schocks erfordert eine durchdachte Strategie und eine von Beginn an aggressive Therapie. Der Meilenstein im Management bis zur definitiven Identifizierung des Pathogens ist der Einsatz von Breitbandantibiotika und die Beseitigung jeder möglichen Infektionsquelle wie von Abszessen, Kathetern oder prothetischem Material. Die Hypotonie muß durch eine adäquate Volumentherapie korrigiert werden. Der Einsatz des PAK kann zur Sicherstellung einer ausreichenden linksventrikulären Vorlast unter Vermeidung eines Lungenödems hilfreich sein [68, 69]. Trotz einer ausgiebigen Volumengabe bleibt die Hypotonie oft bestehen. Dann ist es notwendig, inotrope und vasoaktive Substanzen wie Dopamin, Dobutamin, Noradrenalin und/oder Adrenalin hinzuzufügen [61, 62, 69, 70]. Die Optimierung des DO_2 ist ebenfalls für die Kreislaufstabilisierung und Verhinderung eines Multiorganversagens wichtig [68, 71]. Zur Erreichung dieses Ziels kann man das HZV durch die Gabe von Flüssigkeit und/oder Inotropika anheben. Darüber hinaus sollte durch verschiedene Maßnahmen (Anhebung der F_IO_2, maschinelle Beatmung, PEEP, Atemphysiotherapie und/oder Bonchialtoilette) die arterielle O_2-Sättigung über 90 % gehalten werden. Bei Vorliegen einer Anämie sollte die Transfusion von Erythrozytenkonzentraten in Erwägung gezogen werden [71].

Die hochdosierte Gabe von Kortikosteroiden ist nicht länger als kontrovers anzusehen. Zusätzlich zu den Risiken einer Superinfektion, Hyperglykämie und gastrointestinaler Blutung bei Patienten mit einer Kortikosteroidtherapie zeigten große Studien eine höhere Mortalität und keinen günstigen Einfluß hinsichtlich Vermeidung oder Beseitigung des Schocks bei septischen Patienten [72–74].

Nicht ohne widersprüchliche Ergebnisse blieb eine Studie mit humanen monoklonalen Antikörpern gegen Endotoxin, in der eine Verbesserung der Überlebensrate bei Patienten mit einer Gram-negativen Bakteriämie gezeigt wurde [75]. Der Einsatz einer kontinuierlichen arteriovenösen Hämofiltration in Verbindung mit der Plasmapherese und Dialyse kann im Einzelfall von Nutzen sein [76].

Die Suche nach neuen Methoden zur Behandlung von Patienten mit einer Sepsis oder septischem Schock geht weiter. Derzeit laufen klinische Studien zum Einsatz monoklonaler Antikörper gegen Tumornekrosefaktor und Interleukin-1-Rezeptorantagonisten [81].

Die hier erwähnte Patientin entwickelte einen septischen Schock 4 Tage nach einer extrakorporalen Stoßwellenlithotripsie. Die Analyse des ersten hämodynamischen Profils (Tabelle 12.9-1, Profil 12-7 #1) zeigt eine deutliche Tachykardie, die trotz niedrigem Schlagvolumenindex das HZV aufrecht erhielt. Das hohe HZV, der niedrige systemische Gefäßwiderstand und die geringe arteriovenöse O_2-Gehaltsdifferenz sind typisch für das bei Patienten mit septischem Schock anzutreffende hyperdyname Bild. Ferner bestand trotz maschineller Beatmung mit hoher F_IO_2 und einem PEEP eine arterielle Hypoxämie infolge eines erhöhten pulmonalen Shunts auf dem Boden eines akuten Atemnotsyndroms (ARDS), das den septischen Schock häufig begleitet. Die Hypoxämie in Kombination mit der niedrigen Hb-Konzentration trug zu dem relativ niedrigen O_2-Angebot bei. Unter klinischen Bedingungen ist das O_2-Angebot oberhalb dessen, was benötigt wird, und der Verbrauch unabhängig vom Angebot. Wie bereits zuvor ausgeführt, vermögen die Gewebe unterhalb einer kritischen Schwelle nicht mehr ausreichend Sauerstoff zu extrahieren und sind dann nicht mehr in der Lage, den aeroben Stoffwechsel aufrechtzuhalten. Die Gewebe schalten dann auf einen anaeroben Stoffwechsel um, und die Laktatproduktion steigt an [77].

In diesem Stadium ist der O_2-Verbrauch soweit erniedrigt, daß man sagen kann, daß er vom Angebot abhängig wird. Bei gesunden Individuen beträgt dieser kritische Wert ungefähr 300 ml/min/m². Bei septischen Patienten ist es notwendig, ein über dem kritischen Wert liegendes O_2-Angebot von 600 ml/min/m², das mit einem O_2-Verbrauch von 170 ml/min/m² einhergeht, zu haben [78, 79]. Im Profil #1 ist ersichtlich, daß das O_2-Angebot weit unterhalb des geforderten Wertes liegt, gleiches gilt für den O_2-Verbrauch. Der erniedrigte O_2-Verbrauch und die niedrigen O_2-Extraktionsraten führen zu einer normalen oder besonders hohen gemischtvenösen Sättigung bei septischen Patienten. Der niedrige VO_2 und die hohe gemischtvenöse Sättigung in Verbindung mit dem peripheren arteriovenösen Shunt sind der Grund für die beobachtete geringe arteriovenöse O_2-Gehaltsdifferenz.

Eine erneute Hämodynamikmessung (#2) erfolgte nach Verbesserung der Ventilation und Oxygenation mit Hilfe einer Erhöhung von F_IO_2 und PEEP sowie der Transfusion von Blutkomponenten. Die Patientin erhielt inotrope und vasoaktive Substanzen. Es zeigte sich eine Verbesserung der arteriellen O_2-Sättigung, ebenso eine Zunahme des O_2-Angebotes und O_2-Verbrauchs bei verbesserter O_2-Extraktionsrate. Die arteriovenöse O_2-Gehaltsdifferenz war größer, dennoch bestand weiterhin ein hyperdynamer Zustand mit einem hohen HZV und niedrigen sowohl systemischen als auch pulmonalen Gefäßwiderständen. Das folgende hämodynamische Profil (Tabelle 12.9-1 #3) zeigt einen Anstieg von systemischem Gefäßwiderstand und arteriellem Blutdruck bei einer niedrigeren Herzfrequenz. All dies stand vermutlich in Beziehung zur Beseitigung des septischen Schocks, was zu einer Abnahme des HZV führte. Der pulmonale Shuntanteil hatte deutlich abgenommen und die arteriovenöse O_2-Gehaltsdifferenz zugenommen. Die Patientin wies nun nahezu normale Werte auf und konnte sich erfolgreich von der schweren Krankheit erholen, was die Beendigung der Katecholamintherapie ermöglichte. Ein fast normaler Herzindex wurde wiederhergestellt. Zwei Tage darauf hatte die Patientin eine gute Eigendiurese, und die Tachypnoe verschwand. Sie wurde 4 Tage nach der Aufzeichnung dieses letzten hämodynamischen Profils von der Intensivstation verlegt.

12.10
Posttraumatischer Schock und akutes Atemnotsyndrom des Erwachsenen (ARDS)

L. D. Nelson

Eine 17jährige Frau wurde bei einem Verkehrsunfall aus einem mit hoher Geschwindigkeit fahrenden Auto geschleudert. Sie erlitt ein schweres Polytrauma und wurde in die unfallchirurgische Notfallambulanz mit der Diagnose eines geschlossenen Schädel-Hirn-Traumas, multiplen Schnittwunden im Gesicht, beidseitigen Femurfrakturen, beidseitigen Pneumothoraces, multiplen beidseitigen Rippenfrakturen, beidseitigen Lungenkontusionen und einer deutlichen Hypotonie bei gespanntem Abdomen eingeliefert. Sie wurde unverzüglich in den Operationsaal gebracht, wo eine explorative Laparotomie durchgeführt wurde. Man fand bei ihr einen Lebereinriß (Grad IV) und eine Verletzung des Milzhilus. Es erfolgte die sofortige Splenektomie, bevor die Leberverletzung näher untersucht wurde. Eine starke Blutung aus der Tiefe des Leberparenchyms konnte nicht durch die üblichen chirurgischen Maßnahmen beherrscht werden. Zu diesem Zeitpunkt hatte die Patientin einen Blutverlust entsprechend von mehr als 15 Erythrozytenkonzentraten erlitten und wurde hypotherm (Körperkerntemperatur 33 °C). Aufgrund der abnehmenden Körpertemperatur und der anhaltenden Blutung wurde ein „Leberpacking" mit Bauchtüchern vorgenommen und das Abdomen verschlossen. Die Patientin wurde auf die chirurgische Intensivstation zur Durchführung des hämodynamischen Monitorings und der maschinellen Beatmung verlegt. Ein Thoraxröntgenbild zeigte diffuse beidseitige pulmonale Infiltrate wie bei einem ARDS.

Bei Aufnahme auf der chirurgischen Intensivstation war die Patientin wie folgt beatmet: F_IO_2 100 %, PEEP 5 cm H_2O bei einer intermittierend mandatorischen Beatmungsfrequenz (IMV) von 14/min.

Die erste arterielle Blutgasanalyse ergab: pH 7,3, p_aO_2 40 mm Hg, S_aO_2 75 %, p_aCO_2 30 mm Hg. Die S_vO_2 betrug 45 %, das kardiopulmonale Profil (12-8) ist unter #1 aufgeführt (Tabelle 12.10-1). Der initiale HI war niedrig. Allerdings war die Sauerstoffextraktionsrate (O_2-ER) stark erhöht, was auf ein für den gegenwärtigen (normalen oder gering erhöhten) Sauerstoffverbrauch (VO_2) unzureichend niedriges Sauerstoffangebot (DO_2) hinwies. Der HI wurde allerdings durch eine sehr hohe HF aufrechterhalten, wie am Schlagvolumenindex (SVI) ablesbar war. Der niedrige SVI mit einer Tachykardie und einer hohen O_2-ER bei Vorliegen eines niedrigen PCWP legte einen Volumenmangel nahe.

Aufgrund des ausgeprägten respiratorischen Versagens ($\dot{Q}_S/\dot{Q}_T = 57\,\%$) wurde die Patientin mit steigenden PEEP-Niveaus unter der Vorstellung beatmet, die funktionelle Residualkapazität und das periphere O_2-Angebot zu verbessern. Unter Einsatz der Pulsoxymetrie und kontinuierlichen gemischtvenösen Oxymetrie wurde der endexspiratorische Druck schrittweise erhöht, gleichzeitig wurde die F_IO_2 gesenkt, um die

Tabelle 12.10-1. Profil 12-8

	#1 Aufnahme	#2 5 min	#3 10 min	#4 15 min	#5 30 min	#6 45 min	#7 60 min
F_IO_2 [%]	100	80	80	60	50	40	40
PEEP [$cm\,H_2O$]	5	10	15	18	20	22	22
IMV-Frequenz [1/min]	14				12	6	4
pH_a [ ]	7,30				7,33	7,30	7,34
p_aO_2 [mm Hg]	40				68	80	85
S_aO_2 [%]	75	80	88	90	92	96	97
p_aCO_2 [mm Hg]	30				28	34	38
S_vO_2 [%]	45	50	60	62	64	60	70
HZV [l/min]	3,5				3,7	3,4	4,0
MAP [mm Hg]	80				83	73	83
HF [1/min]	140				120	120	100
ZVD [mm Hg]	10				15	16	16
$P_{AP(m)}$ [mm Hg]	20				30	32	32
PCWP [mm Hg]	12				18	20	18
HI [l/min/m^2]	2,3				2,4	2,2	2,6
SVI [ml/m^2]	16,4				20,0	18,3	26,0
p_aO_2/F_IO_2 [mm Hg]	40				136	200	213
AVD [ml/dl]	4,2				4,0	5,1	3,9
O_2-ER [%]	40	37	32	31	25	38	28
VO_2 [ml/min]	225				228	270	240
DO_2 [ml/min]	568				740	711	847
$\dot{Q}_s/\dot{Q}_T$ [%]	57	53	45	39	32	17	19

toxische inspiratorische O_2-Konzentration und den intrapulmonalen Shuntanteil zu senken. Da die Patientin initial niedrige Füllungsdrücke (ZVD = 10 mm Hg, PCWP = 12 mm Hg) aufwies, erhielt sie zur Anhebung der ventrikulären Vorlast und damit Verbesserung von Schlag- sowie Herzzeitvolumen zusätzliche Flüssigkeitsboli. Gerade bei Patienten mit einem PEEP ist dies von besonderer Wichtigkeit, da die Zunahme des Atemwegsdrucks in Abhängigkeit von dem Verhältnis von Lungen- und Thoraxwandcompliance z. T. auf das pulmonale Gefäßsystem und den perikardialen Raum übertragen wird. Eine Zunahme des übertragenen Drucks führt zu einem Anstieg der rechtsventrikulären Nachlast und einer Abnahme des linksatrialen transmuralen Drucks. Beide Effekte können die linksventrikuläre Vorlast senken und für die oftmals unter hohen PEEP-Niveaus beobachtete Reduktion des HI verantwortlich sein.

Fünfzehn Minuten nach Aufnahme hatte die Patientin einen PEEP von 18 cm H_2O und eine auf 60 % reduzierte F_IO_2. Darunter betrug die arterielle Sättigung 90 %. Die gemischtvenöse Sättigung war 62 % bei einer geschätzten O_2-ER von 31 % und einem intrapulmonalen Shuntanteil von 39 %. Der PEEP wurde weiter erhöht und eine zweite arterielle Blutgasanalyse entnommen. Zu diesem Zeitpunkt betrug die F_IO_2 50 %, und der Shuntanteil war auf 32 % gesunken. Fünfzehn Minuten nach Senkung der IMV-Frequenz und Erhöhung des PEEP auf 22 cm H_2O konnte die F_IO_2 auf 40 % reduziert werden. Der arterielle O_2-Partialdruck war auf 80 mm Hg angestiegen, die S_aO_2 betrug 96 %. Allerdings war die gemischtvenöse Sättigung auf 60 % abgefallen und die

O_2-ER auf 38 % angestiegen. Der Shuntanteil war weiter auf 17 % abgefallen. Da die Patientin Zeichen eines eingeschränkten O_2-Transports mit Verschlechterung der metabolischen Azidose bot, wurde ein Volumenbolus infundiert und 15 min danach eine erneute Blutgasanalyse entnommen. Bei einer Beatmung mit einem PEEP von 22 cm H_2O, einer $F_IO_2 = 40\%$ und einer IMV-Frequenz von 4/min lag der Shuntanteil zu diesem Moment bei 19 %, die O_2-ER bei 28 % und der p_aO_2 bei 85 mm Hg.

12.10.1
Diskussion

Dieses Fallbeispiel unterstreicht den Nutzen der kontinuierlichen arteriellen und gemischtvenösen Sättigungsmessung zur Feineinstellung zunehmender positiver endexspiratorischer Drücke (PEEP). Die rasche schrittweise Erhöhung des PEEP-Niveaus und die Senkung der F_IO_2 wurde über einen Zeitraum von 15 min ohne zusätzliche Blutgasanalysen vollzogen. Nach der Umstellung des Beatmungsgerätes (IMV-Frequenz) wurden zur Überprüfung von pH_a und p_aCO_2 Blutgasanalyen bestimmt.

Insgesamt 14 Veränderungen der Beatmungsparameter wurden in einer Zeitspanne von weniger als 60 min vorgenommen. Die sukzessive Anhebung des PEEP ermöglichte die Normalisierung des p_aO_2/F_IO_2-Quotienten von 40 auf 213 mm Hg. Es trifft generell zu, daß divergierende Werte von S_aO_2 und S_vO_2 eine Zunahme der peripheren O_2-Extraktion oder Abnahme eines zentralen Shunts anzeigen. Umgekehrt zeigt das Angleichen beider Variablen prinzipiell eine niedrigere periphere O_2-Extraktion und eine Zunahme der venösen Beimischung (Rechts-links-Shunts) an.

Wenn die S_aO_2 fällt, nimmt die O_2-ER ($= VO_2/DO_2$) zu, was einen zunehmenden Verbrauch des zur Verfügung gestellten Sauerstoffs impliziert. Unter Vernachlässigung der geringen, physikalisch im Plasma gelösten Menge an Sauerstoff gilt: O_2-ER $= (S_aO_2 - S_vO_2)/ S_aO_2$. Eine Divergenz von S_aO_2 und S_vO_2 weist auf eine höhere O_2-ER hin.

Bei stabiler S_vO_2 und gleichzeitiger Abnahme der S_aO_2 ist es am wahrscheinlichsten, daß der intrapulmonale Rechts-links-Shunt zugenommen hat. Normalerweise wird das Ausmaß des Shunts durch die Berechnung des physiologischen Shuntanteils (venöse Beimischung) ermittelt:

$$\frac{\dot{Q}_S}{\dot{Q}_T} = \frac{Cc'O_2 - C_aO_2}{Cc'O_2 - C_vO_2},$$

Bei Vernachlässigung der geringen, im Plasma physikalisch gelösten Menge Sauerstoffs läßt sich die venöse Beimischung wie folgt berechnen:

$$\frac{100 - S_aO_2\,(\%)}{100 - S_vO_2\,(\%)}$$

Somit zeigen konvergierende Werte von S_aO_2 und S_vO_2 (bei stabiler S_vO_2) eine Zunahme des pulmonalen Shuntanteils an. Dies gilt natürlich nur bei konstanter Hämoglobinkonzentration und F_IO_2. Der kombinierte Einsatz von arterieller und gemischtvenöser Oxymetrie bei dieser kritisch kranken Patientin verkürzte den Zeitraum bis zum Erreichen des therapeutischen Endpunktes und ermöglichte häufigere hämodynamische Messungen bei einem niedrigeren finanziellen Aufwand.

12.11
Akutes Atemnotsyndrom des Erwachsenen (ARDS)

J. J. Marini

Ein 46jähriger Patient mit Asthmaepisoden und peptischen Magengeschwüren in der Vorgeschichte wurde, nachdem er einige Tage zuvor über Übelkeit, Erbrechen und zunehmende Bauchschmerzen geklagt hatte, in dehydriertem und febrilem Zustand in das Krankenhaus eingewiesen. Die körperliche Untersuchung des Patienten erbrachte den Befund eines akuten Abdomens. Nach einer 6-stündigen Periode der Stabilisierung, in der er intravenöse Infusionen und eine Breitbandantibiose erhielt, wurde chirurgisch eine intestinale Perforation mit Begleitperitonitis bestätigt und operativ versorgt. Multiple Blutkulturen vom ersten Tag des Krankenhausaufenthaltes wiesen E. coli-Bakterien nach. In der unmittelbar postoperativen Phase war er febril, hypotensiv und oligurisch, obwohl der PCWP bei 20–24 mm Hg lag. Zu diesem Zeitpunkt entwickelte der Patient eine metabolische Azidose, die zur Kompensation eine kontrollierte Beatmung mit einem Atemminutenvolumen von 19 l/min erforderlich machte. Hierdurch war der arterielle pH-Wert in einem Bereich von 7,34–7,40 zu halten. Über allen Feldern beider Lungen waren pfeifende Rasselgeräusche zu auskultieren. Zur Schmerztherapie wurden Analgetika und Sedativa notwendig. Während einer kurzzeitigen Diskonnektion vom Respirator beim trachealen Absaugen nahm sein Blutdruck merklich zu, und das HZV stieg bei gleichzeitigem Abfall des PCWP von 22 auf 15 mm Hg um fast 30 % an. Es wurde die Diagnose einer durch die dynamische übermäßige Inflation bedingten Hypotonie gestellt. In der Folge wurden Bronchodilatatoren verabreicht und das Atemminutenvolumen auf 13 l/min reduziert, ein damit einhergehender leichter Anstieg des $p_a CO_2$ wurde akzeptiert. Eine geringe Menge an Natriumbikarbonat wurde, um den arteriellen pH-Wert in akzeptablen Grenzen zu halten, vorübergehend nötig und als Kurzinfusion verabreicht. Die Kreislaufsituation des Patienten verbesserte sich drastisch.

Zwei Tage später fiel ein aufgetriebenes Abdomen auf. Der Patient begann, nachdem die Beatmung zuvor auf einen assistierten Modus umgestellt worden war, sich am Respirator zu triggern. Er machte heftige Atembemühungen mit sichtbaren Kontraktionen der In- und Exspirationsmuskulatur. Die Bedürfnisse an das Atemminutenvolumen zur adäquaten CO_2-Elimination stiegen enorm an, v. a. in Phasen mit psychomotorischer Unruhe. Der Patient zeigte eine deutliche Verschlechterung der arteriellen Oxygenierung und das Thoraxröntgenbild Veränderungen wie bei einem ARDS. Der PEEP wurde auf 15 cm H$_2$O erhöht, allerdings ohne nachhaltige Verbesserung des Gasaustausches.

Großzügige Dosen an Midazolam und Morphin wurden intermittierend verabreicht, wodurch es jedes Mal zu einer geringen Verbesserung des arteriellen Gasaustauschs kam.

Trotz Versuchen, die Ein- und Ausfuhr ausgeglichen zu halten, hatte der Patient im Verlauf der vorhergehenden 2 Tage eine Gewichtszunahme von 5 kg in den „dritten

Raum" erfahren, und die abdominelle Distension nahm weiter zu. Es wurde die Verdachtsdiagnose eines hydrostatischen Lungenödems mit Verschlechterung des ARDS gestellt und die Therapie mit Furosemid und Dobutamin intensiviert. Gemischtvenöse Blutproben aus dem distalen Schenkel des pulmonalarteriellen Katheters zeigten einen deutlichen Abfall des S_vO_2 (48–55 %).

Obwohl der PAOP unverändert erhöht blieb, entwickelte sich erneut eine systemische Hypotonie als schwerwiegende Problematik, so daß Vasopressoren (Dopamin und Noradrenalin) zur Aufrechterhaltung eines systolischen Blutdrucks von 85–90 mm Hg titriert wurden.

Diese Maßnahmen waren erfolgreich und konnten den Blutdruck und das HZV signifikant anheben. Auch die S_vO_2 und der p_aO_2 nahmen in geringem Ausmaß zu. Der Patient blieb trotz einer F_IO_2 von 85 % und eines PEEP von 15 cm H_2O nur grenzwertig ausreichend oxygeniert. Die heftigen Atembemühungen des Patienten blieben bestehen.

Im Hinblick auf die angespannte Balance zwischen O_2-Angebot und O_2-Bedarf entschied sich sein Arzt dazu, die Atemarbeit durch eine tiefe Sedierung und Muskelrelaxation zu senken. Nach vollständiger Muskelrelaxation stieg der p_aO_2 drastisch an, während das HZV und der PCWP fielen. Die gemischtvenöse O_2-Sättigung blieb im wesentlichen unverändert. Der PCWP wurde nun mit 18 mm Hg gemessen, einem für den applizierten PEEP und das vermeindliche Ausmaß der Kapillarpermeabilität als geeignet betrachteten Wert. Unerfreulicherweise blieb die systemische Hypotonie bestehen, während das Röntgenbild der Lunge weiterhin diffuse Infiltrate zeigte und der Vasopressorbedarf anstieg.

Es fiel eine große Differenz zwischen dem mittleren pulmonalarteriellen Druck (30 mm Hg) und dem gemessenen PCWP (18 mm Hg) auf. Aufgrund des distendierten Abdomens wurde vermutet, daß die Compliance der Thoraxwand möglicherweise reduziert sei. Der damit einhergehende Anstieg der intrathorakalen Drücke führt zur gleichzeitigen Abnahme der transmuralen (effektiven) kardialen Füllungsdrücke, was die fälschlicherweise zu hohe Bestimmung des PCWP erklärt. Eine Druckmessung im Ösophagus ohne PEEP ergab einen Wert von 10 mm Hg, also eine deutliche Zunahme gegenüber dem in liegender Position erwarteten Wert von 0 mm Hg. In dieser Phase war der berechnete Wedge-Druck somit nicht hoch, sondern mit 9 mm Hg eher niedrig. Im Anschluß erfolgte eine Volumenbelastung mit 200 ml physiologischer Kochsalzlösung über 10 min. Der arterielle Blutdruck stieg von 95/60 mm Hg auf 110/70 mm Hg an. Im Verlauf der Volumengabe nahm gleichzeitig das HZV von 3,6 l/min auf 4,8 l/min zu, ohne daß ein signifikanter Anstieg des PCWP oder zentralvenösen Drucks (ZVD) zu beobachten war. Die Infusionsrate wurde moderat erhöht, und die Unrinausscheidung stieg in einen akzeptablen Bereich. Die nächsten Tage verliefen ohne nennenswerte Zwischenfälle, in dieser Zeit stiegen die pulmonalen Gefäßdrücke nach und nach an.

Um das Risiko einer Kathetersepsis zu minimieren, erfolgte ein Katheterwechsel am 5. Tag sowie jeden 5. Tag danach. Während der Weiterentwickklung des ARDS und der langsamen Zunahme der pulmonalen Hypertonie schien das Kathetermonitoring seine zuvor eindeutige Aussagekraft zu verlieren. Außerdem wurden einige Schwierigkeiten beim „Wedging" des Katheters während Balloninflation angegeben. Unerklärlicherweise nahm der aufgezeichnete Wedge-Druck in einem nur achtstündigen Zeitraum um 10 mm Hg zu, ohne daß ein anderes klinisches Ereignis für diese ansonsten alarmierende Entwicklung verantwortlich gemacht werden konnte.

Eine schriftlich gegebene Anordnung zur Erhöhung der Diurese wurde später von einem aufmerksamen Assistenzarzt, der keine entsprechende Änderung des ZVD feststellte, für nichtig erklärt. Da er vermutete, daß der aufgezeichnete Wedge-Druck in Wirklichkeit eine gedämpfte pulmonalarterielle Druckkurve widergab, führte er zunächst probehalber ein Spülmanöver durch, wodurch sich eine Dämpfung der Kurve überzeugend nachweisen ließ.

Diese Beobachtung wurde auch durch die Übereinstimmung von Wedge-Druck und mittlerem pulmonalarteriellem Druck bestätigt. Die korrekten Druckkurven konnten durch Reposition des Katheters wiederhergestellt werden.

Am 14. postoperativen Tag war der PCWP auf 20 mm Hg und die HF auf 120–130 Schläge/min angestiegen. Zur Aufrechterhaltung eines akzeptablen Blutdrucks waren weiterhin kreislaufstützende Medikamente notwendig. Der ZVD wurde übereinstimmend in einem dem Wedge-Druck ähnlichen Wertebereich gemessen.

Unter dem Verdacht einer Perikardtamponade wurde eine transösophageale Echokardiographie durchgeführt. Entgegen den Erwartungen erschien der linke Ventrikel klein und hyperdynam. Er war offensichtlich im Perikardbeutel durch einen beachtlich dilatierten und hypokinetischen rechten Ventrikel komprimiert. Im Anschluß an diese Beobachtung kam es bei dem Patienten zu einem langsamen, aber relativ komplikationsfreien Heilungsverlauf.

12.11.1
Diskussion

Die durch einen Pulmonalarterienkatheter (PAK) gewonnenen hämodynamischen Daten sind äußerst wichtig für das Management von Patienten mit einem ARDS. Trotz mehr als 2 Jahrzehnten klinischer Erfahrung unter Anwendung des PAK blieb es jedoch bis heute unklar, welche therapeutische Strategie am ehesten die Heilung gewährleistet. Beispielsweise wurde der in jüngster Zeit aufgekommene Enthusiasmus für die Erhöhung des O_2-Angebotes aller lebenswichtigen Organe gedämpft durch neuere Daten, die durch eine exzessive Volumentherapie eine potentielle Gefährdung mit verlängerter Respiratorpflichtigkeit nahelegen.

Während die meisten Autoren darin übereinstimmen, daß eine systemische Hypotonie, eine Oligurie oder ein offensichtliches Lungenödem nach Möglichkeit vermieden werden sollten, haben sich generelle Leitlinien für einen optimalen Zielwert für den Wedge-Druck als problematisch zu entwickeln herausgestellt. Diese Schwierigkeiten sind nicht verwunderlich, da die Beziehung zwischen dem Flüssigkeitsaustritt in der geschädigten Lunge und dem hydrostatischen Druck besser als kontinuierlicher Prozeß denn als Schwellenphänomen charakterisiert wird. Zusätzlich sind die kardiovaskulären Reserven und das Ausmaß der Multiorganschädigung von Patient zu Patient unterschiedlich.

Die hämodynamischen Daten von höchstem praktischem Wert in der Betreuung kritisch Kranker mit einer akuten Lungenschädigung beziehen sich auf die Gefäßdrücke des Lungenkreislaufes (ZVD, PAP, PCWP), das HZV, und die gemischtvenöse O_2-Sauerstoffsättigung. Daten vom PAK-Monitoring müssen im Zusammenhang mit den radiologischen, echokardiographischen, biochemischen und respiratorischen Daten betrachtet werden, um das hämodynamische Profil vollständig zu charakterisieren und die Therapie zu planen. Da die transmuralen - anstelle der intravasalen -

Drücke wichtig sind, kann das ausschließliche Verlassen auf die Daten vom PAK, auch wenn sie korrekt erhoben wurden, doch ziemlich irreführend sein. Der Kliniker muß für potentielle Probleme wie erhöhte oder schwankende intrathorakale Druckverhältnisse, technische Abweichungen des Aufzeichnungsmediums und Fragen bezüglich der Funktionstüchtigkeit oder der Katheterposition offen bleiben. Genauigkeit und Plausibilität der aufgezeichneten Information müssen häufig in Frage gestellt werden, oftmals durch einen empirischen therapeutischen Versuch.

Bei dem hier geschilderten Patienten zeigten sich viele der potentiellen Schwierigkeiten, die im Rahmen der Benutzung des Einschwemmkatheters bei einem ARDS auftreten können. Einige dieser Schwierigkeiten sind einen speziellen Kommentar wert. Der intrathorakale Druck kann durch einen PEEP erhöht sein, aber auch durch andere, oft nicht beachtete Mechanismen wie auto-PEEP und heftige Exspirationsbemühungen. Obwohl üblicherweise der auto-PEEP mit einem Asthma bronchiale oder einer chronisch-obstruktiven Lungenerkrankung assoziiert ist, ist stets daran zu denken, daß er jederzeit entstehen kann, wenn die Exspirationszeit zu kurz für die Wiederherstellung des in Ruhe (Atemmittellage) herrschenden endexspiratorischen Volumens ist. In Anbetracht der Charakteristika des ARDS, wie ein relativ hohes Atemminutenvolumen – falls ein normaler p_aCO_2 angestrebt wird –, der geringen Anzahl funktioneller Atemwege, der beachtenswerten Widerstände von Endotrachealtubus und der exspiratorischen Atemwege, ist es nicht überraschend, daß sich ein „Gas-trapping" entwickelt. Dies gilt selbst dann, wenn kein intrinsisches Atemwegshindernis vorliegt, wie es bei diesem Patienten der Fall war.

Viele Kliniker berücksichtigen nicht den Anstieg und die Schwankungen des intrathorakalen Drucks, wie sie während heftiger Atembemühungen auftreten; gerade diese Anstiege des intrathorakalen Drucks können gelegentlich extrem sein. Im Vergleich zu dem unter Muskelrelaxation gemessenen Wert stieg der endexspiratorische PCWP um ungefähr 0,6 mm Hg pro Zunahme der endinspiratorisch-endexspiratorischen PCWP-Druckdifferenz (respiratorischer Zyklus) von 1 mm Hg, wie auf der Wedge-Aufzeichnung festgestellt werden konnte. Die Beseitigung der Atemarbeit hatte in dieser klinischen Situation zusätzliche Vorteile. Mit dem Rückgang der Atemarbeit nahm das HZV ab, was sich als hilfreich erwies für die Restitution eines Gleichgewichtes zwischen O_2-Angebot und O_2-Verbrauch, nachdem zuvor grenzwertige oder ungünstige Verhältnisse herrschten. Darüber hinaus kann die Relaxierung der Atemmuskulatur die Wiederherstellung der funktionellen Residualkapazität mittels PEEP und damit die Verbesserung des P_aO_2/F_iO_2-Quotienten unterstützen. Dieser positive Effekt ist v. a. dann wahrscheinlich, wenn die thorakale und/oder abdominelle Distension mit beachtlichen Schmerzen oder Stress einhergeht.

Dieser Fall zeigt auch den potentiellen Anstieg des Wedge-Drucks, der aus einer verminderten Dehnbarkeit der Thoraxwand resultieren kann, die bei diesem Patienten durch die abdominelle Distension bedingt war. Der Prozentsatz des auf den extravaskulären (pleuralen) Raum (P_{PL}) übertragenen endexspiratorischen Alveolardrucks (P_{ALV}), stellt eine zusammengesetzte Funktion der Compliance von Lunge (C_L) und Thoraxwand (C_W) dar:

$$\Delta P_{PL} = \Delta P_{ALV} \cdot [(C_L/C_L + C_W)].$$

Als Gründe für eine reduzierte C_W kommen folgende Faktoren in Frage: Adipositas, Brandwundenverschorfungen, Aszites, massive pleurale Ansammlungen von Flüssigkeit oder Luft, Schienungen, Thoraxdeformitäten und frische operative Eingriffe. Bei der Bestimmung der pulmonalen Drücke kann die Plazierung eines ösophagealen Ballons dem aufmerksamen Kliniker zur Kompensation der Effekte von PEEP, auto-PEEP, der Atembemühungen und einer reduzierten Thoraxwandcompliance eine Hilfe sein. Man sollte sich aber vor Augen halten, daß unter diesen klinischen Gegebenheiten selbst der korrekt gemessene transmurale PCWP-Wert, für sich allein betrachtet, nur von begrenzter Wertigkeit ist. Im Hinblick auf die hydrostatische Kraft für ein Lungenödem muß die Differenz zwischen dem mittleren P_{PL} und PCWP berücksichtigt werden; der PCWP liefert lediglich einen Grenzwert zur Abschätzung des hydrostatischen Drucks bei der Entwicklung eines Lungenödems. Für jeden gegebenen PCWP-Wert gilt: je größer die Differenz zwischen diesen Drücken ist, um so wahrscheinlicher wird die Flüssigkeitsüberladung des Parenchyms.

In ähnlicher Weise können ergänzende Methoden wie eine Volumenbelastung oder Diuretikatherapie und die Echokardiographie bei der Bewertung der kardiovaskulären Reserven hilfreich sein. Der Füllungszustand des linken Ventrikels muß oftmals empirisch beurteilt werden, da häufig eine reduzierte linksventrikuläre Compliance vorhanden ist. Eine diastolische Funktionsstörung auf dem Boden einer Ischämie, erhöhte präkardiale Drücke oder die gegenseitige kardiale Abhängigkeit bei einem belasteten rechten Ventrikel wirken oft bei der Anhebung des Füllungsdrucks zusammen, wie er für eine adäquate Funktion benötigt wird.

12.12
Klinische Anwendung des extravaskulären Lungenwasserkatheters

C. M. Martin, W. J. Sibbald

Ein 19 Jahre alter Mann wurde 4 Tage nach operativer Sanierung einer perforierten Appendizitis mit einem akuten respiratorischen Versagen in unsere Einrichtung verlegt. Die Diagnose eines akuten Atemnotsyndroms (ARDS) wurde auf dem Boden von diffusen pulmonalen Infiltraten trotz eines wiederholt kontrollierten niedrigen pulmonalarteriellen Verschlußdrucks (PCWP) gestellt. Verschiedene Untersuchungen konnten keine spezifisch behebbare Genese für das akute Lungenversagen des Patienten nachweisen. Eigens zum Ausschluß einer intraabdominellen Infektion durchgeführte Untersuchungen, einschließlich einer Computertomographie, blieben negativ. Neben allgemein supportiven Maßnahmen und einer entsprechenden antibiotischen Therapie wurde großes Gewicht auf die Aufrechterhaltung eines dem O_2-Bedarf der Gewebe angepaßten systemischen O_2-Angebotes sowie die Muskelrelaxation zur Reduktion des metabolischen Bedarfs und Atemwegsdrücke gelegt. Dennoch verschlechterte sich der Gasaustausch derartig, daß nach 2 Wochen Behandlung die arterielle Oxygenierung trotz einer inspiratorischen O_2-Konzentration von 90–100 % und eines positiv endexspiratorischen Drucks von 18–30 cm H_2O schlecht blieb. Die Beatmungsspitzendrücke waren durchgehend hoch (70–95 cm H_2O), und der Patient erlitt wiederholt Pneumothoraces.[1] Der mittlere pulmonalarterielle Druck lag zwischen 45 und 50 mm Hg. Das Röntgenbild der Lunge zeigte persistierende diffuse interstitielle Infil-

---

[1] *Anmerkung des Übersetzers: Es wird heute mehrheitlich eine Begrenzung des inspiratorischen Beatmungsspitzendrucks auf maximal 35 cm H_2O empfohlen [80]*

trate, wobei radiologisch jedoch nicht zwischen Lungenfibrose und Ödem zu differenzieren war.

Der Patient machte mehrere Episoden einer nosokomialen Infektion durch. Wir waren daher nicht sicher, ob das unverändert fortbestehende respiratorische Versagen entweder auf einer anhaltenden akuten Lungenschädigung als Komplikation der Sepsis oder einer sich auflösenden Lungenfibrose als Folge eines in Rückbildung befindlichen ARDS in Verbindung mit einer hyperoxischen Lungenschädigung beruhte. Der klinische Zustand des Patienten erlaubte nicht die Durchführung einer offenen Lungenbiopsie. Aus diesem Grund bestimmten wir das extravaskuläre Lungenwasser (EVLW) mit der Thermo-Farbstoff-Dilutionsmethode. Das EVLW war mit 23,3 ml/kg erhöht („normal" für Patienten auf der Intensivtherapiestation: $6,1 \pm 2,1$ ml/kg). Im Zusammenhang mit dem PCWP von 13–15 mm Hg ließ diese Information den Schluß zu, daß die Diagnose einer anhaltenden ARDS korrekt war. Auf dem Boden dieses Befundes stellten wir weitere Untersuchungen zur Identifizierung der zugrundeliegenden Ursachen des ARDS an, die aber sämtlich negativ blieben. Wir setzten die flüssigkeitsrestriktive und diuretische Therapie fort, jedoch blieb das EVLW hoch und eine klinische Verbesserung aus (Tabelle 12.12-1, Profil 12-9). Kurze Zeit später entwickelte der Patient eine therapiefraktäre ventrikuläre Arrhythmie, an welcher er starb. Die postmortale Untersuchung erbrachte keinen Hinweis für eine übersehene Infektion oder Pankreatitis. Die Lungen zeigten den typischen Befund eines mit verstreuten Pneumonieherden einhergehenden schweren ARDS.

12.12.1
Diskussion

Das Vorliegen von diffusen pulmonalen Infiltraten in Kombination mit einem Lungenversagen stellt ein allgemein bekanntes Problem bei kritisch kranken Patienten dar. In Ergänzung zu der auf die kausale Ursache gerichtete, definitive Therapie erfordert das geeignete Management unterstützende Therapiemaßnahmen in Form von zusätzlicher O_2-Gabe und mechanischer Beatmung. Das radiologische Erscheinungsbild, welches gewöhnlich auf einem Lungenödem beruht, ist ein unspezifischer Befund und kann manchmal von anderen Zuständen wie einer Lungenfibrose schwierig zu

Tabelle 12.12-1. Hämodynamisches Profil 12-9

Tag auf der Intensivtherapiestation	12	13	14	15
SBP [mm Hg]	116	113	108	114
DBP [mm Hg]	74	70	66	71
MAP [mm Hg]	91	86	82	89
ZVD [mm Hg]	21	29	27	25
$P_{AP(m)}$ [mm Hg]	45	48	52	51
PCWP [mm Hg]	13	15	14	14
S_aO_2 [%]	79	84	79	84
DO_2 [ml/min]	825	736	1054	1090
VO_2 [ml/min]	282	210	310	342
O_2-ER [%]	34	29	30	31
EVLW [ml/kg]	23,3	26,3	22,2	25,9

differenzieren sein. Klinische und laborchemische Daten müssen daher zur genauen Diagnosestellung herangezogen werden, um die spezifische Therapie einleiten zu können.

Ein Lungenödem bedeutet die exzessive Ansammlung von extravaskulärem Wasser in den Lungen. Der Pathogenese des Lungenödems kommt man am besten durch die Berücksichtigung der zu seiner Entstehung führenden Faktoren näher (Abb. 12-5).

Zur Entstehung einer interstitiellen Flüssigkeitsansammlung muß die Rate des Flüssigkeitseinstroms in den Extravasalraum die Rate des Abtransportes durch das lymphatische System überschreiten. Von dem letztgenannten Prozeß wird generell angenommen, daß er eine große Reservekapazität hat, wodurch ein beträchtlicher Sicherheitsabstand bei der Entstehung eines Lungenödems gegeben ist. Jüngste Forschungsergebnisse zeigten, daß die Lymphdrainagefunktion durch Endotoxin vermindert wird. Diese Befunde legen nahe, daß auch eine reduzierte Fähigkeit zur Drainage der extravaskulären Flüssigkeit aus den Lungen möglicherweise mit diesen Krankheitszuständen assoziiert ist.

Die für den Ausstrom von Flüssigkeit aus dem Gefäßsystem bestimmenden Faktoren sind Bestandteil der Starling-Gleichung:

$$Q_v = k \cdot s \cdot ([p_{mv} - p_{pmv}] - \sigma_d \cdot [\pi_{mv} - \pi_{pmv}]),$$

wobei gilt:

Q_v Volumenstrom durch das Kapillarbett
k Filtrationskoeffizient der Kapillarwand
s Oberfläche der Kapillarwand
p_{mv} mikrovaskulärer hydrostatischer Druck
p_{pmv} perimikrovaskulärer hydrostatischer Druck
σ_d Proteinreflektionskoeffizient der Kapillarwand
π_{mv} mikrovaskulärer kolloidosmotischer Druck
π_{pmv} perimikrovaskulärer kolloidosmotischer Druck

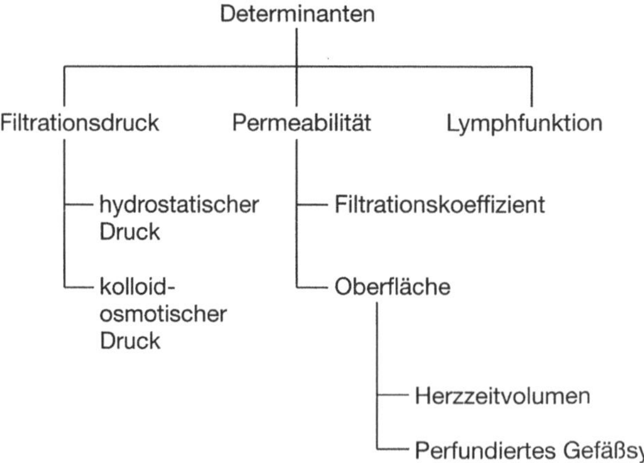

Abb. 12-5. Determinanten des extravaskulären Lungenwassers

Wie aus dieser Gleichung ersichtlich ist, sind die Hauptdeterminanten des Flüssigkeitsstroms:
1) die Filtrationsdrücke (hydrostatischer und kolloidosmotischer Druck),
2) der kapilläre endotheliale Filtrationsfaktor (ein Maß der Permeabilität) und
3) die kapilläre Gefäßoberfläche.

Ansätze zur Klassifikation des Lungenödems als kardial (erhöhte hydrostatische Drücke) oder nichtkardial (erhöhte Permeabilität) berücksichtigen also möglicherweise die übrigen Faktoren, oder mögliche Interaktionen derselben, nicht angemessen. Beispielsweise kann es einen Lungenabschnitt geben, der ausgedehnte Schädigungen aufweist, wo es aber bei einem niedrigen HZV oder einer regionalen Gefäßkonstriktion nicht zu einem Lungenödem kommt. Umgekehrt kann eine geringe Zunahme der Kapillarpermeabilität den Flüssigkeitsstrom verstärken, der anderenfalls bei einer Zunahme des hydrostatischen Drucks (PCWP) eintreten würde. Es kann daher schwierig sein, eine genaue Diagnose zu stellen und die geeigneten therapeutischen Maßnahmen zu ergreifen, wenn nur eine begrenzte klinische Information verfügbar ist.

In diesem Fallbeispiel war die Diagnose eine pulmonale Dysfunktion als Folge eines akuten Atemnotsyndroms (ARDS). Diese Schlußfolgerung basierte auf den anamnestischen Informationen (ein zuvor gesunder junger Mann mit einer Appendizitis), in Verbindung mit den bettseitig mittels PAK erhobenen Parametern (Tabelle 12.12-1, Profil 12-9). Diese Werte zeigten einen hyperdynamen Status mit hohem HZV und normalem Blutdruck an. Da jedoch der Patient nicht auf unterstützende Maßnahmen und die breitbandige antibiotische Therapie ansprach, waren wir der Meinung, daß wir an einem Entscheidungspunkt in bezug auf die weitere Vorgehensweise angekommen waren. Falls der Patient an einem anhaltenden ARDS mit einer erhöhten Kapillarpermeabilität gelitten hätte, wären weiterführende Untersuchungen für die zugrundeliegende Ursache gerechtfertigt gewesen. Auf der anderen Seite, wenn es sich um eine Lungenfibrose infolge der prolongierten hyperoxischen Bedingungen gehandelt hätte, wäre keine definitive Behandlung möglich gewesen. Aufgrund des mit dem extravaskulären Lungenwasserkatheter gemessenen erhöhten Wert des EVLW war es uns möglich, diese Entscheidung zu treffen und entsprechend zu reagieren.

12.13
Klinische Anwendung der mittels Thermodilutionskatheter bestimmten rechtsventrikulären Ejektionsfraktion

J.-L. Vincent

Ein 70jähriger Mann wurde wegen eines septischen Schocks bei galliger Peritonitis aufgenommen. Die initiale Behandlung umfaßte eine Volumentherapie, die endotracheale Intubation mit mechanischer Beatmung und die Verabreichung von niedrigdosiertem Dopamin. Der Patient hatte einen Blutdruck von 84/56 mm Hg, und ein Pulmonalarterienkatheter (PAK) wurde gelegt. Die erste hämodynamische Messung zeigte eine geringgradige pulmonale Hypertonie und deutlich erniedrigte Werte für das HZV (KOF 1,6 m^2), das Schlagvolumen und die rechtsventrikuläre Ejektionsfraktion (RVEF) (Tabelle 12.13-1, Profil 12-10, #1).

Die S_aO_2 betrug 95% und die gemischtvenöse O_2-Sättigung ($S_vO_2 = 59\%$) zeigte eine erhöhte O_2-Extraktion an. Der Serumlaktatwert betrug 4,0 mmol/l. Trotz des hohen rechtsventrikulären enddiastolischen Volumens (RVEDV) wurde eine Volumenbelastung mit 300 ml einer 4,5%igen Kolloidlösung über 30 min versucht. Dieses Manöver führte zu einer nur geringen Zunahme der kardialen Füllungsdrücke und des rechtsventrikulären enddiastolischen Volumens, aber zu keiner Änderung des Schlagvolumens (Tabelle 12.13-1, Profil 12-10, #2). Eine Dobutamininfusion wurde begonnen und führte zu einem deutlichen Anstieg von HZV, Blutdruck (118/50 mm Hg) und S_vO_2 (71%) (#3). Zehn Stunden später jedoch fiel das HZV auf 3,4 l/min (#4), so daß die Dobutamininfusion auf 12 µg/kg/min erhöht wurde (#5). Die RVEF war wieder abgefallen und das RVEDV hoch. Es wurde aber eine erneute Volumenbelastung mit 300 ml über 30 min vorgenommen, die zu einer Zunahme der kardialen Füllungsdrücke ohne Änderung des HZV führte (#6).

In den folgenden Stunden verbesserte sich die kardiale Funktion, was am gleichbleibenden HZV unter gleichzeitiger Reduktion der Dobutamindosis erkennbar ist (#7). Während dieser Phase nahm der Serumlaktatwert auf 2,0 mmol/l ab. Die Dobutamingabe wurde in den kommenden Stunden beendet, während das HZV mit einem Wert von 4,7 l/min aufrecht erhalten wurde (#8). Allerdings fiel die S_vO_2 auf 67% ab, so daß eine erneute Volumenbelastung vorgenommen wurde. Diesmal waren eine signifikante Zunahme von HZV und Schlagvolumen das Resultat (#9). Der arterielle Blutdruck lag nun bei 110/60 mm Hg, und der Patient wurde als stabilisiert angesehen.

12.13.1
Diskussion

Dieser hier vorgestellte ältere Patient hatte eine schwere Episode eines septischen Schocks, der mit einer hochgradigen myokardialen Depression assoziiert war. Da die kardialen Füllungsdrücke nicht sehr hoch waren, war der Versuch einer Volumenbelastung klinisch angebracht. Das erhöhte rechtsventrikuläre enddiastolische Volumen jedoch legte nahe, daß diese Volumenbelastung nicht zu einer Zunahme des HZV führen würde (#1). Die Volumengabe führte zu einer minimalen Zunahme des rechtsventrikulären enddiastolischen Volumens und der kardialen Füllungsdrücke, aber zu

Tabelle 12.13-1. Hämodynamisches Profil 12-10

Meßpunkt	#1	#2	#3	#4	#5	#6	#7	#8	#9
Zeit [h]	0	+1	+5	+15	+16	+17	+40	+61	+62
HZV [l/min]	2,3	2,2	4,2	3,4	4,6	4,6	4,9	4,7	5,2
RAP [mm Hg]	12	13	15	10	10	13	5	5	5
PAP [mm Hg]	22	22	25	22	22	24	20	21	21
PCWP [mm Hg]	13	14	16	12	12	14	8	8	10
SV [ml]	30	30	55	36	46	46	47	50	68
RVEF [%]	20	18	30	25	28	26	35	43	45
RVEDV [ml]	150	166	183	144	196	177	134	116	150
Dobutamin [µg/kg/min]	0	0	6	6	12	12	8	0	0
Vorherige Volumengabe		+				+			+

keiner Änderung des HZV. Die niedrige Ejektionsfraktion bei Vorliegen einer moderaten pulmonalen Hypertonie wies auf eine hochgradige Einschränkung der Myokardfunktion hin, die durch Dobutamin verbessert werden kann.

Tatsächlich führte die inotrope Therapie zu einer signifikanten Zunahme von Schlagvolumen und Ejektionsfraktion (#3). Einige Stunden später trat wahrscheinlich eine Downregulation der myokardialen Rezeptoren ein, ersichtlich an dem Abfall des Schlagvolumens und der Ejektionsfraktion, so daß die Dobutamindosierung noch einmal erhöht werden mußte. Auch dieses Mal war die zweite Volumenbelastung im Hinblick auf das sehr hohe RVEDV vermutlich nicht indiziert (#5). Im weiteren Verlauf zeigte die stetige Zunahme der Ejektionsfraktion eine Verbesserung der myokardialen Kontraktilität an, welche die Reduktion und spätere Beendigung der Dobutamininfusion ermöglichte.

Der Effekt einer dritten Volumenbelastung, die eine vielfach größere hämodynamische Antwort zur Folge hatte, wäre aufgrund der größeren RVEF und des niedrigeren RVEDV vorhersagbar gewesen (#8, #9). Mit Erreichen eines RVEDV von 150 ml gab es keine weitere Indikation für eine Volumengabe, da sich der Zustand des Patienten in der Tat stabilisiert hatte.

Literatur

1. Bayliss J, Norell M, Ryan A, Thurston M, Sutton GC (1983) Bedside hemodynamic monitoring: experience in a general hospital. Brit Med J 287:187–190
2. Fein AM, Goldberg SK, Walkenstein MD, Dershaw B, Braitman L, Lippmann ML (1984) Is pulmonary artery catheterization necessary for the diagnosis of pulmonary edema? Am Rev Respir Dis 129:1006–1009
3. Stevenson LW, Perloff JK (1989) The limited reliability of physical signs for estimating hemodynamics in chronic heart failure. JAMA 261:884–888
4. Carette S, Macher AM, Nussbaum A, Plotz PH (1984) Severe acute pulmonary disease in patients with systemic lupus erythematosus: ten years of experience at the National Institutes of Health. Semin Arthritis Rheum 14:52–59
5. Doherty NE, Siegel RJ (1985) Cardiovascular manifestations of systemic lupus erythematosus. Amer Heart J 110:1257–1265
6. Strauer BE, Brune I, Schenk H, Knoll D, Perings E (1976) Lupus cardiomyopathy: cardiac mechanics, hemodynamies, and coronary blood flow in uncomplicated systemic lupus erythematosus. Amer Heart J 92:715–722
7. Dajee H, Hurley EJ, Szarnicki RJ (1983) Cardiac valve replacement in systemic lupus erythematosus: a review. J Thoracic Cardiovasc Surg 85:718–726
8. Spiera H, Rothenberg RR (1983) Myocardial infarction in four young patients with systemic lupus erythematosus. J Rheumatol 10:464–466
9. Borenstein DG, Fye WB, Arnett FC, Stevens MB (1978) The myocarditis of SLE: association with myositis. Ann Intern Med 89:619–624
10. Andonopoulos AP (1991) Adult respiratory distress syndrome: an unrecognized premortem event in systemic lupus erythematosus. Brit J Rheumatol 30:346–348
11. Dominigo-Pedorl P, Rodriguez De LA Serna A, Mancebo-Cortes J, Sanchez-Segura JM (1985) Adult respiratory distress syndrome caused by acute systemic lupus erythematosus. Eur J Resp Dis 67:141–144
12. Asherson RA, Ridely M, Fletcher CDM, Hughes GRV (1988) Systemic lupus erythematosus, pulmonary hypertension and adult respiratory distress syndrome. Clin Exp Rheumatol 6:301–304
13. Rahimtoola SH, Loeb HS, Ehsani A, et al (1972) Relationship of pulmonary artery to left ventricular diastolic pressures in acute myocardial infarction. Circulation 96:283–290

14. Lappas D, Lell WA, Gabel JC, Civetta JM, Lowenstein E (1973) Indirect measurement of left-atrial pressure in surgical patients: pulmonary-capillary wedge and pulmonary-artery diastolic pressures compared with left-atrial pressure. Anesthesiology 38:394–397
15. Gabriel S (1971) The difference between the pulmonary artery diastolic presure and the pulmonary wedge pressure in chronic lung disease. Acta Med Scand 190:555–559
16. Wilson RF, Beckman SB, Tyburski JG, Scholten DJ (1988) Pulmonary artery diastolic and wedge pressure relationships in critically ill and injured patients. Arch Surg 123:933–936
17. Sibbald WJ, Holliday RL, Lobb TR (1978) Pulmonary hypertension in sepsis. Chest 73:583–591
18. Sibbald WJ, Cunningham DR, Chin DN (1983) Non-cardiac or cardiac pulmonary edema? A practical approach to clinical differentiation in critically ill patients. Chest 84:452–461
19. Rosenthal MH (1981) Intrapartum intensive care management of the cardiac patient. Clin Obstet Gynecol 24:789–807
20. Strauss RG, Keefer JR, Burke T, Civetta JM (1980) Hemodynamic monitoring of cardiogenic pulmonary edema complicating toxemia of pregnancy. Obstet Gynecol 55:170–174
21. Clark SL, Cotton DB (1988) Clinical indications for pulmonary artery catheterization in the patient with severe preeclampsia. Amer J Obstet Gynecol 158:453–458
22. Clark SL, Horenstein JM, Phelan JP, Montag TW, Paul RH (1985) Experience with the pulmonary artery catheter in obstetrics and gynecology. Amer J Obstet Gynecol 152:374–378
23. Gottlieb JE, Darby MJ, Gee MH, Fish JE (1991) Recurrent noncardiac pulmonary edema accompanying pregnancy-induced hypertension. Chest 100:1730–1732
24. Masson RG, Ruggieri J (1985) Pulmonary microvascular cytology: a new diagnostic application of the pulmonary artery catheter. Chest 88:908–914
25. Masson RG, Ruggieri J, Siddiqui M (1979) Amniotic fluid embolism: definitive diagnosis in a survivor. Amer Rev Respir Dis 120:187–192
26. Masson RG, Krikorian J, Lukl P, Evans GL, McGrath J (1989) Pulmonary microvascular cytology in the diagnosis of lymphangitic carcinomatosis. N Engl J Med 321:71–76
27. Schreiber TL, Miller DH, Zola B (1989) Management of myocardial infarction shock: Current status. Am Heart J 117:435–443
28. Killip T, Kimball JT (1967) Treatment of myocardial infarction in a coronary care unit: A two year experience with 250 patients. Am J Cardiol 20:457
29. Forrester JL, Diamond G, Swan HJ (1977) Correlative classification of clinical and hemodynamic function after acute myocardial infarction. Am J Cardiol 39:137–145
30. Crexells C, Chatterjee K, Forrester JS, Dikshit K, Swan HJ (1973) Optimal level of filling pressure in the left side of the heart in acute myocardial infarction. N Engl J Med 289:1263–1266
31. Scheidt S, Wilner G, Mueller H, et al (1973) Intra-aortic balloon counter-pulsation in cardiogenic shock: Report of a cooperative clinical trial. N Engl J Med 288:979–984
32. DeWood MA, Notske RN, Hensley GR, et al (1980) Intraaortic balloon counterpulsation with and without reperfusion myocardial infarction shock. Circulation 61:1105–1112
33. GISSI (Groupo Italiano per lo Studio della Streptochinasi Nell'Infarto Miocardico) (1986) Effectiveness of intravenous thrombolytic treatment in acute myocardial infarction. Lancet 1:397–402
34. Lee L, Bates ER, Pitt B, Walton JA, Laufer N, O'Neill WW (1988) Percutaneous transluminal coronary angioplasty improves survival in acute myocardial infarction complicated by cardiogenic shock. Circulation 78:1345–1351
35. CONSENSUS Trial Study Group (1987) Effects of enalapril on mortality in severe congestive heart failure. N Engl J Med 316:1429–1435
36. Pfeffer MA, Lamas GA, Vaughan DE, Parisi AF, Braunwald E (1988) Effect of captopril on progressive ventricular dilatation after anterior myocardial infarction. N Engl J Med 314:80–86
37. Richard AD, Kay R, Smith H, Rentrop P, Holt J, Gorlin R (1982) Large v waves in the pulmonary wedge pressure tracing in the absence of mitral regurgitation. Am J Cardiol 50:1044–1050
38. Fuchs RM, Heuser RR, Yin FCP, Brinker JA (1982) Limitations of pulmonary wedge v waves in diagnosing mitral regurgitation. Am J Cardiol 49:849–854
39. Kimmelstiel C, Benotti JR (1988) How effective is digitalis in the treatment of congestive heart failure? Am Heart J 116:1063–1070

40. Captopril-Digoxin Multicenter Research Group (1988) Comparative effects of captopril and digoxin in patients with mild to moderate heart failure. JAMA 259:539–544
41. CONSENSUS Trial Study Group (1987) Effects of enalapril on mortality in severe congestive heart failure. N Engl J Med 316:1429–1435
42. Cohn JN, Archibald DG, Ziesche S, Franciosa JA, et al (1986) Effect of vasodilator therapy on mortality in chronic congestive heart failure. Results of a Veterans Administration Cooperative Study (V-HeFT). New Engl J Med 314:1547–1552
43. Chatterjee K, Parmley WW, Cohn JN, et al (1985) A cooperative multicenter study of captopril in congestive heart failure: hemodynamic effects and long-term response. Am Heart J (suppl 2) 110:439–447
44. Daly P, Rouleau J, Cousineau D, Burgess JH, Chatterjee K (1986) Effects of captopril and a combination of hydralazine and isosorbide dinitrate on myocardial sympathetic tone in patients with severe congestive heart failure. Br Heart J 56:152–157
45. Kersting F, Kupp M, Giesen G (1991) Development of tolerance to prazosin in chronic heart failure: dobutamine unmasking alteration of alpha-1-adrenoceptor activity. J Am Coll Cardiol 17:131A
46. Keats AS (1990) Anesthesia mortality in perspective. Anesth Analg 71:113–119
47. Rao TL, Jacobs KH, El-Etr AA (1983) Reinfarction following anesthesia in patients with myocardial infarction. Anesthesiology 59:499–505
48. Whittemore AD, Clowes AW, Hachtman HB, Mannick JA (1980) Aortic aneurysm repair: reduced operative mortality associated with maintenance of optimal cardiac performance. Ann Surg 192:414–420
49. Savino JA, Del Guercio LR (1985) Preoperative assessment of high-risk surgical patients. Surg Clin North Am 65:763–791
50. Amin DN, Iberti TJ (1990) Use of the surgical intensive care unit in the preoperative preparation of the high-risk patient. J Cardiothorac Anesth 4:S13–S18
51. Chiariello M, Gold HK, Leinback RC, Davis MA, Maroko PR (1976) Comparison between the effects of nitroprusside and nitroglycerin on ischemic injury during acute myocardial infarction. Circulation 54:766–773
52. Shoemaker WC, Appel PL, Kram HB, Waxman K, Lee TS (1988) Prospective trial of supranormal values of survivors as therapeutic goals in high-risk surgical patients. Chest 94: 1176–1186
53. Kaplan JA, Wells PH (1981) Early diagnosis of myocardial ischemia using the pulmonary arterial catheter. Anesth Analg 60:789–793
54. Meloche R, Pottecher T, Audet J, Dufresne O, LePage C (1977) Haemodynamic changes due to clamping of the abdominal aorta. Can Anaesth Soc J 24:20–34
55. Lunn JK, Dannemiller FJ, Stanley TH (1979) Cardiovascular responses to clamping of the aorta during epidural and general anesthesia. Anesth Analg 58:372–376
56. North RB, Drenger B, Beattie C, McPherson RW, Parker S, Reitz BA, Williams GM (1991) Spinal cord stimulation evoked potential monitoring during thoracoabdominal aortic aneurysm surgery. Neurosurgery 28:325–330
57. Drenger B, Parker SP, McPherson RW, North RB, Williams GM, Reitz BA, Beattie C (1992) Spinal cord stimulation evoked potentials during thoracoabdominal aortic aneurysm surgery. Anesthesiology 76:689–695
58. Crawford ES, Mizrahi EM, Hess KM, Caselli JS, Safi HJ, Patel VM (1988) The impact of distal aortic perfusion and somatosensory evoked potentials monitoring on prevention of paraplegia after aortic aneurysm operation. J Thorac Cardiovasc Surg 95:357–367
59. Stenseth R (1990) Advances in anaesthesiological management of aortic surgery. Acta Chir Scand 155:123–128
60. Gelman S, Reves JG, Fowler K, Samuelson PN, Lell WA, Smith LR (1983) Regional blood flow during cross-clamping of the thoracic aorta and infusion of sodium nitroprusside. J Thorac Cardiovasc Surg 85:287–291
61. Snell RJ, Parrillo JE (1991) Cardiovascular dysfunction in septic shock. Chest 99:1000–1009
62. Bone RC (1991) Gram-negative sepsis. Chest 100:802–808
63. Parker MM, Shelhamer JH, Bacharash SL, et al (1984) Profound but reversible myocardial depression in patients with septic shock. Ann Intern Med 100:483–490

64. Thijs LG, Schneider AJ, Groeneveld ABJ (1990) The haemodynamics of septic shock. Intensive Care Med 16 [Suppl 3]: S182–S186
65. Lucking SR, Williams TM, Chaten FC, et al (1990) Dependence of oxygen consumption on oxygen delivery in children with hyperdynamic septic shock and low oxygen extraction. Crit Care Med 18: 1316–1319
66. Tuchschmidt J, Oblitas D, Fried JC (1991) Oxygen consumption in sepsis and septic shock. Crit Care Med 19: 664–671
67. Astiz ME, Rackow EC, Falk JL, et al (1987) Oxygen delivery and consumption in patients with hyperdynamic septic shock. Crit Care Med 15: 26–28
68. Wolf YG, Cotev S, Perel A, et al (1987) Dependence of oxygen consumption on cardiac output in sepsis. Crit Care Med 15: 198–203
69. Grootendorst AF (1990) Hemodynamic aspects of multiple organ failure. Intensive Care Med 16 [Suppl 2]: S 165–167
70. D'orio V, Mendes P, Carlier P, et al (1991) Lung fluid dynamics and supply dependency of oxygen uptake during experimental endotoxic shock and volume resuscitation. Crit Care Med 19: 955–962
71. Shoemaker WC, Appel PL, Kramer HB, et al (1985) Comparison of two monitoring methods and two protocols as therapeutic goals in a prospective randomized clinical trial of critically ill surgical patients. Crit Care Med 13: 304
72. Sprung CL, Caralis PV, Macial E, et al (1984) The effects of high-dose corticosteroids in patients with septic shock: A prospective, controlled study. N Engl J Med 311: 1137–1143
73. Bone RC, Fisher CJ, Clemmer TP, et al (1987) A controlled clinical trial of high-dose methylprednisolone in the treatment of severe sepsis and septic shock. N Engl J Med 317: 653–658
74. The Veterans Administration Systemic Sepsis Cooperative Study Group (1987) Effect of high dose glucocorticoid therapy on mortality in patients with clinical signs of systemic sepsis. N Engl J Med 317: 659–665
75. Ziegler EJ, Fisher CJ, Sprung CL, et al (1991) Treatment of gram-negative bacteremia and septic shock with HA-1A human monoclonal antibody against endotoxin. A randomized, double blind, placebo controlled trial. N Engl J Med 324: 429–436
76. Barzilay E, Kessler D, Berlot G, et al (1989) Use of extracorporeal supportive techniques as additional treatment for septic-induced multiple organ failure patients. Crit Care Med 17: 634–637
77. Gilbert J, Erian R, Solomon D (1990) Use of survivor's cardiorespiratory values as therapeutic goals in septic shock. Crit Care Med 18: 1304–1305
78. D'orio V, Mendes P, Saad G, et al (1990) Accuracy in early prediction of prognosis of patients with septic shock by analysis of simple indices: Prospective study. Crit Care Med 18: 1339–1345
79. Tuchschmidt J, Fried J, Swinney R, et al (1989) Early hemodynamic correlates of survival in patients with septic shock. Crit Care Med 17: 719–723
80. Slutsky AS (1994) Consensus Conference on mechanical ventilation – January 28–30, 1993, Northbrook, Illinois, USA, pt I. European Society of Intensive Care Medicine, ACCP and SSCM. Int Care Med 20: 64–79
81. Reinhart K, et al (1996) Assessment of safety and efficacy of the monoclonal anti-tumor necrosis factor antibody-fragment, MAK 195F, in patients with sepsis and septic shock: a multicenter, randomized, placebo-controlled, dose-ranging study. Crit Care Med 24(5): 733–742

13 Ausblick

S. G. Sakka

Gerade in jüngster Zeit werden zunehmende Zweifel über den Einsatz des Pulmonalarterienkatheters laut. Die erst kürzlich veröffentlichte Analyse zur Effektivität des Pulmonalarterienkatheters (PAK) von Connors et al. [7] und v. a. das dazugehörige Editorial [10] führten nicht nur in medizinischen Fachkreisen erneut zu einer weltweiten Diskussion.

Ergebnis dieser Studie war, daß Patienten nach einer innerhalb der ersten 24 h der Intensivbehandlung erfolgten Pulmonalarterienkatheterisierung eine geringgradig, aber signifikant höhere 30-Tage-Mortalität („odds ratio" 1,24; 95 % Konfidenzintervall 1,03–1,49), längere Intensivtherapiedauer (14,8 bzw. 13,0 Tage) und höhere Krankenhauskosten (30 500 $ bzw. 20 600 $) aufwiesen als vergleichbar kranke Patienten ohne einen PAK. Selbst nach Anpassung an den jeweiligen Krankheitsschweregrad blieben diese Befunde nachweisbar. Die Studie weist jedoch einige Schwächen auf, die von den Autoren auch eingeräumt werden. Die Tatsache, daß es sich um eine Beobachtungsstudie und nicht randomisierte, kontrollierte Studie handelt, veranlaßte selbst die Autoren zu der Schlußfolgerung, daß eine entsprechend konzipierte prospektive, randomisierte klinische Studie notwendig ist.

In der Studie von Connors et al. [7] wurde retrospektiv mit Hilfe eines aufwendigen statistischen Verfahrens aus einem Gesamtkollektiv von 5735 Patienten, von denen 38 % (2174 Patienten) mit einem PAK versorgt waren, eine Paaranalyse zwischen Patienten von vermeintlich vergleichbarer Krankheitsschwere vorgenommen. Ingesamt gesehen hatten Patienten mit einem PAK signifikant höhere APACHE (Acute Physiology And Chronic Health Evaluation) III-Scores und eine niedrigere 2-Monatsüberlebenswahrscheinlichkeit. Bei diesen Patienten fand sich eine höhere Rate an therapeutischen Interventionen, wie – selbst nach Abzug der PAK-assoziierten Punkte – am TISS (Therapeutic Intervention Scoring System)-Wert abzulesen war. Dies ist auch nicht verwunderlich, da ein invasives Monitoring häufiger bei schwerer erkrankten Patienten mit a priori höheren Mortalitätsraten eingesetzt wird. Die Aussagekraft dieser Studie steht und fällt daher mit der Frage, ob es mit dem gewählten retrospektiven Verfahren gelungen ist, zwei Gruppen mit bzw. ohne PAK zu vergleichen, die eine vergleichbare Krankheitsschwere, v. a. bezüglich der Beeinträchtigung des kardiozirkulatorischen Systems, aufwiesen.

Das zur Vergleichbarkeit des Krankheitsschweregrades benutzte Vorhersagemodell SUPPORT („Study to Understand Prognoses and Preferences for Outcomes and Risks of Treatments") ist relativ neu und interessant, jedoch nicht für einzelne Individuen validiert worden [24]. Die Autoren berechneten mit diesem Ansatz eine individuelle Wahrscheinlichkeit für eine Pulmonalarterienkatheterisierung (p-Wert zwischen 0 und 1). Auffällig ist eine Differenz zwischen den beiden Gruppen, da Patienten mit einem PAK eine höhere berechnete Wahrscheinlichkeit als die Kontrollpatienten hatten. Die mittlere Wahrscheinlichkeit betrug $p = 0{,}577$ in der PAK-Gruppe und $p = 0{,}253$ in der Kontrollgruppe.

Es bleibt fraglich, ob dieses Modell eine ausreichende Vergleichbarkeit der beiden Studienkohorten gewährleistete. Genaue Angaben zu Beginn, Dauer und Ausmaß der Verabreichung inotroper oder vasoaktiver Substanzen wurden in dieser Arbeit nicht gemacht. Es erscheint nicht unwahrscheinlich, daß die Indikation zur Pulmonalarterienkatheterisierung das Ausmaß der kardiozirkulatorischen Instabilität war. Eine von den Autoren zur Erklärung ihres Befundes vorgebrachte Hypothese ist, daß möglicherweise wichtige Faktoren nicht ausreichend berücksichtigt wurden. Mit Blick auf die Einschränkungen dieser Studie läßt sich zusammenfassen, daß keine endgültigen Schlußfolgerungen gezogen werden können. Dennoch sollten die Ergebnisse ernst genommen und berücksichtigt werden.

In der Vergangenheit wurde eine Reihe klinischer Studien durchgeführt, die das Ziel hatten, den Nutzen des PAK für Patienten aus unterschiedlichen Krankheitskategorien nachzuweisen und daraus die verschiedenen Indikationen für den Einsatz zu definieren. Doch nur multizentrisch durchgeführte, prospektive, kontrollierte und randomisierte Studien können die Frage klären, ob der PAK für den Patienten Nutzen bringt. Bei Anwendung der Kriterien der „Evidence based medicine" auf die vorliegenden Studien muß festgestellt werden, daß keine von ihnen die wissenschaftlichen Anforderungen erfüllt, die für eine eindeutige Aussage zur Nützlichkeit dieses Verfahrens gefordert werden [8]. Dieser neue wissenschaftliche Ansatz bewertet die Güte und damit Aussagekraft der einzelnen Studie nach objektiven Gesichtspunkten. Die Qualität bewegt sich von Grad I – mindestens 2 große prospektive randomisierte Studien – bis Grad V – Fallbeobachtung. In Abhängigkeit von der jeweiligen Aussagekraft werden aus den Studien unterschiedliche Empfehlungsgrade (absteigende Rangfolge, A–E) für eine bestimmte Indikation abgeleitet. Die zum PAK verfügbaren Studien sind z. T. prospektiv, überwiegend jedoch retrospektiv oder von deskriptivem Charakter.

Während einige dieser Studien einen Vorteil durch den PAK nahelegen, dokumentieren andere keinen oder sogar einen nachteiligen Effekt. Zu Übersichtszwecken werden die vorhandenen klinischen Studien, welche einen Vorteil durch den PAK (Tabelle 13-1) oder keinen bzw. einen nachteiligen Effekt (Tabelle 13-2) zeigen, nachfolgend aufgelistet und charakterisiert.

Allerdings konnte auch nachgewiesen werden, daß die klinische Beurteilung und das übliche Basismonitoring den hämodynamischen Status kritisch kranker Patienten nicht ausreichend genau erfaßt und die vom PAK abgeleiteten Parameter dies exakter ermöglichen [6,14]. In der Tat führt die zusätzliche Information in einem beachtlichen Maß (30–50%) zu einer Änderung der bestehenden Therapie [3, 28, 46]. Die erweiterte Kenntnis über die Physiologie und Pathophysiologie kritisch kranker Patienten bedingte die weltweite Zunahme der Pulmonalarterienkatheterisierung seit der klinischen Einführung im Jahre 1970 [42]. Vielfach wird die Vorstellung vertreten, daß die Vorteile des Verfahrens die potentiellen Risiken überwiegen und daß mit Hilfe der gewonnenen Informationen die Überlebensrate der Patienten verbessert werden kann.

In der Studie von Connors et al. [7] scheinen frühe Komplikationen durch die PAK-Anlage als solche unwahrscheinlich, da das Letalitätsrisiko für Patienten mit einem PAK am 3. Tag mit dem Faktor 1,12 beziffert wurde (95% Konfidenzintervall

0,91–1,36). Zum Vergleich: In früheren Studien wird die Inzidenz unmittelbar PAK-bedingter Todesfälle mit Häufigkeiten zwischen 0,02 und 1,5 % angegeben [5, 11, 27, 40]. Leider nennen Connors et al. nicht die Gründe für die in der frühen Phase unerwartet hohe Mortalitätsrate. In der angesprochenen Studie nahm das Sterberisiko mit der Dauer des Krankenhausaufenthaltes zu, und obwohl die Komplikationen des PAK wie Sepsis, Endokarditis oder zentrale Venenthrombose mit der Liegedauer zunehmen, fehlen hierzu konkrete Angaben.

Es ist also nicht möglich, die höhere Mortalitätsrate in der PAK-Gruppe auf katheterspezifische Komplikationen zurückzuführen. Ohne Zweifel sind die potentiellen Risiken einer Pulmonalarterienkatheterisierung bei weniger schwer erkrankten Patienten geringer. In der Studie von Connors et al. [7] war die Rate der Pulmonalarterienkatheterisierung mit 38 % innerhalb der ersten 24 h ungewöhnlich hoch, sodaß ein möglicherweise zu häufiger Einsatz dieses Verfahrens nicht ausgeschlossen werden kann. Zum Vergleich: Die Rate auf Intensivtherapiestationen in Europa bzw. Deutschland beträgt im Mittel lediglich 12,8 % bzw. 5 % [49]. Sowohl Qualität und Häufigkeit der Erfassung der vom PAK gelieferten Parameter beeinflussen das Nutzen-Risiko-Verhältnis.

Die auf einigen amerikanischen Intensivtherapiestationen offensichtliche Diskrepanz zwischen der hohen Rate an PAK-Anlagen und der geringen Häufigkeit hämodynamischer Messungen, die zur Optimierung der Therapie führen könnten, wurde bereits vor Jahren kritisiert [9, 35]. Die Relevanz einer korrekten Pulmonalarterienkatheterisierung, konsekutiven Datenerhebung, Interpretation und Implementation wird durch verschiedene Studien unterstrichen. So liegen sowohl aus den USA [21] als auch Europa [16] recht ernüchternde Daten vor, nämlich daß letztlich ca. 50 % der Intensivmediziner nicht in der Lage sind, grundlegende Parameter des PAK wie beispielsweise den PCWP richtig zu bestimmen.

Auf der anderen Seite konnte gezeigt werden, daß die Prognose von Patienten mit septischem Schock [34], kongestivem Herzversagen, Sepsis oder akutem Myokardinfarkt [26] infolge der Behandlung durch speziell ausgebildete Intensivmediziner, die signifikant häufiger den PAK benutzten, verbessert werden kann. Der Einsatz des PAK in Europa unterscheidet sich möglicherweise von dem in den USA. Er wird hier überwiegend bei kritisch kranken Patienten eingesetzt, und ein erfahrener Intensivmediziner ist zumeist rund um die Uhr zugegen.

Ein Überwiegen des Nutzens gegenüber den Risiken ist letztlich nur dann zu erwarten, wenn aus den erhaltenen hämodynamischen Informationen die richtigen therapeutischen Konsequenzen gezogen werden. Beispielsweise wurde eine Reduktion der perioperativen Mortalität von Hochrisikopatienten mit Hilfe des PAK durch das Erzielen zuvor definierter „optimaler" Kreislaufverhältnisse berichtet [41]. Allerdings sind gerade diese Strategien bzw. Therapieempfehlungen wie die Optimierung der O_2-Transportbedingungen durch jüngere Studien zunehmend in Kritik geraten [15, 18].

Das den Artikel von Connors et al. [7] begleitende Editorial propagiert zwei mögliche Vorgehensweisen. Die eine wäre die Durchführung einer multizentrischen, randomisierten, kontrollierten Studie zur Beurteilung der Nützlichkeit des PAK bei kritisch kranken Patienten. Die zweite Alternative wäre die sofortige Einstellung der Pulmonalarterienkatheterisierung.

In der Zwischenzeit nahmen die amerikanischen Gesellschaften für Intensivmedizin (SSCM) und Thoraxmedizin (ATS) zu diesem Artikel Stellung. Danach besteht

Tabelle 13-1. Klinische Studien mit positivem Einfluß des PAK auf die Patientenprognose. (Aus [37]) Die Anzahl (n) betrifft Studien mit historischen Kontrollen, Patientenzahl der Studie und der historischen Kohorte angegeben. RKS randomisierte, kontrollierte Studie; ZVK zentraler Venenkatheter; PAK Pulmonalarterienkatheter; VF Kammerflimmern

Autor, Jahr (Referenz)	Studie	Klinische Indikation	Anzahl (n)	Resultat	Kommentar
Tuman et al. 1989 [47]	Prospektiv, kontrolliert (Kohorten-studie)	Elektive koronare Bypass-operation	1094	Kein Einfluß auf die Prognose, längere Dauer der Intensivbehandlung	Keine randomisierte Selektion, unklare Gruppenzusammensetzung
Isaacson et al. 1990 [22]	RKS	Abdominelle Aortenoperation	102	Kein Einfluß auf Morbidität, Mortalität und Verweildauer auf der Intensivtherapiestation und im Krankenhaus	Möglicher Typ-II-Fehler
Joyce et al. 1990 [23]	RKS	Abdominelle Aortenaneurysmaoperation	40	Kein Einfluß auf die Prognose für Nichthochrisikopatienten (EF ≥ 50 %)	Geringe Patientenzahl, Komplikationsrate und Mortalität höher für Hochrisikopatienten
Pearson et al. 1989 [30]	RKS	Elektive herzchirurgische Eingriffe	226	Kein Einfluß auf die Prognose (ZVK, PAK, Oxymetrie-PAK)	Geringe Patientenzahl, signifikantes Cross-over zwischen den Gruppen
Gore et al. 1987 [17]	Retrospektiv, nicht randomisiert	Akuter Myokardinfarkt	3263	Erhöhte Mortalität für Patienten mit Hypotension und Herzinsuffizienz; gleiche Mortalität für Patienten mit kardiogenem Schock; längere Verweildauer; geringfügige Verbesserung der Langzeitprognose für Patienten mit Herzinsuffizienz	Größere Kreislaufinstabilität bei Patienten mit PAK, keine exakten Daten bezüglich einer sicheren Vergleichbarkeit der Gruppen
Rajput et al. 1989 [32]	PRK	Intensivtherapiestation (gemischt)	51	Kein Einfluß auf die Mortalität, Intensivtherapie- und Beatmungsdauer; keine Kostenreduktion durch Oxymetrie-PAK (n = 25)	Geringe Patientenzahl, keine Blindstudie

Tabelle 13-3. Fortsetzung

Autor, Jahr (Referenz)	Studie	Klinische Indikation	Anzahl (n)	Resultat	Kommentar
Bush et al. 1989 [4]	Retrospektiv	Internistische Intensivtherapiestation	345	Höhere Mortallität für vergleichbar kranke Patienten	Patienten mit einem PAK waren kränker
Saarela et al. 1991 [36]	Konsekutiv, multizentrisch	Intensivtherapiestation (gemischt)	14951	Kein Einfluß auf die Krankenhausmortalität	Signifikante Unterschiede zwischen den Krankenhäusern
Tuchschmidt u. Sharma 1987 [46]	Prospektiv	Intensivtherapiestation	35	Kein Einfluß auf die Mortalität	Geringe Patientenzahl
Zion et al. 1990 [52]	Deskriptiv, Paaranalyse	Akuter Myokardinfarkt	371/5841	Höhere Krankenhausmortalität bei Herzinsuffizienz; gleiche Mortalität für Patienten mit kardiogenem Schock	PAK vermehrt bei Patienten mit schwerer Herzinsuffizienz, keine Messung der Schwere der Herzinsuffizienz, Todesfälle partiell unabhängig vom PAK
Levi et al. 1993 [25]	Konsekutiv	Zervikales Rückenmarktrauma	50	Keine Verbesserung des funktionellen Resultats	Geringe Patientenzahl, keine kontrollierte Studie
Bashein et al. 1985 [1]	Retrospektiv	Elektive koronare Bypassoperation	698	Kein Einfluß auf die Mortalitäts- und Myokardinfarktrate	Nur Patienten mit normaler linksventrikulärer Funktion (EF > 40 %), keine kontrollierte Studie

Tabelle 13-2. Klinische Studien mit negativem oder nicht nachweisbaren Einfluß des PAK auf die Patientenprognose. Die Anzahl (n) betrifft Studien mit historischen Kontrollen, Patientenzahl der Studie und der historischen Kohorte angegeben.(Aus [37])

Literatur	Studie	Klinische Indikation	Anzahl (n)	Resultat	Kommentar
Rao et al. 1983 [33]	Deskriptiv, historische Kontrollen	Allgemeinchirurgie bei Pa-Patienten mit früherem Myokardinfarkt	733/364	Niedrigere Rate an peri-operativen Reinfarkten und Mortalität	Historische Kontrollen, keine Randomisierung, unklare Gruppenzusammensetzung
Moore 1978 et al. [29]	Deskriptiv, historische Kontrollen	Operative Versorgung bei koronarer Hauptstamm-stenose	28/20	Niedrigere Rate an peri-operativen Myokardinfark-ten, Kammerflimmern und Todesfällen	Historische Kontrollen, keine Randomisierung, statistische Signifikanz nicht angegeben
Berlauk et al. 1991 [2]	RKS	Venenbypass bei arterieller Verschlußkrankheit in der Beckenetage	89	Niedrigere Mortalität, weniger intraoperative Kreislaufinsta-bilitäten und postoperative Bypassthrombosen	Ungewisse Gruppenzuwei-sungsmethode, Diskrepanz der Datenlage bezüglich kardialer Morbidität
Schultz et al. 1985 [39]	PRK	Traumatologie (Hüftfraktur bei älteren Patienten)	70	Niedrigere Mortalität, kein Effekt auf die postoperative Morbidität	Geringe Patientenzahl, unge-wisse Randomisierung, Grup-penzusammensetzung nicht vergleichbar
Scalea et al. 1990 [38]	Retrospektiv	Traumatologie (ältere Patienten)	45	Niedrigere Mortalität	Historische Kontrollen, geringe Patientenzahl, nicht random-isierte Selektion
Mimoz et al. 1994 [28]	Deskriptiv, Kohortenstudie	Medizinische Intensiv-therapiestation	112	Niedrigere Mortalität nur bei Patienten im Schock und Nichtansprechen auf die Standardtherapie	Gute Vergleichbarkeit der Hämodynamik vor der PAK-Anlage
Whittemore et al. 1980 [50]	Prospektiv	Abdominelle Aortenaneu-rysmaoperation	110	Niedrigere Mortalität	Keine kontrollierte Studie

Tabelle 13-2. Fortsetzung

Literatur	Studie	Klinische Indikation	Anzahl (n)	Resultat	Kommentar
Edwards et al. 1989 [13]	Deskriptiv	Septischer Schock	29	Niedrigere Mortalität	Geringe Patientenzahl, keine kontrollierte Studie
Yang u. Puri 1986 [51]	Deskriptiv	Allgemein- und Gefäß-chirurgie	41	Niedrigere Mortalität, wenn der PAOP mit dem präoperativ höchsten Herzindex bei 3 mm Hg gehalten wird	Mortalität und Komplikationsrate höher für Ältere, Patienten mit größerem Blutverlust und längerer Operationsdauer
Del Guercio et al. 1985 [12]	Deskriptiv	Hochrisikopatienten, elektive Eingriffe	100	Niedrigere Mortalität	inteilung in 4 Krankheitsschweregrade, Nutzen des PAK in den mittleren Kategorien 2 und 3
Hesdorffer et al. 1987 [19]	Deskriptiv, historische Kontrollen	Abdominelle Aortenaneurysma-Operation	61/87	Niedrigere Mortalität, weniger perioperative hypotensive Episoden in der Studienkohorte als bei den historischen Kontrollen	Historische Kontrollen, nicht randomisierte Selektion, Dateninkonsistenz, statistische Signifikanz nicht angegeben

Tabelle 13-3. Verbessert der Pulmonalarterienkatheter die Patientenprognose? *SIRS* „systematic inflammatory response syndrome"

Krankheit/ Fragestellung	*Antwort*	*Grad der Evidenz*	*Randomisierte, kontrollierte Studie empfohlen*
Myokardinfarkt mit			
– Hypotonie oder kardiogenem Schock	Ja (selektierte Patienten)	E	Ja
– mechanischer Komplikation	Ja	E	Ja
– rechtsventrikulärem Infarkt	Ja	E	Ja
Kongestive Herzinsuffizienz	Unsicher	D	Ja
Pulmonale Hypertonie	Unsicher (prolongierte Katheterisierung nicht unbedingt erforderlich)	E	Ja
Schock oder hämodynamische Instabilität	Unsicher	E	Ja
Herzchirurgie	–	–	Ja
– niedriges Risiko	Nein	C	–
– hohes Risiko	Unsicher	C	–
Periphere Gefäßchirurgie	–	–	Ja
– niedrigere Komplikationsrate	Ja	D	–
– niedrigere Mortalitätsrate	Unsicher	D	–
Aortenchirurgie	–	–	Ja
– niedriges Risiko	Unsicher	B	–
– hohes Risiko	Ja	E	–
Operationen bei geriatrischen Patienten	Nein	E	Ja
Neurochirurgie	Unsicher	E	Ja
Präeklampsie	Nicht routinemäßig	E	Ja
Trauma	Ja	E	Ja
Sepsis/septischer Schock	Unsicher	D	Ja
Supranormales O_2-Angebot	–	–	Ja
SIRS	Unsicher	B	–
Hochrisikochirurgie	Unsicher	C	–
Lungenversagen	Unsicher	E	Ja
Pädiatrische Patienten	Ja	E	Ja

trotz der eingeschränkten Aussagekraft der Verdienst der Arbeit von Connors et al. [7] darin, daß sie bislang bestehende ethische Bedenken zur Durchführung prospektiver, randomisierter Studien widerlegt und die unbedingte Notwendigkeit der Nutzenanalyse der Pulmonalarterienkatheterisierung unterstreicht. Die Befürwortung eines Moratoriums für den PAK zum jetzigen Zeitpunkt wurde als nicht gerechtfertigt beurteilt. Die Teilnehmer einer SCCM-Konsensuskonferenz veröffentlichten kürzlich eine Liste (Tabelle 13-3), in der sie Standpunkt bezogen zur Frage der Effektivität des PAK bei den jeweiligen Indikationen und entsprechende Empfehlungen aussprachen.

Selbst für den Fall, daß die Ergebnisse der Studie von Connors et al. [7] in zukünftigen Untersuchungen bestätigt werden, sollte das nicht bedeuten, daß der PAK nutzlos oder gar schädlich für perioperative Patienten ist, die derzeit etwa 75 % der Indikationen ausmachen.

Um das Nutzen-Risiko-Verhältnis potentiell zu verbessern, sollte die medizinische Ausbildung optimiert und der Einsatz auf entsprechend ausgebildete und erfahrene Ärzte beschränkt werden. Frühere Studien legen eine deutliche Reduktion der Risiken durch die Beachtung empfohlener Richtlinien und Indikationen [44] sowie die Zuständigkeit erfahrenen Personals für den Umgang mit dem PAK und der Dateninterpretation nahe [21, 43].

Der Nachweis eines Vorteils durch die kontinuierliche Erfassung der S_vO_2 und des HZV bedarf noch weiterer klinischer Studien. Soweit aus den wenigen bisherigen Studien abzuleiten ist, bedeutet das kontinuierliche Monitoring keinen Vorteil für die Prognose im Vergleich zum Standard-PAK [30, 32]. Eine Studie fand einen Nutzen der kontinuierlichen S_vO_2-Messung im perioperativen Monitoring bei kardiochirurgischen Patienten mit dem höchsten Krankheitsschweregrad und Mitralklappenoperationen [48]. Speziell die Studie von Connors et al. [7] enthält jedoch keinerlei Angaben zum Typ des verwendeten PAK.

Die wissenschaftlichen Fachgesellschaften sind aufgefordert, weitere Anstrengungen zur Durchführung von Studien zur Erfassung des Nutzens der im Rahmen des Herz-Kreislauf-Monitorings eingesetzter Verfahren wie auch der Echokardiographie [45] und der transpulmonalen Doppelindikatorverdünnung [20] zu unternehmen. Die Möglichkeiten der „Evidence-based medicine" könnten hilfreich sein, um die Effektivität bereits eingesetzter, aber auch neuer Verfahren zu bestimmen. Es bleiben Expertenrunden unter der Schirmherrschaft der nationalen und internationalen Gesellschaften zu berufen, um die bestehenden Richtlinien zu verbessern und geeignete klinische Studien zu entwerfen.

Literatur

1. Bashein G, Johnson PW, Davis KB, Ivey TD (1985) Elective coronary bypass surgery without pulmonary artery catheter monitoring. Anesthesiology 63:451–454
2. Berlauk JF, Abrams JH, Gilmour IJ, et al (1991) Preoperative optimization of cardiovascular hemodynamics improves outcome in peripheral vascular surgery: a prospective, randomized clinical trial. Ann Surg 214:289–299
3. Boyd KD, Thomas SJ, Gold J, Boyd AD (1983) A prospective study of complications of pulmonary artery catheterizations in 500 consecutive patients. Chest 84:245–249
4. Bush HS, Taylor RW, Thoi L, Deppe SA, Dellinger RP (1989) Does hemodynamic monitoring improve survival in a medical intensive care unit? Crit Care Med 17:S137 (Abstract)
5. Cohn NJ, Franciosa JA, Francis GS, et al (1982) Effect of short-term infusion of sodium nitroprusside on mortality rate in acute myocardial infarction complicated by left ventricular failure. N Engl J Med 306:1129–1135
6. Connors AFJ, McCaffree DR, Gray BA (1983) Evaluation of right-heart catheterization in the critically ill patient without acute myocardial infarction. N Engl J Med 308:263–267
7. Connors AFJ, Speroff T, Dawson NV, et al (1996) The effectiveness of right heart catheterization in the initial care of critically ill patients. JAMA 276:889–897
8. Cooper AB, Doig GS, Sibbald WJ (1996) Pulmonary artery catheters in the critically ill. An overview using the methodology of evidence-based medicine. Crit Care Clinics 12:777–794
9. Dalen JE (1979) Bedside hemodynamic monitoring. N Engl J Med 301:1176–1178
10. Dalen JE, Bone RC (1996) Is it time to pull the pulmonary artery catheter? JAMA 276:916–918
11. Damen J, Bolton D (1986) A prospective analysis of 1,400 pulmonary artery catheterizations in patients undergoing cardiac surgery. Acta Anaesthesiol Scand 30:386–392

12. Del Guercio LRM, Savino JA, Morgan JC (1985) Physiologic assessment of surgical diagnosis-related groups. Ann Surg 202:519–523
13. Edwards JD, Brown GCS, Nightingale P, Slater RM, Faragher EB (1989) Use of survivors' cardiorespiratory values as therapeutic goals in septic shock. Crit Care Med 17:1098–1103
14. Eisenberg PR, Jaffe AS, Schuster DP (1984) Clinical evaluation compared to pulmonary artery catheterization in the hemodynamic assessment of critically ill patients. Crit Care Med 12:549–553
15. Gattinoni L, Brazzi L, Pelosi P, et al for the S_vO_2 collaborative group (1995) A trial of goal-oriented hemodynamic therapy in critically ill patients. N Engl J Med 333:1025–1032
16. Gnaegi A, Feihl F, Perret C (1997) Intensive care physicians' insufficient knowledge of right-heart catheterization at the bedside: time to act? Crit Care Med 25:213–220
17. Gore JM, Goldberg RJ, Spodick DH, Alpert JS, Dalen JE (1987) A community-wide assessment of the use of pulmonary artery catheters in patients with acute myocardial infarction. Chest 92:721–731
18. Hayes MA, Timmins AC, Yau EHS, et al (1994) Elevation of systemic oxygen delivery in the treatment of critically ill patients. N Engl J Med 330:1717–1722
19. Hesdorffer CS, Milne JF, Meyers AM, Clinton C, Botha R (1987) The value of Swan-Ganz catheterization and volume loading in preventing renal failure in patients undergoing abdominal aneurysmectomy. Clin Nephrol 28:272–276
20. Hoeft A, Schorn B, Weyland A, et al (1994) Bedside assessment of intravascular volume status in patients undergoing coronary bypass surgery. Anesthesiology 81:76–86
21. Iberti TJ, Fischer EP, Leibowitz AB, et al and the Pulmonary Artery Catheter Study Group (1990) A multicenter study of physicians' knowledge of the pulmonary artery catheter. JAMA 264:2928–2932
22. Isaacson IJ, Lowdon JD, Berry AJ, et al (1990) The value of pulmonary artery and central venous monitoring in patients undergoing abdominal aortic reconstructive surgery: a comparative study of two selected, randomized groups. J Vasc Surg 12:754–760
23. Joyce WP, Provan JL, Ameli FM, et al (1990) The role of central haemodynamic monitoring in abdominal aortic surgery. A prospective randomised study. Eur J Vasc Surg 4:633–636
24. Knaus WA, Harrell FEJ, Lynn J, et al (1995) The SUPPORT prognostic model. Objective estimates of survival for seriously ill hospitalized adults. Ann Intern Med 122:191–203
25. Levi L, Wolf A, Belzberg H (1993) Hemodynamic parameters in patients with acute cervical cord trauma: description, intervention, and prediction of outcome. Neurosurgery 33:1007–1017
26. Li TCM, Phillips MC, Shaw L, et al (1984) On-site physician staffing in a community hospital intensive care unit. Impact on test and procedure use and on patient outcome. JAMA 252:2023–2027
27. Mermel LA, Maki DG (1994) Infectious complications of Swan-Ganz pulmonary artery catheters. Am J Respir Crit Care Med 149:1020–1036
28. Mimoz O, Rauss A, Rekik N, et al (1994) Pulmonary artery catheterization in critically ill patients: a prospective analysis of outcome changes associated with catheter-prompted changes in therapy. Crit Care Med 22:573–579
29. Moore CH, Lombardo R, Allums JA, Gordon FT (1978) Left main coronary artery stenosis: hemodynamic monitoring to reduce mortality. Ann Thorac Surg 26:445–451
30. Pearson KS, Gomez MN, Moyers JR, Carter JG, Tinker JH (1989) A cost/benefit analysis of randomized invasive monitoring for patients ungergoing cardiac surgery. Anesth Analg 69:336–341
31. Pulmonary Artery Catheter Consensus Conference Participants (1997) Pulmonary artery catheter consensus conference: consensus statement. New Horizons 5:175–194
32. Rajput MA, Richey HM, Bush BA, Glendening DL, Matthews JI (1989) A comparison between a conventional and a fiberoptic flow-directed thermal dilution pulmonary artery catheter in critically ill patients. Arch Intern Med 149:83–85
33. Rao TLK, Jacobs KH, El-Etr AA (1983) Reinfarction following anesthesia in patients with myocardial infarction. Anesthesiology 59:499–505

34. Reynolds HN, Haupt MT, Thill-Baharozian MC, Carlson RW (1988) Impact of critical care physician staffing on patients with septic shock in a university hospital medical intensive care unit. JAMA 260:3446–3450
35. Robin ED (1985) The cult of the Swan-Ganz catheter. Overuse and abuse of pulmonary flow catheters. Ann Intern Med 103:445–449
36. Saarela E, Kari A, Nikki P, et al, the Finnish Intensive Care Study Group (1991) Current practice regarding invasive monitoring in intensive care units in Finland. A nationwide study of the uses of arterial, pulmonary artery and central venous catheters and their effect on outcome. Intensive Care Med 17:264–271
37. Sakka SG, Meier-Hellmann A, Reinhart K (1997) Zur Effektivität der Pulmonalarterienkatheterisierung beim kritisch Kranken – Der Versuch einer Bestandsaufnahme. Anästhesiol Intensivmed Notfallmed Schmerzther 32:271–282
38. Scalea TM, Simon HM, Duncan AO, et al (1990) Geriatric blunt multiple trauma: improved survival with early invasive monitoring. J Trauma 30:129–134
39. Schultz RJ, Whitfield GF, LaMura JJ, Raciti A, Krishnamurthy S (1985) The role of physiologic monitoring in patients with fractures of the hip. J Trauma 25:309–316
40. Shah KB, Rao TLK, Laughlin S, El-Etr AA (1984) A review of pulmonary artery catheterization in 6,245 patients. Anesthesiology 61:271–275
41. Shoemaker WC, Kram HB, Appel PL, Fleming AW (1990) The efficacy of central venous and pulmonary artery catheters and therapy based upon them in reducing mortality and morbidity. Arch Surg 125:1332–1338
42. Swan HJC, Ganz W, Forrester J, Marcus H, Diamond G, Chonette D (1970) Catheterization of the heart in man with use of a flow-directed balloon-tipped catheter. N Engl J Med 283:447–451
43. Sznajder JI, Zveibil FR, Bitterman H, Weiner P, Burzstein S (1986) Central vein catheterization. Failure and complication rates by three percutaneous approaches. Arch Intern Med 146:259–261
44. The American Society of Anesthesiologists Task Force on Pulmonary Artery Catheterization (1993) Practice guidelines for pulmonary artery catheterization. Anesthesiology 78:380–394
45. Thys DM, Hillel Z, Goldman ME, Mindich BP, Kaplan JA (1987) A comparison of hemodynamic indices derived by invasive monitoring and two-dimensional echocardiography. Anesthesiology 67:630–634
46. Tuchschmidt J, Sharma OP (1987) Impact of hemodynamic monitoring in a medical intensive care unit. Crit Care Med 15:840–843
47. Tuman KJ, McCarthy RJ, Spiess BD, DaValle M, Hompland SJ, Dabir R, Ivankovich AD (1989) Effect of pulmonary artery catheterization on outcome in patients undergoing coronary artery surgery. Anesthesiology 70:199–206
48. Vedrinne C, Bastien O, De Varax R, et al (1997) Predictive factors for usefulness of fiberoptic pulmonary artery catheter for continuous oxygen saturation in mixed venous blood monitoring in cardiac surgery. Anesth Analg 85:2–10
49. Vincent JL, Bihari D, Suter PM, et al (1995) The prevalence of nosocomial infection in intensive care units in Europe – The results of the EPIC study. JAMA 274:639–644
50. Whittemore AD, Clowes AW, Hechtmann HB, Mannick JA (1980) Aortic aneursym repair. Reduced operative mortality associated with maintenance of optimal cardiac performance. Ann Surg 192:414–421
51. Yang SC, Puri VK (1986) Role of preoperative hemodynamic monitoring in intraoperative fluid management. Am Surg 52:536–540
52. Zion MM, Balkin J, Rosenmann D, et al for the SPRINT study group (1990) Use of pulmonary artery catheters in patients with acute myocardial infarction. Analysis of experience in 5,841 patients in the SPRINT registry. Chest 98:1331–1335

Sachverzeichnis

A

a-Welle 22
abdominelles Aortenaneurysma 214, 218
Abklemmung der Aorta 221
Absorptionsspektrophotometrie 125
ACE-Hemmer 22, 211
aerober Stoffwechsel 132, 225
akutes Atemnotsyndrom (ARDS) 226
Alkalose, respiratorische 225
Allgemeinchirurgie 10, 11
Alternans, elektrischer 21
alveolärer Druck 105
Amplitude 22
anaerober Stoffwechsel 85, 226
Anämie 24, 78, 79, 83, 189
Angiographie 22
Angiotensin-converting-Enzyme(ACE)-
  Inhibitoren 22, 211
Anteroseptalinfarkt 214
Aorta
– Abklemmung 221
– thorakale 219
Aortenaneurysma
– abdominelles 214, 218
– thorakoabdominelles 218
Aortendruck 78
Aorteninsuffizienz 183, 221
Aortenstenose 76, 218
ARDS (akutes Atemnotsyndrom) 19, 23,
  108, 134, 169, 191, 192, 195, 226–230, 234
– Score 154
Arrhythmien 25, 37, 43, 45, 55
Artefakte 92
arterielle(r)
– Blutgasanalyse 134
– Mitteldruck 75
– Sauerstoffgehalt 123
– Sauerstoffsättigung 85
Arterienwände
– Elastizität 75
– Widerstand 75

arteriovenöse(r)
– Fistel 79, 83
– Sauerstoffgehaltsdifferenz 84, 225
– Shunt 125, 226
aseptische Endokarditis 67
Asthma bronchiale 233
Aszites 24
Ateminsuffizienz 169
Atemminutenvolumen 230
Atemwegsdruck 135
Atemzyklus 147
Auto-PEEP 109, 234
automatische Konturerkennung 181
autonomes Nervensystem 83
AV-Block 57
Azidose 78
– metabolische 222, 229, 230

B

Ballonpumpe, intraaortale 20
Barorezeptorenreflex 224
Basismonitoring 244
Beatmung, mechanische 235
Blutdruck 22, 75
– diastolischer 75
– systemischer 218
– systolischer 75, 231
Blutdruckamplitude 76
Blutgasanalyse 131
– arterielle 134
– gemischtvenöse 217
– zentralvenöse 159
blutgasanalytische Kontrolle 62
Blutkulturen 230
Blutproben 67
– gemischtvenöse 73
Blutungsrisiko 66
Blutverlust, massiver 19, 23
Blutviskosität 75, 78
Blutvolumen 75

Bradykardie 76, 82
Bronchoskopie 61, 191
Bypassoperation, koronare 20

C

Carboxyhämoglobin 133
Compliance 21, 112, 221
- der Lunge 233

D

Dämpfung 91, 142
Dateninterpretation 18
Dehnbarkeit 21, 60, 78
Diastolendauer 79
diastolische(r)
- Blutdruck 75
- Funktion 182
- Pulmonalarteriendruck 73
- Volumina 224
Diffusionsfähigkeit 151
Diffusionsstrecke 85
Digitalisüberdosierung 25
2,3-Diphosphoglyzerat 84, 124
Diskonnektion vom Ventilator 146
Diuretikatherapie 194
Dobutamin 20, 223, 239
Dopamin 223, 231
Doppelindikatordilutionsmethode 149
Doppellumentubus 219
Dopplerechokardiographie 182
Druck; Drücke (*siehe auch* Blutdruck)
- Aortendruck 78
- alveolärer 105
- Atemwegsdruck 135
- Druckregistrierung 140
- dynamischer 29
- Filtrationsdruck 236
- Füllungsdruck (*siehe dort*)
- hydrostatischer 29, 193, 236
- - kapillärer 101, 149
- intrapleuraler 104
- intrathorakaler 23, 231
- intraventrikulärer 76, 78
- kolloidosmotischer 191, 236
- linksatrialer 22
- Mitteldruck, arterieller 75
- Niederdrucksystem 21
- positiver endexspiratorischer (PEEP) 23,
  108, 145, 169, 226, 234
- pulmonalarterieller Verschlußdruck 5,
  19, 21, 73, 76, 116, 117
- Pulmonalarteriendruck 43, 80

- - diastolischer 73, 192
- - systolischer 73
- rechtsatrialer 21, 79
- rechtsventrikuläre 73
- Residualdruck 29
- transmuraler 104, 231
- ventrikuläre 179
- *Wedge*-Druck *siehe* pulmonalarterieller
  Verschlußdruck
- zentralvenöser (ZVD) 73, 76, 79
Druckabnehmer 30
- Fehlpositionierung 93
Druckamplitude 75
Druckkurve(n) 42, 92, 94–99
- a-Welle 94
- c-Welle 94
- Kurvenformen 94
- v-Welle 97
- x-Senkung 94
- y-Senkung 94
Druckmonitore 30, 31
Druckmonitoringsysteme 89–94
Druckregistrierung 140
Druck-Volumen-Schleifen 180
Druckwellenform 18, 142
Ductus arteriosus *Botalli* 78
dynamischer Druck 29
Dyskinesie 79
Dyspnoe 59, 189

E

Echokardiographie 20, 164, 214, 217
- transösophageale 232
Eigenfrequenz 91
Ejektionsfraktion 180, 181, 239
- linksventrikuläre 76, 224
- rechtsventrikuläre 163–172, 237, 238
- - Messung 164
- - Radionukleotidtechniken 168
EKG 55
- Ischämiedetektion 185
elektrischer Alternans 21
elektrisches Monitoring 29, 30
Elektrolytstörungen 25, 26
enddiastolische(s)
- Dehnung 76
- Faserlänge 76
- Querschnittsfläche 178
- Volumen 76
Endokard 67
Endokarditis 245
- aseptische 67
- septische 67

Endothelschädigungen 59
Endotoxine 224
endsystolische Druck-Volumen-Beziehung
 180
Entscheidungsfindung 136
„evidence based medicine" 244
Extrasystolen, ventrikuläre (VES) 56
extravaskuläre(s)
– Lungenwasser 151, 235
– Thermomasse 151

F

Farbstoff-Kälte-Methode 76, 150, 153, 235
Farbstoffindikatorverdünnungsmethode
 (*siehe* Farbstoff-Kälte-Methode)
Faserlänge 76
Fettembolie 194
feuchte Rasselgeräusche 153
fiberoptische Technologie 123
Fick-Prinzip 76, 136
Filtrationsdruck 236
Fistel, arteriovenöse 83
Flächenverkürzungsfraktion („fractional area
 change") 180, 181
„flush test" 92
Flüssigkeitsrestriktion 157
Fogarty-Katheter 61
Frank-Starling-Prinzip 111, 201
Fruchtwasserembolie 194
Frühmortalität 20, 157
Füllungsdrücke 19, 23, 228
– Abschätzung mittels TEE 179
– linksventrikuläre 73, 217
– ventrikuläre 179
Füllungsverhalten des Ventrikels 182
Füllungszustand 234
funktionelle Residualkapazität 227

G

Gasaustausch 230
Gefäßdysregulation 134
Gefäßpermeabilitäts-Oberflächen-Produkt
 158
Gefäßpunktion 139
Gefäßquerschnitt 83
Gefäßschleusen 41, 62, 139
Gefäßsystem, Querschnittsfläche 75
Gefäßwiderstand 82, 218
– peripherer 78
– pulmonaler 83
– systemischer 22, 194
gemischtvenöse

– Blutgasanalyse 217
– Blutproben 73
– Sauerstoffsättitung 85, 228
– – Genauigkeit 4
Gewebeoxygenierung 124
GISSI-Studie 200

H

Halsvenenstauung 153
Hämatothorax 62
hämodynamisches Monitoring 18, 73, 195
Hämoglobinkonzentration 84, 125
Hämoptoe 59
Hauptstammstenose 24
Hb-Konzentration *siehe* Hämoglobin-
 konzentration
Herz-Lungen-Maschine 60
Herzbeuteltamponade 18, 21, 43, 80,
 204–207
Herzchirurgie 21, 171
Herzerkrankung, koronare 192
Herzfrequenz 75, 76, 78
Herzindex 19, 81
Herzinsuffizienz 18, 192, 209
– Pathophysiologie 210
Herzklappenerkrankung 79
Herzrhythmusstörungen 26
Herzstillstand 25
Herztamponade 18, 21, 43, 80, 204–207
Herzzeitvolumen (HZV) 19, 50, 73, 76, 146,
 236
– Bestimmung mittels TEE 180
– kontinuierliche Messung 136
– Thermodilution 5
Hochrisikopatienten 19, 55
hydrostatische(r,s)
– Druck 29, 101, 149, 193, 236
– Lungenödem 231
hyperdyname(r)
– Kreislauf 83, 224
– Status 237
hyperoxische Lungenschädigung 235
Hyperthermie 78, 79, 81
Hypertonie 76, 82, 194
– arterielle 218
– pulmonale 22, 43, 79, 100, 171, 184, 193,
 237
– systemische 83
Hypervolämie 82
hypodynamischer Kreislauf 83
Hypoperfusion 19
Hypoproteinämie 115
Hypothermie 60
Hypotension, akute 182–184

Hypotonie 19, 182–184
Hypovolämie 76, 79, 81, 183, 184
hypovolämischer Schock 82
Hypoxämie 58, 225, 226
Hypoxie 23, 78
HZV (*siehe* Herzzeitvolumen)

I

Indocyaningrün 150
Infarkt, rechtsventrikulärer 80
Infektionen 40, 48, 55
- katheterassoziierte 66
Infektionsrate 66
Infektionsrisiko 26, 66
Injektatsysteme 52
Injektionstechnik 147
inotrope Unterstützung 222
Inotropika 20, 22, 78, 222, 223
Insertion 139
Insertionstechniken 40
Insuffizienz, respiratorische 131
intraaortale Ballonpumpe 20
intraoperatives Monitoring 214–218
intrapleuraler Druck 104
intrathorakale(r,s)
- Blutvolumen 159
- Druck 23, 231
intraventrikulärer Druck 76, 78
Ischämie 112
Ischämiedetektion, TEE 184–186

J

j-Punkt 101

K

Kalibrierung 18, 35–37, 92, 141
Kalorimetrie, indirekte 136
Kammerflimmern (VF) 56
Kapazitätsgefäße 217
Kapillarpermeabilität 149, 231
kardiales Lungenödem 83, 153
Kardiochirurgie 171
kardiogener Schock 19, 20, 82, 196–201
Katecholamine 78, 221, 227
Katheter
- Entfernung 58
- intravasaler
- - Dämpfung 32, 33
- - Dämpfungskoeffizient 33

- - Eigenfrequenz 32, 33
- - Frequenzverhalten 32
- Knotenbildung 58
- zentralvenöser (ZVK) 66, 73
Katheteranlage 18, 100
- Komplikationen 45–48
Katheterbewegungsartefakte 34, 93
Katheterbruch 67
Katheterdesign 37
Katheterplazierung 139, 140
- Blockbilder 140
- Rhythmusstörungen 140
Katheterposition 58, 232, 233
- fehlerhafte 58
Kathetersepsis 231
Kathetersterilität 48
Katheterwechsel 231
Killip-Klassifikation 197
Kinetikstörungen, Definition 186
Koagulopathie 25
kolloidosmotischer Druck 236, 191
Komplikationen *siehe* PAK-Komplikationen
konstriktive Perikarditis 43
Kontaminationen 49, 52
kontinuierliche gemischtvenöse Oxymetrie
227
Kontraindikationen 25, 26
Kontraktilität 76–78
- Bestimmung mittels TEE 180
Kontraktion, linksventrikuläre 75
Koronarangiographie 20
Koronarchirurgie 9
Koronardurchblutung 79
koronare
- Bypassoperation 20
- Herzerkrankung 192
körperliche Untersuchung 26
Körperoberfläche 81
Kosteneffizienz 135
Kostenersparnis 135
Kostenmanagement 1, 2
Krankenhauskosten 243
Kreislaufinstabilität 222
Kreislaufstabilisierung 225
Kußmaul-Zeichen 22, 98

L

Laktatproduktion 226
Laktazidose 132, 222
Leberversagen 24
Leberzirrhose 19, 83
Lidocain 57
Liegedauer 245
linker

– Ventrikel 20
– – Dilatation 221
– Vorhof 21
Links-rechts-Shunt 21, 43, 125, 199, 202
linksatrialer Druck 22
Linksherzinsuffizienz 43, 79, 183, 184
Linksherzversagen *siehe* Linksherz-
  insuffizienz
Linksschenkelblock (LSB) 57
linksventrikuläre(r,s)
– Arbeit 76
– Compliance 234
– Dysfunktion 221
– Ejektionsfraktion 76, 224
– enddiastolisches Volumen (LVEDV)
  111–113
– Füllungsdruck 73, 217
– Funktion 73
– Kontraktion 75
– Schlagarbeit 84
– Schlagarbeitsindex 84
– Volumen 76
– Vorlast 228
Linksverschiebung der Sauerstoff-
  bindungskurve 125
Low-output-Syndrom 20, 184
LSB (Linksschenkelblock) 57
Luftembolie 67
Lungencompliance 108
Lungenembolie 22, 43, 183, 184
– akute 19
Lungenfibrose 159, 235
Lungenfunktion 24
Lungeninfarkte 59
Lungeninfiltrate 223
Lungenkapillaren 80
Lungenödem 18, 77, 114, 114, 149, 156, 193,
  237
– hydrostatisches 231
– kardiales 83, 153
– nichtkardiales 83, 153
– permeabilitätsbedingtes 191
Lungenschädigung, hyperoxische 235
Lungenwasser, extravaskuläres 151, 235
Lungenwasserkatheter, extravaskulärer
  149–160
Lungenzonen nach West 105, 106
LVEDV (linksventrikuläres enddiastolisches
  Volumen) 111–113
LV-Ejektionsfraktion 23
Lymphangiosis carcinomatosa 194
Lymphfunktion 236

M

mechanische Ventilation 144, 235
metabolische
– Azidose 222, 229, 230
– Veränderungen 79
Methämoglobin 133
Mitralinsuffizienz 18, 21, 79, 97, 183, 204,
  221
Mitralstenose 76, 112
Mitteldruck 73
– arterieller 75
Monitoring
– Basismonitoring 244
– elektrisches 29, 30
– hämodynamisches 18, 73, 195
– intraoperatives 214–218
– Routinemonitoring 25
– S_vO_2 135
Monitoringsysteme, flüssigkeitsgefüllte
  32–35
Mortalität 8, 19, 224, 243
– Frühmortalität 20, 157
– perioperative 250
Multiorganversagen 23, 24, 225
Muskelrelaxation 233
Muskelverkürzung, Geschwindigkeit 77
Myokardinfarkt 9, 78, 112, 171, 202
– akuter 18, 19, 192
– mit kardiogenem Schock 196–201
– Komplikationen 199
Myokardischämie 97, 115, 184, 217
– akute 19–22

N

Nachlast 76, 78, 181, 217, 219
Nachlastsenkung 22
Narkoseeinleitung 25
neurochirurgische Eingriffe 25
Neutropenie 25
nichtkardiales Lungenödem 83, 153
Niederdrucksystem 21
Nierenversagen 19, 24
Normalwerte 74
Nullabgleich 18, 141
Nullast 78

O

O_2 (*siehe* Sauerstoff)
Ödemscore, radiologischer 153
Oligurie 19, 23, 194
Oxygenierung 23, 226

Oxygenierungsindizes 155
Oxyhämoglobindissoziationskurve 84
Oxymetrie
- duale 135
- kontinuierliche gemischtvenöse 123–136

P

P50-Werte 85
$P_{AP(d)}$ (pulmonalarterieller diastolischer
    Druck) 192
PAK (siehe Pulmonalarterienkatheter)
Papillarmuskeldysfunktion 21
paroxysmale supraventrikuläre Tachykardie
    218
Patientenvorbereitung 40
pCO_2 124
PCPW s. Druck – *Wedge* Druck 94
PEEP (positiver endexspiratorischer Druck)
    23, 108, 145, 169, 226, 234
Peitschenartefakt 143
Perfusionsdefekte 151
Perikarditis, konstriktive 43
Perikardtamponade 20, 80, 98, 183, 184, 232
perioperative Mortalität 250
peripherer Gefäßwiderstand 78
permeabilitätsbedingtes Lungenödem 191
pH-Wert 84, 124
Pneumoperitoneum 67
Pneumothorax 62
Polytrauma 169, 227
Polyzythämie 86
positiver endexspiratorischer Druck (PEEP)
    23, 108, 145, 169, 226, 234
Präeklampsie 193
Probleme
- Atemzyklus 147
- Dämpfung 142
- Diskonnektion vom Ventilator 146
- Druckregistrierung 140
- Einfluß einer
- - mechanischen Ventilation 144
- - repiratorischen Insuffizienz 144
- Gefäßpunktion 139
- HZV-Bestimmung 146
- Injektionstechnik 147
- Insertion 139
- Kalibration 141
- Katheterplatzierung 139, 140
- - Blockbilder 140
- - Rhythmusstörungen 140
- Nullabgleich 141
- PEEP 145
- Position des Patienten 147
- Schleuse 139

- Thermodilution 146
- Trikuspidalinsuffizienz 146
- Überdruckbeatmung 145
- *Wedge*-Position 141
Prognose 158
Perforation einer Pulmonalarterie 58
- Risikofaktoren 60
- *siehe auch* Komplikationen
- *siehe auch* Pulmonalarterienruptur
pulmonalarterielle(r)
- O_2-Sättigung 20
- diastolischer Druck (PADP) 192
- Verschlußdruck (PCWP) 5, 19, 43, 73, 76,
    113
- - Korrelation mit linksatrialem Druck
    (P_{LA}) 6
- - Messung 101
- - technische Meßprobleme 6
- - Validierung 102
Pulmonalarteriendruck 43
- diastolischer 73
- systolischer 73
Pulmonalarterienkatheter (PAK)
- Anlage 29–52
- - Komplikatonen 45–48
- Anwendungen 4
- diagnostische(r)
- - Genauigkeit 4
- - Methoden, Evaluation 3
- - Stellenwert 6, 7
- Entfernung 62
- Evaluierung technologischer Aspekte
    1–12
- hämodynamische Daten vs. klinische
    Beurteilung 6
- Indikationen 17–26
- Komplikationen 38, 45–48, 55, 58, 63–68,
    96
- Kontraindikationen 25, 26
- Kosten 3
- Meßgrößen 4
- Mortalität 8
- Myokardinfarkt 9
- perioperative Anwendung 9–11
- Position 63
- Rhythmusstörungen 8
- septischer Schock 9
- therapeutischer Stellenwert 7, 8
Pulmonalarterienkatheterisierung 55–68
- *Fogarty*-Katheter 61
- Katheterposition, fehlerhafte 58
- Komplikationen, katheterassoziierte 55
Pulmonalarterienruptur 59
pulmonalarterielle Drücke 80
pulmonale(r)

– Gefäßwiderstand (PVR) 83, 193
– Hypertonie 22, 43, 79, 100, 171, 184, 193, 237
– – Hypertension → Hypertonus → *siehe auch* Hypertonie
– Infiltrate 194, 227
– Shuntanteil 87
Pulmonalisangiographie 22
Pulmonalisstenose 43
pulmonalkapillärer Druck *siehe* pulmonalarterieller Verschlußdruck
Pulmonalklappe 67, 80
Pulsoxymetrie *siehe auch* oxymetrie, duale 135
Pulsus paradoxus 21
Punktion
– V. cubitalis 38
– V. femoralis 39
– V. jugularis 39
– V. subclavia 39, 62
PVR (pulmonaler Gefäßwiderstand) 193

Q

Querschnittsfläche, enddiastolische 178

R

radiologischer Ödemscore 153
Rechts-links-Shunt 125
rechtsatriale(r)
– Druck 21, 79
– O_2-Sättigung 20
Rechtsherzinsuffizienz 43, 183, 184
Rechtsherzkatheterisierung 20
Rechtsherzversagen 25
Rechtsschenkelblock (RSB) 57
rechtsventrikuläre(r,s)
– Drücke 73
– Ejektionsfraktion 237, 238
– enddiastolisches Volumen (RVEDV) 238, 239
– Infarkt 18, 21, 80
– Insuffizienz *siehe auch* Rechtsherzinsuffizienz
– Schlagarbeit 84
– Schlagarbeitsindex 84
Rechtsverschiebung der Sauerstoffbindungskurve 125
Reflexionsspektrophotometrie 125, 126
regionale Wandbewegungsstörung 184
Reperfusionsbeginn 218
Residualdruck 29
respiratorische(s)

– Alkalose 225
– Insuffizienz 23, 131, 144
– Versagen 19, 135, 194, 227, 234
Röntgenkontrastmittel 61
Routinemonitoring 25
Routineverfahren 156
RSB (Rechtsschenkelblock) 57

S

S_vO_2-Monitoring 135
Sättigung, gemischtvenöse 228
Sauerstoff (O_2)
– Angebot 225, 234
– – Optimierung 23
– Angebotskoeffizient 86
– Aufnahme 86
– Bedarf 225, 234
– Extraktion 85, 225
– Extraktionsrate 124
– Löslichkeit 84
– Partialdruckgradient 87
– Schuld 132
– Transportgleichgewicht 127, 130
– Transportstatus 136
– Utilisationskoeffizient (OUC) 124
– Utilisationsrate (OUC) 124
– Verwertungsstörung 134
Sauerstoffextraktionsrate 86
Sauerstoffgehalt 84
– arterieller 123
– gemischtvenöser 123–136
Sauerstoffgehaltsdifferenz, arteriovenöse 84
Sauerstoffsättigung 84
– arterielle 85
– gemischtvenöse 85, 123
Sauerstoffverbrauch 86
Schlagarbeit 76
– linksventrikuläre 84
– rechtsventrikuläre 84
Schlagarbeitsindex
– linksventrikulärer 84
– rechtsventrikulärer 84
Schlagindex 82
Schlagvolumen 76, 82, 239
Schlagvolumenindex 82, 226
Schleuse *siehe* Gefäßschleusen 41, 139
Schock 19, 76
– hypovolämischer 82
– kardiogener 19, 20, 82, 196–201
– septischer 9, 23, 81, 170, 183, 194, 222–227, 237
– – Mortalität 224
Schrittmacher 38, 57
Sehnenfäden 67

Seldinger-Technik 38, 41
Sensitivität 152
Sepsis 19, 23, 66, 79, 134, 224, 245
septische Endokarditis 67
septischer Schock 9, 23, 81, 170, 183, 194, 222–227, 237
– Mortalität 224
Shunt, arteriovenöser 125, 226
Shuntanteil, pulmonaler 87
Signaldämpfung 142
Spannungspneumothorax 63
Spülung 142
Spülverrichtung 91
ST-Streckenänderungen im EKG 184, 185
Starling-Gleichung 114, 236
Starling-Kurve 76
Sterilität 48
Stewart-Hamilton-Gleichung 50, 51
systemische(r)
– Blutdruck 218
– Gefäßwiderstand 22, 194
– Hypertonie 83
– Kreislauf 82
Systolikum 189
systolische(r,s)
– Blutdruck 75, 231
– Pulmonalarteriendruck 73
– Zeitintervall 180

T

T-Welle 21
Tachykardie 99, 168, 226
– paroxysmale supraventrikuläre 218
– ventrikuläre 56
TEE (*siehe* transösophageale Echokardiographie)
Temperatur 84, 124
Therapiesteuerung 66, 79, 156
Thermistor 37, 50
Thermodilution 5, 50, 76, 146, 151, 164
Thermodilutionsmethode *siehe auch* Thermodilution
Thermoherzzeitvolumen *siehe auch* Thermodilution
Thermomasse, extravaskuläre 151
Thoraxröntgenbild 58, 152, 218
Thrombembolien 59
Thrombolysetherapie 200
Thrombosen 66
Thrombozytenabfall 66
Thyreotoxikose 78, 79, 81, 83
Transducer 30
Transmissionsspektrophotometrie 125
transmurale kardiale Füllungsdrücke 231

transmuraler Druck 104
transösophageale Echokardiographie (TEE) 177–186, 221, 232
– Diagnostik 182–186
– Differentialdiagnostik
– – akute Hypotension 183
– – Low-output-Syndrom 184
– Ischämiedetektion 184
– Komplikationen 177
– Methode 177
– Stellenwert 186
transösophageale Echokardiographie-Sonde 219
Trauma 19
Trikuspidalinsuffizienz 80, 97, 146, 167
Trikuspidalklappe 67

U

Überdruckbeatmung 145
Unterdämpfung 143

V

v-Wellen 21, 22, 141, 143
Vasodilatatortherapie 207–211
Vena-cava-superior-Syndrom 67
venoarterielle Beimischung 87
venöser Rückfluß 79, 123
Ventilation 23
Ventrikel
– Füllungsverhalten 182
– linker 20
Ventrikelfunktion 224
Ventrikelradius 78
Ventrikelruptur 21
Ventrikelseptumdefekt 18, 43, 79, 183, 199
Ventrikelseptumruptur 202–204
Ventrikelsteifigkeit 77
ventrikuläre
– Extrasystolen (VES) 56
– Füllungsdrücke 179
ventrikuläre Tachykardien 56
Verbrennungen 19, 25, 172
Verschlußdruck, pulmonalarterieller *siehe auch* Druck, pulmonalarterieller 5, 19, 73, 76
VES (*siehe* ventrikuläre Extrasystolen)
VF (Kammerflimmern) 56
Vitium 183
– enddiastolisches 76
– linksventrikuläres 76
Volumenbelastung 212, 238
Volumenmangel 76, 227

Volumenstatus 19, 157
Vorhofflattern 99
Vorhofkontraktion 77
Vorlast 19, 76, 111, 218
– Bestimmung mittels TEE 177
– linksventrikuläre 228
Vorlastparameter 159
VT (ventrikuläre Tachykardien) 56

W

Wandbewegungsstörungen 186
Wanddicke 78
Wandspannung 182
Wedge-Druck (*siehe auch* pulmonalarterieller
  Verschlußdruck) 21, 73, 76
Wedge-Position 58, 141, 194
Westermark-Zeichen 59
Wheatstone-Brücke 30, 50

X

x-Tal *siehe auch* x-Senkung 21

Y

y-Tal *siehe auch* y-Senkung 21

Z

zentrale Venenthrombose 245
zentralvenöse(r)
– Blutgasanalyse 159
– Druck (ZVD) 73, 79, 76
– Katheter (ZVK) 66, 73

Springer
und
Umwelt

Als internationaler wissenschaftlicher
Verlag sind wir uns unserer besonderen
Verpflichtung der Umwelt gegenüber
bewußt und beziehen umweltorientierte
Grundsätze in Unternehmens-
entscheidungen mit ein. Von unseren
Geschäftspartnern (Druckereien,
Papierfabriken, Verpackungsherstellern
usw.) verlangen wir, daß sie sowohl
beim Herstellungsprozess selbst als
auch beim Einsatz der zur Verwendung
kommenden Materialien ökologische
Gesichtspunkte berücksichtigen.
Das für dieses Buch verwendete Papier
ist aus chlorfrei bzw. chlorarm
hergestelltem Zellstoff gefertigt und im
pH-Wert neutral.

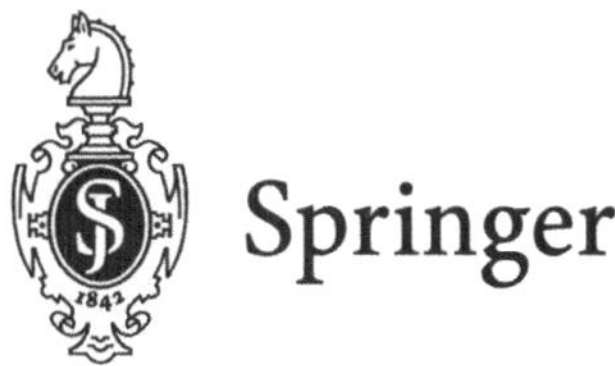